五運六氣醫學寶鑑

국립중앙도서관 출판시도서목록(CIP)

오운육기의학보감 / 原著: 趙元熙 ; 編著: 金長生. --
서울 : 청홍 : 지상사, 2014
P.608; 25.7×18.8cm

한자표제 : 五運六氣醫學寶鑑
ISBN 978-89-90116-59-8 93510 :

한의학 [韓醫學]

519.134-KDC5
610.951-DDC21 CIP2014012881

五運六氣醫學寶鑑
오운육기의학보감

原著 趙元熙 金長生 編著

청홍

편저자 김장생金長生

연세대학교 법과대학 법학사
연세대학교 법무대학원 법학석사
조선대학교 보건대학원 대체의학석사
국립목포대학교 대학원 법학박사
원광대학교 한의학전문대학원 한의학박사
제39회 사법시험 합격
사법연수원 29기 수료
현재 변호사
현재 변리사
현재 광주지방법원 법인파산관재인
현재 광주가정법원 전문가 성년후견인 등
현재 전남대학교 법학전문대학원 겸임교수
현재 국립목포대학교 법학과 겸임교수

五運六氣醫學寶鑑
오운육기의학보감

原著 | 趙元熙조원희
編著 | 金長生김장생

1판 1쇄 인쇄 | 2014년 6월 12일
1판 1쇄 발행 | 2014년 6월 19일

발행인 | 최봉규
발행처 | 청홍(지상사)
출판등록 | 제2001-000155호(1999년 1월 27일)

주소 | 서울특별시 강남구 언주로 79길 7(역삼동 730-1) 모두빌 502호
우편번호 | 135-921
전화 | 02)3453-6111
팩스 | 02)3452-1440
이메일 | jhj-9020@hanmail.net
홈페이지 | www.cheonghong.com

ISBN 978-89-90116-59-8 93510

| 서문 |

운기의학을 재정립하여 쉽게 활용할 수 있도록

우리나라의 운기의학運氣醫學은 조선시대 영조 때 윤동리尹東里의 『초창결草窓訣』을 시원始源으로 전승되어 오다가, 조원희趙元熙의 『오운육기의학보감五運六氣醫學寶鑑』에 이르러 육십갑자六十甲子에 따른 운기방약편運氣方藥篇으로 실용화되었다. 『오운육기의학보감』은 우리나라 최초의 실용 운기서적運氣書籍이면서, 운기방약運氣方藥의 활용법이 기술되어 있는, 발간된 운기서적 중에서 내용의 완성도가 높은 서적이다.

『오운육기의학보감』은 운기의학을 요약한 본문과 운기방약편으로 이원화되어 있다. 그러나 본문 내용은 착간錯簡 및 조판組版의 문제 등으로 난해하여 가독성이 떨어지고, 그 내용에 있어서 오류가 발견되며, 체계적으로 서술되어 있지 않아서 실제 활용되지 않고 있다. 따라서 이를 해결하고자 『오운육기의학보감五運六氣醫學寶鑑』을 저본底本으로 하여, 중복된 것은 삭제하고, 탈락된 문장은 추가로 보완하고, 내용의 오류는 정정하면서, 논리적인 순서에 따라 재구성하여, 『오운육기의학보감』의 체계성을 확보하고, 다음으로 운기방약편을 쉽게 접근할 수 있도록 태세별太歲別 운기조견표運氣早見表를 만들고, 운기방약을 시각적으로 이해할 수 있도록 운기방약편의 처방 내용을 도표화하여, 『오운육기의학보감』의 활용성을 제고提高하려고 했다.

이는 『오운육기의학보감』을 체계화하면서 본문에 나타난 출생운기出生運氣와 입태운기入胎運氣의 사례들을 모두 분석하고 고찰하여, 운기運氣 관련 서적 및 논문에 나타난 주요 쟁점을 선별하여 반영하고, 운기의학의 중요한 처방으로 후대에 알려져 있지 않은 첨부별방添附別方과 증면신방增面神方의 운용법이 있는 별록의 내용을 발굴하여 소개하려는 목적이 있다.

『오운육기의학보감五運六氣醫學寶鑑』의 운기방약運氣方藥은 객운客運과 객기客氣를 조합한 상세한 처방으로 운기체질론運氣體質論을 포섭하고 있어 별도로 운기체질運氣體質을 논할 필요가 없다고 보았다.

2014. 6

金長生 씀

제3장 출생운기出生運氣와 입태운기入胎運氣

제4장 생사生死를 판단判斷하는 방법方法

제5장 운기치법運氣治法과 용약법用藥法

제6장 운기방약편運氣方藥篇

五運六氣醫學寶鑑 乾坤釋義 合部
[국립중앙도서관 소장 자료]

범례
凡例

●이 책은 『오운육기의학보감五運六氣醫學寶鑑』의 간행과 편제를 고찰하고 『오운육기한의학보감五運六氣漢醫學寶鑑』 및 『오운육기한의학계만년보감五運六氣漢醫學界萬年寶鑑』을 비교하여 그 계통을 밝히고자 했다.

●『오운육기의학보감』에 산재된 운기 내용들을 선별하여 체계적으로 분류했다.

●운기의학의 기본 전제인 출생운기出生運氣와 입태운기入胎運氣를 설명하고, 『오운육기의학보감』에 나타난 출생운기와 입태운기의 사례들을 모두 검증했다.

●생사지법生死之法으로 먼저 맥도脈道를 언급하고, 생사진찰법生死診察法과 병자생명치불치론病者生命治不治論을 살폈다.

●운기치법運氣治法의 원리를 살펴보고, 병선치근본법病先治根本法과 운기치법運氣治法수증가감용약법隨症加減用藥法 등 운기치법과 용약법을 중심으로 논했다.

●운기방약편의 운기처방법인 육십갑자 운기방약과 첨부별방添附別方과 증면신방增面神方, 오운용약법五運用藥法과 육기절후용약법六氣節候用藥法, 보사재미수시환기약補瀉在味隨時換氣藥 그리고 태어난 해와 달만 아는 경우의 처방법인 오행운기수용약五行運氣隨用藥法을 살폈다.

●운기방약편을 각각 연도의 음력, 양력, 간지 등 어느 하나만 알더라도 쉽게 활용할 수 있도록 운기방약의 120년간의 태세별太歲別 운기조견표運氣早見表를 만들어, 다음으로 운기방약運氣方藥을 시각적으로 이해할 수 있도록 운기방약편의 처방내용을 도표화했다.

●『오운육기의학보감』에서는 논의된 바 없는, 운기 관련서적에서 언급하고 있는 운기체질론運氣體質論에 관하여 고찰했다.

●원문은 『오운육기의학보감』을 그대로 사용하고 해설문에서는 통용한자의 사용을 원칙으로 했다.

선행연구先行研究의 검토檢討

조원희趙元熙의『오운육기의학보감五運六氣醫學寶鑑』을 저본底本으로 하는 직접적인 선행 연구논문은 없었다. 다만『오운육기의학보감』을 계승한 1964년에 출간된『오운육기한의학보감五運六氣漢醫學寶鑑』을 저본으로 하는 김기욱金基郁의「운기체질運氣體質에 관한 연구」[1)2)]와 박용호朴勇浩의「운기運氣 25체질體質의 처방에 대한 연구」[3)]가 있다.

김기욱의 연구는 육십갑자 운기방약을 처음으로 정리하여 소개하고 있으며, 25유형의 체질론을 주장하고 있다. 박용호의 25체질 처방에 관한 연구는 그의 박사 학위 논문으로『오운육기학五運六氣學』,[4)]『오운육기한의학보감』,[5)]『오운육기경험처방五運六氣經驗處方』[6)]을 중심으로 운기 25체질의 처방 비교를 하고 있다. 이 논문들은 실용 운기의학과 관련된 선구적 논문으로 평가된다.

『오운육기의학보감』을 제외하고 우리나라에서 현재 출간된 운기의학 관련 서적 중에서 독자성이 있는 서적으로 이론서는『오운육기학』이, 처방집으로는『오운육기경험처방』이 근본 서적이다.

『오운육기학』의 처방 구조는 인체가 조성되는 즉, 입태入胎 시기를 살필 때 그해 연지年支의 대립되는 소그룹(예로 자오년子午年일 경우 묘유년卯酉年)의 지배를 받는다고 하여, 장부운기臟腑運氣로 객운客運과 해당 기절氣節과 교차위交叉位에 있는 소사천小司天(소천기小天氣 · 아천기亞天氣)의 상호생극相互生克으로 나타나는 운기처방이다.[7)] 그리고『오운육기경험처방』의 처방 구조는 허충許充이 연구한 처방집 중에서 효과가 큰 것만 수록되었는데, 일반적으로 상용되는 가처방加減方과 중복을 피하여, 보약補藥 55방方 · 시역약時

---

1) 金基郁,「運氣體質에 關한 研究」, 大韓韓醫學原典學會誌, 1996. 10(1).
2) 金基郁,「運氣學說의 理論 및 運用에 關한 研究」-『黃帝內經 · 素問 · 七篇大論』을 中心으로, 東國大學校大學院 博士學位論文, 1996.
3) 朴勇浩,「運氣 25體質의 處方에 대한 研究」, 世明大學校大學院 博士學位論文, 2009.
4) 白南喆,『五運六氣學』「理論과 實際」, 서울, 翰林醫學社, 1979.
5) 天安漢醫師會,『五運六氣漢醫學寶鑑』全, 大田, 右文堂印刷社, 1964.
6) 許充,『五運六氣經驗處方』, 釜山, 三和文化印刷社, 1988.
7) 白南喆,『五運六氣學』「理論과實際」, 서울, 翰林醫學社, 1979, pp.157-186.

疫藥 106방方 · 각장各章 구용약俱用藥 9방方 · 창작한 체질약體質藥 1250방方 등 총 1420방方으로 구성되었고, 약물 투여에는 체질을 무시할 수 없어 오운육기로 분류하여, 약물 투여의 부작용을 최소화하고 있다.[8)]

연구研究의 방법方法과 범위範圍

저본은 조원희趙元熙의 1938년 출간된 『오운육기의학보감건곤석의합부五運六氣醫學寶鑑乾坤釋義合部』이다. 『오운육기의학보감』은 운기의학을 요약한 본문과 운기방약편으로 이원화되어 있다.

연구방법研究方法

본문 내용은 착간錯簡 및 조판組版의 문제 등으로 난해하여 가독성이 떨어지고, 그 내용에 있어서 오류가 발견되며, 체계적으로 서술되어 있지 않아, 실제 활용되지 않고 있다. 따라서 중복된 것은 삭제하고, 탈락된 문장은 추가 · 보완하고, 내용 오류를 정정하면서, 논리적 순서에 따라 재구성하고자 한다.

운기방약편運氣方藥篇은 육십갑자六十甲子 운기방약運氣方藥과 보완처방補完處方으로서 첨부별방添附別方과 증면신방增面神方을, 보사방補瀉方으로서 오운용약법五運用藥法과 육기절후용약법六氣節候用藥法, 보사재미수시환기약補瀉在味隨時換氣藥 그리고 태어난 해와 달만 아는 경우의 처방법處方法인 오행운기수용약법五行運氣隨用藥法으로 구분하여 『초창결草窓訣』의 용약법用藥法과 대비하여 설명하고자 하며, 이와 관련된 논문에 나타난 쟁점을 반영하고, 『오운육기한의학보감』과 『오운육기한의학계만년보감五運六氣漢醫學界萬年寶鑑』[9)]의 처방과의 관련성을 언급하고자 한다.

그리고 운기방약편을 매每 연도의 음력陰曆, 양력陽曆, 간지干支 등 어느 하나만 알더라도 쉽게 활용할 수 있도록 운기방약의 120년간의 운기조견표運氣早見表를 만들었으며, 이 조견표早見表에는 운기절후運氣節候의 교사일交司日, 운기의 태소상생太少相生, 운기상합運氣相合 등을 포함시켰으며, 또한 운기방약을 시각적으로 이해할 수 있도록 운기방약편의 처방 내용을 도표화했다.

---

8) 許充, 『五運六氣經驗處方』, 釜山, 三和文化印刷社, 1988, pp.10-11.
9) 田容熏, 『五運六氣漢醫學界萬年寶鑑』(全), 서울, 世進出版社, 1976.

제1장

오운육기의학보감 五運六氣醫學寶鑑의 간행刊行과 편제編制

1. 오운육기의학보감五運六氣醫學寶鑑의 간행刊行

『오운육기의학보감건곤석의합부五運六氣醫學寶鑑乾坤釋義合部』는 『오운육기의학보감五運六氣醫學寶鑑』과 『오운육기의학보감추증석의五運六氣醫學寶鑑追增釋義』가 합본된 것이다. 『오운육기의학보감건곤석의합부』는 소화昭和 13년[1] 4월 25일에 저작 겸 발행자인 조원희에 의하여 발행된 것으로 『오운육기의학보감』은 류춘형柳春馨의 서문序文(소화 11년[2] 4월 8일)과 의학사醫學士 조원희의 발문(소화 11년 4월 15일)으로 구성되어 있고, 『오운육기의학보감추증석의』는 류춘형의 「의학보감추증석의설醫學寶鑑追增釋義說」(소화 11년 10월 3일) 저작발행인著作發行人 조원희의 「의학보감추증석의후소서醫學寶鑑追增釋義后小叙」(소화 11년 10월 5일) 등으로 구성되어 있다.

각각 서문과 발문의 일자로 미루어 살피면 『오운육기의학보감』이 소화 11년 4월 15일에 먼저 간행됐고, 그 후 소화 11년 10월 5일에 『오운육기의학보감추증석의』가 간행됐음을 알 수 있다. 위 두 권의 책은 소화 13년 4월 25일 조원희에 의하여 합본되어 『오운육기의학보감건곤석의합부』로 간행되었다.

2. 발간동기發刊動機와 저작자著作者

의학사 조원희는 『오운육기의학보감』 발문에서 의약을 '다방시복多方試服'하여, 의학의 다양한 처방으로 완벽하게 치료한 것을 상上이라 하고, 열 가지 병 중 하나를 치료하지 못하면 그 다음이고, 열 가지 병 중 넷을 놓치면 하下의 의술로 여겼는데, 그 후 명성이 나서 군적전의軍籍典醫로 천거되어 기장무시법其掌務施法했다. 풍토병도 능히 소생시켰고, 전염병에 걸린 사람도 끝내 소생시킴으로서 하나의 실수도 하지 않았다. 이는 첫째로 본초本草의 정묘함을 믿었고, 둘째는 전적으로 자신의 성의를 다한 결과였다.

이후에 의생醫生[3]이 되어 개인적으로 오운육기를 30여 년간 연구한 후 여러 효능을 경험했고, 제가諸家의 이론은 두루 살펴보았으며, 옛사람이 설명하지 못한 부분에 주註를 단 것이 여러 권이 되었다. 이에 회우晦宇 류춘형柳春馨이 이론과 편차를 정리하고, 또 책머

1) 1938년.
2) 1936년.
3) 醫生規則(1914년 시행)에 의하여 免許를 부여받음.

리에 서문序文을 부쳐 그 출판의 뜻을 밝혔다. 이는 '덧붙이는 말이 아니고 남은 뜻을 엮은 것이다'[4]고 발간 동기와 저작자에 관하여 설명하고 있다. 「의학보감추증석의후소서醫學寶鑑追增釋義后小叙」의 취지도 같다.[5]

류춘형은 『오운육기의학보감』 서문에서 『오운육기의학보감』의 내용은 모두 삼세유법三世遺法[6]과 사가묘방四家妙方[7]으로부터 온 것으로 신궁철학神穹哲學 의약박사醫藥博士 조원희趙元熙 선생이 여러 해 연구하여 운기변화에 관통했는데, 역사적 가치가 있는 여러 책들을 섭렵하여 그 이치를 연구하면서 증상에 따라 채록한 것이 수책이 되어 '오운육기의학보감五運六氣醫學寶鑑'이라 이름 지었던 것을 위주로 다시 '수세비전壽世秘傳 수정편修整篇'을 내어 놓는다고 하여, 『오운육기의학보감』의 발간 과정을 밝히고 있다. 『오운육기의학보감』은 조원희가 운기연구를 하면서 채록된 수책들 중에서 류춘형이 이론과 편차를 정하여 새롭게 정리한 것이다.

조원희의 직업은 최초에는 군적전의軍籍典醫가 되었다가 후에 의생醫生이 되었음을 알 수 있고, 의생에서 체임遞任된 후에는 사비로 오운육기를 31여 년간 공부했다. 학위는 조원희 본인은 의학사醫學士로 자칭하고 있으나, 류춘형은 신궁철학神穹哲學 의약박사醫藥博士로 추존하고 있다.

『오운육기의학보감건곤석의합부』의 최초 책명은 조원희趙元熙의 『오운육기의학보감五運六氣醫學寶鑑』이었으며, 그 후에 류춘형이 이를 가감加減 편차篇次하여 『수세비전수정편壽世秘傳修整篇』이라고 했다.

3. 편제編制 및 내용內容

표제標題는 『오운육기의학보감건곤석의합부五運六氣醫學寶鑑乾坤釋義合部』로서 『오운육기의학보감五運六氣醫學寶鑑』과 『오운육기의학보감추증석의五運六氣醫學寶鑑追增釋義』가 합본合本된 것이다.

---

4) 趙元熙, 『五運六氣醫學寶鑑』, 南海郡, 南鮮藥業株式會社, 1938. p.275.
5) 趙元熙, 『五運六氣醫學寶鑑』, 南海郡, 南鮮藥業株式會社, 1938. p.313.
6) 黃帝軒轅氏, 太昊伏羲氏, 炎帝神農氏.
7) 劉河澗 熱病治, 李東垣 內傷治, 張仲景 外感治, 朱丹溪 雜病治.

오운육기의학보감五運六氣醫學寶鑑

『오운육기의학보감』은 두 개의 색인목록索引目錄이 있다. 본문 색인목록에는 류춘형의 『오운육기의학보감』 서문이 수록되어 있으며, 나머지는 운기방약 색인목록으로 갑자甲子에서 정해丁亥까지 24간지를 각각 간지干支를 운기運氣에 따라 초初 · 중中으로 나누고 있다.

五運六氣醫學寶鑑序[8)]
上考軒轅伏義神農遺法 下術劉河澗李東垣張仲景朱丹溪妙方 能濟衆於世 統治表裡者其亦難矣 盖嘗聞之 天有六氣 降生五味 發爲五色 徵爲五聲 淫生六疾 陰淫寒疾 陽淫熱疾 風淫末疾 雨淫腹疾 晦淫惑疾 明淫心疾云者 天地人三才同 是一理故也 若視人臟腑明辨陰陽 症辦得溫冷虛實 乃可以知 經脈流通部位正否也 人生盛衰興亡 貴賤榮辱 莫非身命所關則 臨病診察當 以生年月日 付囑五行 先究運氣初中 次推氣數 一二三四五六 隨症試劑 參酌古今得失 始終六旬 恐有毫髮不符 故下添別方 右增面 眼 耳 鼻 口 舌 牙齒 咽喉 背 胸 乳 腹 臍 腰 脇 皮 手 足症神方 而這間脈道 該備於三人繪畵 此皆 三世遺法 四家妙方中 得來也
神穹哲學 醫藥博士 趙元熙先生 州禩研究 於斯貫徹運氣變化 博涉史冊 其理究者 隨症採錄 裒成數冊 命名曰 五運六氣醫學寶鑑 要全爲弁首之文 自顧蔑蕪 不敢論辨然 慮其壽世秘傳修整篇 此如右以謝之
昭和 十一年 四月 八日 晦宇 劉春馨 序

류춘형은 『오운육기의학보감』 서문에서 사람의 장부를 살펴서 음양을 명백히 판명할 수 있으면, 병증의 온랭허실溫冷虛實을 판단할 수 있으므로 경맥유통부위經脈流通部位가 바른지 그른지를 알 수 있다고 한다.

인생의 성쇠와 흥망 그리고 귀천과 영욕은 신명과 관련이 있으므로, 병을 진찰할 때에 반드시 태어난 생년월일을 오행에 배속하여 먼저 운기의 초와 중을 구별한 후, 육기의 수를 추산하여, 증상에 따라 고금 · 득실 · 시종 · 육순을 참작하여 처방을 한다. 만일 추호라도 부합하지 않을지 몰라 아래에 별방과 얼굴 · 눈 · 귀 · 코 · 입 · 혀 · 어금니 · 인후 · 등 · 가슴 · 젖가슴 · 배꼽 · 허리 · 옆구리 · 피부 · 수족병증의 신방神方 그리고 맥도脈道의 흐름을 알 수 있도록 세 개의 순환도[9)]가 첨부되어 있다.

---

8) 趙元熙, 『五運六氣醫學寶鑑』, 南海郡, 南鮮藥業株式會社, 1938. pp.9-10.
9) 前後面의 人體解剖圖와 動靜脈의 흐름도이다.

본문은 천지운기天地運氣에서 인생입태人生入胎까지 운기의학運氣醫學의 전반적 내용이 기술되어 있다.

운기방약편運氣方藥篇은 건부乾部와 곤부坤部로 나뉘어 편찬되었으며, 건부는 갑자甲子에서 정해丁亥까지 24간지의 운기방약으로 곤부는 무자戊子에서 계해癸亥까지 36간지의 운기방약인데, 각각의 간지干支마다 초初 · 중中으로 나누었고, 초는 오운五運, 중은 육기六氣를 기준으로 한다.

별록別錄이 붙어있고, 첨부별방添附別方과 신방神方의 효용에 대하여 언급하고 있다.

別錄[10]

斯書全 以天地運氣 移人臟腑 辨論所症 有虛實溫冷之異 萬若依方治療 或差支失攝則 添付別方 四五種凡藥連服 湯水呑下則 永見決效 至於人 耳目口鼻皮膚雜病 隨其症勢 用散藥膏藥眼藥等 方劑神效無比也 是以 男女老少間 五積六聚 五勞七傷 腎虛腰痛 大風 癩病 癇疾 癲癇 狂氣 膽陽虛 乾泉 骨節虛弱 胃經不良等症 用牡筋丸 中風不語 半身不遂 頭風 聲音不出 傷寒 運氣瘢癘 不能辨明 風熱瘡癈 頭生白屑 面鼻紫赤 風刺痛 癮疹 肺風 眼眩等症 用萬病丸 婦人老少病因 七情傷 經不調 不受孕胎 氣血虛弱 小腹痛 兩脇胸膈 脹痛 五積六聚 痰咳喘急 感冒 風寒頭痛 四肢骨節痛 産後中風症 用續嗣牡元丹 男女老少間 急滯 吐瀉癨亂 腹痛 蛔蟲病 眩暈 怔忡 胸鬱症 用射香清心丸 男女小兒 一 二 三才以上 十五才 以內 驚風潮搐 身熱昏睡 能下痰熱 警急症 吐瀉不止 津液枯渴 慢驚 痰喘 用千金散 右五種藥 臨服時 前所用臟腑藥 煎水合服則 快蘇也

별록에서『오운육기의학보감』은 천지운기天地運氣를 인체의 장부에 배당하여 병증을 허실온랭의 차이로 판단하는데, 만약 운기방약運氣方藥으로 치료하고, 차질을 빚을 때라도, 첨부별방添附別方 사오종약四五種藥을 연달아 복용하면, 탕수湯水가 혀 밑으로 내려가는 즉시 효과가 나타나고, 인체의 귀 · 눈 · 입 · 코 · 피부 · 잡병까지도 그 증세에 따라 산약 · 고약 · 안약 등을 사용하면, 방제가 비할 수 없이 신효하다고 한다.

특이하게 발문跋文 앞에 맥도脈道로서 전후면前後面의 인체도人體圖와 동정맥순환도動靜脈循環圖가 첨부되어 있다. 이의 활용법은 언급된 곳이 없고, 류춘형의『오운육기의학보감』서문에 '맥도脈道의 흐름을 알 수 있도록 했다.'는 구절이 존재한다.

조원희의『오운육기의학보감』발문은 조원희의 운기의학 섭렵 과정과 류춘형과의 관계를

10) 趙元熙,『五運六氣醫學寶鑑』, 南海郡, 南鮮藥業株式會社, 1938. pp.255-256.

언급하고 있다.

五運六氣醫學寶鑑跋[11]

不佞自奢年以來 能專力於醫藥 多方試服 得稽於十全爲上 十失一次 十失四爲下之術 故虛名溢外 薦選爲軍籍典醫 至其掌務施法 傷於風土者 其能復蘇罹乎 瘴海者 畢竟還甦 一不失手者 一以信本草之精妙 二以專自身之誠意然矣 其后遞任醫生 私自講究 於五運六氣 三十餘年 積累功效 閱歷諸家演義註 前人所未該輯至數券 因借柳晦宇梳理 加減篇次 又付首序 其盡卷義 此不復贅而綴其意 以爲醫學寶鑑跋

昭和十一年四月十五日 醫學士 趙元熙

오운육기의학보감추증석의五運六氣醫學寶鑑追增釋義

오운육기의학보감추증석의五運六氣醫學寶鑑追增釋義는 색인목록索引目錄이 있으며, 류춘형柳春馨의 의학보감추증석의설醫學寶鑑追增釋義說이 서문으로 있고, 조원희趙元熙의 의학보감추증석의후소서醫學寶鑑追增釋義后小叙가 발문으로 있다.

醫學寶鑑追增釋義說[12]

天地之數 或至太過焉 或止不及焉 所以相生而又有相剋 所以相合而又有相沖 若得其生與合則 長養而爲吉 若得其剋與沖則 消滅而爲凶 是以有五運六氣付法也 五爲陽數 六爲陰數 陽付於天干 陰付於地支 天干則 起於右手指 五運節侯分焉 地支則 起於左手指 六氣節侯分焉 所以運者理也 所以行者氣也 氣失其理則不知爲主 理失其氣則不得爲用 故互相循通 隨其當年數 爲主司天 其次司地 又以地支左間數 爲初之氣 推去則 二三四五六氣 次次可知 而天地人三才 同一致也 由是人病診察 先以生年月日推數 上中下器 次以金木水火土付法 於 肺肝腎心脾 亦知溫冷虛實然後 用藥隨其運氣初中 亦究寶鑑釋義也是以爲解說

昭和十一年十月三日 晦宇 柳春馨

류춘형은 서문의 「의학보감추증석의설」에서 천지지수天地之數에는 '태과太過와 불급不及이 있고, 상생相生과 상극相剋, 상합相合과 상충相沖이 있는데, 만약 상생相生하고 합合하면 오래 살면서 길吉하고, 만약 상극相剋하고 충沖하면 건강이 소멸되고 흉凶이 되는데, 이것이 오운육기五運六氣의 부법付法이다.'라고 하면서 오운육기부법五運六氣付法에 대한 설명을 하고 있다.

11) 趙元熙, 『五運六氣醫學寶鑑』, 南海郡, 南鮮藥業株式會社, 1938. p.275.
12) 趙元熙, 『五運六氣醫學寶鑑』, 南海郡, 南鮮藥業株式會社, 1938. pp.281-282.

의학보감醫學寶鑑의 석의釋義는 사람의 병을 진찰할 때에 먼저 생년월일로써 상上 · 중中 · 하기下器를 구별하고, 장부臟腑에 오행五行을 배당配當하여 온랭허실溫冷虛實을 알아서 그 운기運氣의 초初 · 중中에 따라 약藥을 처방한다는 것이다.

본문은 오운장부법五運臟腑法 · 천간부오행법天干附五行法 · 오행상생합법五行相生合法 · 오운절후분석五運節候分釋 · 지지육기상통地支六氣相通 · 상합相合 · 상충相沖 등을 기술하고 있다. 추가된 방약은 오운용약법五運用藥法 · 육기절후용약법六氣節候用藥法 · 보사재미수시환기약補瀉在味隨時換氣藥 · 오행운기수용약五行運氣隨用藥 등이 수록되어 있다.

발문으로 조원희의 「의학보감추증석의후소서」가 있다.

醫學寶鑑追增釋義后小叙[13)]
餘以不學及於斯書之刊行世 或文義淺劣者 自覺不得則 濟衆生命上障碍多大 故追思 功近易知處 輯至一編玆更 柳晦宇磨鍊長使 世人購覽者 能不學而各自悟焉
昭和十一年十月五日 著作發行人 趙元熙

4. 오운육기의학보감五運六氣醫學寶鑑 · 한의학보감漢醫學寶鑑 · 한의학계만년보감漢醫學界萬年寶鑑의 비교

『오운육기의학보감』의 운기방약편과 같이, 매년 간지를 운기 초初 · 중中으로 나누고, 방약은 천간약天干藥과 중원약中元藥으로 구한 기본 운기방약법과 보완 대체처방법代替處方法인 오운용약법五運用藥法, 육기절후용약법六氣節候用藥法, 보사재미수시환기약補瀉在味隨時換氣藥, 오행운기수용약五行運氣隨用藥 등의 용약법用藥法이 있는 『오운육기한의학보감』과 『오운육기한의학계만년보감』 등을 선별하여, 『오운육기의학보감』과 비교 · 검토하고, 그 관련성을 고찰하고자 한다.

13) 趙元熙, 『五運六氣醫學寶鑑』, 南海郡, 南鮮藥業株式會社, 1938. p.313.

편제編制 비교比較

[표_001] 오운육기의학보감五運六氣醫學寶鑑 · 오운육기한의학보감五運六氣漢醫學寶鑑 全 · 오운육기한의학계만년보감五運六氣漢醫學界萬年寶鑑(全) 편제編制 비교比較

標題	五運六氣醫學寶鑑 乾坤釋義合部[14]	五運六氣漢醫學寶鑑 全[15]	五運六氣漢醫學界萬年寶鑑 (全)[16]
刊行	昭和十三年(1938年)	中元甲辰(1964年)	1976年
編著者	趙元熙	天安漢醫師會	田容熏
發行者	趙元熙	天安漢醫師會	諸永權
序文	晦宇 柳春馨	天安漢醫師會長 吳大泳	群山市漢醫師分會長 安大燮
本文	天地運氣	天地運氣	河圖洛書
方藥	運氣方藥	診察症勢及處方	五運六氣診察症勢及處方
運氣區分	初 中	初 中元	初 中元
初	初初 二二 三三 四四 五五	初初 二二 三三 四四 五五	初初 二二 三三 四四 五五
中	初二 二三 三四 四五 五六	初二 二三 三四 四五 五六	初二 二三 三四 四五 五六
方藥區分	天干藥 中元藥	天干藥 中元藥	天干藥 中元藥
別錄	添附別方用法說明		
添附別方	添附別方	萬病丸	萬病丸
人體圖	左右人體圖 心血管循環圖		
跋文	趙元熙		
追增標題	五運六氣醫學寶鑑追增釋義	五運六氣漢醫學寶鑑追增錄	五運六氣漢醫學界萬年寶鑑追增錄
追增序文	醫學寶鑑追增釋義說 柳春馨		
追增本文	五運臟腑法	五運臟腑法	五運臟腑法
代替方藥	五運用藥法	五運用藥法	五運用藥法
	六氣節候用藥法	六氣節候用藥法	六氣節候用藥法
	補瀉在味隨時換氣藥	補瀉在味隨時換氣藥	補瀉在味隨時換氣藥
	五行運氣隨用藥	五行運氣隨用藥	五行運氣隨用藥
追增跋文	醫學寶鑑追增釋義后小叙 趙元熙		

14) 趙元熙, 『五運六氣醫學寶鑑』, 南海郡, 南鮮藥業株式會社, 1938.
15) 天安漢醫師會, 『五運六氣漢醫學寶鑑』 全, 大田, 右文堂印刷社, 1964.
16) 田容熏, 『五運六氣漢醫學界萬年寶鑑』(全), 서울, 世進出版社, 1976.

고찰考察

『오운육기의학보감五運六氣醫學寶鑑』은 1938년, 『오운육기한의학보감五運六氣漢醫學寶鑑』은 1964년, 『오운육기한의학계만년보감五運六氣漢醫學界萬年寶鑑』은 1976년에 발간되었고, 구성 및 편제가 『오운육기의학보감』이 가장 정연한 체계를 갖추었으며, 운기방약의 선도가 되며, 『오운육기의학보감』의 구성과 편제를 『오운육기한의학보감』과 『오운육기한의학계만년보감』이 따르고 있다.

『오운육기한의학보감』과 『오운육기한의학계만년보감』에는 『오운육기의학보감』의 보완 처방인 첨부별방添附別方과 증면신방增面神方에 대한 기술 및 첨부별방의 용법에 대한 기술이 없다.

오대영吳大泳은 『오운육기한의학보감』의 오운육기결서문五運六氣訣序文에서 『오운육기한의학보감』이 윤초창尹草窓선생의 운기결運氣訣인 『초창결草窓訣』이며, 천원군(천안시) 광덕면 일우에 은거한 심당 선생이 우연히 차결此訣을 도득했으며, '반년이상半年以上 신음呻吟한 병病은 육기六氣로 치료하고, 일년이상一年以上 신음한 병은 오운五運으로 치료하면, 전치全治된다.'고 주장했는데, 앞에서 비교한 바와 같이 『오운육기한의학보감』은 『오운육기의학보감』의 체제를 계승하고 있고, 치법治法은 운기구분運氣區分에 따라 방약方藥을 선택하여 치료하고 있으며, '근병近病은 병기가 발생된 그해의 절기節氣에 의해 약을 쓰고, 구병久病은 그 근원을 치료하기 위하여 입태入胎 연월일시의 장부臟腑에 해당하는 약을 쓴다.'고 하고 있으므로,[17] 『오운육기한의학보감』은 『초창결』을 계승한 것이 아니라 『오운육기의학보감』의 체제를 계승하고 있다. 그리고 안대섭安大燮도 『오운육기한의학계만년보감』의 오운육기결서五運六氣訣序에서 윤초창 선생의 운기결을 30년여 전에 군산에서 삼선당한약방三仙堂漢藥房을 운영 중인 연암淵巖 전용훈田容熏 선생이 우연히 이 결訣을 얻어 상밀히 터득했고, '반년이상半年以上된 병에는 육기법六氣法을 용用하고, 일년이상一年以上된 병은 오운법五運法으로 치료한다.'라고 주장하고 있으나, 『오운육기한의학보감』에서 설명한 바와 같이 『오운육기한의학계만년보감』은 『초창결』을 계승한 것이 아니라 『오운육기의학보감』의 체제를 계승하고 있다.

---

17) 天安漢醫師會, 『五運六氣漢醫學寶鑑』 全, 大田, 右文堂印刷社, 1964. p.12.

『오운육기한의학계만년보감』은 『오운육기한의학보감』과 기연奇緣과 처방 내용이 비슷하고, 출간 연대가 후대이므로 『오운육기의학보감』의 영향을 받은 것으로 보인다.[18] 박용호는 『오운육기한의학보감』이 운기의학에 있어서 처방의 가장 원류가 되는 책으로 잘못 알고 있다.[19]

18) 田容熏, 『五運六氣漢醫學界萬年寶鑑』(全), 서울, 世進出版社, 1976.
19) 朴勇浩, 「運氣 25體質의 處方에 대한 硏究」, 世明大學校大學院 博士學位論文, 2009. p.3.

제2장

오운육기의학보감 五運六氣醫學寶鑑의 운기運氣

1. 오운육기의학보감五運六氣醫學寶鑑의 운기運氣

오행론五行論[1)]

太極肇分而有陰陽
陽之輕清者 以氣而上浮爲天 陰之重濁者 以形而下凝爲地
天隆然而位乎上 地隤然而位乎下
於是 陽之精者[2)]爲日 東升而西墜[3)]陰之精者[4)]爲月 晝隱而夜見
　兩儀立矣 二曜行焉
於是 玄氣凝空 水始生也 赤氣炫空 火始生也
　蒼氣浮空 木始生也 素氣橫空 金始生也[5)]
　黅[6)]氣際空 土始生也
　五行備 萬物生 三才之道著矣[7)] 是曰五行乎

태극太極이 비로소 나누어지며, 음양陰陽이 있게 되었다. 양陽으로서 가볍고 맑은 것은 기氣가 되어 떠올라 하늘이 되었으며, 음陰으로서 무겁고 흐린 것은 형形이 되어 가라앉아 뭉침으로써 땅이 되었다. 하늘은 솟아올라 위에 자리하고, 땅은 내려앉아 아래에 있게 되었다.

이에 양陽의 정순한 것이 해가 되니, 동쪽에서 떠서 서쪽으로 지고, 음陰의 정순한 것이 달이 되니, 밤에 나타나고 낮에 숨는다. 양의兩儀가 자리를 잡아 이요二曜(해와 달)가 돌게 된 것이다. 그리고 현기玄氣가 허공에 뭉쳐 수운水運이 처음 생기고, 적기赤氣가 허공에서 비추어 화운火運이 처음 생기고, 창기蒼氣가 허공에 떠올라 목운木運이 처음 생기고, 소기素氣가 허공을 가로질러 금운金運이 처음 생기고, 금기黅氣가 허공의 상하로 이으면서 토운土運이 처음 생겨났다. 오행五行이 구비具備되니 만물이 생겨나 삼재三才의 도리가 분명해졌다.[8)] 이것이 오행五行이다.

---

1) 趙元熙, 『五運六氣醫學寶鑑』, 南海郡, 南鮮藥業株式會社, 1938. pp.46-47.
2) 原文에는 者가 脫落되어 補充했다.
3) 原文의 外는 誤記이므로 升으로 바꾼다.
4) 原文에는 者가 脫落되어 補充했다.
5) 原文에는 素氣橫空 金始生也이 脫落되어 있어 追加했다.
6) 原文의 黃은 誤記이므로 黅으로 바꾼다.
7) 『編註醫學入門 · 內集 卷之首 · 原道統說』에 나오는 내용과 비교하여 원문을 정정했다.
8) 李梴 著, 陳柱杓 譯, 『編註醫學入門』, 서울, 法人文化社, 2009. p.209.

천지운기天地運氣[9)]

天以十干化運流行 地以十二支定氣分屬
甲己化土 乙庚化金 丙辛化水 丁壬化木 戊癸化火 此五運也
子午少陰君火 丑未太陰濕土 寅申少陽相火 卯酉陽明燥金 辰戌太陽寒水 巳亥厥陰風木
此六氣也
至若 子午少陰君火司天 午位 卯酉陽明燥金司地 子位
上者右行 太陰濕土爲天之左間 厥陰風木爲天之右間 所以面南而命其位也
下者左行 太陽寒水爲地之左間 少陽相火爲地之右間 所以面北而命其位也
地之左間爲初之氣 天之右間爲二之氣 司天爲三之氣
天之左間爲四之氣 地之右間爲五之氣 司地爲六之氣
每各主六十日八十七刻半有奇也

主運客運 有太過焉 有不及焉
甲丙戊庚壬曰 陽年故太過也
乙丁己辛癸曰 陰年故不及也
主氣客氣 有正化者 有對化者
正化者 苓之實也 對化者 苓之虛也
正化者 謂午未寅酉辰亥之年也
對化者 謂子丑申卯戌巳之年也

하늘은 십간화운十干化運으로 오운五運이 지배하고, 땅은 십이지화기十二支化氣로 육기六氣가 지배한다. 오운五運은 갑기화토甲己化土, 을경화금乙庚化金, 병신화수丙辛化水, 정임화목丁壬化木, 무계화화戊癸化火이다. 육기六氣는 자오소음군화子午少陰君火, 축미태음습토丑未太陰濕土, 인신소양상화寅申少陽相火, 묘유양명조금卯酉陽明燥金, 진술태양한수辰戌太陽寒水, 사해궐음풍목巳亥厥陰風木이다.

만약 자오소음군화子午少陰君火가 사천司天이 되면 오위午位에 오고, 묘유양명조금卯酉陽明燥金이 사지司地가 되어 자위子位에 온다. 사천司天은 오른쪽으로 진행하므로, 태음습토太陰濕土는 천지좌간天之左間, 궐음풍목厥陰風木은 천지우간天之右間이 되므로 남쪽을 보고 좌우左右를 정한 것이다. 사지司地는 왼쪽으로 진행하니, 태양한수太陽寒水가 지지좌간地之左間, 소양상화少陽相火가 지지우간地之右間이 되어 북쪽을 보고 그 위치를 정한

9) 趙元熙, 『五運六氣醫學寶鑑』, 南海郡, 南鮮藥業株式會社, 1938. pp.11-12.

것이다. 지지좌간地之左間은 초지기初之氣, 천지우간天之右間은 이지기二之氣, 사천司天은 삼지기三之氣, 천지좌간天之左間은 사지기四之氣, 지지우간地之右間은 오지기五之氣, 사지司地는 육지기六之氣가 되어, 매每 기氣마다 육십일팔십칠각반六十日八十七刻半을 주관한다.

주운主運과 객운客運에는 태과太過와 불급不及이 있는데, 갑甲·병丙·무戊·경庚·임壬의 양년陽年은 태과년太過年이고, 을乙·정丁·기己·신辛·계癸의 음년陰年은 불급년不及年이다. 주기主氣와 객기客氣에는 정화자正化者인 실증實症과 대화자對化者인 허증虛症으로 구별할 수 있다. 정화년正化年은 오午·미未·인寅·유酉·진辰·해년亥年이고, 대화년對化年은 자子·축丑·신申·묘卯·술戌·사년巳年이다.

정오행正五行[10](시간時間·계절季節·방위方位)

1 천간형제차서天干兄弟次序[11]

甲乙 東方木　丙丁 南方火　戊己 中央土　庚辛 西方金　壬癸 北方水

2 지지순환차서地支循環次序[12]

寅卯 屬春木 巳午 屬夏火 申酉 屬秋金 亥子 屬冬水
辰戌丑未 屬四季土 是故

3 음양오행방위기법陰陽五行方位起法[13][14]

一六水 北方　二七火 南方　三八木 東方　四九金 西方　五十土 中宮

4 오색五色[15]

金木水火土五行五色
各主 西白 南赤 東靑 中央黃色 北方黑色

---

10) 方位와 季節 그리고 時間을 木火土金水로 나타낸 것이며, 모든 五行의 근본이며 기준이 된다.
11) 趙元熙,『五運六氣醫學寶鑑』, 南海郡, 南鮮藥業株式會社, 1938. pp.32-33.
12) 趙元熙,『五運六氣醫學寶鑑』, 南海郡, 南鮮藥業株式會社, 1938. p.35.
13) 趙元熙,『五運六氣醫學寶鑑』, 南海郡, 南鮮藥業株式會社, 1938. p.288.
14) 趙元熙,『五運六氣醫學寶鑑』, 南海郡, 南鮮藥業株式會社, 1938. p.36.
15) 趙元熙,『五運六氣醫學寶鑑』, 南海郡, 南鮮藥業株式會社, 1938. p.14.

合則四色爲一般黑色 故 腎水 房事病發生而爲黑死病

5 오장五臟[16]

東木 肝膽血屬
西金 肺疾咳屬
南火 心小腸屬
北水 腎泉水
中央土 胃脾食

화오행化五行[17]

1 천간부오행법天干附五行法[18]

甲	太過之土	己	不及之土
乙	不及之金	庚	太過之金
丙	太過之水	辛	不及之水
丁	不及之木	壬	太過之木
戊	太過之火	癸	不及之火

2 지지부오행법地支附五行法[19]

子	少陰	君火	午	少陰	君火
丑	太陰	濕土	未	太陰	濕土
寅	少陽	相火	申	少陽	相火
卯	陽明	燥金	酉	陽明	燥金
辰	太陽	寒水	戌	太陽	寒水
巳	厥陰	風木	亥	厥陰	風木

3 오운장부법五運臟腑法[20]

五運者五行也 金木水火土 屬肺肝腎心脾氣

16) 趙元熙, 『五運六氣醫學寶鑑』, 南海郡, 南鮮藥業株式會社, 1938. p.33.
17) 化五行은 對待作用으로 두 氣運이 結合하여 冲氣가 和를 이룬 五行이다.
18) 趙元熙, 『五運六氣醫學寶鑑』, 南海郡, 南鮮藥業株式會社, 1938. p.283.
19) 趙元熙, 『五運六氣醫學寶鑑』, 南海郡, 南鮮藥業株式會社, 1938. p.49
20) 趙元熙, 『五運六氣醫學寶鑑』, 南海郡, 南鮮藥業株式會社, 1938. p.283.

而有太過不及焉 則西東北南中央位出來也
人身五臟之屬而東西南北中央之本也
肝肺心腎脾經也 五臟六腑也[21]

4 육기장부순수六氣臟腑順數[22]

子午少陰君火
卯酉陽明燥金
辰戌太陽寒水
丑未太陰濕土
寅申少陽相火[23]
巳亥厥陰風木

문제인신소천지호問題人身小天地乎[24]

故 人身則禀天地之精 所以具五臟六腑 故 小天地也[25]
身半以上 天之分也 天氣主之 身半以下 地之分也 地氣主之[26]

天有三百六十五日	人有三百六十五骨節
天有十二時	人有十二經絡
天有五運六氣	人有五臟六腑
天有日月	人有耳目
天有二十四節	人有二十四雄
天有四時	人有四肢
地有草木土石	人有毛髮筋骨

이것은 인간人間이 천지天地의 정기精氣를 품부禀賦하여 오장육부五臟六腑를 갖추었으므로 소천지小天地라고 한다. 상반신上半身은 하늘에 속하므로, 천기天氣가 주관하고, 하반신下半身은 땅에 속하므로, 지기地氣가 주관한다.

21) 趙元熙,『五運六氣醫學寶鑑』, 南海郡, 南鮮藥業株式會社, 1938. p.13.
22) 趙元熙,『五運六氣醫學寶鑑』, 南海郡, 南鮮藥業株式會社. 1938. p.28.
23) 原文에는 寅申少陽相火가 탈락되어 있어 추가했다.
24) 趙元熙,『五運六氣醫學寶鑑』, 南海郡, 南鮮藥業株式會社, 1938. pp.14-15.
25) 原文에는 故 所以具五臟六腑 禀天地之精 故 人身則小天地也로 되어 있으나, 문맥이 통하도록 재배치했다.
26)『素問 · 至眞要大論』과 비교하여 天之分也, 地之分也를 추가했다.

하늘은 365일日	사람은 365골절骨節
하늘은 12시時	사람은 12경락經絡
하늘은 오운육기五運六氣	사람은 오장육부五臟六腑
하늘은 일월日月	사람은 이목耳目
하늘은 24절節	사람은 24웅雄
하늘은 4시四時	사람은 4지四肢
땅은 초목토석草木土石	사람은 모발근골毛髮筋骨

神[27)]在天爲風 在地爲木 在人爲怒
神[28)]在天爲熱 在地爲火 在人爲喜
神[29)]在天爲濕 在地爲土 在人爲思[30)]
神[31)]在天爲燥 在地爲金 在人爲憂
神[32)]在天爲寒 在地爲水 在人爲恐[33)34)]

하늘에서 풍風이고, 땅에서는 목木이고, 사람에 있어서는 노怒이다. 하늘에서 열熱이고, 땅에서는 화火이며, 사람에 있어서는 희喜이다. 하늘에서 습濕이고, 땅에서는 토土이며, 사람에 있어서는 사思이다. 하늘에서 조燥이고, 땅에서는 금金이고, 사람에 있어서는 우憂이다. 하늘에서 한寒이고, 땅에서는 수水이고, 사람에 있어서는 공恐이다.

주운주기主運主氣

1 주오운主五運[35)]

木爲 初之運　火爲 二之運　土爲 三之運
金爲 四之運　水爲 五之運
每運各主七十二日零五刻

27) 原文에 있는 在人爲怒神 중에서 神을 在天爲風 앞으로 재배치했다.
28) 原文에 있는 在人爲喜神 중에서 神을 在天爲熱 앞으로 재배치했다.
29) 原文에 있는 在人爲思神 중에서 神을 在天爲濕 앞으로 재배치했다.
30) 原文의 恩은 誤記이므로 思로 바꾼다.
31) 原文에 있는 在人爲憂神 중에서 神을 在天爲燥 앞으로 재배치했다.
32) 原文에 있는 在人爲恐神 중에서 神을 在天爲寒 앞으로 재배치했다.
33) 『編註醫學入門 · 內集 卷之首 · 運氣』의 내용과 비교하여 원문을 정정했다.
34) 趙元熙, 『五運六氣醫學寶鑑』, 南海郡, 南鮮藥業株式會社, 1938. p.43.
35) 趙元熙, 『五運六氣醫學寶鑑』, 南海郡, 南鮮藥業株式會社, 1938. p.34.

2 주육기主六氣[36)]

風爲 初之氣　火爲 二之氣　暑爲 三之氣
濕爲 四之氣　燥爲 五之氣　寒爲 六之氣
每氣各主六十日八十七刻半

객운객기客運客氣

1 객오운客五運[37)]

甲己之歲 土運統之　乙庚之歲 金運統之
丙辛之歲 水運統之　丁壬之歲 木運統之
戊癸之歲 火運統之

2 객육기客六氣

❶지지육기호상통地支六氣互相通[38)]

子午 卯酉	互相通	寅申 巳亥	互相通	辰戌 丑未	互相通

❷지지육기호상통도地支六氣互相通圖[39)]

[표_002] 지지육기호상통도地支六氣互相通圖

六氣年	司天	在泉	初之氣
子午年	子午少陰君火	卯酉陽明燥金	地支左間 辰戌
卯酉年	卯酉陽明燥金	子午少陰君火	地支左間 丑未
丑未年	丑未太陰濕土	辰戌太陽寒水	地支左間 巳亥
辰戌年	辰戌太陽寒水	丑未太陰濕土	地支左間 寅申
寅申年	寅申少陽相火	巳亥厥陰風木	地支左間 子午
巳亥年	巳亥厥陰風木	寅申少陽相火	地支左間 卯酉

36) 趙元熙,『五運六氣醫學寶鑑』, 南海郡, 南鮮藥業株式會社, 1938. p.35.
37) 趙元熙,『五運六氣醫學寶鑑』, 南海郡, 南鮮藥業株式會社, 1938. p.35.
38) 趙元熙,『五運六氣醫學寶鑑』, 南海郡, 南鮮藥業株式會社, 1938. p.285.
39) 趙元熙,『五運六氣醫學寶鑑』, 南海郡, 南鮮藥業株式會社, 1938. p.285.

객기客氣는 매년을 6단계로 나누어, 1년 기후의 비정상적인 변화를 주관한다. 매년 객기客氣의 육보六步 중에서 사천司天은 삼지기三之氣가 되고, 재천在泉은 종지기終之氣가 된다. 매년 육보六步의 배열순서配列順序는 그해의 사천司天과 재천在泉에 의하여 결정되는데, 사천司天의 반대편이 재천在泉이므로, 매년 객기客氣의 초지기初之氣는 재천在泉의 좌간左間이 되고, 이지기二之氣는 사천司天의 우간右間, 삼지기三之氣는 사천司天, 사지기四之氣는 사천司天의 좌간左間, 오지기五之氣는 재천在泉의 우간右間, 종지기終之氣는 재천在泉이 된다.

3 객주가림客主加臨[40]

객주가림客主加臨의 객客은 객기客氣이고, 주主는 주기主氣이다. 매년 일정하지 않은 객기客氣가 주기主氣에 배속配屬되어 더해지는 것을 "客主加臨"이라고 한다.

『소문素問 · 오운행대론五運行大論』에서는 "氣相得則和, 不相得則病"이라 하며, 기상득氣相得이면서 병病이 되는 것은 "以下臨上, 不當位也"이라 하고, 병病이 생겨나서 변화하는 것은 "氣相得則微, 不相得則甚"이라고 한다. 그리고『소문素問 · 지진요대론至眞要大論』에서는 "主勝逆, 客勝從, 天地道也"라 하고 있다. 그러므로 상득相得은 객기客氣와 주기主氣가 상생관계相生關係이거나 객기客氣와 주기主氣가 동일한 속성의 기氣인 경우 또는 객기客氣가 주기主氣를 극克하는 각각의 경우를 말하며, 불상득不相得은 주기主氣가 객기客氣를 극克하는 경우를 말한다.

객주가림客主加臨의 순順과 역逆에 대하여『소문素問 · 육미지대론六微旨大論』은 "君位臣則順, 臣位君則逆. 逆則其病近, 其害速, 順則其病遠, 其害微, 所謂二火也."라고 하고 있다. 객기客氣가 주기主氣를 극克하면 순順이 되고, 주기主氣가 객기客氣를 극克하면 역逆이 된다. 예를 들어 소음군화少陰君火가 소양상화少陽相火의 위치에 가림加臨하면 순順이고, 소양상화少陽相火가 소음군화少陰君火의 위치에 가림加臨하면 역逆이 된다.

---

40) 趙元熙,『五運六氣醫學寶鑑』, 南海郡, 南鮮藥業株式會社, 1938. pp.285-286.

[표_003] 자오년子午年 객주가림客主加臨

子午年	子午少陰君火司天		卯酉陽明燥金司地	
	客氣	加臨	主氣	相得與否
初之氣	太陽寒水	加臨	厥陰 木	順 相得
二之氣	厥陰風木	加臨	少陰 火	順 相得
三之氣	少陰君火	加臨	少陽 火	順 相得
四之氣	太陰濕土	加臨	太陰 土	同氣 相得
五之氣	少陽相火	加臨	陽明 金	順 相得
六之氣	陽明燥金	加臨	太陽 水	順 相得

[표_004] 축미년丑未年 객주가림客主加臨

丑未年	太陰濕土司天		太陽寒水司地	
	客氣	加臨	主氣	相得與否
初之氣	厥陰風木	加臨	厥陰 木	同氣 相得
二之氣	少陰君火	加臨	少陰 火	同氣 相得
三之氣	太陰濕土	加臨	少陽 火	逆 不相得
四之氣	少陽相火	加臨	太陰 土	順 相得
五之氣	陽明燥金	加臨	陽明 金	同氣 相得
六之氣	太陽寒水	加臨	太陽 水	同氣 相得

[표_005] 인신년寅申年 객주가림客主加臨

寅申年	少陽相火司天		厥陰風木司地	
	客氣	加臨	主氣	相得與否
初之氣	少陰君火	加臨	厥陰 木	逆 不相得
二之氣	太陰濕土	加臨	少陰 火	逆 不相得
三之氣	少陽相火	加臨	少陽 火	同氣 相得
四之氣	陽明燥金	加臨	太陰 土	逆 不相得
五之氣	太陽寒水	加臨	陽明 金	逆 不相得
六之氣	厥陰風木	加臨	太陽 水	逆 不相得

[표_006] 묘유년卯酉年 객주가림客主加臨

卯酉年	陽明燥金司天		太陽寒水司地	
	客氣	加臨	主氣	相得與否
初之氣	太陰濕土	加臨	厥陰 木	逆 不相得
二之氣	少陽相火	加臨	少陰 火	逆 相得
三之氣	陽明燥金	加臨	少陽 火	逆 不相得
四之氣	太陽寒水	加臨	太陰 土	逆 不相得
五之氣	厥陰風木	加臨	陽明 金	逆 不相得
六之氣	少陰君火	加臨	太陽 水	逆 不相得

[표_007] 진술년辰戌年 객주가림客主加臨

辰戌年	太陽寒水司天		太陰濕土司地	
	客氣	加臨	主氣	相得與否
初之氣	少陽相火	加臨	厥陰 木	逆 不相得
二之氣	陽明燥金	加臨	少陰 火	逆 不相得
三之氣	太陽寒水	加臨	少陽 火	順 相得
四之氣	厥陰風木	加臨	太陰 土	順 相得
五之氣	少陰君火	加臨	陽明 金	順 相得
六之氣	太陰濕土	加臨	太陽 水	順 相得

[표_008] 사해년巳亥年 객주가림客主加臨

巳亥年	厥陰風木司天		少陽相火司地	
	客氣	加臨	主氣	相得與否
初之氣	陽明燥金	加臨	厥陰 木	順 相得
二之氣	太陽寒水	加臨	少陰 火	順 相得
三之氣	厥陰風木	加臨	少陽 火	順 相得
四之氣	少陰君火	加臨	太陰 土	順 相得
五之氣	太陰濕土	加臨	陽明 金	順 相得
六之氣	少陽相火	加臨	太陽 水	逆 不相得

一朞[41]之中 主運以位而相次於下 客運以氣而周流[42]於上 客運[43]加於主運之[44]上 主氣[45]臨於客氣之下 則天時所以不齊 而人病所由生也[46][47]

1년 중에서 주운主運이 자리를 잡아 차례대로 이르는데, 하부에 있으며, 객운客運은 기운氣運으로 그 위上에 두루 흐른다. 객운客運은 주운主運의 위上에 더해지며, 주기主氣는 객기客氣의 아래에서 그 밑을 비춘다. 하늘의 시절이 그래서 고르지 않은 것이며, 사람들의 병도 그래서 생겨나는 것이다.

而運氣之所以有變者 氣相得則和 不相得則病 又有相得而病者[48] 以下臨上 不當位也 五行相生者爲相得[49] 相剋者爲不相得[50] 上臨下爲順 下臨上爲逆[51][52]

주운주기主運主氣 객운객기客運客氣 시부詩賦[53]

主運主氣 萬歲不易
客運客氣 每歲迭遷

주운주기主運主氣는 어느 해나 같은 순서로 고정되어 변치 않지만,
객운객기客運客氣는 매년 주기적으로 바뀌게 된다.

운기구분運氣區分

1 오운절후시부五運節候詩賦[54]

大寒木運 始行初　清明前三 火運居

41) 原文의 期는 誤記이므로 朞로 바꾼다.
42) 原文의 遊는 誤記이므로 流로 바꾼다.
43) 原文의 氣는 誤記이므로 運으로 바꾼다.
44) 原文에는 之가 脫落되어 있어 보충한다.
45) 原文의 運은 誤記이므로 氣로 바꾼다.
46)『編註醫學入門 · 內集 卷之首 · 運氣』에 나오는 내용과 비교하여 原文을 訂正했다.
47) 趙元熙, 『五運六氣醫學寶鑑』, 南海郡, 南鮮藥業株式會社, 1938. p.48.
48) 原文은 又有相得而病이 탈락되어 추가했다.
49) 原文은 爲相得이 탈락되어 추가했다.
50) 原文은 相剋者爲가 탈락되어 추가했다.
51)『編註醫學入門 · 內集卷之首 · 運氣』에 나오는 내용과 비교하여 原文을 訂正했다.
52) 趙元熙, 『五運六氣醫學寶鑑』, 南海郡, 南鮮藥業株式會社, 1938. pp.41-42.
53) 趙元熙, 『五運六氣醫學寶鑑』, 南海郡, 南鮮藥業株式會社, 1938. p.40.
54) 趙元熙, 『五運六氣醫學寶鑑』, 南海郡, 南鮮藥業株式會社, 1938. pp.12-13.

芒種后三 土運是　立秋后六 金運推
立冬后九 水運伏　周而復始 萬年如甲子

대한大寒은 목운木運이 돌기 시작하는 처음이며, 청명淸明 전 3일 날은 화운火運이 기거起居하고, 망종芒種 후 3일 날은 토운土運이 있게 되며, 입추立秋 뒤 6일 날은 금운金運이 밀고 들어오며, 입동立冬 뒤 9일 날부터는 수운水運이 지나니, 돌고서 다시 시작하여 만세토록 같이하네.

2 육기절후시부六氣節候詩賦[55)]

大寒 厥陰 初之氣　春分 君火 二之隅　小滿 少陽 分三氣
大暑 太陰 四相呼　秋分 陽明 五位是　小雪 太陽 六之餘

대한大寒부터 궐음厥陰이 초기初氣이고,
춘분春分부터 군화君火(少陰)가 이기二氣이며,
소만小滿부터 소양少陽이 삼기三氣이고,
대서大暑부터 태음太陰이 사기四氣이고,
추분秋分부터 양명陽明이 오기五氣이고,
소설小雪부터 태양太陽이 육기六氣이다.

3 절후내이삭초지기부법節候内二朔初之氣付法[56)]

大寒初氣　春分二氣　小滿三氣　大暑四氣　秋分五氣　小雪六氣

正二月 初之氣 辰戌太陽寒水　三四月 二之氣 巳亥厥陰風木
五六月 三之氣 子午少陰君火　七八月 四之氣 丑未太陰濕土
九十月 五之氣 寅申少陽相火　十一十二月 六之氣 卯酉陽明燥金

4 운기절후변용법運氣節候變用法[57)]

주기主氣의 순서는 매년每年 고정固定되어, 궐음厥陰・소음少陰・소양少陽・태음太陰・양명陽明・태양太陽 순順으로 순환循環하고, 객기客氣의 순서는 매년 변동變動되어, 궐음厥陰・소음少陰・태음太陰・소양少陽・양명陽明・태양太陽 순順으로 순환循環한다.

---

55) 趙元熙,『五運六氣醫學寶鑑』, 南海郡, 南鮮藥業株式會社, 1938. p.13.
56) 趙元熙,『五運六氣醫學寶鑑』, 南海郡, 南鮮藥業株式會社, 1938. p.287.
57) 趙元熙,『五運六氣醫學寶鑑』, 南海郡, 南鮮藥業株式會社, 1938. pp.37-41.

[표_009] 운기절후변용법運氣節候變用法 자오년子午年

子午年	子午少陰君火司天		卯酉陽明燥金司地
	咳嗽血溢		
初之氣	辰戌太陽寒水	加臨 巳亥厥陰風木	正二月
二之氣	巳亥厥陰風木	加臨 子午少陰君火	三四月
三之氣	子午少陰君火	加臨 寅申少陽相火	五六月
四之氣	丑未太陰濕土	加臨 丑未太陰濕土	七八月
五之氣	寅申少陽相火	加臨 卯酉陽明燥金	九十月
六之氣	卯酉陽明燥金	加臨 辰戌太陽寒水	十一十二月

[표_010] 운기절후변용법運氣節候變用法 축미년丑未年

丑未年	丑未太陰濕土司天		辰戌太陽寒水司地
初之氣	巳亥厥陰風木	加臨 巳亥厥陰風木	正二月
二之氣	子午少陰君火	加臨 子午少陰君火	三四月
三之氣	丑未太陰濕土	加臨 寅申少陽相火	五六月
四之氣	寅申少陽相火	加臨 丑未太陰濕土	七八月
五之氣	卯酉陽明燥金	加臨 卯酉陽明燥金	九十月
六之氣	辰戌太陽寒水	加臨 辰戌太陽寒水	十一十二月

[표_011] 운기절후변용법運氣節候變用法 인신년寅申年

寅申年	寅申少陽相火司天		巳亥厥陰風木司地
	心痛陽氣下臟而咳		
初之氣	子午少陰君火	加臨 巳亥厥陰風木	正二月
二之氣	丑未太陰濕土	加臨 子午少陰君火	三四月
三之氣	寅申少陽相火	加臨 寅申少陽相火	五六月
四之氣	卯酉陽明燥金	加臨 丑未太陰濕土	七八月
五之氣	辰戌太陽寒水	加臨 卯酉陽明燥金	九十月
六之氣	巳亥厥陰風木	加臨 辰戌太陽寒水	十一十二月

[표_012] 운기절후변용법運氣節候變用法 묘유년卯酉年

卯酉年	卯酉陽明燥金司天		子午少陰君火司地
	溫腹脹痛		
初之氣	丑未太陰濕土	加臨 巳亥厥陰風木	正二月
二之氣	寅申少陽相火	加臨 子午少陰君火	三四月
三之氣	卯酉陽明燥金	加臨 寅申少陽相火	五六月
四之氣	辰戌太陽寒水	加臨 丑未太陰濕土	七八月
五之氣	巳亥厥陰風木	加臨 卯酉陽明燥金	九十月
六之氣	子午少陰君火	加臨 辰戌太陽寒水	十一十二月

[표_013] 운기절후변용법運氣節候變用法 진술년辰戌年

辰戌年	辰戌太陽寒水司天		丑未太陰濕土司地
	燥悽孕死頭痛嘔吐身熱		
初之氣	寅申少陽相火	加臨 巳亥厥陰風木	正二月
二之氣	卯酉陽明燥金	加臨 子午少陰君火	三四月
三之氣	辰戌太陽寒水	加臨 寅申少陽相火	五六月
四之氣	巳亥厥陰風木	加臨 丑未太陰濕土	七八月
五之氣	子午少陰君火	加臨 卯酉陽明燥金	九十月
六之氣	丑未太陰濕土	加臨 辰戌太陽寒水	十一十二月

[표_014] 운기절후변용법運氣節候變用法 사해년巳亥年

巳亥年	巳亥厥陰風木司天		寅申少陽相火司地
	溫癘或右脇下		
初之氣	卯酉陽明燥金	加臨 巳亥厥陰風木	正二月
二之氣	辰戌太陽寒水	加臨 子午少陰君火	三四月
三之氣	巳亥厥陰風木	加臨 寅申少陽相火	五六月
四之氣	子午少陰君火	加臨 丑未太陰濕土	七八月
五之氣	丑未太陰濕土	加臨 卯酉陽明燥金	九十月
六之氣	寅申少陽相火	加臨 辰戌太陽寒水	十一十二月

5 오운五運의 분절시기分節時期

[표_015] 오운五運의 분절시기分節時期

區分	初運	二運	三運	四運	五運
素問入式運氣論奧	大寒	春分后十三	小滿后二十五日	大暑后三十七	秋分后四十九
醫學入門	大寒	淸明前三	芒種后三	立秋后六	立冬后九
東醫寶鑑	大寒	春分后十三	小滿后二十五日	大暑后三十七	秋分后四十九
醫宗金鑑	大寒	春分后十三	芒種后十	處暑后七	立冬后四

『소문입식운기론오素問入式運氣論奧』와 『동의보감東醫寶鑑』의 오운분절시기五運分節時期에 나타난 절후節候를 살펴보면, 소만후이십오일小滿后二十五日은 망종후십일芒種后十日, 대서후삼십칠일大暑后三十七日은 처서후칠일處暑后七日, 추분후사십구일秋分后四十九日은 입동후사일立冬后四日과 각각各各같다. 그러므로 『소문입식운기론오素問入式運氣論奧』, 『동의보감東醫寶鑑』, 『의종금감醫宗金鑑』의 오운분절시기五運分節時期는 같다. 중국에서 출간된 운기서적運氣書籍의 오운분절시기五運分節時期는 『의종금감醫宗金鑑』의 절후구분節候區分을 따르고 있는데 반하여, 우리나라에서 출간된 운기서적의 오운五運의 분절시기分節時期는 『의학입문醫學入門』의 절후구분節候區分을 따르고 있다.

『오운육기의학보감五運六氣醫學寶鑑』은 오운五運의 분절시기分節時期에 관하여 『의학입문醫學入門』의 분절시기分節時期를 채용하고 있다. 『오운육기한의학보감五運六氣漢醫學寶鑑』, 『한의학계만년보감漢醫學界萬年寶鑑』, 『오운육기치병약법五運六氣治病藥法』과 『오운육기처방학五運六氣處方學』도 이를 따르고 있다.

이와 달리 『운기의학運氣醫學』[58]은 『의종금감醫宗金鑑』의 분절시기分節時期를 채용하고 있으며, 오운五運을 1년 360을 각도 위주로 오운五運의 분기점分岐點을 따져서 대한大寒을 기점으로 청명淸明 전 3일, 하지夏至 전 6일, 처서處暑 후 6일, 입동立冬 후 3일 다섯으로 나누어 오운五運을 분절分節하는 학설도 있다.[59] 이와 관련하여 오운五運의 분절시간分節時間은 『의학입문醫學入門』과 우리나라 운기의학運氣醫學에서는 언급하고 있지 않다.

58) 김태희 · 박영배, 『운기의학』, 경기도, 성보사, 2011. pp.16-79.
59) 金成浩 · 朴琪聖, 『五運六氣陰陽五行通變寶鑑』, 서울, 南山堂, 2006. pp.125-126.

❻ 육기교사일시六氣交司日時

『오운육기의학보감』에는 육기교사일시六氣交司日時에 관한 언급이 없다. 육기교사일시六氣交司日時는 『황제내경黃帝內經 소문素問 · 육미지대론六微旨大論』에서 최초로 언급되었고, 『의학입문醫學入門』을 위시한 운기運氣 관련서적關聯書籍에 이를 도식화圖式化하여 채용採用하고 있다. 이는 태세太歲의 지지地支에 따라 객기客氣의 절입시간節入時間이 다르다.

[표_016] 육기六氣의 교사일시표交司日時表

六氣 / 太歲	初氣 大寒	二氣	三氣	四氣	五氣	六氣
申子辰	大寒寅時 初一刻交	春分子時 末交	小滿亥時 末交	大暑戌時 末交	秋分酉時 末交	小雪申時 末交
巳酉丑	大寒巳時 初一刻交	春分卯時 末交	小滿寅時 末交	大暑丑時 末交	秋分子時 末交	小雪亥時 末交
寅午戌	大寒申時 初一刻交	春分午時 末交	小滿巳時 末交	大暑辰時 末交	秋分卯時 末交	小雪寅時 末交
亥卯未	大寒亥時 初一刻交	春分酉時 末交	小滿申時 末交	大暑未時 末交	秋分午時 末交	小雪巳時 末交

2. 객운론客運論

태세太歲에 따른 객운도客運圖[60]

객운客運의 오행五行은 육십갑자六十甲子의 태세太歲에 따라 초운初運의 기두起頭가 바뀌며, 양년陽年[61]이 태과년太過年이 되고 음년陰年[62]은 불급년不及年이 되는데, 각 태세太歲에 따라 태과太過와 불급不及이 순환循環된다. 태세太歲에 따른 객운客運의 변화變化를 구분區分하면 다음과 같다.

60) 金成浩 · 朴琪聖, 『五運六氣陰陽五行通變寶鑑』, 서울, 南山堂, 2006. p.128.

61) 甲丙戊庚壬.

62) 乙丁己辛癸.

[표_017] 태세太歲에 따른 객운客運의 변화變化

太歲 \ 運	初運	二運	三運	四運	五運
甲	甲 土運	乙 金運	丙 水運	丁 木運	戊 火運
乙	乙 金運	丙 水運	丁 木運	戊 火運	己 土運
丙	丙 水運	丁 木運	戊 火運	己 土運	庚 金運
丁	丁 木運	戊 火運	己 土運	庚 金運	辛 水運
戊	戊 火運	己 土運	庚 金運	辛 水運	壬 木運
己	己 土運	庚 金運	辛 水運	壬 木運	癸 火運
庚	庚 金運	辛 水運	壬 木運	癸 火運	甲 土運
辛	辛 水運	壬 木運	癸 火運	甲 土運	乙 金運
壬	壬 木運	癸 火運	甲 土運	乙 金運	丙 水運
癸	癸 火運	甲 土運	乙 金運	丙 水運	丁 木運

태과太過 평기平氣 불급년不及年[63]

太過之年 大寒前十三日交名曰 先天
平氣之年 正大寒日交名曰 齊天
不及之年 大寒後十三日交名曰 後天

태과년太過年[64]은 초운初運이 대한大寒 전 13일에 교사하여 이를 선천先天이라 하고, 평기년平氣年[65]은 초운이 대한大寒에 교사하여 이를 제천齊天이라 하고, 불급년不及年[66]은 초운이 대한大寒 후 13일에 교사하여 이를 후천後天이라고 한다.[67]

63) 趙元熙, 『五運六氣醫學寶鑑』, 南海郡, 南鮮藥業株式會社, 1938. p.44.
64) 甲丙戊庚壬年.
65) 戊午 乙酉 己丑 己未年,등 太乙天符年을 말한다.
66) 乙丁己辛癸年.
67) 趙元熙, 『五運六氣醫學寶鑑』, 南海郡, 南鮮藥業株式會社, 1938. p.44.

3. 객기론客氣論

지지육기호상통地支六氣互相通[68]

子午卯酉互相通
寅申巳亥互相通
辰戌丑未互相通

사천사지론司天司地論

子午年　子午少陰君火 司天
　　　　卯酉陽明燥金 司地
　　　　地支左間辰戌 初之氣

卯酉年　卯酉陽明燥金 司天
　　　　子午少陰君火 司地
　　　　地支左間丑未 初之氣

丑未年　丑未太陰濕土 司天
　　　　辰戌太陽寒水 司地
　　　　地支左間巳亥 初之氣

辰戌年　辰戌太陽寒水 司天
　　　　丑未太陰濕土 司地
　　　　地支左間寅申 初之氣

寅申年　寅申少陽相火 司天
　　　　巳亥厥陰風木 司地
　　　　地支左間子午 初之氣

巳亥年　巳亥厥陰風木 司天
　　　　寅申少陽相火 司地
　　　　地支左間卯酉 初之氣

68) 趙元熙,『五運六氣醫學寶鑑』, 南海郡, 南鮮藥業株式會社, 1938. p.285.

육기六氣의 정화正化와 대화對化

육기六氣의 기운氣運은 정오행正午行의 기운氣運과 비교하여 정화자正化者와 대화자對化者로 나타내고 또한 그에 대한 허실虛實을 가린다. 육기의 주기主氣와 객기客氣를 정오행正五行의 기운으로 정화자正化者와 대화자對化者로 구분하면, 정화자년正化者年에는 오午·미未·인寅·유酉·진辰·해년亥年이 해당하므로 실증實症으로 판단하고, 대화자년對化者年은 자子·축丑·신申·묘卯·술戌·사년巳年이므로 허증虛症으로 판단한다.

따라서 정화자正化者인 오미인유진해午未寅酉辰亥가 실實로서 혈血의 유여자有餘者가 되고, 대화자對化者인 자축신묘술사子丑申卯戌巳는 이면裏面의 대대對對로서 혈血의 부족不足을 의미한다.[69]

[표_018] 육기六氣의 정화正化와 대화對化

六氣	正化者 (實)	對化者 (虛)
子午 少陰 君火	午	子
丑未 太陰 濕土	未	丑
寅申 少陽 相火	寅	申
卯酉 陽明 燥金	酉	卯
辰戌 太陽 寒水	辰	戌
巳亥 厥陰 風木	亥	巳

다만 진술태양한수辰戌太陽寒水의 경우 정화자正化者와 대화자對化者의 구별에 관하여 진辰을 정화자正化者, 술戌을 대화자對化者로 언급하고 있는 서적은 『편주의학입문編註醫學入門·내집內集 권지수卷之首·운기運氣』편과 『오운육기의학보감五運六氣醫學寶鑑』이고, 그리고 술戌을 정화자正化者로, 진辰을 대화자對化者로 구별하는 의서醫書는 『유경도익類經圖翼·이권二卷 운기하運氣下』의 규정과 『어찬의종금감御纂醫宗金鑑·권삼십오卷三十五』이다.

69) 金成浩·朴琪聖,『五運六氣陰陽五行通變寶鑑』, 서울, 南山堂, 2006. p.198.

태세太歲와 육기객기도六氣客氣圖[70]

객기客氣는 1년을 단위로 육십갑자六十甲子 태세지지太歲地支에 따라 육기六氣의 기두起頭가 바뀐다. 태세太歲가 매년 바뀌기 때문에 자오년子午年에는 초기初氣가 태양한수太陽寒水이고, 인신년寅申年에는 초기初氣가 소음군화少陰君火이며, 묘유년卯酉年에는 태음습토太陰濕土, 진술년辰戌年에는 소양상화少陽相火, 사해년巳亥年에는 조금燥金이 초기初氣가 된다. 그리고 주기主氣의 오행순서五行順序와 달리 목木 군화君火 토土 상화相火 금金 수水 순順으로 순환循環된다. 또한 태세太歲의 지지地支를 초기初氣가 아닌 삼기三氣에 해당시켜 사천司天으로 한다.[71]

[표_019] 태세太歲와 육기객기도六氣客氣圖

客氣 / 太歲地支	初氣	二氣	三氣	四氣	五氣	六氣
子	戌 水氣	亥 木氣	子 君火氣	丑 土氣	寅 相火氣	卯 金氣
丑	亥 木氣	子 君火氣	丑 土氣	寅 相火氣	卯 金氣	辰 水氣
寅	子 君火氣	丑 土氣	寅 相火氣	卯 金氣	辰 水氣	巳 木氣
卯	丑 土氣	寅 相火氣	卯 金氣	辰 水氣	巳 木氣	午 君火氣
辰	寅 相火氣	卯 金氣	辰 水氣	巳 木氣	午 君火氣	未 土氣
巳	卯 金氣	辰 水氣	巳 木氣	午 君火氣	未 土氣	申 相火氣
午	辰 水氣	巳 木氣	午 君火氣	未 土氣	申 相火氣	酉 金氣
未	巳 木氣	午 君火氣	未 土氣	申 相火氣	酉 金氣	戌 水氣
申	午 君火氣	未 土氣	申 相火氣	酉 金氣	戌 水氣	亥 木氣
酉	未 土氣	申 相火氣	酉 金氣	戌 水氣	亥 木氣	子 君火氣
戌	申 相火氣	酉 金氣	戌 水氣	亥 木氣	子 君火氣	丑 土氣
亥	酉 金氣	戌 水氣	亥 木氣	子 君火氣	丑 土氣	寅 相火氣

70) 金成浩 · 朴琪聖, 『五運六氣陰陽五行通變寶鑑』, 서울, 南山堂, 2006.
71) 金成浩 · 朴琪聖, 『五運六氣 陰陽五行通變寶鑑』, 서울, 南山堂, 2006. p.136.

4. 오운육기의학보감五運六氣醫學寶鑑의 운기분류運氣分類

절기운기혼용節氣運氣混用과 절후節候

『오운육기의학보감五運六氣醫學寶鑑』의 운기구분運氣區分은 절기운기명節氣運氣名이 혼용되어 사용되고 있다.[72] 예를 들면『오운육기의학보감』은 삼운三運 삼기三氣를 망종운芒種運 소만기小滿氣라고 하여, 절기운기節氣運氣를 혼용하므로 운기명運氣名과 절후節候의 차이를 분별해야 한다. 특히 오운五運의 경우 운運의 운기명運氣名과 절후節候가 일치하지 않으므로 주의해야 한다.

[표_020] 오운五運과 절기운節氣運

五運	初運	二運	三運	四運	五運
節候	大寒	淸明前三	芒種後三	立秋後六	立冬後九
醫學寶鑑	大寒運	淸明運	芒種運	立秋運	立冬運

[표_021] 육기六氣와 절기기節氣氣

六氣	初氣	二氣	三氣	四氣	五氣	六氣
節候	大寒	春分	小滿	大暑	秋分	小雪
醫學寶鑑	大寒氣	春分氣	小滿氣	大暑氣	秋分氣	小雪氣

운기처방원리運氣處方原理와 운기교사구간運氣交司區間

『오운육기의학보감』의 원칙적인 운기분류運氣分類는 운기방약편運氣方藥篇[73]에서 살펴볼 수 있는데, 육십갑자六十甲子의 매每 태세太歲를 초初·중中으로 나누고, 초初에는 초운초기初運初氣·이운이기二運二氣·삼운삼기三運三氣·사운사기四運四氣·오운오기五運五氣를 중원中元에는 초운이기初運二氣·이운삼기二運三氣·삼운사기三運四氣·사운오기四運五氣·오운육기五運六氣를 배당하여 총 600가지의 운기運氣를 분류分類하고 있다.

---

72) 趙元熙,『五運六氣醫學寶鑑』, 南海郡, 南鮮藥業株式會社, 1938.
73) 趙元熙,『五運六氣醫學寶鑑』, 南海郡, 南鮮藥業株式會社, 1938. p.57.

운기運氣 초初는 운運과 기氣가 동일한 경우로, 오운五運의 변화 즉 천간天干이 중심이 되므로 천간약天干藥을 가감처방加減處方한다. 초초初初는 초운初運의 교사일交司日부터 이기二氣의 교사일交司日 전까지 초운初運이 주장하고, 이이二二는 이운二運의 교사일交司日부터 삼기三氣의 교사일交司日 전까지 이운二運이 주장하듯이 삼삼三三, 사사四四, 오오운기五五運氣도 이와 같다.

운기運氣 중中은 운運과 기氣가 상이相異한 경우로, 육기六氣의 변화 즉 지지地支가 중심이 되므로 중원약中元藥을 가감처방加減處方한다. 초이初二는 이기二氣의 교사일交司日부터 이운二運의 교사일交司日 전까지 이기二氣가 주장하고, 이삼二三은 삼기三氣의 교사일交司日부터 삼운三運의 교사일交司日 전까지 삼기三氣가 주장하듯이, 삼사三四, 사오四五, 오육운기五六運氣도 이와 같다.

[표_022] 운기분류運氣分類와 운기교사일속견표運氣交司日速見表

運氣	初	中	運氣
初初	大寒	春分	初二
二二	淸明前 三	小滿	二三
三三	芒種后 三	大暑	三四
四四	立秋后 六	秋分	四五
五五	立冬后 九	小雪	五六

천간天干과 중원中元의 의미意味

운기방약편運氣方藥篇의 중원中元 또는 중원약中元藥의 개념은 천간天干과 대비되는 중원中元 또는 운기運氣의 초初 중분류中分類와 같은 순서로서의 중원개념中元槪念이다.

김기욱金基郁은『오운육기한의학보감五運六氣漢醫學寶鑑』에 사용된 중원中元의 개념은 상술한 운기론運氣論의 대사천大司天의 개념이 도입되었다고 생각되는데, 그 근거를 서문序文의 '중원中元 갑진년甲辰年 2월에 천안시 한의사회에 의하여 간행'했다는 점을 보아 추측할 수 있다. 따라서『오운육기한의학보감』의 중원中元은 1924년부터 1983년까지의 운기처방運氣處方이다. 그러므로 1984년 이후는 하원下元에 해당하므로 천간약天干藥과 중원약中元藥이 다시 구성되어야 한다고 주장한다.[74] 그러나『오운육기한의학보감』의 발간일과

「오운육기결서문五運六氣訣序文」의 작성일자에 나타난 중원中元은 세수歲數로서의 중원中元의 개념이다. 따라서 운기방약편運氣方藥篇의 중원개념中元概念을 세수歲數로서의 중원中元과 동일시하거나, 세수歲數로서의 중원개념中元概念에서 유추하는 것은 논리의 비약이다.[75]

---

74) 金基郁,「運氣學說의 理論 및 運用에 關한 研究」-『黃帝內經 · 素問 · 七篇大論』을 中心으로, 東國大學校大學院 博士學位論文, 1996. p.233.

75) 金基郁,「運氣學說의 理論 및 運用에 關한 研究」-『黃帝內經 · 素問 · 七篇大論』을 中心으로, 東國大學校大學院 博士學位論文, 1996. p.233.

제3장

출생운기出生運氣와 입태운기入胎運氣

1. 인생人生의 입태入胎

인생입태人生入胎[1)]

天地靈神 先應父母兩位 而夢中有兆然後 合德入胎 故慈母血水流注於氣 故或 入胎婦人至二三朔后經度有 且或 婦人至十朔間經度不絶然 一無落胎而生産者 推知上中下器 內下器者 二百四十六日爲最下 故然也

천지天地의 영신靈神이 먼저 부모의 꿈으로 징조를 보인 후, 부모가 합방하면 입태入胎가 되는 것이다. 입태가 되면 자모慈母의 혈수血水가 기氣로서 유주流注하게 되는 것이다. 입태가 되어 있음에도 불구하고 어떠한 부인은 입태 후 2~3개월 뒤까지도 경도經度가 흐르고, 어떤 부인은 10개월까지 경도가 막히지 않기도 한다. 그러나 낙태落胎됨이 없이 태아가 생산되면 상上 중中 하기下器를 추산하되, 그중 하기자下器者는 246일에 출생된 사람으로 최하最下의 인물이다.

태잉지법胎孕之法[2)3)]

聖惠方曰 天地之精氣 化萬物之形 父之精氣爲魂 母之精氣爲魄
一月懷其胎如酪[4)] 二月成其果而果者與李相似 三月有形像 四月分男女
五月成筋骨 六月生鬢髮 七月遊其魂而能動右手[5)]八月遊其魄而能動左手[6)]
九月三轉身 十月滿足 母子分解 而其中 有延月而生者 富貴且壽
有[7)]月不足而生者 貧賤又夭也[8)]

성혜방聖惠方에서는 천지天地의 정기精氣는 만물의 형체를 이룬다. 부父의 정기는 혼魂이 되고, 모母의 정기는 백魄이 된다. 임신 1개월째는 연유와 같이 태胎를 품고 있고, 2개월이 되면 열매와 같은 것이 형성되는데 자두나무의 열매와 같다. 3개월이 되면 사람 형상

---

1) 趙元熙. 五運六氣醫學寶鑑. 南海郡. 南鮮藥業 株式會社. 1938. p.53.
2) 趙元熙. 五運六氣醫學寶鑑. 南海郡. 南鮮藥業 株式會社. 1938. pp.44-45.
3) 原文과 같은 內容이『東醫寶鑑 · 內景篇 卷之一 · 身形』의 "胎孕之始"에 나타난다.
4) 原文에는 如酪이 省略되어 追加하였다.
5) 原文의 七月遊其神能動左手를 七月遊其魂而能動右手로 交替하였다.
6) 原文의 八月遊其魄能動右手를 八月遊其魄而能動左手로 交替하였다.
7) 原文에 脫落된 有를 追加하였다.
8)『東醫寶鑑 · 內景篇 卷之一 · 身形』"胎孕之始"의 내용과 比較하여 原文을 訂正하였다.

이 갖추어 지고, 4개월째에는 남녀가 분별된다. 5개월째에는 근골筋骨이 생성되고, 6개월이 되면 머리털이 생긴다. 7개월이 되면 혼이 작용하여 오른손을 움직이고, 8개월이 되면 백이 작용하여 왼손을 움직인다. 9개월이 되면 몸을 세 번 돌리고, 10개월이 다 차면 모자가 분리된다. 그중 시월을 지나서 출생한 아이는 부귀를 누리고 천수를 다하지만, 시월이 되기 전에 출생한 아이는 빈천하고 일찍 죽는다고 했다.

上陽子曰 人初受氣也 九日而陰陽大定 四十九日而始胎 然後七日而[9]一變
故滿三百六日者 二百九十六日者 皆上器也
二百八十六日者 二百七十六日者 二百六十六日者 普通中器也
二百五十六日者 二百四十六日者 皆下器也
蓋天干甲必合己而方生 地支丑必合子而方育 自非天地合德 則人必不生也
故云[10] 九月神布氣滿而胎完 亦云 十月懷胎也 此天地之[11]德合於氣而後生也[12]

상양자上陽子가 말하기를, 사람이 처음 기氣를 받아 9일이 되면 음양陰陽이 크게 정해져서 49일이 되면 비로소 수태할 수 있고, 수태한 후에는 7일마다 한 번씩 변한다. 따라서 306일을 채우고 태어난 아이나 296일을 채우고 태어난 아이는 뛰어난 인재가 되고, 286일이나 266일 만에 태어난 아이는 보통 사람이 되며, 256일이나 246일 만에 태어난 아이는 처지는 아이가 된다. 대체로 천간天干 중의 양간陽干인 갑甲은 반드시 음간陰干인 기己와 합쳐야 비로소 토기가 생하고, 지지地支 중의 음지陰支인 축丑은 반드시 양지陽支인 자子와 합쳐야 비로소 기를 자라게 한다. 곧 천天과 지地의 덕德이 합치지 않고서는 사람이 생겨나지 못한다. 그러므로 '9개월이 되면 신神이 생겨나고 기氣가 가득차서 태아가 다 자란다'라고 하고, 또한 '10개월간 태아를 품는다'라고 했으니, 이는 천지의 덕이 기와 합쳐진 다음에야 태어나기 때문이라고 했다.[13]

9) 原文에는 탈락되어 있어 而를 추가했다.
10) 原文에는 탈락되어 있어 云를 추가했다.
11) 原文에는 탈락되어 있어 之를 추가했다.
12) 『東醫寶鑑 · 內景篇 卷之一 · 身形』 "胎孕之始"의 내용과 비교하여 原文을 訂正했다.
13) 許浚 著, 陣株杓 註釋, 『東醫寶鑑』, 서울, 法人文化社, 2009. pp.201-202.

2. 출생일出生日과 입태일入胎日의 산출

출생일出生日 산출법算出法

사주四柱는 생년生年과 생월生月 생일生日 생시生時의 간干과 지支를 말한다. 사주의 간지는 만세력萬歲曆을 활용하여 찾아야 한다.[14] 육십갑자六十甲子 간지干支는 생년生年의 간지干支부터 정하는 것이 순리이다.

1 생년生年의 간지干支를 간략하게 찾는 방법[15]

천간天干은 출생년도出生年度를 10(천간수天干數)로 나누어 남은 나머지 수數, 지지地支는 출생년도出生年度를 12(지지수地支數)로 나눈 나머지 수數를 [표_023]의 천간지지조견표天干地支早見表에서 찾으면 된다.

[표_023] 천간지지조견표天干地支早見表

나머지	1	2	3	4	5	6	7	8	9	10	11	12
天干	辛	壬	癸	甲	乙	丙	丁	戊	己	庚		
地支	酉	戌	亥	子	丑	寅	卯	辰	巳	午	未	申

예를 들면 1983년생인 경우 출생년出生年을 천간수天干數 10으로 나누면, 나머지는 3이 된다. 천간수天干數 3에 해당하는 십간十干은 계癸이고, 또 출생년出生年을 지지수地支數 12로 나누면, 나머지는 3이 된다. 지지수地支數 3에 해당하는 십이지지十二地支는 해亥이므로 1983년의 간지干支는 계해癸亥가 된다.

2 시時의 천간天干을 정하는 방식[16]

시주時柱의 천간天干은 일주日柱의 천간天干을 기준基準으로 정한다.

갑기일甲己日은 갑자시甲子時에서 시작하여 을해시乙亥時에 끝나고,

을경일乙庚日은 병자시丙子時에서 시작하여 정해시丁亥時에 끝나고,

병신일丙辛日은 무자시戊子時에서 시작하여 기해시己亥時에 끝나고,

---

14) 스마트폰을 사용하는 경우 원광만세력이나 도사폰 등 만세력을 다운받아 활용하면 효율적이다.
15) 금년부터 계산하여 자기의 출생한 생년까지 六十甲子를 역으로 세어가는 방법도 있다.
16) 時頭法 甲己夜半生甲子 乙庚夜半生丙子 丙辛夜半生戊子 丁壬夜半生庚子 戊癸夜半生壬子.

정임일丁壬日은 경자시庚子時에서 시작하여 신해시辛亥時에 끝나고,
무계일戊癸日은 임자시壬子時에서 시작하여 계해시癸亥時에 끝난다.

예를 들면 갑오일甲午日 술시출생戌時出生이라면 갑기야반생갑자甲己夜半生甲子이므로 갑기일甲己日은 갑자시甲子時에서 시작하여 십간순서十干順序로 술戌까지 순행하면 술戌은 갑술甲戌이 되어 갑술시출생甲戌時出生이 된다. 입태시入胎時는 출생시出生時의 지지합地支合이 묘술합卯戌合이므로 시지時支가 묘卯이고, 입태일入胎日은 출생일出生日의 천지합天地合인 기미일己未日이므로 갑기야반생갑자甲己夜半生甲子하여 갑자甲子에서 묘卯까지 순행順行하면 정묘丁卯가 되므로 즉, 입태시入胎時는 정묘시丁卯時이다.[17]

[표_024] 시간지조견표時干支早見表

時支 日干	子	丑	寅	卯	辰	巳	午	未	申	酉	戌	亥
甲己	甲子	乙丑	丙寅	丁卯	戊辰	己巳	庚午	辛未	壬申	癸酉	甲戌	乙亥
乙庚	丙子	丁丑	戊寅	己卯	庚辰	辛巳	壬午	癸未	甲申	乙酉	丙戌	丁亥
丙辛	戊子	己丑	庚寅	辛卯	壬辰	癸巳	甲午	乙未	丙申	丁酉	戊戌	己亥
丁壬	庚子	辛丑	壬寅	癸卯	甲辰	乙巳	丙午	丁未	戊申	己酉	庚戌	辛亥
戊癸	壬子	癸丑	甲寅	乙卯	丙辰	丁巳	戊午	己未	庚申	辛酉	壬戌	癸亥

3 동지冬至와 하지夏至 음양력陰陽曆 대조

陰陽曆對照的合者 陽十二月二十二日 陰冬至入則 後十日來 陽年一月一日也 陽十二月二十二三日 陰冬至入則 後九日來 陽年一月一日也 因此推去 萬無一失又陰歷夏至 年年陽曆六月二十二日入 而或氣縮則 二十一日有入也[18]

양력陽曆 12월 22일은 음력陰曆 동지절입冬至節入이면 10일 후는 양력陽曆 새해 1월 1일이 된다. 양력陽曆 12월 22일 또는 23일에 음력陰曆 동지절입冬至節入이면, 다음 9일 후가 양력陽曆 새해 1월 1일이 된다. 이와 같이 음양력陰陽曆을 대조對照하여 추리推理해 나

17) 天安漢醫師會,『五運六氣漢醫學寶鑑』全, 大田, 右文堂印刷社, 1964. p.16.
18) 趙元熙,『五運六氣醫學寶鑑』, 南海郡, 南鮮藥業株式會社, 1938. p.56.

가면 실수가 없을 것이다. 또한 음력陰曆 하지夏至는 해마다 양력陽曆 6월 22일에 절입節入되나 혹은 기氣가 단축短縮되면 21일에 절입節入하기도 한다.

입태일入胎日 산출算出과 명命의 장단長短

1 입태일入胎日과 출생일出生日의 간지干支 구하는 법[19]

日辰天干 五運相合[20] 甲己合 乙庚合 丙辛合 丁壬合 戊癸合
日辰地支 六氣相合[21] 子丑合 寅亥合 卯戌合 午未合 辰酉合 巳申合

입태일入胎日은 출생일出生日의 천간지지합天干地支合이고, 출생일出生日은 입태일入胎日의 천간지지합天干地支合의 관계에 있다.[22]

2 입태일入胎日 산출사례算出事例

出生日甲子日則 入胎日己丑日 而元定數十朔然 其月無此日 至十一朔尋此日 至九朔亦尋此日 而計上中下器[23]

출생일出生日이 갑자일甲子日이라면 입태일入胎日은 기축일己丑日이다. 입태원정수入胎元定數는 10개월이므로 역산逆算하여 10개월이 되는 그달에 기축일己丑日을 찾고, 없으면 10개월이 되는 달에 기축일己丑日을 찾고, 그곳에도 없으면 9개월이 되는 달에서 기축일己丑日을 찾아 상上·중中·하기下器를 계산한다.

3 입태일수入胎日數와 명命의 장단長短[24]

當此入胎日至出生合計 上中下器計數則 命之長短 富貴貧賤 可知[25]
上器者 三百六日也 中器者 二百九十六日也 下器者 二百四十六日也
故上壽 中壽 於下器 夭死者多矣[26]

19) 趙元熙, 『五運六氣醫學寶鑑』, 南海郡, 南鮮藥業株式會社, 1938. pp.30-31.
20) 天干相合은 化五行을 말한다. 甲己化土 乙庚化金 丙辛化水 丁壬化木 戊癸化火.
21) 地支相合은 地支六合을 말한다. 子丑合土 寅亥合木 卯戌合火 辰酉合金 巳申合水 午未合.
22) 趙元熙, 『五運六氣醫學寶鑑』, 南海郡, 南鮮藥業株式會社, 1938. pp.30-31.
23) 趙元熙, 『五運六氣醫學寶鑑』, 南海郡, 南鮮藥業株式會社, 1938. p.54. 原文에는 出生月十五日甲子生으로 되어 있다.
24) 趙元熙, 『五運六氣醫學寶鑑』, 南海郡, 南鮮藥業株式會社, 1938. p.31, p45.
25) 趙元熙, 『五運六氣醫學寶鑑』, 南海郡, 南鮮藥業株式會社. 1938. p.31.
26) 趙元熙, 『五運六氣醫學寶鑑』, 南海郡, 南鮮藥業株式會社, 1938. pp.51-52.

而計上中下器 最不 亦有保命人也 假使 土木臟腑運氣出生則 火水節入胎 而相生無病 故下器數 亦有生命也 此秋岡硏究妙方也
不知臟腑 而醫者推知人命云則 百命內不得 元壽保命者不過幾命 而夭死者半數以上 可歎歎也[27]

입태일入胎日은 출생일出生日과 천간지지합天干地支合의 관계이고, 입태일수入胎日數는 입태일入胎日부터 출생일出生日까지의 기간을 계산하면 된다. 상중하기上中下器는 입태일入胎日부터 출생일出生日까지 계산하는데 이러한 상중하기上中下器로서 운명運命의 장단長短과 부귀빈천富貴貧賤을 알 수 있다.

입태일入胎日이 만滿 360일과 296일은 모두 상기上器이고, 286일과 276일과 266일은 보통 중기中器이며, 256일과 246일은 모두 하기下器이다.[28] 상기자上器者와 중기자中器者는 장수長壽하나 하기자下器者는 요사자夭死者가 많다. 다만 최하기자最下器者라도 생명生命이 보전保全될 수 있는 경우가 있다. 가령 토목장부土木臟腑 운기출생運氣出生이라도 화수절火水節에 입태入胎한 경우와 같이 서로 상생相生하여 무병無病한다면, 비록 하기자下器者라고 하더라도 생명을 보전할 수 있다. 그리고 선인先人들이 발견한 출생일진出生日辰과 입태기간入胎期間의 관계는 다음과 같다. 다만 묘유일생卯酉日生의 경우는 건강유무健康有無를 살펴서 판단한다.

子午日生 二百七十六日
丑未日生 二百六十六日
寅申日生 二百五十六日
卯酉日生 二百四十六日 또는 三百六日
辰戌日生 二百九十六日
巳亥日生 二百八十六日

27) 趙元熙, 『五運六氣醫學寶鑑』, 南海郡, 南鮮藥業株式會社, 1938. p.54.
28) 趙元熙, 『五運六氣醫學寶鑑』, 南海郡, 南鮮藥業株式會社, 1938. p.45.

3. 출생운기出生運氣와 입태운기入胎運氣

출생운기出生運氣

1 출생일出生日의 주운주기主運主氣

가령 출생일出生日이 양력 2013년 10월 5일생 18시(음력陰曆 2013년 9월 1일 유시酉時)라고 하면, 먼저 만세력萬歲曆을 활용하여 출생일出生日까지의 간지干支를 찾은 다음에, 출생시出生時의 간지干支는 시두법時頭法을 적용하여 찾으면 출생사주出生四柱는 계사癸巳 신유辛酉 갑진甲辰 계유癸酉가 된다.

초운初運은 지난해의 대한일大寒日부터, 이운二運은 청명일淸明日의 앞 3일부터, 삼운三運은 망종일芒種日 뒤 3일부터, 사운四運은 입추일立秋日뒤 6일부터, 오운五運은 입동일立冬日 뒤 9일부터 들어온다. 육기六氣는 초지기初之氣는 대한일大寒日부터, 이지기二之氣는 춘분일春分日부터, 삼지기三之氣는 소만일小滿日부터, 사지기四之氣는 대서일大暑日로부터, 오지기五之氣는 추분일秋分日로부터, 육지기六之氣는 소설일小雪日로부터 시작된다. 그리고 주운主運은 목木 화火 토土 금金 수水로 상생相生으로 진행되고, 주기主氣는 풍목風木 화火(군화君火) 서暑(상화相火) 습토濕土 조금燥金 한수寒水로 진행된다.

따라서 해당 출생일出生日이 어느 운기運氣에 해당되는지 살펴보면, 10월 5일의 주운主運은 입추立秋(양력 8월 7일, 陰曆 七月 一日) 이후 입동立冬(양력 11월 7일, 陰曆 十月 五日)의 구간區間에 해당하므로 사운四運 금운金運이고, 객기客氣는 추분秋分(양력 9월 23일, 陰曆 八月 十九日) 이후 소설小雪(양력 11월 22일, 陰曆 十月 二十日)의 구간에 해당하므로 오기五氣 금기金氣이다. 그러므로 출생일出生日의 주운주기主運主氣는 사운오기四運五氣 금운금기金運金氣이다. 『오운육기의학보감五運六氣醫學寶鑑』의 운기구분법運氣區分法에 의하면 출생일出生日의 주운주기主運主氣는 사오운기四五運氣이다.

운기조견표運氣早見表를 사용使用하여 2013년 10월 5일을 찾아보면, 계사년癸巳年 사오四五 병미丙未 수토운기水土運氣에 해당된다. 따라서 사오운기四五運氣이므로 주운주기主運主氣는 금운금기金運金氣이다.

2 출생일出生日의 객운객기客運客氣

주운주기主運主氣의 사례와 같이, 출생일出生日이 양력 2013년 10월 5일생 18시(음력陰

曆 2013년 9월 1일 유시酉時)라고 하면, 출생일出生日의 객운객기客運客氣는 해당 연도의 간지干支로 산출하므로 해당 연도의 간지를 먼저 찾고, 운기구간運氣區間은 주운주기主運主氣와 같으므로 주운주기主運主氣의 운기구분運氣區分을 원용援用한다. 이와 같이하면, 양력 2013년 10월 5일은 계사년癸巳年 사운오기四運五氣에 해당된다.

객운客運은 태세太歲 천간天干으로부터 도출導出하며, 갑기년甲己年은 토운土運, 을경년乙庚年은 금운金運, 병신년丙辛年은 수운水運, 정임년丁壬年은 목운木運, 무계년戊癸年은 화운火運에서 시작되어 상생相生으로 진행한다.

객기客氣는 태세太歲 지지地支로부터 도출導出하되, 태세지지太歲地支는 사천司天으로 삼지기三之氣에 배당配當하고, 이와 대충對沖되는 재천在泉은 육지기六之氣에 지지좌간地之左間을 초지운初之氣에 배당配當하여 순환循環하되, 객기客氣의 순환순서循環順序는 주기主氣의 순환循環과 달리 풍목風木 군화君火 습토濕土 상화相火 조금燥金 한수寒水 풍목風木 순順으로 순환循環한다.

子午年은 子午少陰君火司天 卯酉陽明燥金在泉 初之氣 辰戌太陽寒水
丑未年은 丑未太陰濕土司天 辰戌太陽寒水在泉 初之氣 巳亥厥陰風木
寅申年은 寅申少陽相火司天 巳亥厥陰風木在泉 初之氣 子午少陰君火
卯酉年은 卯酉陽明燥金司天 子午少陰君火在泉 初之氣 丑未太陰濕土
辰戌年은 辰戌太陽寒水司天 丑未太陰濕土在泉 初之氣 寅申少陽相火
巳亥年은 巳亥厥陰風木司天 寅申少陽相火在泉 初之氣 卯酉陽明燥金

계사년癸巳年 사운오기四運五氣의 객운객기客運客氣는 수운水運 토기土氣로 수토장부체질水土臟腑體質이 된다.

운기조견표運氣早見表을 사용使用하면, 2013년 10월 5일은 계사년癸巳年 사오四五 병미丙未 수토운기水土運氣에 해당한다. 객운객기客運客氣는 사오四五 수토운기水土運氣이다.

이를 쉽게 설명하면, 계사년癸巳年의 사운오기四運五氣로 중원中元에 해당하고, 객운객기客運客氣는 수토운기水土運氣이고, 체질體質은 수토장부체질水土臟腑體質이며, 용약用藥은 중원약中元藥을 가감加減한 처방處方이다.

입태운기入胎運氣

1 입태일入胎日의 주운주기主運主氣

가령 양력 2013년 10월 5일생 18시(음력陰曆 2013년 9월 1일 유시酉時 일진日辰 갑진甲辰)라면, 출생사주出生四柱는 계사癸巳 신유辛酉 갑진甲辰 계유癸酉가 된다. 이 사람의 출생일出生日의 일진日辰이 진辰이어서, 입태기간入胎期間은 296일에 해당하므로, 입태일入胎日은 출생일出生日로부터 296일을 소급遡及하여 구하면 된다.

출생일出生日의 일진日辰과 입태일入胎日의 일진日辰은 천지상합관계天地相合關係에 있으므로, 출생일出生日의 일진日辰 갑진甲辰과 천지상합天地相合하면 입태일入胎日은 기유일己酉日이 된다. 그리고 입태시지入胎時支, 출생시진出生時辰은 계유시癸酉時이므로, 입태지지入胎地支 유酉를 지지합地支合으로 구하면 진시辰時에 해당한다. 입태시간入胎時干은 시두법時頭法을 적용하면, 출생일간出生日干이 갑甲이므로 갑기야반생갑자甲己夜半生甲子이므로 무戊가 된다. 따라서 입태시주入胎時柱는 무진시戊辰時가 된다.

입태일入胎日을 구하려면, 갑진甲辰이 출생일진出生日辰이므로, 진일생辰日生의 입태기간入胎期間은 296일에 해당하므로 출생일出生日로부터 296일을 소급遡及하여 찾거나, 입태일진入胎日辰이 기유일己酉日이므로 출생일出生日로부터 10월을 소급하여 그달에 기유일己酉日이 있으면 그달이 입태일入胎日이고, 만일 없으면 9월 또는 11월을 소급遡及한 달에 있는 기유일己酉日을 찾아 입태일入胎日을 산출算出한다.

이와 같이하면 입태일入胎日은 양력 2012년 12월 14일(음력陰曆 2012년 11월 2일 무진시戊辰時)로 입태사주入胎四柱는 임진壬辰 임자壬子 기유己酉 무진戊辰이다.

운기조견표運氣早見表를 사용使用하면, 2012년 12월 14일은 임진년壬辰年 오육五六 병미丙未 수토운기水土運氣에 해당한다. 입태일入胎日의 주운주기主運主氣는 오육운기五六運氣이므로 수운수기水運水氣 또는 수수장부水水臟腑이다.

2 입태일入胎日의 객운객기客運客氣

입태일入胎日의 객운객기客運客氣도 입태일入胎日을 구하는 것을 제외하고는 출생일出生日의 객운객기客運客氣의 설명과 같다. 운기의학運氣醫學에서는 체질體質을 감별하고 건강을 논하는 운기運氣는 원칙적으로 입태일入胎日의 객운객기客運客氣를 말한다. 일명 주운기主運氣라고 하며, 출생일出生日의 객운객기客運客氣를 부운기副運氣라고 칭한다.

운기조견표運氣早見表를 사용使用하면, 2012년 12월 14일은 임진년壬辰年 오육五六 병미丙未 수토운기水土運氣에 해당한다. 따라서 임진년壬辰年의 오운육기五運六氣로 중원中元에 해당하고, 객운객기客運客氣는 수토운기水土運氣이고, 체질體質은 수토장부체질水土臟腑體質이며, 용약用藥은 중원약中元藥을 가감加減한 처방處方이다.

4. 출생운기出生運氣와 입태운기入胎運氣 사례연구事例研究

갑자생甲子生 초운초기입태初運初氣入胎[29]

假令 甲子生 初運初氣入胎則 甲土戌水 故土水臟腑也 治療之藥 瀉土補腎可也

가령 갑자생甲子生이 초운초기初運初氣에 입태入胎했다면 갑토甲土 술수戌水이므로 입태운기入胎運氣는 토수장부土水臟腑이다. 치료는 토土를 사瀉하고 신腎을 보補하는 약藥을 처방處方한다.

갑술년甲戌年 사월四月 이십육일二十六日 해시亥時 출생운기出生運氣와 입태운기入胎運氣[30]

1 출생운기出生運氣

乙 己 庚 甲
亥 酉 午 戌

金 土 金 土
木 金 火 水

甲戌年四月二十六日亥時出生
四月二十六日亥時出生 入芒種運故三運 而小滿氣故三氣也
天干運地支氣合則 土生金 金生水 而三運爲水也
右辰戌丑未互相通 故辰戌太陽寒水司天 丑未太陰濕土司地 故地之左間爲初之氣

---

29) 趙元熙, 『五運六氣醫學寶鑑』, 南海郡, 南鮮藥業株式會社, 1938. p.50.
30) 趙元熙, 『五運六氣醫學寶鑑』, 南海郡, 南鮮藥業株式會社, 1938. pp.26-28.

寅申少陽相火 卯酉陽明燥金 辰戌太陽寒水合三之氣
故天干運水 地支氣水合爲雨水 故爲水運水氣 出生於陽年也[31]

이 명조命造는 양력 1934년 6월 7일, 음력 1934년 4월 26일생의 출생사주出生四柱이다.

갑술년甲戌年 4월 26일 해시亥時 출생운기出生運氣는 갑술년甲戌年 삼운삼기三運三氣 망종운芒種運 소만기小滿氣이다. 천가운天干運과 지지기地支氣를 살펴보면, 천간갑天干甲은 양토陽土이므로 토생금土生金 금생수金生水가 되어 삼운三運은 수운水運이 된다. 지지기地支氣는 진술축미辰戌丑未가 서로 상통相通하므로 진술태양한수辰戌太陽寒水는 사천司天이 되고 축미태음습토丑未太陰濕土는 사지司地가 된다. 그러므로 지지좌간地支左間은 초지기初之氣로 인신소양상화寅申少陽相火가 이지기二之氣는 묘유양명조금卯酉陽明燥金이 진술태양한수辰戌太陽寒水는 삼지기三之氣가 된다.

따라서 천간운天干運 수水이고 지지운地支運 수水이므로 합合하여 우수雨水가 되어 양년陽年의 수운수기출생水運水氣出生이다.

원문原文의 오월초팔일五月初八日 오월초팔월五月初八月 갑술시甲戌時는 명조命造와 관련성이 없으므로 삭제削除한다.[32]

2 입태운기入胎運氣

丙 甲 己 癸
寅 辰 未 酉

水 土 土 火
火 水 土 金

右甲戌生入胎年則 癸酉六月十五日寅時出生
(木空) 芒種三運 大暑四氣 故金運水氣 名曰金水臟腑也[33]

이 명조命造는 양력 1933년 8월 6일, 음력 1933년 6월 15일 입태사주入胎四柱이다.

갑술년甲戌年 4월 26일 기유일己酉日 해시생亥時生의 입태운기入胎運氣는 출생일주出生日柱가 기유일己酉日이므로 천지합天地合을 하면 갑진일甲辰日이 입태일入胎日이 되고,

31) 趙元熙,『五運六氣醫學寶鑑』, 南海郡, 南鮮藥業株式會社, 1938. p.27.
32) 趙元熙,『五運六氣醫學寶鑑』, 南海郡, 南鮮藥業株式會社, 1938. pp.26-27.
33) 趙元熙,『五運六氣醫學寶鑑』, 南海郡, 南鮮藥業株式會社, 1938. p.27.

해시생亥時生이므로 입태시入胎時는 지지합地支合으로 구하면 인시寅時가 된다. 입태시간入胎時干은 입태일간入胎日干을 시두법時頭法으로 하면 병丙이 되므로 병인시丙寅時가 된다. 출생일出生日부터 10월을 소급하여 입태일入胎日인 갑진甲辰을 찾으면 계유년癸酉年 기미월己未月에 속하므로 입태사주入胎四柱는 계유년癸酉年 기미월己未月 갑진일甲辰日 병인시丙寅時가 된다. 따라서 입태운기入胎運氣는 망종삼운芒種三運 대서사기大暑四氣로 금운수기金運水氣 즉 금수장부金水臟腑이다.

원문原文의 입태년入胎年 계유癸酉 윤閏 6월 28일은 계유癸酉 6월 15일로 바꾸어야 하고 이십이삭야而十二朔也와 팔월위십삭칙입태일유八月爲十朔則入胎日有는 삭제削除한다.[34]

수운수기水運水氣 수수장부水水臟腑로 출생일出生日 장부운기臟腑運氣와 입태일入胎日 장부운기臟腑運氣가 같고 장부허실臟腑虛實을 진찰診察하면 출생일出生日로부터 입태일入胎日까지의 입태기간入胎期間이 306일이므로 분명히 상기上器에 해당한다.

계해년癸亥年 사월四月 망종운芒種運 소만기小滿氣 입태入胎와 갑자甲子 정월正月 십일일十一日 입태入胎

❶ 계해년癸亥年 사월四月 망종운芒種運 소만기小滿氣 입태入胎[35]

계해사월癸亥四月 망종운芒種運 소만기小滿氣 입태운기入胎運氣는 삼운三運 사기四氣 금목장부金木臟腑이다. 운運은 계화癸火가 초운初運이므로 태과太過 불급不及을 막론하고 화생토火生土 토생금土生金하여 금운金運이 된다. 육기六氣는 사해궐음풍목巳亥厥陰風木이 사천司天이고 인신소양상화寅申少陽相火가 사지司地가 된다. 소만삼기小滿三氣는 사천司天으로 목기木氣이다. 따라서 천간지지天干地支는 각各 삼운삼기三運三氣로 금목장부金木臟腑가 된다.

❷ 갑자甲子 정월正月 십일일十一日 인시寅時 입태入胎[36]

甲 戊 丙 甲

34) 趙元熙,『五運六氣醫學寶鑑』, 南海郡, 南鮮藥業株式會社, 1938. p.27.
35) 趙元熙,『五運六氣醫學寶鑑』, 南海郡, 南鮮藥業株式會社, 1938. p.42.
36) 趙元熙,『五運六氣醫學寶鑑』, 南海郡, 南鮮藥業株式會社, 1938. pp.42-43.

寅 子 寅 子

土 火 水 土
火 火 火 火

甲子正月十一日寅時入胎
金木水火土內 金木空則 金屬肺 木屬肝血分也
五火 二土 一水 故火克金則 金肺經不足 而水枯上火也
甲爲土 而子午少陰君火司天 卯酉陽明燥金司地 地支左間爲初之氣則 辰戌太陽寒水 故天干地支合則 土水臟腑也 金木永無 故肺寒水相火也 治其本進藥 降火補肺則 水生木 木生火 火生土 土生金 而勿論 金生水 故治其病永根也
甲土旺土 而土克水然 子爲木 故其子 木爲父母復讐 用藥則 瀉土而除濕補 腎水氣也 補腎壯筋骨則 漸臻差境矣

이 명조命造의 입태일入胎日은 음력 2044년 1월 11일, 양력 2044년 2월 9일이다. 사주명조四柱命造로부터 출생일出生日을 추산하면 입태일入胎日 무자戊子를 천지합天地合하면 계축일癸丑日이 되고 출생시지出生時支는 입태시지入胎時支 인시寅時를 지지합地支合하면 해亥가 되고, 출생일出生日의 간지干支는 시두법時頭法을 적용하면 계해癸亥가 된다. 입태일入胎日에서 10개월을 추산推算하면 갑자년甲子年 무술월戊戌月 계축일癸丑日 계해시癸亥時가 된다. 따라서 출생일出生日은 음력 2044년 9월 11일, 양력 2044년 10월 31일이 된다.

금목수화토金木水火土 화기오행化氣五行 중에서 금金과 목木이 없다. 금金은 폐肺에 속하고, 목木은 간肝과 혈분血分에 속한다. 명조命造의 화기오행化氣五行은 오화五火 이토二土 일수一水로서 화극금火克金하므로 금金 폐경肺經이 부족不足하고 수水가 고갈枯渴되어 상부上部에 열熱이 있다.

천간갑天干甲은 토土가 되고 육기六氣는 자오소음군화子午少陰君火가 사천司天이 되고, 묘유양명조금卯酉陽明燥金이 사지司地가 된다. 그리고 초지운初之氣인 지지좌간地之左間은 진술태양한수辰戌太陽寒水가 된다. 따라서 천간지지天干地支를 합하면, 초운초기初運初氣로 토수장부土水臟腑이다. 금목金木이 전혀 없으므로 폐기肺氣가 고갈枯渴되고 차가운 냉기冷氣가 있고 상부上部에는 열熱이 있다. 그 근본을 치유하기 위하여 강화降火 보폐약補肺藥을 쓰면 수생목水生木 목생화木生火 화생토火生土 토생금土生金이 되고 금생수金生水로서 그 병病의 근원을 치료한다. 갑토甲土는 왕토旺土로서 토극수土克水한다. 목

木은 수水의 자식子息이 되므로 그 자식子息 목木은 부모父母인 수水의 복수復讐를 위해서 토土를 사瀉하고 제습除濕하면서 신수기腎水氣를 보補한다. 신腎을 보補하고 근골筋骨을 장壯하면 점차 좋아진다.

원문原文의 갑자甲子 정월正月 초일일初一日 축시丑時 입태入胎는 갑자甲子 정월正月 십일일十一日 인시寅時 입태入胎로 정정訂正한다.

을해년乙亥年 오월五月 십오일十五日 축시丑時 출생운기出生運氣와 입내운기入胎運氣[37]

1 을해년乙亥年 오월五月 십오일十五日 축시丑時 출생운기出生運氣

辛 壬 壬 乙
丑 戌 午 亥

四柱推知 三木二水而 水不能生木則 木是乾木 故木克土也 相克而病 出外風則 乃皮膚風病也 乙亥金木 壬午木火 壬戌木水 辛丑水土故也[38]

을해乙亥는 금목金木 임오壬午는 목화木火 임술壬戌은 목수木水 신축辛丑은 수토水土이므로 사주四柱를 살펴보면 삼목三木 이수二水 일화一火 일토一土 일금一金으로 수水는 목木을 생生할 수 없어 목木은 건목乾木이 된다. 그러므로 목극토木克土가 되어 상극相克이므로 병病이 된다. 외풍外風을 맞으면 피부풍병皮膚風病이 된다.[39]

이 명조命造는 음력 1935년 5월 15일, 양력 1935년 6월 15일생으로 을해년乙亥年 삼운삼기三運三氣 망종운芒種運 소만기小滿氣 정해운기丁亥運氣로 목목불급장부木木不及臟腑가 된다.

2 갑술년甲戌年 칠월七月 십오일十五日 입태운기入胎運氣

을해년乙亥年 5월 15일 축시생丑時生의 입태사주入胎四柱는 입태일入胎日은 출생일出生日의 간지干支 임술壬戌과 천지합天地合이 되는 정묘일丁卯日이고, 입태시지入胎時支는 출생시지出生時支 축丑과 지지합地支合이 되는 자시子時가 된다.

---

37) 趙元熙. 五運六氣醫學寶鑑. 南海郡. 南鮮藥業 株式會社. 1938. pp.55-56.
38) 趙元熙. 五運六氣醫學寶鑑. 南海郡. 南鮮藥業 株式會社. 1938. p.55.
39) 趙元熙. 五運六氣醫學寶鑑. 南海郡. 南鮮藥業 株式會社. 1938. p.55.

입태시간入胎時干은 정묘일丁卯日의 시두법時頭法에 의하면 병자丙子가 된다. 입태일入胎日을 10월로 소급하여 정묘일丁卯日을 찾으면 갑술년甲戌年 7월 15일 즉, 갑술년甲戌年 임신월壬申月 정묘일丁卯日이 된다.

庚 丁 壬 甲
子 卯 申 戌

金 木 木 土
火 金 火 水

五行內 一水 一土 故木克土 病在胃經也 心性躁急 脾經濕痰 肝經瘀血 四肢骨節痛 肺經土生金 而金水無力 故水氣枯渴故也 入胎日至出生日計數則 二百九十六日 故上器 四運四氣爲木木臟腑也 性急火痰有 故病在胃腎經也 用藥補腎瀉土可也 以上 入胎日則 天地德合以然也[40]

오행五行은 이목二木 이화二火 이금二金 일수一水 일토一土이므로 목극토木克土가 되어 병病은 위경胃經에 있다. 심성心性이 조급躁急해지고 비경脾經에는 습담濕痰, 간경肝經에는 어혈瘀血이 있고 사지골절통四肢骨節痛과 폐경肺經에 병病이 있다. 토생금土生金이나 금수金水가 무력하여 수기水氣가 고갈枯渴된다.

입태일入胎日에서 출생일出生日을 계산하면 296일이므로 상기上器이고, 사운사기四運四氣로 목목장부木木臟腑이다. 성급하고 화火에 담痰이 있어 병病은 위경胃經에 있고 용약법用藥法은 보신사토補腎瀉土하면 된다.[41]

이 명조命造는 음력 1934년 7월 15일, 양력 1934년 8월 24일 입태入胎했으며 입태일入胎日 수는 296일이다. 갑술년甲戌年 사운사기四運四氣 입추운立秋運 대서기大暑氣로 정해운기丁亥運氣로 목목태과장부木木太過臟腑이다.

따라서 원문原文의 '入胎月 推九朔則 甲戌 九月 十六日 入胎也'는 '入胎月 推十朔則 甲戌 七月 十五日 入胎也'로 바꾼다. 『오운육기한의학보감五運六氣漢醫學寶鑑』[42]은 '入胎月 推九朔則 甲戌 七月 十五日 入胎也'로, 『한의학계만년보감漢醫學界萬年寶鑑』[43]은 '入胎月은 九朔이니 甲戌 七月 十五日이다'라고 정정訂正하고 있다.

---

40) 趙元熙, 『五運六氣醫學寶鑑』, 南海郡, 南鮮藥業株式會社, 1938. pp.55-56.
41) 趙元熙, 『五運六氣醫學寶鑑』, 南海郡, 南鮮藥業株式會社, 1938. pp.55-56.
42) 天安漢醫師會, 『五運六氣漢醫學寶鑑』 全, 大田, 右文堂印刷社, 1964. p.14.
43) 田容熏, 『五運六氣 漢醫學界萬年寶鑑』(全), 서울, 世進出版社, 1976. p.28

갑자년甲子年 정월正月 이십육일二十六日 자시생子時生 출생운기出生運氣와 입태운기入胎運氣[44]

1 출생운기出生運氣

壬 癸 丙 甲
子 卯 寅 子

木 火 水 土
火 金 火 火

假令 甲子年 正月 二十六日 子時生人
四火 一土 一水 一木 一金 肺不足 心剛上熱 甲土 而子午少陰君火司天 卯酉陽明燥金司地 地支左間 辰戌太陽寒水節也 故天地合則 土水臟腑也[45]

이 명조命造는 양력 2044년 2월 24일, 음력 2044년 1월 26일의 출생사주出生四柱이다. 출생운기出生運氣의 사주는 사화四火 일토一土 일수一水 일목一木 일금一金이다. 따라서 화극금火克金하여 폐기肺氣가 부족하며 심강心剛하여 상열上熱이 있다. 주운主運은 대한 목운大寒木運이다. 객운客運은 대한大寒 이후 청명淸明 전 3일의 초운初運은 태세太歲 갑甲의 오행五行이 토土이므로 토운土運이다. 육기六氣는 자오소음군화사천子午少陰君火司天 묘유양명조금사지卯酉陽明燥金司地 지지좌간地支左間은 진술태양한수辰戌太陽寒水이다. 객기客氣는 대한大寒 이후 춘분春分 전이므로 수기水氣이다. 따라서 초운초기初運初氣 토수장부운기土水臟腑運氣이다.

원문原文의 갑오년甲子年 정월초일일正月初一日 자시子時의 사주四柱는 갑자甲子 병인丙寅 병진丙辰 무자戊子이므로 사례事例의 명조命造와 다르다. 따라서 원문原文의 정월초일일正月初一日은 정월이십육일正月二十六日로 바꾸고 고故 토생금土生金과 칙합則合 금수장야金水腸也는 삭제削除한다.

---

44) 趙元熙, 『五運六氣醫學寶鑑』, 南海郡, 南鮮藥業株式會社, 1938. p.288.
45) 趙元熙, 『五運六氣醫學寶鑑』, 南海郡, 南鮮藥業株式會社, 1938. p.288.

2 입태운기入胎運氣

癸 戊 丙 癸
丑 戌 辰 亥

火 火 水 火
土 水 水 木

이 명조命造는 갑자년甲子年 무진월戊辰月 계묘일癸卯日 임자시생壬子時生의 입태사주入胎四柱로 입태일시入胎日時는 양력 2043년 4월 25일, 음력 2043년 3월 16일이다. 입태간지入胎干支를 구하는 방법은 출생일出生日이 계묘일癸卯日이므로 천지상합天地相合하면 무술일戊戌日이 되고 입태시入胎時는 출생시出生時의 지지상합地支相合으로 구하고 시간時干은 시두법時頭法으로 계산하면 입태시주入胎時柱는 계축癸丑이 된다. 출생일出生日부터 10개월 전후로 소급遡及하여 나타나는 입태간지入胎干支가 입태일入胎日이 된다.

양력 4월 25일은 이운이기二運二氣로 청명운淸明運 춘분기春分氣이다. 계해년癸亥年이므로 운運은 태세太歲 계癸는 화火이므로 화생토火生土하여 이운二運은 토운土運이고 육기六氣는 사해궐음풍목사천巳亥厥陰風木司天 인신소양상화사지寅申少陽相火司地이므로 이기二氣는 진술태양한수辰戌太陽寒水로 수기水氣이다. 따라서 화수장부火水臟腑이다.[46]

갑자년甲子年 정묘월丁卯月 계묘일癸卯日 자시생子時生 출생운기出生運氣와 입태운기入胎運氣[47]

1 출생운기出生運氣

壬 癸 丁 甲
子 卯 卯 子

木 火 木 土
火 金 金 火

이 명조命造는 양력 1924년 3월 25일, 음력 1924년 2월 20일 임자시壬子時 출생사주出

46) 原文의 四柱日時와 四柱命造가 不一致한다. 또한 出生四柱와 入胎四柱의 관계가 성립되지 않아(月柱命式이 다르다) 出生四柱를 기준으로 入胎四柱를 推算하여 설명했다.
47) 趙元熙,『五運六氣醫學寶鑑』, 南海郡, 南鮮藥業株式會社, 1938. p.288.

生四柱이다. 출생운기出生運氣의 사주는 이목二木 삼화三火 일토一土 이금二金으로 수水가 없다. 수극화水克火를 할 수 없으므로 심화心火가 생긴다. 정묘월丁卯月 계묘일癸卯日은 춘분春分 후 청명淸明 전前이므로 운運은 갑토甲土이고, 기氣는 자오소음군화사천子午少陰君火司天 묘유양명조금사지卯酉陽明燥金司地 진술태양한수辰戌太陽寒水 초기初氣이다. 수생목水生木으로 목기木氣이고 출생운기出生運氣는 초운이기初運二氣로 토목장부운기土木臟腑運氣이다.

2 입태운기入胎運氣

癸 戊 丁 癸
丑 戌 巳 亥

火 火 木 火
土 水 木 木

入胎年月日時 癸亥年 四月十日 癸丑時入胎
癸卯日 壬子時出生則 戊癸合故天干合 地支合卯戌合故戊戌日入胎 戊癸夜半生壬子 壬子癸丑故癸丑時入胎 四月十日 淸明運二運 癸火起火 火生土 母指次指合二運也 六氣入小滿三氣 故金生水 水生木 土木臟腑也[48]

이 명조命造는 갑자년甲子年 정묘월丁卯月 계묘일癸卯日 임자시壬子時의 입태사주入胎四柱로 입태일시入胎日時는 양력 1923년 5월 25일, 음력 1923년 4월 10일 계축시癸丑時이다.

입태일入胎日 간지干支는 출생일出生日 간지干支의 천지상합天地相合으로 구하므로 계묘일癸卯日 출생出生이므로 천간합天干合은 무계합戊癸合이고, 지지합地支合은 묘술합卯戌合이므로 입태일入胎日은 무술일戊戌日이다. 1923년 5월 25일은 청명淸明 이운二運 소만小滿 삼기三氣이다. 객운客運은 태세太歲 천간天干이 계화癸火로 화생토火生土하여 이운二運은 토土이고, 객기客氣는 사해궐음풍목사천巳亥厥陰風木司天 진술태양한수재천辰戌太陽寒水在泉 묘유양명조금卯酉陽明燥金으로 삼기三氣는 목기木氣이다. 입태운기入胎運氣는 이운삼기二運三氣 토목장부운기土木臟腑運氣이다.[49]

---

48) 趙元熙, 『五運六氣醫學寶鑑』, 南海郡, 南鮮藥業株式會社, 1938. p.288.
49) 原文의 四柱日時와 命造가 不一致한다. 또한 出生四柱와 入胎四柱의 月柱命式이 다르므로 原文의 入胎命造를 기준으로 出生四柱를 推論하여 설명했다.

따라서 원문原文의 사월이십이일四月二十二日은 사월십일四月十日로, 화생토火生土 토생금장부야土生金臟腑也는 토목장부야土木臟腑也로 바꾸고, 사월이십일일四月二十一日 망종후삼芒種后三 목운야木運也 일일부족一日不足은 삭제한다.

의학보감醫學寶鑑의 대표적 오류사례

갑자년甲子年 정월正月 계묘일癸卯日 자시생子時生 출생운기出生運氣와 입태운기入胎運氣 그리고 갑자년甲子年 이월二月 계묘일癸卯日 자시생子時生 출생운기出生運氣와 입태운기入胎運氣의 명조命造가 혼합混合된 사례이다.[50][51]

원문제목原文題目의 갑자년甲子年 정월正月 초일일初一日 자시생인子時生人의 사주명조四柱命造는

丙 甲 丙 甲
子 寅 寅 子

이고, 이와 달리 원문사례原文事例에 제시된 출생사주명조出生四柱命造는

壬 癸 丙 甲
子 卯 寅 子

木 火 水 土
火 金 火 火

앞과 같다. 출생운기出生運氣는 초운초기初運初氣로 대한운大寒運 대한기大寒氣이므로 토수운기土水運氣이다. 따라서 원문原文의 금수장부金水臟腑는 토수장부土水臟腑로 변경한다.

앞의 원문제목原文題目에 표현된 출생사주出生四柱에서 입태사주入胎四柱를 도출하면, 입태일入胎日은 출생일出生日 계묘일癸卯日과 천지합天地合이 되는 무술일戊戌日이 되고, 입태시入胎時는 출생시出生時 자시子時와 지지합地支合이 되는 축시丑時이고, 시간時干은 시두법時頭法으로 계산하면 계축癸丑이 된다. 이를 10개월 소급遡及하여 무술일戊戌日을 찾아 정리하면, 입태사주入胎四柱는

50) 趙元熙, 『五運六氣醫學寶鑑』, 南海郡, 南鮮藥業株式會社, 1938. p.288.
51) 天安漢醫師會, 『五運六氣漢醫學寶鑑』 全, 大田, 右文堂印刷社, 1964. pp.71-72.

癸 戊 丙 癸
丑 戌 辰 亥

로 음력 1923년 4월 10일, 양력 1923년 5월 25일이다. 계해년癸亥年 4월 11일 축시丑時가 입태일入胎日이다. 따라서 원문原文의 이십이일二十二日은 십일十日로 변경한다.

다음으로 원문사례原文事例에 언급된 입태사주入胎四柱는

癸 戊 丁 癸
丑 戌 巳 亥

로서 이 입태사주入胎四柱로부터 출생사주出生四柱를 찾으면, 입태일入胎日이 무술일戊戌日이므로 출생일出生日은 입태일入胎日과 천지합天地合이 되는 계묘일癸卯日이 출생일出生日이 되고, 출생시간出生時間은 입태시入胎時와 지지합地支合이 되는 자시子時이고, 시두법時頭法으로 시간時干을 찾으면 임자壬子가 된다. 입태일入胎日로부터 10개월 진행하면 음력 1924년 2월 20일, 양력 1924년 3월 25일이 된다.

壬 癸 丁 甲
子 卯 卯 子

그리고 입태운기入胎運氣는 이운삼기二運三氣 청명운淸明運 소만기小滿氣로 목토운기土木運氣이다. 망종芒種은 양력 6월 6일, 음력 5월 5일 병진일丙辰日이고 사월巳月 이십일일二十一日은 계묘일癸卯日이므로, 원문原文의 사월四月 이십일일二十一日 망종후芒種后 삼목운야三木運也 일일부족지치一日不足之致와 화생토火生土 토생금장부야土生金臟腑也는 삭제한다.

이상에서 고찰考察한 바와 같이 출생일出生日과 출생운기명조出生運氣命造, 입태일入胎日과 입태운기명조入胎運氣命造가 각기 다름에도 불구하고『오운육기한의학보감五運六氣漢醫學寶鑑』[52]과『오운육기한의학계만년보감五運六氣漢醫學界萬年寶鑑』[53]은 이를 그대로 수용하는 오류誤謬를 범하고 있다.

52) 天安漢醫師會,『五運六氣漢醫學寶鑑』全, 大田, 右文堂印刷社, 1964. p.71.
53) 田容熏,『五運六氣漢醫學界萬年寶鑑』(全), 서울, 世進出版社, 1976. p.103.

제4장

생사生死를
판단判斷하는
방법方法

1. 생사生死를 판단判斷하는 방법方法을 체계화體系化

사의四醫[1]와 의서제정醫書製定

望而知病者謂之神醫
聞而知病者謂之聖醫
問而知病者謂之工醫
診脈知病者謂之巧醫

병자病者를 보고서 병病을 알아내는 것을 신의神醫라 하고,
병자病者의 말을 듣고 병病을 알아내는 것을 성의聖醫라 하고,
증세症勢를 질문하여 병病을 알아내는 것을 공의工醫라 하고,
진맥診脈을 짚어보고 병病을 알아내는 것을 교의巧醫라고 한다.

三世　黃帝 軒轅氏
　　　太昊 伏羲氏
　　　炎帝 神農氏

四家　劉河澗 熱病治
　　　李東垣 內傷治
　　　張仲景 外感治
　　　朱丹溪 雜病治

上考軒轅伏羲神農遺法 下術劉河澗李東垣張仲景朱丹溪妙方 能濟衆於世[2]
人生盛衰興亡貴賤榮辱 莫非身命所關則 臨病診察當 以生年月日付囑五行 先究運氣初中次推氣數 一 二 三 四 五 六 隨症試劑 參酌古今得失 始終六旬 恐有毫髮不符 故下添別方 又增面 眼 耳 鼻 口 舌 牙齒 咽喉 背 胸 乳 腹 臍 腰 脇 皮 手 足症神方 而這間脈道該備於三人繪畵 此皆 三世遺法 四家妙方中 得來也[3]

三世四家之法 似有異同 亦是五運運氣之法也 以術濟衆乃世其傳[4]顧醫之道大矣 醫之書博矣 自軒岐出而內經作 世之譚醫者宗焉 倉越而下如劉張朱李 各壇專門 非不稱上昇也[5]

1) 趙元熙,『五運六氣醫學寶鑑』, 南海郡, 南鮮藥業株式會社, 1938.
2) 趙元熙,『五運六氣醫學寶鑑』, 南海郡, 南鮮藥業株式會社, 1938. p.9.
3) 趙元熙,『五運六氣醫學寶鑑』, 南海郡, 南鮮藥業株式會社, 1938. pp.9-10.
4) 趙元熙,『五運六氣醫學寶鑑』, 南海郡, 南鮮藥業株式會社, 1938. p.16.
5) 趙元熙,『五運六氣醫學寶鑑』, 南海郡, 南鮮藥業株式會社, 1938. pp.16-17.

삼세三世는 황제 헌원씨 · 태호 복희씨 · 염제 신농씨를 말하며, 사가四家로서 유하간은 열병의 치료 · 이동원은 내상의 치료 · 장중경은 외감의 치료 · 주단계는 잡병의 치료를 위주로 했다. 위로 헌원 · 복희 · 신농의 유법을 고려하고, 아래로 유하간 · 이동원 · 장중경 · 주단계의 치법을 기술한 묘방은 세상의 중생을 구제한다.

인생의 성 · 쇠 · 흥 · 망과 귀 · 천 · 영 · 욕은 사람의 운명소관이 아니라 할 수 없을 것이므로 병을 진찰할 때 생년월일을 오행에 배당하여 먼저 운기의 초初와 중中으로 구별하고, 일 · 이 · 삼 · 사 · 오 · 육기를 추산하여 증상에 따라 시제試劑한다. 고금의 득실과 육십갑자의 시종始終을 참작하여, 조금이라도 부합되지 않을까 두렵다. 하첨下添의 별방과 증면된 안 · 비 · 구 · 설 · 아치 · 인후 · 배 · 흉 · 유 · 복 · 제 · 요 · 협 · 피 · 수 · 족증 신방과 삼인의 맥도는 삼세의 유법과 사가의 묘방으로부터 유래한 것이다.

삼세와 사가의 법은 유사하면서 이동이 있으나, 이 역시 오운육기의 법이다. 의술로서 세상 사람을 구제하고, 그것을 전하면 의도는 크고 의서는 적다. 헌기로부터 나와서 내경이 만들어 졌고, 의는 근간이 된다. 창월과 아래로 유 · 장 · 주 · 이의 각 전문가들을 상승이라 부르지 않을 수 없다.

맥도脈道

1 음양론陰陽論[6)]

地之三陰 自下而上 天之三陽 自上而下
故 冬至後 一陽始生 夏至後 一陰始生也
陽生子中而前外後降 陰生午中而後外前降

人亦有三陰三陽[7)]
足之三陰[8)] 從足上走入腹 足之三陽[9)] 從頭下走至足
手之三陰[10)] 從手走至足 手之三陽[11)] 從手走至頭
則 陰從陽 陽從陰 故 陰陽配合之理也

---

6) 趙元熙, 『五運六氣醫學寶鑑』, 南海郡, 南鮮藥業株式會社, 1938. pp.45-46.
7) 陽生子 앞에 있던 原文을 再配置했다.
8) 足厥陰肝經, 足少陰腎經, 足太陰脾經.
9) 足少陽膽經, 足陽明胃經, 足太陽膀胱經.
10) 手厥陰心包經, 手少陰心經, 手太陰肺經.
11) 手少陽三焦經, 手陽明大腸經, 手太陽小腸經.

지地의 삼음은 아래로부터 위로 오르고, 천天의 삼양은 위에서 아래로 흐르므로 동지에 일양이 시생始生하고 하지에는 일음이 시생한다. 양은 자子에서 생生하고 전외후강前外後降하며, 음은 오午에서 생生하며 후외전강後外前降한다.

사람에게도 삼음삼양이 있어 족足의 삼음은 족상으로부터 배로 유주流注하고, 족의 삼양은 머리에서 아래로 발까지 유주한다. 수手의 삼음은 손에서 기시起始하여 발로 유주하고, 수의 삼양은 손에서 기시하여 머리까지 유주한다. 음은 양에서 나오고 양은 음에서 나온다. 이것이 음양배합陰陽配合의 이치이다.[12)]

2 맥도삼인회화脈道三人繪畫

한의학韓醫學의 경락유주經絡流注가 아닌 현대 서양의학의 맥도脈道로서 경맥유통부위經脈流通部位를 판별할 수 있도록 서양의학의 인체해부도와 동정맥動靜脈의 흐름을 표시한 것으로 『오운육기의학보감五運六氣醫學寶鑑』의 별록에 첨부되어 있다.

『오운육기의학보감』 서문에 저간맥도해비어삼인회화這間脈道該備於三人繪畫라는 표현이 있을 뿐 그 내용 및 활용법은 설명된 바 없다. 제1도第壹圖는 전면인체도前面人體圖이고, 제2도第貳圖는 후면인체도後面人體圖이며, 제3도第參圖는 동정맥순환도動靜脈循環圖이다. 이 맥도脈道는 후대에 계승되지 않았다.

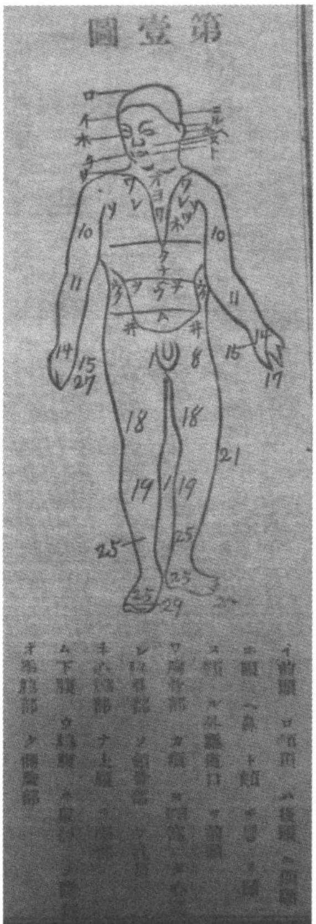

[그림_1] 전면인체도前面人體圖

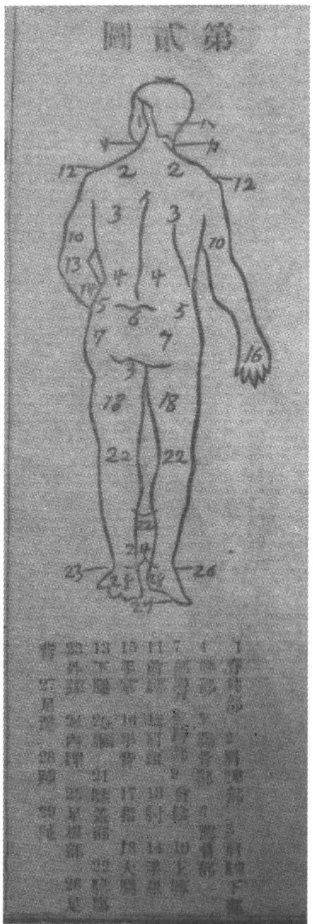

[그림_2] 후면인체도後面人體圖

12) 趙元熙, 『五運六氣醫學寶鑑』, 南海郡, 南鮮藥業株式會社, 1938. pp.45-46.

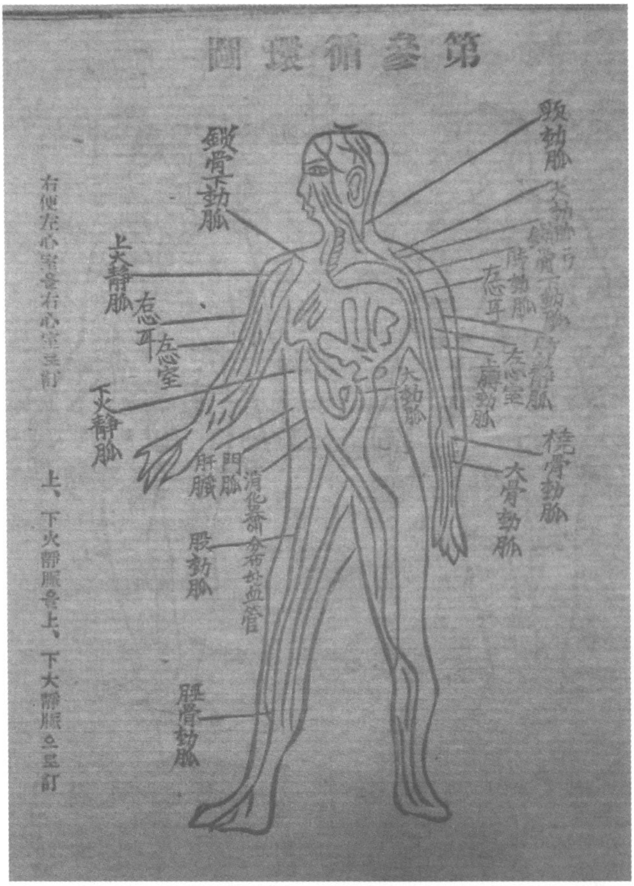

[그림_3] 순환도循環圖

2. 생사진찰법生死診察法

진맥법診脈法[13]

1 촌관척진맥법寸關尺診脈法

人之一身左右手脉法則 左手寸關尺[14] 右手寸關尺 合五臟[15]六腑脉 而左右手合爲五臟六腑也 故 屬五運六氣 而爲診察之法也

13) 趙元熙, 『五運六氣醫學寶鑑』, 南海郡, 南鮮藥業株式會社, 1938. pp.19-24.

14) 原文의 三寸尺은 寸關尺의 誤記이다.

15) 原文에 五臟이 脫落되어 追加했다.

사람 한 몸의 좌우수의 맥법은 좌수의 촌 · 관 · 척과 우수의 촌 · 관 · 척을 합하여 오장 · 육부맥이고, 좌우수의 촌 · 관 · 척에 오장 · 육부를 배합한다. 그러므로 오운육기에 배속하여 진찰지법이 된다.

左右手寸關尺 三部合五臟[16]六腑 五臟者肝心脾肺腎也[17]
六腑者 膽胃大腸小腸膀胱三焦也
三部各有浮中沈 三三如九 故 曰九候
浮爲陽 沈爲陰 中爲胃氣 言三部俱以胃氣爲本[18][19]

좌우수의 촌 · 관 · 척 삼부를 배합하면 오장육부가 되고, 오장은 간 · 심 · 비 · 폐 · 신이다. 육부는 담 · 위 · 대장 · 소장 · 방광 · 삼초이다. 삼부는 각각 부 · 중 · 침이 있어서 삼삼은 구가 되는 고로 구후라고 말하며, 부는 양이 되고, 침은 음이 되고, 중은 위기가 되므로, 삼부로 말하면 모두 위기로써 근본을 삼는다.[20]

左手寸口 心與小腸之脉所出 君火[21]也
左手關部 肝與膽之脉所出 風木[22]也
左手尺部 腎與膀胱之脉所出 寒水[23]也

좌수의 촌구寸口는 심心과 소장小腸의 맥이 나온 바 군화君火의 자리이고,
좌수의 관부關部는 간肝과 담膽의 맥이 나온 바 풍목風木의 자리이고,
좌수의 척부尺部는 신腎과 방광膀胱의 맥이 나온 바 한수寒水의 자리이다.

右手寸口 肺與大腸之脉所出 燥金[24]也
右手關部 脾與胃之脉所出 濕土[25]也
右手尺部 命與三焦之脉所出 相火也

---

16) 原文에 五臟이 脫落되어 追加했다.
17) 五臟者肝心脾肺腎也를 追加했다.
18) 原文은 九候者 浮中沈也로 되어 있다.
19) 『纂圖方論脈訣集成 · 卷之一 · 診脈入式』 "九候了然心裏印"의 通眞子曰로 代替했다.
20) 許浚 著, 金恭彬 譯, 『纂圖方論脈訣集成』, 서울, 현동학당출판국, p.41.
21) 手少陰經屬臟火 手太陽經屬腑火.
22) 足厥陰經屬臟木 足少陽經屬腑木.
23) 足少陰經屬臟水 足太陽經屬腑水.
24) 手太陽經屬臟金 手陽明經屬腑金.
25) 足太陰經屬臟土 足陽明經屬腑土.

우수의 촌구寸口는 폐肺와 대장大腸의 맥이 나온 바 조금燥金의 자리이고,
우수의 관부關部는 비脾와 위胃의 맥이 나온 바 습토濕土의 자리이고,
우수의 척부尺部는 명문命門과 삼초三焦의 맥이 나온 바 상화相火의 자리이다.

每部中 各 有浮中沈三候也
浮者 主皮膚 候表 及腑也
沉者 主筋骨 候裡 及臟也

매부에는 각각 부 · 중 · 침의 삼후가 있다. 부浮은 피부를 주관하고, 표表에 있고, 육부를 관장한다. 침沈은 근골을 주관하고, 이裏에 있으며, 오장을 관장한다.

寸 爲陽 爲上部法天 爲心肺 以應上焦 主心胸以上至頭之 有疾也
關 爲陰陽之中 爲中部法人 爲肝膽 以應中焦 主膈以下至臍之 有疾也
尺 爲陰 爲下部法地 爲腎命 以應下焦 主臍以下至足之 有疾也

촌寸은 양이 되고 하늘을 법하므로 상부가 되며, 심과 폐를 배당한다. 상초에 응하여 심과 흉의 위上에서 머리까지의 질병을 주관한다. 관關은 음양지중이 되고 사람을 법하므로 중부가 되며, 간과 담을 배당한다. 중초에 응하여 횡격막 아래에서 배꼽까지의 질병을 주관한다. 척尺은 음이 되고 땅을 법하므로 하부가 되며, 신과 명문을 배당한다. 하초에 응하여 배꼽의 아래에서 족상까지 질병을 주관한다.

2 사시四時의 맥脈

四時之脉 看弦鉤毛石[26]也
春脉弦者 肝東方木也 萬物始生 未有枝葉 故 其脈之來 濡弱而長 故 曰弦[27]
夏脉鉤者 心南方火也 萬物之所茂 垂枝布葉 皆下曲如鉤 故 其脈之來 疾 去遲 故 曰鉤[28]
秋脉毛者 肺西方金也 萬物之所終 草木葉葉 皆秋而落 其枝獨在 若毫毛也 故 其脈之來 輕虛以浮 故 曰毛[29]
冬脉石[30]者 腎北方水也 萬物之所藏也 盛冬之時 水凝如石 故 其脈之來 沈濡而滑 故 曰石[31][32]

---

26) 原文의 實은 石의 誤記이다.
27) 萬物始生 未有枝葉 故 其脈之來 濡弱而長 故 曰弦을 追加했다.
28) 萬物之所茂 垂枝布葉 皆下曲如鉤 故 其脈之來 疾 去遲 故 曰鉤을 追加했다.
29) 萬物之所終 草木葉葉 皆秋而落 其枝獨在 若毫毛也 故 其脈之來 輕虛以浮 故 曰毛을 追加했다.
30) 原文의 實은 石의 誤記이다.
31) 『難經本義 · 卷上 · 十五難』의 內容으로 補完했다.
32) 萬物之所藏也 盛冬之時 水凝如石 故 其脈之來 沈濡而滑 故 曰石을 追加했다.

四季脉遲緩者 脾中央土也
四時平脉者 六脉具帶和緩也[33]

사시四時의 맥은 현 · 구 · 모 · 석으로 본다. 춘맥春脈이 현弦한 것은 간肝이 동방의 목木이므로 만물이 비로소 소생하나 지엽이 있지 못한 것이다. 고로 그 맥이 오는 것이 유약하고 장長한 고로 현弦이라고 한다. 하맥夏脈이 구鉤한 것은 심心이 남방의 화火이므로 만물이 무성한 바, 가지가 드리고 잎이 펴서 다 아래로 굽힌 것이다. 고로 그 맥의 오는 것이 빠르고 가는 것이 더딘 고로 구鉤라 한다. 추맥秋脈이 모毛한 것은 폐肺가 서방의 금金이므로 만물의 끝인바 초목과 화엽이 다 가을에 떨어지고 그 가지가 홀로 있는 것이 털과 같다. 고로 그 맥의 오는 것이 경허輕虛하고 부浮한 고로 모毛라 한다. 동맥冬脈이 석石한 것은 신腎이 북방의 수水이므로 만물의 저장한 바가 성동盛冬의 때에는 물이 응결한 것이 돌과 같다. 고로 그 맥의 오는 것이 침유沈濡하고 활滑한 고로 석石이라고 한 것이다.[34] 사계맥이 지遲하고 완緩한 것은 비脾가 중앙의 토土이다. 사시의 평맥은 육맥이 구비되어 화和하고 완한 것이다.

3 맥脈과 호흡지수呼吸至數

一呼一吸者 爲一息也
太過不及者 病脉也 關格覆溢者 死脉也
一息四至 號平和[35] **更加一至大無痾**[36] **三遲二敗 冷而危困**[37]
六數七極 熱生多 八脫九死 十歸墓 十一十二 絶魂瘥[38]
三至爲遲一二敗[39] **兩息一至 死非怪**[40][41][42]

한번 숨을 내쉬고 한번 들어 마시는 것을 일식一息이라고 한다. 태과와 불급은 병맥이다. 관 · 격 · 복 · 일은 사맥死脈이 된다. 일식一息에 맥이 사지四至한 것을 평화平和라고 부르

33) 趙元熙, 『五運六氣醫學寶鑑』, 南海郡, 南鮮藥業株式會社, 1938. p.21.
34) 滑壽 著, 金恭彬 譯, 『難經本義』, 서울, 현동학당출판부, 2005. pp.98-99.
35) 原文은 一息四至者爲平脈也이다.
36) 更加一至大無痾를 追加했다.
37) 困을 追加했다.
38) 瘥를 追加했다.
39) 三至爲遲一二敗를 追加했다.
40) 原文은 兩息一至死脈也이다.
41) 『纂圖方論脈訣集成 · 卷之一 · 診脈入式』의 내용과 비교하여 訂正했다.
42) 趙元熙, 『五運六氣醫學寶鑑』, 南海郡, 南鮮藥業株式會社, 1938. pp.21-22.

고, 다시 일지一至를 더하면 크게 질병이 없고, 삼지三至와 이패二敗는 냉하고 위험하여 곤困하고, 육삭六數과 칠극七極은 열이 많이 생기고, 맥이 팔지八至하면 탈脫하고, 구지九至하면 사망하고, 십지十至하면 묘墓에 돌아가고, 십일지十一至하고 십이지十二至하면, 혼魂이 절絶하여 병이 되고, 양식兩息에 일지一至하면, 사망해도 괴이하지 않으리라.[43]

4 남녀男女의 맥脈

男子左手脉 常大於右手 爲順也　女子右手脉 常大於左手 爲順也
男子尺脉常弱 寸脉常盛 是其常也 女子尺脉常盛 寸脉常弱 是其常也
男子 不可久瀉也 女子 不可久吐也[44]
男得女脉爲不足 病在內[45]也 女得男脉爲太過[46]病在四肢[47]也

남자는 좌수左手의 맥脈이 우수右手의 맥보다 항상 큰 것이 순順이다. 여자는 우수의 맥이 좌수의 맥보다 항상 큰 것이 순順이다. 남자는 척맥이 항상 약하고 촌맥이 성하는 것이 정상이다. 여자는 척맥이 항상 성하고 촌맥이 항상 약하는 것이 정상이다. 남자는 장기간 사瀉하면 불가하고 여자는 장기간 토吐하면 불가한다. 남자가 여자의 맥을 득하는 것은 부족한 것이 되며, 병은 안에 있다. 여자가 남자의 맥을 득하는 것은 태과太過한 것이 되고, 병이 사지四肢에 있다.

무구자無求者는 『찬도방론맥결집성纂圖方論脈訣集成 · 권지일卷之一 · 진맥입식診脈入式』의 「여인반차배간지척맥제삼동단병女人反此背看之尺脈第三同斷病」과 관련하여, "삼양三陽은 지地에 따라서 성장한 고로 남자는 척맥尺脈이 항상 침沈하고, 삼음三陰은 천天을 따라서 생生한 고로 여자는 척맥尺脈이 항상 부浮하며, 남자는 양이 많고 음이 적으며, 그 맥이 관상關上에 있는 고로 촌맥寸脈이 성하고 척맥尺脈이 약하며, 여자는 음이 성하고 양이 미약하고 그 맥이 관하關下에 있는 고로 촌맥寸脈은 침沈하고 척맥尺脈은 성盛하다. 그래서 남자는 오랫동안 하사下瀉함을 불가하고, 여자는 오랫동안 토吐함을 불가한 것이다. 남자가 여맥女脈을 얻으면 부족이 되고, 여자가 남맥男脈을 얻으면 태과太過가 된 것은 이른바 반反한 것이다. … 남자는 양이 유여有餘하므로 맥이 상上에 있고 척맥尺脈이 반드시

43) 許浚 著, 金恭彬 譯, 『纂圖方論脈訣集成』, 서울, 현동학당출판국, 2005. p.80.
44) 趙元熙, 『五運六氣醫學寶鑑』, 南海郡, 南鮮藥業株式會社, 1938. p.23.
45) 病在內를 追加했다. 『難經本義 · 第十九難』의 내용과 비교하여 訂正했다.
46) 原文은 不足으로 되어 있다. 『難經本義 · 第十九難』의 내용과 비교하여 訂正했다.
47) 病在四肢를 追加했다. 『難經本義 · 第十九難』의 내용과 비교하여 訂正했다.

약하며, 여자는 음이 유여有餘하므로 맥이 아래에 있고 척맥尺脈이 반드시 성盛한 것은 바른 것이고, … 이른바 반反이란 것은 남자는 척맥尺脈이 항상 약하는데 지금은 도리어 성盛하고, 여자는 척맥尺脈이 항상 성盛하는데, 지금은 오히려 약한 것을 반反이라 한다."[48] 라고 주해한다.

5 맥脈과 상생相生 상극相克

五行者 金木水火土也
相生者 金生水 水生木 木生火 火生土 土生金 是也
相克者 金克木 木克土 土克水 水克火 火克金 是也
相生者 吉 相克者 凶也

心若見沈細 肝見短濇 腎見遲緩 肺見洪大 脾見弦長 皆遇克也
心若見緩 肝見洪 肺見沈 脾見濇 腎見弦 皆遇我之所生也

오행은 금목수화토이다. 상생은 금생수 · 수생목 · 목생화 · 화생토 · 토생금이고, 상극은 금극목 · 목극토 · 토극수 · 수극화 · 화극금이 되므로 상생은 길이 되고 상극은 흉이 된다.

심맥心脈이 만약 침沈하고 세細하거나, 간맥肝脈이 단短하고 거칠거나, 신맥腎脈이 지遲하고 완緩하거나, 폐맥肺脈이 홍洪하고 대大하거나, 비맥脾脈이 현弦하고 장長한 것은 모두 상극이다. 심맥이 만약 완하거나, 간맥이 홍하거나, 폐맥이 침중하고, 비맥이 미끄럽지 않고, 신맥이 현하면 모두 상생이다.

6 기타 경구警句

老人 寤而不寐者 此氣有餘而血不足也
少壯 寐而不寤者 此血有餘而氣不足也

前貧後富 喜傷心也
前富後貧 多盍火也

老衰久病者 補虛爲先也
少壯新病者 攻邪爲主也

開鬼門者 謂發其汗也

48) 許浚 著, 金恭彬 譯,『纂圖方論脈訣集成』, 서울, 현동학당출판국, 2005. pp.27-28.

潔淨府者 謂利小便也

節戒飮食者 却病之良方也
調理脾胃者 醫中之王道也

노인이 깨어서 잠들지 못하는 것은 기氣가 유여有餘하고 혈血이 부족하기 때문이며, 소장년이 잠들어 깨어나지 못하는 것은 혈이 유여하고 기가 부족한 때문이다

원래 가난한 사람이 후에 부자가 되면 기뻐함이 넘쳐서 심을 상하게 되고, 원래 부자인 사람이 후에 가난하게 되면 심한 울화가 생긴다.

노인이 오랜 병으로 쇠한 것은 그 허한 것을 보함이 우선이고, 소장년의 새로 발병한 병은 사기를 치는 것이 우선이다.

귀문을 여는 것은 땀을 내게 함이요, 정부를 깨끗이 함은 소변을 이롭게 함이다.

음식을 절제하고 조절하는 것이 오히려 병에 대한 양방이 되므로 비위脾胃를 조리함이 의중醫中의 왕도이다.

오운육기부법五運六氣付法[49)]

天地之數 或至太過焉 或止不及焉
所以相生而又有相克 所以相合而又有相冲
若得其生與合則長養而爲吉 若得其克與冲則消滅而爲凶
是以有五運六氣付法也

五爲陽數 六爲陰數 陽付於天干 陰付於地支
天干則起於右手指五運節候分焉 地支則起於左手指六氣節候分焉
所以運者理也 所以行者氣也
氣失其理則不知爲主 理失其氣則不得爲用 故互相循通

隨其當年數 爲主司天其次司地 又以地支左間數爲初之氣
推去則二三四五六氣次次可知 而天地人三才同一致也

由是人病診察 先以生年月日推數上中下器

49) 趙元熙,『五運六氣醫學寶鑑』, 南海郡, 南鮮藥業株式會社, 1938. pp.281-282.

次以金木水火土付於肺肝腎心脾
亦知溫冷虛實然後 用藥隨其運氣初中
亦究寶鑑釋義也 是以爲祥說[50]

人身之五臟六腑 溫冷虛實 生死之法也 故 醫者不知運氣 則虛冷溫實不辨 症察昏迷 雖蔘附大黃芒硝 金石用之 畢竟 損人命易也[51]

五運六氣則 於千萬人 男女老少間 四柱生年月日診察
而天地人三才運氣法則 見在天下人民同知也 故 金木水火土 見在確實也
惑 有醫者診察時 早失父母 而生年月日時不知者 有病則 不知五運六氣故也 此則 脉法診察時 男女陰陽未分及 虛實溫冷未詳知 故 脉中大法見知不可知也[52]

천지수天地數에는 태과太過와 불급不及이 있고, 상생相生과 상극相克이 있으며, 상합相合과 상충相沖이 있다. 천지天地가 상생相生과 상합相合하면 장양長養하여 길吉하고, 상극相克과 상충相沖이 되면 소멸消滅되어 흉凶하다. 이것이 오운육기부법五運六氣付法이다.

오五는 양수陽數로 천간天干, 육六은 음수陰數로 지지地支에 부하되고, 천간은 오른쪽 손가락으로 오운절후가 나누어지고, 지지는 왼쪽 손가락으로 육기절후가 나누어진다. 오운五運은 이理가 되고, 행行하는 것은 기氣이므로, 육기六氣가 이理를 얻지 못하면 주장하지 못하고, 이理가 기氣를 얻지 못하면 활용할 수 없다. 그러므로 그 당년 수에 따라 상호 순환하며 사천司天이 주장하고 다음에는 사지司地가 주장하므로, 지지좌간수地之左間數를 초지기初之氣로 하여 추산하면, 이 · 삼 · 사 · 오 · 육기를 차례로 알 수 있다. 그리고 천 · 지 · 인 삼재는 동일시한다.

사람의 병을 진찰할 때 생년월일을 먼저 추산하여 상 · 중 · 하기로 구별한 다음 운기사주의 금 · 목 · 수 · 화 · 토의 오행을 폐 · 간 · 심 · 신 · 비의 오장을 부하여 온 · 냉 · 허 · 실을 판별한 후에 그 운기의 초 · 중에 따라 용약을 한다. 이것이 보감을 연구한 석의釋義이다.

---

50) 趙元熙, 『五運六氣醫學寶鑑』, 南海郡, 南鮮藥業株式會社, 1938. pp.281-282.
51) 趙元熙, 『五運六氣醫學寶鑑』, 南海郡, 南鮮藥業株式會社, 1938. p.12.
52) 趙元熙, 『五運六氣醫學寶鑑』, 南海郡, 南鮮藥業株式會社, 1938. pp.18-19.

사람의 생사는 오장육부의 온 · 냉 · 허 · 실로 알 수 있는 법이므로 의사가 운기를 모르면, 허 · 실 · 온 · 냉을 판단할 수 없어 병증이 혼미할 때 비록 인삼人蔘 · 부자附子 · 대황大黃 · 망초芒硝 · 금석金石을 사용하더라도 필경은 생명을 손상하기 쉽다.

오운육기는 천만인의 남녀노소를 막론하고 생년월일시를 진찰하고 천지인 삼재운기법은 만인이 다 같은지라 혹은 의사가 진찰할 때에 그 사람이 조실부모하여 생년월일시를 모른다면 그의 운기장부를 모르기 때문에 맥을 진찰할 때에 온랭허실과 음양을 자세히 모르는 고로 지장이 있는 것이다.

3. 병자생명病者生命의 치治와 불치론不治論

개설概說

病者生命治與不治[53]
一 下器 二 病死葬 三 天干元鎭 四 地支相沖 五 日月相克 六 絶命
四柱診察時 患者極痛然 上六者 不入則可治也
雖輕通然 上六者 不入則治也 入則不治也
然或是 二克有則 亦或治療耳

『오운육기의학보감』에서는 사주四柱 진찰시診察時 환자가 통증이 심하더라도 다음의 여섯 가지에 해당되지 않으면 치료할 수 있으나, 통증이 약하더라도 다음 여섯 가지에 해당되지 않으면 치료할 수 있고, 해당되면 치료할 수 없다. 그런데 이극二克이면 치료할 수도 있다고 한다.[54] 『오운육기의학보감』에서는 환자 생명의 치료와 치료할 수 없는 경우를 여섯 가지를 들고 있을 뿐 그 내용에 대한 언급이 없다. 다만 『오운육기의학보감』의 사주생년四柱生年 제일하기第一下器 포태양생胞胎養生 장사운도葬死運到 생년간칠살生年干七殺 지지상충地支相沖 절후상극節候相克 일진상극日辰相克 육극도칙六克到則 기시필사야其時必死也라는 표현[55]에서 의미를 도출導出하고 그 내용을 보충하면서 고찰한다.

53) 趙元熙, 『五運六氣醫學寶鑑』, 南海郡, 南鮮藥業株式會社, 1938. pp.54-55.
54) 趙元熙, 『五運六氣醫學寶鑑』, 南海郡, 南鮮藥業株式會社, 1938. p.54.
55) 趙元熙, 『五運六氣醫學寶鑑』, 南海郡, 南鮮藥業株式會社, 1938. p.18.

병자생명불치론病者生命不治論

1 하기下器

사주생년四柱生年 상중하기上中下器는 입태일入胎日부터 출생일出生日까지의 기간을 계산하여 구한다. 출생일出生日과 입태일入胎日의 관계는 천지합덕天地合德의 관계에 있고 10개월을 회임해야 태아가 완전해 진다.[56]

[표_025] 출생일진出生日辰 상중하기上中下器

出生日辰	受胎期間	區分	備考
子午	276	中器	
丑未	266	中器	
寅申	256	下器	
卯酉	246	下器	
	306	上器	건강이 양호한 경우
辰戌	296	上器	
巳亥	286	中器	

사주생년四柱生年의 최하기最下器는 입태일入胎日이 256일인 인신일생寅申日生과 246일인 묘유일생卯酉日生이다.

2 병사장病死葬

병사장病死葬의 의미를 알기 위하여 십이운성十二運星을 살펴보고『오운육기의학보감』의 포태양생胞胎養生 고장사운도故葬死運到[57]로부터 병사장病死葬의 의미를 도출하면 사주四柱가 포태양생胞胎養生으로 태어난 사람이 병사장운病死葬運에 이를 때를 말한다.

56) 趙元熙,『五運六氣醫學寶鑑』, 南海郡, 南鮮藥業株式會社, 1938. p.45.
57) 趙元熙,『五運六氣醫學寶鑑』, 南海郡, 南鮮藥業株式會社, 1938. p.18.

❶십이운성十二運星 속견표速見表

[표_026] 십이운성十二運星 속견표速見表

	絶	胎	養	生	浴	帶	官	旺	衰	病	死	墓
甲	申	酉	戌	亥	子	丑	寅	卯	辰	巳	午	未
乙	酉	申	未	午	巳	辰	酉	寅	丑	子	亥	戌
丙	亥	子	丑	寅	卯	辰	巳	午	未	申	酉	戌
丁	子	亥	戌	酉	申	未	午	巳	辰	卯	寅	丑
戊	亥	子	丑	寅	卯	辰	巳	午	未	申	酉	戌
己	子	亥	戌	酉	申	未	午	巳	辰	卯	寅	丑
庚	寅	卯	辰	巳	午	未	申	酉	戌	亥	子	丑
辛	卯	寅	丑	子	亥	戌	酉	申	未	午	巳	辰
壬	巳	午	未	申	酉	戌	亥	子	丑	寅	卯	辰
癸	午	巳	辰	卯	寅	丑	子	亥	戌	酉	申	未

❷양포태기준陽胞胎基準 속간법速看法

[표_027] 양포태기준陽胞胎基準 속간법速看法

	反對季節			過去季節			自己季節			未來季節		
	絶	胎	養	生	浴	帶	官	旺	衰	病	死	墓
木 春	申	酉	戌	亥	子	丑	寅	卯	辰	巳	午	未
火 夏	亥	子	丑	寅	卯	辰	巳	午	未	申	酉	戌
土	命理에서는 火土同宮 易理에서는 水土同宮											
金 秋	寅	卯	辰	巳	午	未	申	酉	戌	亥	子	丑
水 冬	巳	午	未	申	酉	戌	亥	子	丑	寅	卯	辰

❸운로계산법運路計算法

대운大運은 생월生月 월주月柱로부터 시작하는데, 남자와 여자는 반대이다. 양간년陽干年에 태어난 남자는 순행하고 여자는 역행하며 음간년陰干年에 태어난 남자는 역행하고 여자는 순행한다.

❹『오운육기의학보감』과 『오운육기한의학보감』에서는 병사장病死葬의 의미와 활용법에 대한 기술이 없다. 『오운육기한의학계만년보감』에서는 병사장病死葬은 기인其人의 생년生年을 보아 당년當年의 삼재법三才(病死葬)法을 아는 것이라고 하고 있다.[58]

이에 대한 상세한 설명은 『오운육기치병약법五運六氣治病藥法』[59]과 이를 계승한 『오운육기치병학五運六氣治病學』[60]으로 앞의 병사장病死葬을 사절死絶 계산법計算法이라 하면서 목장부木臟腑를 예로 들어 목장부木臟腑로서 병이 중한데 낫지 못하는 이유는 사오미월巳午未月이 병사장운病死葬運이 되기에 이 시기를 벗어나서 입태入胎된 사람은 치료가 가능하다고 하면서 화토금수火土金水의 운명도 사절법死絶法에 의하여 계산해보면 이와 같음을 알 수 있다고 기술하고 있다.

❸ 천간원진天干元嗔

천간원진天干元嗔은 『오운육기의학보감』의 생년간生年間 칠살七煞의 표현[61]과 비교하면 원진元嗔은 칠살七煞의 의미로 보는 것이 합리적이다. 따라서 십간十干의 상호극相互克을 칠살七煞이라고 칭한다.

❶원진살元嗔煞의 구성構成

子未 丑午 寅酉 卯申 辰亥 巳戌

❷칠살七煞의 구성構成

[표_028] 칠살七煞의 구성표構成表

天干	甲	乙	丙	丁	戊	己	庚	辛	壬	癸
七煞	庚	辛	壬	癸	甲	乙	丙	丁	戊	己

❸『오운육기의학보감』과 『오운육기한의학보감』에서는 천간원진天干元嗔의 의미와 활용법에 대한 기술이 없다.[62] 『오운육기한의학계만년보감』에서는 천간원진天干元嗔은 기인其

58) 田容熏, 『五運六氣 漢醫學界萬年寶鑑』(全), 서울, 世進出版社, 1976. p.28.
59) 金于齋, 『仙人秘傳 五運六氣治病藥法』, 서울, 明文堂, 1986. pp.20-21.
60) 崔盛植, 『五運六氣處方學』, 서울, 東洋書籍, 1997. p.7.
61) 趙元熙, 『五運六氣醫學寶鑑』, 南海郡, 南鮮藥業株式會社, 1938. p.18.
62) 『五運六氣治病藥法』과 『五運六氣處方學』에도 이와 관련 기술이 없다.

人의 생년천간生年天干과 당년천간當年天干의 살煞을 본다.[63]

4 지지상충地支相沖

❶지지상충地支相沖

子午 卯酉 寅申 巳亥 辰戌 丑未

❷『오운육기의학보감』과 『오운육기한의학보감』에서는 지지상충地支相沖의 활용법에 관한 기술이 없다. 『오운육기한의학계만년보감』에서는 지지상충地支相沖은 생년지生年支와 당년지當年支가 상충相沖되는 것으로 기술하고 있다.

5 일월상극日月相克

『오운육기의학보감』의 절후상극節候相克 일진상극日辰相克[64]으로부터 일월상극日月相克의 의미를 도출한다.

❶상극相克

甲庚 丙壬 戊甲 庚丙 壬戊 乙辛 丁癸 己乙 辛丁 癸己

❷『오운육기의학보감』과 『오운육기한의학보감』에는 일월상극日月相克에 관한 설명이 없다. 『오운육기한의학계만년보감』에서는 일월상극日月相克은 일진日辰과 월건月建이 생년간지生年干支를 극克한다고 기술하고 있다.[65]

6 절명絕命

『오운육기의학보감』과 『오운육기한의학보감』에는 이에 대한 활용법이 기술되어 있지 않다. 『오운육기한의학계만년보감』에서는 기일의 절명이나 또는 당년에 절명운(생기복덕법)이 닿는 것이라 기술하고 있고,[66] 『오운육기치병약법』[67]과 이를 계승한 『오운육기처방학』[68]은 '자년에 입태되었다.'고 가정하여 미신월에 출생한 사람이 절명에 해당한다고 하면서 절명을 산출하는 법을 기술하고 있다.

---

63) 田容熏, 『五運六氣 漢醫學界萬年寶鑑』(全), 서울, 世進出版社, 1976. p.29.
64) 趙元熙, 『五運六氣醫學寶鑑』, 南海郡, 南鮮藥業株式會社, 1938. p.18.
65) 田容熏, 『五運六氣 漢醫學界萬年寶鑑』(全), 서울, 世進出版社, 1976. p.29.
66) 田容熏, 『五運六氣 漢醫學界萬年寶鑑』(全), 서울, 世進出版社, 1976. p.29.
67) 金于齋, 『仙人秘傳 五運六氣治病藥法』, 서울, 明文堂, 1986. pp.21-22.
68) 崔盛植, 『五運六氣處方學』, 서울, 東洋書籍, 1997. p.8.

자子에 감중련坎中連이 되기에 감중련괘坎中連卦를 만들어 가지고,
진사辰巳에 손하절巽下絶이 일一이 되므로 일상一上 생기生氣가 되고,
축인丑寅에 간상련艮上連이 이二가 되므로 이중二中 천의天宜가 되고,
오午에 이허중離虛中이 삼三이 되므로 삼하三下 절체絶体가 되고,
술해戌亥에 건삼련乾三連이 사四가 되므로 사중四中 유혼遊魂이 되고,
유酉에 태상절兌上絶이 오五가 되므로 오상五上 화해禍害가 되고,
묘卯에 진하련震下連이 육六이 되므로 육중六中 복덕福德이 되고,
미신未申에 곤삼절坤三絶이 칠七이 되므로 칠하七下 절명絶命이 되고,
자子에 감중련坎中連이 팔八이 되므로 팔중八中 귀혼歸魂이 된다.

고찰考察

입태기간入胎期間이 구월九月인 출생자出生者는 하기下器라고 하여, 생명을 보존하기 어렵다. 그러나 출생일이 토목장부운기土木臟腑運氣일 때, 화수절火水節에 입태入胎했다면 상생相生[69]하여 무병無病하므로 비록 하기下器라 하더라도 생명을 보존할 수 있다. 이는 추강秋岡의 연구묘방研究妙方이다.[70]

『오운육기의학보감』은 먼저 치료할 수 없는 경우를 유형화하여 의료사고 예방의 측면에서 활용될 수 있도록 하고 있으며, 약화사고藥禍事故 예방을 목적으로 한 『초창결草窓訣』의 용약권用藥勸[71]과 대비된다.

환자 생명의 치治와 불치법不治法은 『오운육기의학보감』[72]에서 최초로 언급된 이래 『오운육기한의학보감』[73]과 『오운육기한의학계만년보감』[74]이 이를 계승하고 있고, 이례적으로 『선인비전 오운육기치병약법』[75]과 『오운육기처방학』[76]에도 수록되어 있다.

---

69) 火生土하고 水生木하여
70) 趙元熙, 『五運六氣醫學寶鑑』, 南海郡, 南鮮藥業株式會社, 1938. p.54.
71) 尹草窓, 『草窓訣』, 온양, 牙山郡漢醫師會, 1964. pp.30-31.
72) 趙元熙, 『五運六氣醫學寶鑑』, 南海郡, 南鮮藥業株式會社, 1938. pp.54-55.
73) 天安漢醫師會, 『五運六氣漢醫學寶鑑』 全, 大田, 右文堂印刷社, 1964. pp.13-14.
74) 田容熏, 『五運六氣漢醫學界萬年寶鑑』(全), 서울, 世進出版社, 1976. p.28.
75) 金于齋, 『仙人秘傳 五運六氣治病藥法』, 서울, 明文堂, 1986. pp.19-21.
76) 崔盛植, 『五運六氣處方學』, 서울, 東洋書籍, 1997. pp.7-8.

제5장

운기치법運氣治法과 용약법用藥法

1. 운기치법運氣治法의 원리原理

오운치법五運治法[1]

六甲年 則 歲土太過 雨濕流行 腎水受邪 治當除濕補腎也
六丙年 則 歲水太過 寒氣大行 心火受邪 治當逐寒補心也
六戊年 則 歲火太過 熱氣大行 肺金受邪 治當降火補肺也
六庚年 則 歲金太過 燥氣流行 肝木受邪 治當淸肺補肝也
六壬年 則 歲木太過 風氣大行 脾土受邪 治當補脾平木也

六乙年 則 歲金不及 火氣熱行 肺金受邪 治當降火補肺也
六丁年 則 歲木不及 金氣乘旺 肝木受邪 治當補肝淸肺也
六己年 則 歲土不及 木氣乘旺 脾土受邪 治當補脾平木也
六辛年 則 歲水不及 土氣乘旺 腎水受邪 治當瀉土補腎也
六癸年 則 歲火不及 水氣乘旺 心火受邪 治當補心逐寒可也
此客運之治法也

여섯 갑년甲年에는 토운土運이 태과太過하니 비와 습기가 흘러 다녀서 신수腎水가 사기邪氣를 받아 그런 것이니, 치법은 제습除濕하여 보신補腎하는 것으로 한다. 여섯 병년丙年에는 수운水運이 태과하므로 찬 기운이 크게 유행하니 심화心火가 사기를 받은 것이므로, 치법은 축한逐寒하여 보심補心하는 것으로 한다. 여섯 무년戊年에는 화운火運이 태과하여 열기가 크게 유행하고 폐금肺金이 사기를 받은 것이므로, 치법은 강화降火시켜 보폐補肺하는 것으로 한다. 여섯 경년庚年에는 금운金運이 태과하여 조기燥氣가 유행하므로 간목肝木이 사기를 받은 것이므로, 치법은 청폐淸肺하여 보간補肝하는 것으로 한다. 여섯 임년壬年에는 목운木運이 태과하여 풍기風氣가 크게 유행하고 비토脾土가 사기를 받은 것이므로, 치법은 평목平木으로 보비補脾하는 것으로 한다.

여섯 을년乙年에는 금운이 불급不及하여 화기가 올라타 기세를 부리기에 폐금이 사기를 받아 그런 것이니, 치법은 보폐하여 강화시키는 것으로 한다. 여섯 정년丁年에는 목운이 불급하여 금기가 올라타 기세를 부리기에 간목이 사기를 받아 그런 것이니, 치법은 보간하여 청폐하는 것으로 한다. 여섯 기년己年에는 토운이 불급하니 목기가 올라타 기세를 부리기

---

1) 趙元熙, 『五運六氣醫學寶鑑』, 南海郡, 南鮮藥業株式會社, 1938. pp.47-48.

에 비토가 사기를 받아 그런 것이니, 치법은 익비益脾하여 평목하는 것으로 한다. 여섯 신년辛年에는 수운이 불급하니 토기가 올라타 기세를 부리기에 신수가 사기를 받아 그런 것이니, 치법은 보신하여 제습하는 것으로 한다. 여섯 계년癸年에는 화운이 불급하여 수기가 올라타 기세를 부리기에 심화가 사기를 받아 그런 것이니, 치법은 보심하여 축한하는 것으로 한다. 이것이 객운客運으로 병이 들 때의 치법이다.[2]

육기치법六氣治法

天有六氣 降生五味 發爲五色 徵爲五聲 淫生六疾 陰淫寒疾 則太陽寒水之令太過[3] 陽淫熱疾 相火之令太過[4] 風淫末疾 木令太過[5] 雨淫腹疾 濕令太過[6] 晦淫惑疾 燥令太過 久晴不雨 當爲疫癘風瘴[7] 明淫心疾 君火之令太過[8][9][10]

太陽寒水 治宜辛熱
陽明燥金 治宜苦溫
少陽相火 治宜鹹寒
太陰濕土 治宜苦熱
少陰君火 治宜鹹寒
厥陰風木 治宜辛凉
此六氣之治法也[11]

하늘에는 육기六氣가 있어 땅으로 내려와 오미五味를 생生하고 발發하여 오색五色이 되고, 불러서 오성五聲이 되었다. 음사淫邪로 육질六疾이 생겨났다. 음사陰邪가 들면 냉병이 들고, 즉 태양한수太陽寒水의 시령이 태과太過한 것을 말한다. 양사陽邪가 들면 열병이 들며 소양상화少陽相火의 시령이 태과한 것을 말한다. 풍사風邪가 들면 팔다리에 병이 들고 궐음풍목厥陰風木의 시령이 태과한 것이다. 비(雨)가 스미면 배가 병이 들며 태음습토太陰

---

2) 李梴 編著, 陳柱杓 譯解, 『編註醫學入門』, 서울, 法人文化社, 2009. pp.245-246.
3) 則太陽寒水之令太過를 追加했다.
4) 相火之令太過를 追加했다.
5) 木令太過를 追加했다.
6) 濕令太過를 追加했다.
7) 燥令太過 久晴不雨 當爲疫癘風瘴를 追加했다.
8) 君火之令太過를 追加했다.
9) 趙元熙, 『五運六氣醫學寶鑑』, 南海郡, 南鮮藥業株式會社, 1938. p.9.
10) 『編註醫學入門 · 內集 卷之首 · 運氣』의 내용과 비교하여 원문을 訂正한다.
11) 趙元熙, 『五運六氣醫學寶鑑』, 南海郡, 南鮮藥業株式會社, 1938. p.41.

濕土의 시령이 태과한 것이다. 어두움(晦)이 스미면 마음이 어지러운 병이 들고 양명조금陽明燥金의 시령이 태과한 것으로 오래도록 날이 개어서 비가 오지 않아 전염병이 유행하거나 열이 쌓여 소갈이 생긴다. 밝음(明)이 스미면 마음의 병이 생긴다. 소음군화少陰君火의 시령이 태과한 것이다.[12)]

태양한수太陽寒水가 기세를 부리면 신열辛熱한 약으로 치료해야 하고, 양명조금陽明燥金이 기세를 부리면 고온苦溫한 약으로 치료해야 하며, 소양상화少陽相火가 기세를 부리면 함한鹹寒한 약으로 치료해야 하고, 태음습토太陰濕土가 기세를 부리면 고열苦熱한 약으로 치료해야 하며, 소음군화少陰君火가 기세를 부리면 함한鹹寒한 약으로 치료해야 하고, 궐음풍목厥陰風木이 기세를 부리면 신량辛涼한 약으로 치료해야 한다. 이것이 육기六氣로 병이 들 때의 치법이다.[13)]

運氣之所以有變者 氣相得則和 不相得則病 又有相得而病者[14)] 以下臨上 不當位也 五行相生者爲相得[15)] 相剋者爲不相得[16)] 上臨下爲順 下臨上爲逆[17)18)]

운기運氣에 변고가 있을 때라도 기운이 서로 뜻이 맞으면 화和하고, 뜻이 맞지 않으면 병이 생긴다. 또한 화和하면서도 병이 드는 경우가 있으니, 아래에 있는 것이 위에 있는 것을 내려다보면, '부당위不當位'이다. 오행이 상생하는 관계이면 '상득相得'하고, 상극하는 관계이면, '부상득不相得'이라고 한다. 위에서 아래를 내려다보면 '순順'이라고 하고, 아래에서 위를 내려다보려 하면 '역逆'이라고 한다.[19)]

운기치법시부運氣治法詩賦[20)]

病如不是當年氣[21)]
看如何年運氣同

12) 李梴 編著, 陳柱杓 譯解, 『編註醫學入門』, 서울, 法人文化社, 2009. p.255.
13) 李梴 編著, 陳柱杓 譯解, 『編註醫學入門』, 서울, 法人文化社, 2009. p.246.
14) 原文은 又有相得而病이 탈락되어 있어 보완했다.
15) 원문은 爲相得이 탈락되어 보완했다.
16) 원문은 相剋者爲가 탈락되어 보완했다.
17) 『編註醫學入門 · 內集 卷之首 · 運氣』의 내용과 비교하여 원문을 정정한다.
18) 趙元熙, 『五運六氣醫學寶鑑』, 南海郡, 南鮮藥業株式會社, 1938. pp.41-42.
19) 李梴 編著, 陳柱杓 譯解, 『編註醫學入門』, 서울, 法人文化社, 2009. p.246.
20) 張子和의 運氣歌이다.
21) 원문의 半有奇는 削除한다.

只向某年求活法
方知都在至眞[22]中[23)24]

병이 당해년의 운기에 의한 것이 아니면, 어느 해의 운기와 같은 것인지를 보아서, 그 해의 활법을 구하면 된다. 처방은 『소문素問 · 지진요대론至眞要大論』에 모두 나와 있다.[25]

2. 운기치법運氣治法과 용약법用藥法

필선세기必先歲氣[26)27]

曰[28]歲有六氣
太陰所在 其脉沈 少陰所在 其脉鉤 厥陰所在 其脉弦
太陽所在 其脉大而長[29] 陽明所在 其脉短而澀[30] 少陽所在 其脉大而浮
如是六脉[31]則爲天和

用藥則 陰症用陽藥 陽症用陰藥
此曰 必先歲氣 勿伐天和[32]

1년을 육기六氣가 나누어 주관하니 육기에 따라 맥도 상응함을 알아야 한다. 태음습토太陰濕土가 주관할 때에는 침맥沈脈, 소음군화少陰君火가 주관할 때에는 구맥鉤脈, 궐음풍목厥陰風木이 주관할 때에는 현맥弦脈, 태양한수太陽寒水가 주관할 때에는 대장大壯한 맥, 양명조금陽明燥金이 주관할 때에는 단삽短澁한 맥, 소양상화少陽相火가 주관할 때에는 대부大浮한 맥이 나타나게 된다. 이러한 육맥六脈을 천화天和라고 한다.

---

22) 원문의 其는 眞의 誤記이다.
23) 『編註醫學入門 · 內集 卷之首 · 運氣』의 내용과 비교하여 원문을 정정한다.
24) 趙元熙, 『五運六氣醫學寶鑑』, 南海郡, 南鮮藥業株式會社, 1938. p.15.
25) 李梴 著, 陳柱杓 譯, 『編註醫學入門』, 서울, 法人文化社, 2009. p.255.
26) 趙元熙, 『五運六氣醫學寶鑑』, 南海郡, 南鮮藥業株式會社, 1938. p.46.
27) 『東醫寶鑑 · 雜病篇 · 卷之一 · 診脈』의 天和六脈의 내용과 비교하여 원문을 정정한다
28) 원문의 一은 曰의 誤記이다
29) 원문은 其脉大而長이 탈락되어 있어 보완했다.
30) 원문은 陽明所在가 탈락되어 있어 보완했다.
31) 원문은 六脉 如是로 되어 있다.
32) 원문은 此曰 先歲氣乎로 되어 있다.

용약用藥을 할 때 음증陰症에는 양약陽藥을 처방하고, 양증陽症에는 음약陰藥을 처방한다.

이를 일러 반드시 한해의 기운을 우선 알아두어서 원래 그런 것을 함부로 치지 않도록 해야 한다.

병선치근본법病先治根本法

病先治根本則 第一先治胃經再治腎經是治其本也
各病根源胃經主之 故先治胃經再治腎經則 百病漸次有效能[33]

男女老少臟腑虛實溫冷同也 然病之根原亦同
而大中小三者之中 先治療法有各部分也
何者大人 先治胃經 再治腎經 降火補脾平木則 永根無病
自十五才以上至三十才 先治腎水氣 再治胃經 次次降火則 永根無病
自十五才以上至十五才 先治心經 補腎水氣 及養生之藥
而自五才至十才 先治腹中諸般虫 再治驚氣可也[34]

먼저 병의 근본을 치료하는 것은 위경胃經을 먼저 치료한 다음에 신경腎經을 치료하는 것이고, 그 근본을 치료하는 것이다. 병을 치료하는 순서는 먼저 위경을 치료하고, 다음으로 신경을 치료한 다음에, 그 본병을 치료한다. 각 병의 근원은 위경이 주가 되므로 먼저 위경을 치료하고, 그 다음에 신경을 치료하면, 백병에 점차 효능이 있게 된다.

오장육부 병의 제일 치법은 장부 허실온랭으로 남녀노소가 같고, 따라서 병의 근원도 같다. 대인과 중인 그리고 소인 삼자에 따라 선先 치료법이 다르다.

대인이라면 제일 먼저 위경을 치료한 후 신경을 치료하여 강화보비降火補脾하면 평목이 되어 영원히 병이 없게 되고, 15세 이상 30세까지는 먼저 신수기腎水氣를 치료한 후 위경을 치료하여 차차 강화하면 영원히 병이 없고, 10세 이상 15세까지는 심경心經을 치료하여 신수기를 보하고 겸하여 양생의 약을 쓰고, 5세부터 10세까지는 먼저 복중腹中 제반회충諸般蛔蟲을 치료한 후 경기를 치료한다.

---

33) 趙元熙, 『五運六氣醫學寶鑑』, 南海郡, 南鮮藥業株式會社, 1938. p.14.
34) 趙元熙, 『五運六氣醫學寶鑑』, 南海郡, 南鮮藥業株式會社, 1938. pp.50-51.

隨其當年數 爲主司天 其次司地 又以地支左間數爲初之氣 推去則 二 三 四 五 六氣 次次可知 而天地人三才 同一致也 由是人病診察 先以生年月日推數 上 中 下器 次以 金 木 水 火 土付法 於 肺 肝 腎 心 脾 亦知溫冷虛實然後 用藥隨其運氣初中[35]

당년수로서 사천과 사지를 구별하고, 지지좌간수를 초지기로 하여 추산해 가면, 이 · 삼 · 사 · 오 · 육기를 차차 알게 된다. 사람의 병을 진찰할 때, 먼저 생년월일을 추산하여 상 · 중 · 하기 여부를 살펴보고, 그런 다음 오행을 오장에 배속시켜 장부의 온랭허실을 판단하여, 운기 초 또는 운기 중에 의한 용약을 한다.

臨病診察當 以生年月日 付囑五行 先究運氣初中 次推氣數 一 二 三 四 五 六 隨症試劑 參酌古今得失 始終六旬 恐有毫髮不符 故下添別方 又增面 眼 耳 鼻 口 舌 牙齒 咽喉 背 胸 乳 腹 臍 腰 脇 皮 手 足症神方 而這間脉道 該備於三人繪畵 此皆三世遺法四家妙方中得來也[36]

병을 진찰할 때, 생년월일을 오행에 배속하여 먼저 운기 초와 운기 중을 구별하고, 다음에 일 · 이 · 삼 · 사 · 오 · 육기 기수를 추산하여 증상에 따라 방약을 시복한다. 고금의 득실과 시종을 참작하여 추호라도 부합되지 않는 점이 없다. 첨부별방添附別方, 증면增面, 눈 · 귀 · 코 · 입 · 혀 · 이빨 · 목구멍 · 등 · 가슴 · 유방 · 배 · 배꼽 · 허리 · 옆구리 · 피부 · 손 · 발의 증세, 신방神方과 삼인회화三人繪畵로 갖추어진 맥도脈道는 모두 삼세유법과 사가묘방으로부터 전래된 것이다.

以天地運氣 移人臟腑 辨論所症 有虛實溫冷之異 萬若依方治療 或差支失攝則 添付別方 四五種凡藥連服 湯水呑下則 永見決效 至於人 耳目口鼻皮膚雜病 隨其症勢 用散藥膏藥 眼藥等 方劑神效無比也[37]

천지운기를 인체의 장부에 배당하여, 병증을 허실온랭의 차이로 판단하는데, 만약 운기방약運氣方藥으로 치료하고, 혹은 차질을 빚을 때라도 첨부별방添附別方 사오종약을 연달아 복용하면 탕수가 혀 밑으로 내려가는 즉시 효과가 나타난다. 사람의 귀 · 눈 · 입 · 코 · 피부 · 잡병까지도 그 증세에 따라 산약 · 고약 · 안약 등을 사용하면, 방제가 비할 수 없이

35) 趙元熙,『五運六氣醫學寶鑑』, 南海郡, 南鮮藥業株式會社, 1938. p.281.
36) 趙元熙,『五運六氣醫學寶鑑』, 南海郡, 南鮮藥業株式會社, 1938. pp.9-10.
37) 趙元熙,『五運六氣醫學寶鑑』, 南海郡, 南鮮藥業株式會社, 1938. p.255.

신효하다고 한다.

수증가감용약법隨症加減用藥法

故病之根源 大中小及大人中人小兒臟腑有
故大人左六十甲子臟腑 虛實溫冷有之中病之根源 男女老少相同
用藥服之重量則 大中小依而半半加減用也[38]
右藥劑擧以六十甲子察症 而補瀉藥對大中小男女 精製重量加減 煎服 若有 難治患者 至於臟腑用丸藥 至於皮膚付膏藥 百無一失也[39]

병의 근원은 대·중·소가 있으며, 대인·중인·소아장부가 있다. 그리고 대인은 육십갑자로 장부의 허실온랭을 판단하는데, 병의 근원은 남녀노소가 같다. 용약하는 중량은 대·중·소에 의하여 반반씩 가감하여 사용한다. 약제를 육십갑자六十甲子 방약편에 있는 대로 하여 보사법을 취하고 남과 여에 대하여 정제 중량에 알맞도록 약을 가하여 치병한다.

假令患者隨症加減用藥 然當年月日時隨其臟腑用藥耳
甲子生當癸亥年立冬則以癸亥年臟腑用藥而
病久則治其本 故以癸亥年藥用之
病淺則治其末 故以甲子年藥用之 餘皆倣此[40]

가령 환자에게 증상에 따라 가감하여 용약하려 하면, 발병된 연월일시 장부운기에 따라 용약한다. 갑자생이 계해년 입동에 발병했다면 계해년 장부운기약으로 용약한다. 오래된 병이면 그 본을 치료해야 하므로 계해년 약을 용약하고, 병이 가벼우면 그 말을 치료해야 하므로 갑자년 장부운기약으로 용약한다.

---

38) 趙元熙, 『五運六氣醫學寶鑑』, 南海郡, 南鮮藥業株式會社, 1938. p.14.
39) 趙元熙, 『五運六氣醫學寶鑑』, 南海郡, 南鮮藥業株式會社, 1938. p.51.
40) 趙元熙, 『五運六氣醫學寶鑑』, 南海郡, 南鮮藥業株式會社, 1938. p.48.

제6장

운기방약편運氣方藥篇

1. 운기방약편運氣方藥篇의 특징特徵

책의 편제編制

운기방약運氣方藥은 두 권이 합본合本된 것으로 건책乾冊[1]은 육십갑자六十甲子 중에서 갑자甲子에서 정해丁亥까지 이십사간지二十四干支를 곤책坤冊[2]은 무자戊子에서 계해癸亥까지 삼십육간지三十六干支에 따른 운기運氣의 처방을 하고 있다.

이 운기처방運氣處方은 육십갑자六十甲子 각 간지干支를 오운육기五運六氣로 전환轉換하여 매每 간지干支의 운기運氣를 초初·중中[3]으로 나누고 있다.

천간天干과 중원中元의 이원화二元化

매每 간지干支는 운기運氣를 초初·중中으로 구분하되 초初에는 천간약天干藥, 중中에는 중원약中元藥을 배당한다.

매每 간지干支의 변화는 천간天干은 오운五運으로 지지地支는 육기六氣로 변화하는데, 천간天干과 지지地支가 맞물려서 운행할 때 나타나는 현상으로, 운運은 1년을 다섯 단계로 기氣는 1년을 여섯 단계로 구분하여, 운運과 기氣가 같은 다섯 구간은 천간운天干運을 중심으로 하고, 운運과 기氣가 다른 다섯 구간은 지지地支의 육기六氣를 중심으로 구분하고 있다.

1 운기구분運氣區分

[표_029] 운기구분표運氣區分表

初		中	
一運一氣	初初	一運一氣	初二
二運二氣	二二	二運二氣	二三
三運三氣	三三	三運三氣	三四
四運四氣	四四	四運四氣	四五
五運五氣	五五	五運五氣	五六

1) 趙元熙,『五運六氣醫學寶鑑』, 南海郡, 南鮮藥業株式會社, 1938. p.7, 索引目錄.
2) 趙元熙,『五運六氣醫學寶鑑』, 南海郡, 南鮮藥業株式會社, 1938. p.135, 索引目錄.
3) 初·中은 이 책에서 天干과 中元의 의미로 쓰인다.

2 천간약天干藥과 중원약中元藥

천간약天干藥은 매 간지干支의 운運과 기氣가 같은 경우에 처방되는 운기기본약運氣基本藥이고, 중원약中元藥은 운運과 기氣가 다른 경우에 처방되는 운기기본약運氣基本藥이다.[4)]

[표_030] 천간약天干藥과 중원약中元藥

干支	天干藥	中元藥
甲子	加味附子山茱萸湯	復元湯
乙丑	補中治濕湯	加味降火湯
丙寅	加味補益湯	加味養胃湯
丁卯	加味雙和湯	加味雙補湯
戊辰	加味解鬱湯	加味生脉散
己巳	加減雙補湯	二氣飮子
庚午	加味八味湯	加減雙金散
辛未	加味五味子湯	加味六君煎
壬申	知栢雙和湯	加味健中湯
癸酉	加味八味湯	加減雙和湯
甲戌	八味湯	加味右歸飮
乙亥	六君子湯	加味仁陽湯
丙子	加減理中湯	加味雙和湯
丁丑	加味蓮柴湯	加味雙和湯
戊寅	加味安神湯	降火補中湯
己卯	加減八味湯	加味八陣湯
庚辰	蒼朮健脾湯	蔘芪湯
辛巳	加減八味湯	加味朮附湯
壬午	鹿茸腎養湯	加味治中湯
癸未	加味蔘鎭湯	滋腎湯
甲申	橘附煎	歸朮芍藥湯

4) 天干藥은 매 干支의 天干의 運氣基本方이고, 中元藥은 매 地支의 運氣基本方이다.

干支	天干藥	中元藥
乙酉	蔘歸湯	加味歸朮湯
丙戌	加味鎭陰煎	加減八物湯
丁亥	加味肉朮湯	加味芎歸湯
戊子	加減附歸湯	加味雙和湯
己丑	加味補脾湯	瀉土補腎湯
庚寅	加味牛膝木果湯	加味歸脾湯
辛卯	加味養腎湯	加味四物湯
壬辰	加味四物湯	人蔘百合湯
癸巳	加味雙和湯	一氣飮
甲午	加減二陣湯	生腎平胃湯
乙未	加減仁熟湯	加減八物湯
丙申	加減八味湯	加減五味湯
丁酉	加減六四湯	加味黃連湯
戊戌	加味溫膽湯	加味生脈散
己亥	加減養胃湯	加減八味湯
庚子	加減鎭陰煎	加減歸脾湯
辛丑	加味杞菊湯	加味鎭陰煎
壬寅	加味雙金湯	加味雙金湯
癸卯	加減養血祛風湯	加味生脈散
甲辰	加味四物湯	加味雙補湯
乙巳	加減雙補湯	加味益元湯
丙午	蔘鹿附歸湯	人蔘白朮湯
丁未	牛膝木果湯	加味雙和湯
戊申	加味補陰煎	加減八味湯
己酉	加味平肝湯	加減解鬱湯
庚戌	加味補益湯	白朮天麻湯
辛亥	加減八味湯	滋陰補益湯
壬子	蔘歸養益湯	加減四六湯

干支	天干藥	中元藥
癸丑	四鹿杞菊湯	加味補陰煎
甲寅	加減八味湯	加減八味湯
乙卯	加減杞菊湯	加減八物湯
丙辰	淸心補血湯	滋陰煎
丁巳	加味三合湯	加味四物湯
戊午	加減八味湯	降火滋陰煎
己未	陰陽雙補湯	加味健脾湯
庚申	蓰蓉牛膝湯	加減八味湯
辛酉	加味附茸湯	鹿茸大補湯
壬戌	白朮健脾湯	知栢雙和湯
癸亥	加味三生飮	加減六味湯

운기방약運氣方藥

매 태세太歲를 운運과 기氣가 동일한 운기초運氣初와 운運과 기氣가 다른 운기중運氣中으로 구분하고 천간약天干藥과 중원약中元藥을 각각의 기본처방으로 배당한다.

초초初初 · 이이二二 · 삼삼三三 · 사사四四 · 오오운기五五運氣는 각각 천간약天干藥을 기본으로 하여 가감加減하되 오운五運을 중심으로 한 처방이고, 초이初二 · 이삼二三 · 삼사三四 · 사오四五 · 오육운기五六運氣 방약은 각각 중원약中元藥을 기본으로 하여 가감방加減方하되 육기六氣를 중심으로 한 처방으로 매 태세太歲마다 10개의 처방이 존재한다. 운기방약運氣方藥의 기본처방은 육십갑자를 기준으로 매 간지마다 10개의 방方이 있으므로 600방이다.

『오운육기의학보감』의 운기방약運氣方藥은 육십갑자六十甲子 순順으로, 매每 운기運氣의 운기방약을 요약 · 정리하여, 조견표早見表로 작성하여 다음 장에 수록했다.

2. 첨부별방添附別方과 증면신방增面神方

『오운육기의학보감五運六氣醫學寶鑑』의 별록편別錄篇으로 첨부添附된 처방법으로 첨부별방의 용법은 별록에 소개되어 있다. 첨부별방과 증면신방은 운기처방運氣處方의 한계를 극복하기 위한 것으로 보인다. 그러나 이 첨부별방과 증면신방의 운용법과 방문方文은 후에 발간된 운기서적運氣書籍에는 찾아볼 수 없다.

첨부별방添附別方은 특이하게 별록에 적응증適應症과 용법이 소개되어 있으므로 이를 정리하고, 증면신방增面神方은 눈 · 귀 · 코 · 입 · 혀 · 이빨 · 목구멍 · 등 · 가슴 · 유방 · 배 · 배꼽 · 허리 · 옆구리 · 피부 · 손 · 발의 증세를 신방神方으로 나누어 요약정리하며, 첨부별방添附別方과 증면신방增面神方의 처방운용법處方運用法을 밝힌다.

별록別錄[5)]

『오운육기의학보감』의 별록에 수록된 처방으로 운기방약을 보완할 수 있는 처방이다. 별록에는 첨부별방의 병증과 용법이 기재되어 있다. 운기의학運氣醫學에서 후대後代에 전수되지 않은 처방들이다.

是以 男女老少間 五積六聚 五勞七傷 腎虛腰痛 大風 癩病 癎疾 癲癎 癲汪起 膽陽虛 乾泉 骨節虛弱 胃經不良等症 用牡筋丸

모근환은 남녀노소간의 오적육취 · 오로칠상 · 신허요통 · 대풍 · 나병 · 간질 · 전간 · 전왕기 · 담양허 · 건선 · 골절허약 · 위경불량 등 증상症狀에 사용한다.

中風不語 半身不遂 頭風 聲音不出 傷寒 運氣瘢癘 不能辨明 風熱瘡癈 頭生白屑 面鼻紫赤 風刺痛 癮疹 肺風 眼眩等症 用萬病丸

만병환은 중풍불어 · 반신불수 · 두풍 · 성음불출 · 상한운기반려불능판명 · 풍열창폐 · 두생백초 · 면비자적 · 풍자통 · 은진 · 폐풍 · 안현 등 증상症狀에 사용한다.

婦人老少病因 七情傷 經不調 不受孕胎 氣血虛弱 小腹痛 兩脇胸膈脹痛 五積六聚 痰咳喘急 感冒 風寒頭痛 四肢骨節痛 産後中風症 用續嗣牡元丹

속사모원단은 부인노소병인 칠정상 · 경부조 · 불수잉태 · 기혈허약 · 소복통 · 양협흉격창통 · 오적육취 · 담해천급 · 감모 · 풍한두통 · 사지골절통 · 산후중풍증 등에 사용한다.

男女老少間 急滯 吐瀉癨亂 腹痛 蛔蟲病 眩暈 怔忡 胸鬱症 用射香淸心丸

---

5) 趙元熙, 『五運六氣醫學寶鑑』, 南海郡, 南鮮藥業株式會社, 1938. pp.255-256.

사향청심환은 남녀노소간 급체 · 토사곽란 · 복통 · 회충병 · 현운 · 정충 · 흉울 증상症狀에 사용한다.

男女小兒 一 二 三才 以上 十五才 以內 驚風潮搐 身熱昏睡 能下痰熱 警急症 吐瀉不止 津液枯渴 慢驚 痰喘 用千金散 右五種藥 臨服時 前所用臟腑藥 煎水合服則 快蘇也

천금산은 남녀소아 1~3세 이상 15세 이내 경풍조축 · 신열혼수 · 능하담열경급증 · 토사부지 · 진액고갈 · 만경 · 담천에 사용하는데, 이상의 오종약은 복용시에 운기장부약을 전수하여 함께 복용하면 효과가 빠르다.

斯書全 以天地運氣 移人臟腑 辨論所症 有虛實溫冷之異 萬若依方治療 或差支失攝則 添付別方 四五種凡藥連服 湯水呑下則 永見決效 至於人 耳目口鼻皮膚雜病 隨其症勢 用散藥膏藥眼藥等 方劑神效無比也

즉 천지운기를 인체의 장부에 배당하여 병증은 허실온랭의 차이로 판단하는데, 만약 운기방약運氣方藥으로 치료하거나 차질을 빚을 때라도 첨부별방添附別方 사오종약을 연달아 복용하면, 탕수가 혀 밑으로 내려가는 즉시 효과가 나타나고, 인체의 귀 · 눈 · 입 · 코 · 피부 · 잡병까지도 그 증세에 따라 산약 · 고약 · 안약 등을 사용하면 방제가 신효하다고 한다.

그리고 이러한 운용법運用法은『오운육기한의학보감五運六氣漢醫學寶鑑』서문序文에도 언급되어 있는데, 운기방약을 처방하여 추호라도 부합되지 않는다면 하첨별방下添別方과 증면신방增面神方을 사용하라 하고 있고, 별록別錄에는 첨부별방添附別方 중 모근환, 만병환, 속사모원단, 사향청심환, 천금산의 사용 병증과 앞의 오종약을 장부약과 전수煎水하여 합복하면, 빨리 소생할 수 있다고 사용법을 밝히고 있다.

첨부별방添附別方

첨부添附된 별방別方은 별록別錄에 오종五種의 용법이 기재되어 있다. 방약편方藥篇의 별방은 병증이 기재되어 있지 않고, 별록에 언급된 바 없는 별방으로 만능고萬能膏가 있다. 그리고 방약편의 별방은 대인大人, 노인老人, 소인小人, 부인婦人 등으로 구분하여 가감加減할 수 있도록 구성되어 있다. 이러한 첨부별방添附別方은 후대에 계승되지 않은 것으로 본다. 별록에 언급된 별방을 정리하면 다음과 같다.

[표_031] 첨부별방添附別方

種目	摘要
牡筋丸	男女老少間 五積六聚 五勞七傷 腎虛腰痛 大風 癩病 癎疾 癲癎 癲汪起 膽陽虛 乾腺 骨節虛弱 胃經不良 等症 用
萬病丸	中風不語 半身不遂 頭風 聲音不出 傷寒 運氣瘢癘 不能辦明 風熱瘡瘊 頭生白屑 面鼻紫赤 風刺痛 癮疹 肺風 眼眩 等症 用
續嗣牡元丹	婦人老少病因 七情傷 經不調 不受孕胎 氣血虛弱 小腹痛 兩脇胸膈脹痛 五積六聚 痰咳喘急 感冒 風寒頭痛 四肢骨節痛 産後中風症 用
射香淸心丸	男女老少間 急滯 吐瀉藿亂 腹痛 蛔蟲病 眩暈 怔忡 胸鬱症 用
千金散	男女小兒 一二三歲以上 十五歲以內 驚風潮搐 身熱昏睡 能下痰熱 驚急症 吐瀉不止 津液枯渴 慢驚 痰喘 用

증면신방增面神方

증면增面된 신방神方은 발병된 인체부위별人體部位別 병증에 대한 해당 부위의 처방법이다. 이는 운기방약의 한계를 보완하는 처방법이다. 이를 요약하면 다음과 같다.

[표_032] 증면신방增面神方

種目	藥	摘要
頭	滋陰健脾湯	治脾胃眩暈膾雜
	消風散	治諸風上攻頭目眩費索耳鳴皮膚痒麻及婦人血風頭皮腫痒
	一金散	治偏正頭風來腦風尾綾骨痛牽引兩眼推題疼痛迭出或生醫膜視物不明
	川芎散	治偏頭痛
	芎辛湯	治風寒濕在腦頭痛眩暈嘔吐
	調氣湯	治氣血俱虛頭痛
面	升麻胃風湯	治胃風面腫
	淸上防風湯	淸上焦火治頭面生瘡癤風熱毒
	紅玉散	治頭上一切酒刺風刺黑壓黑班子
眼	撥雲散	治風毒上攻目眩瞖膜遮睛痒痛多淚
	洗肝明目湯	治風熱一切眼目赤腫疼痛
	速效散	治努肉紅絲白區障及白珠上有死血紅筋或上瞼胞腫如桃日夜疼痛昏暗

種目	藥	摘要
耳	芎歸散	治風邪入耳虛鳴
	滋腎湯	治腎虛耳鳴欲濕
	惡實湯	治耳內生瘡腫如櫻桃極痛
鼻	黃芩湯	治肺盛鼻孔乾燥或生瘡腫痛
	淸血湯	治酒塞
	宜藿香正氣散	方見寒門
	宜防風通聖散	方見風門
口舌	復正散	治口蝸蛇仙方蟋蟀乱塗磨左塗右右塗左小許正則流去右蟋蟀乾則滋睡磨塗
	回春散	治三生火盛口舌生瘡
	黃栢散	治涽萳
牙齒	立效散	治牙齒痛如神不可忍微惡寒飮多惡熱飮
	淸胃湯	治牙通如神此胃熱也
	一笑散	治虫牙疼不可忍殺虫神效
咽喉	勝金丹	治咽喉急閉並單蛾雙蛾結喉重舌木舌等症
	四七湯	治梅核氣妙不可迷
	消毒飮	治時行咽喉腫通並頭通及惡寒
背	煨腎散	治背癲倭足攣成廢
	通氣防風湯	治太陽經中寒濕肩背痛不可回顧乃風熱乘肺口氣鬱甚
胸	行氣飮	治內傷生冷外敢風寒又囑七情腦怒飮食塡滯胸腹脹痛
	吉更枳殼湯	治痺氣滿胸不利煩悶欲死不論寒熱痛用又傷寒結胸滿欲死腹之神效
	淸熱解鬱湯	治心痛則胃脘痛一腹立正
乳	捅泉散	治乳汁絶小或不行脹痛
	續斷湯	治乳疤初起一腹則消
	消柔方	無子飮乳乳房脹痛要消乳
腹	導氣湯	治諸般腹痛一腹立正
	平胃散	治食積腹痛
	平肝流氣飮	治脇痛及小腸並達臍症氣內外疼痛
臍	八味地黃丸	治命門陽虛飮虛流腫可牛膝茶癲滋大腹皮

種目	藥	摘要
腰	青蛾丸	治腎虛腰痛
	七氣湯	治腰滯氣痛不能久立遠行凡人失則蓋然也
	破血散瘀湯	治腰落於傷禁不能痛轉側
	補血裏腰湯	治腎虛腰痛
脇	木通散	治一諸脇筋苦痛
	柴四湯	治死血脇痛如大便堅黑桃仁承氣湯
	枳陳湯	治痰飮脇痛及咳引脇痛
皮	玄蔘湯	治傷寒發斑煩燥誠治咽喉閉
	淸肌散	治癮疹成赤白瘙痒
	治疹湯	疹初起發熱口湯呼水其發疹之此如紅雲一片大約發斑相同但斑無頭粒而疹有頭粒也頭如瘙故之狀無別也我今時四時之疹方用
手	舒經湯	治血氣凝滯經絡臂痛不飛
	消蕁丸	治痰飮流注臂痛不能飛時傷轉移
足	二妙散	治熱濕脚氣令足膝痛或赤腫脚骨間作熱痛能步履艱共令人痿蹇百用百效
	木果茱萸湯	治脚氣入腹痛喘悶欲死
	膠霜丸	治兩足痿軟久臥不起神效

3. 오운용약법五運用藥法과 육기절후용약법六氣節候用藥法

『오운육기의학보감추증석의五運六氣醫學寶鑑追增釋義』에 이르러 추가된 처방법들이다. 이러한 처방법으로는 발병 당년의 오장병五臟病 및 오래된 병에 운용하는 오운용약법五運用藥法, 육부병六腑病과 근병近病에 적용되는 육기절후용약법六氣節候用藥法으로 구분하여 수록된 처방법이다.

오운용약법五運用藥法

『오운육기의학보감』의 오운용약법五運用藥法을 요약 정리하고, 『삼인방三因方』의 오운지세五運之歲 태과불급처방법太過不及處方法과 『초창결草窓訣』의 장부보사법臟腑補瀉方을 비교한다.

1 의학보감醫學寶鑑의 오운용약법五運用藥法[6)]

오운용약법은 발병태세發病太歲의 십천간十天干을 기준으로, 발병당년發病當年의 오장병五臟病 및 오래된 병에 대한 운기용약법이다.

甲生은 發病節侯가 甲子 甲寅 甲辰 甲午 甲申 甲戌年을 말하고,
乙生은 發病節侯가 乙丑 乙卯 乙巳 乙未 乙酉 乙亥年을 말하고,
丙生은 發病節侯가 丙子 丙寅 丙辰 丙午 丙申 丙戌年을 말하고,
丁生은 發病節侯가 丁丑 丁卯 丁巳 丁未 丁酉 丁亥年을 말하고,
戊生은 發病節侯가 戊子 戊寅 戊辰 戊午 戊申 戊戌年을 말하고,
己生은 發病節侯가 己丑 己卯 己巳 己未 己酉 己亥年을 말하고,
庚生은 發病節侯가 庚子 庚寅 庚辰 庚午 庚申 庚戌年을 말하고,
辛生은 發病節侯가 辛丑 辛卯 辛巳 辛未 辛酉 辛亥年을 말하고,
壬生은 發病節侯가 壬子 壬寅 壬辰 壬午 壬申 壬戌年을 말하고,
癸生은 發病節侯가 癸丑 癸卯 癸巳 癸未 癸酉 癸亥年을 말하고,

『오운육기의학보감』의 오운용약법을 요약하면 [표_033]과 같다.

[표_033] 오운용약법五運用藥法

五運太歲	摘要	用藥
甲生	歲土太過則 病在胃經 病人若 泄瀉腹痛嘔逆滯氣則用 若 身熱頭痛 大便燥 小便赤 則此是陽症 有口渴喘滿則變用 若滯氣則變用 若有酒痰則加入 良干 瓜蔞仁 半夏 黃蓮	附子山茱萸湯 承氣湯 加味平胃散
乙生	若咳喘見血等症 若滯氣則變用	紫完湯 加味承氣湯
丙生	心經受邪 心在病 耳外有虛汗 若滯氣則加入 枳實 淸皮	黃蓮湯
丁生	肝木受邪 血氣不足也 肺金旺 若有滯氣咳喘則加入 黃芩 桑白皮 白朮 麥門冬	蓯蓉湯
戊生	火旺 故 肺金不足 病生肺經 若 血分不足 有滯氣 泄瀉 變用	麥門冬湯 加味八物湯

6) 趙元熙, 『五運六氣醫學寶鑑』, 南海郡, 南鮮藥業株式會社, 1938. pp.289-293.

五運太歲	摘要	用藥
己生	本以脾胃土不足 病在胃經也 若 有寒熱氣則 變用	白朮厚朴湯 人蔘養胃湯
庚生	肺金旺 肝木受邪 病在血分 若 有咳嗽 滯氣則 變用	牛膝木果湯 淸肺蒼榮湯
辛生	辛水不足之致 病在胃經 服時入靑鹽小許 若 有汗氣則 加入 白朮 澤瀉	五味子湯
壬生	木氣太過 胃土受邪 若 寒熱氣 瘧症氣則 加 柴胡 升麻	白朮厚朴湯
癸生	癸火不足 故 有焦 冷氣 病在心經 若 嘔逆 眩暈 精神不足 滯氣則 變用	黃芪補腎湯 淸心溫膽湯

2 『삼인방三因方』의 오운지세五運之歲 태과불급太過不及[7)]

[표_034] 오운지세五運之歲 태과불급太過不及

五運之歲	摘要	用藥
六甲年 敦阜之氣	歲土太過 雨濕流行 腎水受邪	附子山茱萸湯
六丙年 漫衍之氣	歲水太過 寒氣大行 心火受邪	黃蓮茯苓湯
六戊年 赫曦之氣	歲火太過 熱氣大行 肺金受邪	麥門冬湯
六庚年 堅成之氣	歲金太過 燥氣流行 肝木受邪	牛膝木果湯
六壬年 發生之氣	歲木太過 風氣大行 脾土受邪	苓朮湯
六乙年 從革之氣	歲金不及 炎火盛行	紫完湯
六丁年 委和之氣	歲木不及 燥內盛行	蓯蓉牛膝湯
六己年 卑監之氣	歲土不及 風氣盛行	白朮厚朴湯
六辛年 涸流之氣	歲水不及 濕內盛行	五味子湯
六癸年 伏明之氣	歲火不及 寒內盛行	黃芪補腎湯

7) 『三因方』의 내용은 『東醫寶鑑』과 『草窓訣』 등 運氣書籍에 引用된다.

3 『초창결草窓訣』의 장부보사방臟腑補瀉方[8]

[표_035] 장부보사방臟腑補瀉方

五運合紀	臟腑補瀉方		
甲辛[9]生人	甲土過克水 辛水不及 爲土受克 脾濕太過 腎水不足[10]	附子山茱萸湯 五味子湯	甲 辛
乙戊[11]生人	戊火過克金 乙金不及 爲火受克 心火太過 肺金不足[12]	麥門冬湯 紫完湯	戊 乙
丙癸[13]生人	丙水過克火 臟遇克必衰 惟心火臟 故尤克益熾癸火不及爲水受克 腎水太過必及熾 心虛心熱 丙紀受主[14]	黃蓮茯苓湯 黃芪補腎湯	丙 癸
庚丁[15]生人	庚金過克木 丁木不及 爲金受克 肺金太過 肝木不及[16]	牛膝木果湯 蓰蓉牛膝湯	庚 丁
壬己[17]生人	壬木過克土 己土不及 爲木受克 肝木太過 脾土不足[18]	苓朮湯 白朮厚朴湯	壬 己

4 고찰考察

김기욱金基郁은 오운용약五運用藥에 있어서는 『오운육기한의학보감』의 오운용약편五運用藥篇은 『초창결』 운기병증급용약편運氣病症及用藥篇의 오운태과불급五運太過不及에 따른 정방正方을 계승하고 있으며, 또한 인병人病의 증상에 따른 가감加減과 변방을 응용하고 있다고 하나,[19][20] 『오운육기한의학보감』과 『초창결』의 용약법用藥法은 다음에 설명하는 것처럼 다르다.

---

8) 尹未, 『草窓訣』, 서울, 陰陽脈診出版社, 1977. pp.64-100.
9) 甲土太過 其實而克水 故 脾土盛而腎水衰 辛水不及 其虛而反爲土克 故 水衰而土盛 合一紀.
10) 甲土가 太過하여 水를 克하고 辛水가 不及하여 土에게서 克을 받게 되니, 脾濕은 太過하고 腎水가 부족한 것이다.
11) 戊火太過 其實而克金 故 心火盛而肺金衰 乙金不及 其虛而反爲火克 故 金衰而火盛 合一紀.
12) 戊火가 太過하여 金을 克하고 乙金이 不及하여 火의 克을 받게 되니, 心火가 太過하고 肺金이 不足한 것이다.
13) 丙水太過 其實而克火 故 腎水盛而心火衰 癸火不及 其虛而反爲水克 故 火衰而水盛 合一紀.
14) 丙水가 太過하여 火를 克하는데, 대개 臟이 克을 만나면 반드시 衰하되 오직 心의 火臟은 克을 만나면 더욱 성하게 되고, 癸火는 不及하여 水의 克을 받는다. 腎水는 太過하여 心火가 도리어 성하게 되고, 心虛와 心熱은 丙紀의 主를 받는 것이다.
15) 庚金太過 其實而克木 故 肺金盛而肝木衰 丁木不及 其虛而反爲金克 故 木衰而金盛 合一紀.
16) 庚金이 太過하여 木을 克하고 丁木이 不及하여 金에게서 克을 받게 되니, 肺金이 太過하고 肝木이 不及한 것이다.
17) 壬木太過 其實而克土 故 肝木盛而脾土衰 己土不及 其虛而反爲木克 故 土衰而木盛 合一紀.
18) 壬木이 太過하여 土를 克하고 己土가 不及하여 木에게 克을 받게 되니, 肝木이 太過하고 脾土가 不足하다.
19) 金基郁, 「運氣學說의 理論 및 運用에 關한 硏究」-『黃帝內經 · 素問 · 七篇大論』을 中心으로, 東國大學校大學院 博士學位論文, 1996. p.223.
20) 金基郁, 「運氣體質에 關한 硏究」, 大韓韓醫學原典學會誌, 1996. 10(1). pp.604-605.

『초창결草窓訣』의 오운지세五運之歲 태과불급太過不及21)은『삼인방三因方』의 내용을 부록으로 첨부한 것으로『초창결』의 오운용약법五運用藥法이 아니다. 오운용약법은『오운육기의학보감』에서는 대체처방代替處方이나,『초창결』은 오운합기五運合紀를 사용한 주처방主處方으로 장부보사방臟腑補瀉方을 활용한다.『오운육기의학보감』의 오운용약법은『삼인방』을 계승한 것으로 보인다.『오운육기의학보감』의 오운용약법을『오운육기한의학보감』[22]과『오운육기한의학계만년보감』[23]이 따르고 있다.

육기절후용약법六氣節候用藥法

『오운육기의학보감』의 육기절후용약법을 살펴보고,『초창결』의 육기십이지약六氣十二支藥과 비교한다.

1 『오운육기의학보감』의 육기절후용약법[24]

육기절후용약법六氣節候用藥法은 발병태세發病太歲의 12지지地支를 중심으로, 발병당년發病當年의 육부병六腑病 및 근병近病에 대한 운기용약법運氣用藥法이다.

발병절후發病節候가 사해궐음풍목사천巳亥厥陰風木司天 소양상화재천少陽相火在泉은 을사乙巳 정사丁巳 기사己巳 계사癸巳 을해乙亥 정해丁亥 기해己亥 신해辛亥 계해년癸亥年으로 궐음풍목厥陰風木이 사천司天으로 상반년上半年을 주관하고, 소양상화少陽相火가 재천在泉이 되어 하반년下半年을 주관한다.

발병절후發病節候가 인신소양상화사천寅申少陽相火司天 궐음풍목재천厥陰風木在泉은 갑인甲寅 병인丙寅 무인戊寅 경인庚寅 임인壬寅 갑신甲申 병신丙申 무신戊申 경신庚申 임신년壬申年으로 소양상화少陽相火가 사천司天으로 상반년上半年을 주관하고, 궐음풍목厥陰風木이 재천在泉이 되어 하반년下半年을 주관한다.

발병절후發病節候가 진술태양한수사천辰戌太陽寒水司天 태음습토재천太陰濕土在泉은 갑진甲辰 병진丙辰 무진戊辰 경진庚辰 임진壬辰 갑술甲戌 병술丙戌 무술戊戌 경술庚戌 임

21) 尹草窓,『草窓訣』, 온양, 牙山郡漢醫師會, 1964. pp.135-136.
22) 天安漢醫師會,『五運六氣漢醫學寶鑑』全, 大田, 右文堂印刷社, 1964. pp.71-73.
23) 田容熏,『五運六氣 漢醫學界萬年寶鑑』(全), 서울, 世進出版社, 1976. pp.103-105.
24) 趙元熙,『五運六氣醫學寶鑑』, 南海郡, 南鮮藥業株式會社, 1938. pp.293-294.

술년壬戌年으로 태양한수太陽寒水가 사천司天으로 상반년上半年을 주관하고, 태음습토太陰濕土가 재천在泉이 되어 하반년下半年을 주관한다.

발병절후發病節候가 축미태음습토사천丑未太陰濕土司天 태양한수재천太陽寒水在泉은 을축乙丑 정축丁丑 기축己丑 신축辛丑 계축癸丑 을미乙未 정미丁未 기미己未 신미辛未 계미년癸未年으로 태음습토太陰濕土가 사천司天으로 상반년上半年을 주관하고, 태양한수太陽寒水가 재천在泉이 되어 하반년下半年을 주관한다.

발병절후發病節候가 자오소음군화사천子午少陰君火司天 양명조금재천陽明燥金在泉은 갑자甲子 병자丙子 무자戊子 경자庚子 임자壬子 갑오甲午 병오丙午 무오戊午 경오庚午 임오년壬午年으로 소음군화少陰君火가 사천司天으로 상반년上半年을 주관하고, 양명조금陽明燥金이 재천在泉이 되어 하반년下半年을 주관한다.

발병절후發病節候가 묘유양명조금사천卯酉陽明燥金司天 소음군화재천少陰君火在泉은 을묘乙卯 정묘丁卯 기묘己卯 신묘辛卯 계묘癸卯 을유乙酉 정유丁酉 기유己酉 신유辛酉 계유년癸酉年으로 양명조금陽明燥金이 사천司天으로 상반년上半年을 주관하고, 소음군화少陰君火가 재천在泉이 되어 하반년下半年을 주관한다.

『오운육기의학보감』의 육기절후용약법을 요약하면 [표_036]과 같다.

[표_036] 육기절후용약법六氣節候用藥法

六氣節候	摘要	用藥	비고
巳亥厥陰風木司天 少陽相火在泉25)	人病瘟癘或寒 右脅下 用藥則當然敷和湯 進之然姑爲停止寅申藥服用加也	敷和湯	巳亥則寅申藥
寅申少陽相火司天 厥陰風木在泉26)	心痛 陽氣不藏而咳 用藥則當然升明湯 進之然姑而停止 巳亥藥服用爲可也	升明湯	寅申則巳亥藥
辰戌太陽寒水司天 太陰濕土在泉27)	人病慘悽厚死頭痛嘔吐身熱用	靜順湯	
丑未太陰濕土司天 太陽寒水在泉28)	有關節禁固腰顀痛用法	備化湯	

25) 巳亥年. 26) 寅申年.
27) 辰戌年. 28) 丑未年.

六氣節候	摘要	用藥	비고
子午少陰君火司天 陽明燥金在泉[29]	咳嗽血溢用法	正陽湯	
卯酉陽明燥金司天 少陰君火在泉[30]	人病溫腹脹用法	審平湯	

2 『초창결草窓訣』의 육기십이지약六氣十二支藥[31]

[표_037] 『초창결草窓訣』의 육기십이지약六氣十二支藥

六氣	五運合紀	正方	代方
子午少陰君火	同乙年[32]	正陽湯	十味導赤散
卯酉陽明燥金	同戊年[33]	審平湯	瀉白散
辰戌太陽寒水	同甲辛年[34]	靜順湯	胃苓湯
丑未太陰濕土	同壬己年[35]	備化湯	不換金正氣散
寅申少陽相火	同丙癸年[36]	升明湯	龍膽瀉肝湯
巳亥厥陰風木	同丁庚年[37]	敷和湯	荊防敗毒散

3 고찰考察

『오운육기의학보감五運六氣醫學寶鑑』에서는 육기절후용약법六氣節候用藥法이라 하여 운기방약運氣方藥의 대체처방법代替處方法이고, 『초창결草窓訣』은 육기십이지약六氣十二之藥이라 하여 육기六氣를 오운五運과 합기合紀한 처방으로 정방正方과 대체처방代替處方으로 구성되어 있다. 『오운육기의학보감』의 육기절후용약법은 『오운육기한의학보감』과 『오운육기한의학계만년보감』이 이를 계승하고 있다.

29) 子午年.
30) 卯酉年.
31) 尹未, 『草窓訣』, 서울, 陰陽脈診出版社, 1977. pp.100-112.
32) 乙酉 乙卯.
33) 戊午 戊子.
34) 甲辰 甲戌 辛丑 辛未.
35) 壬辰 壬戌 己丑 己未.
36) 丙申 丙寅 癸巳 癸亥.
37) 庚寅 庚申 丁巳 丁亥.

김기욱金基郁은 육기용약六氣用藥에 있어서는『오운육기한의학보감』육기절후용약법편六氣節候用藥法篇은 역시『초창결』육십세운기주객급민병편六十歲運氣主客及民病篇의 처방과 동일하다고[38)39)] 하나,『초창결』의 육십세운기주객급민병편六十歲運氣主客及民病篇은 삼인방三因方에서 유래된 것을 부록으로 첨부한 것이고,『초창결』의 육기십이지약六氣十二之藥은 오운합기五運合紀로 운기구분運氣區分하고, 각각 정방正方과 대방代方으로 나누고 있어 독자적으로 발전된 것이다.

4. 보사재미수시환기약補瀉在味隨時換氣藥

보사재미수시환기약補瀉在味隨時換氣藥은『오운육기의학보감』을 추증追增할 때, 추가된 처방법으로 운기용약을 할 때 활용되는 오장육부의 보법補法과 사법瀉法, 오장육부의 온법溫法과 양법凉法으로 구분한 처방법이다. 먼저『오운육기의학보감』의 보사온량법補瀉溫凉法을 전재하고, 이와 유사한『초창결』의 장부파약臟腑把藥의 처방법을 전재全載하여 상호관련성을 언급한다.

의학보감醫學寶鑑의 보사재미수시환기약補瀉在味隨時換氣藥[40)]

『오운육기의학보감』에 나타난 보사재미수시환기약補瀉在味隨時換氣藥의 보사온량補瀉溫凉을 정리하면 [표_038]과 같다.

[표_038] 보사재미수시환기약補瀉在味隨時換氣藥

臟腑	補	瀉	溫	凉
心	遠志 白茯神 天門冬 兎絲子 人蔘 金銀箔 炒鹽	黃連 苦蔘 貝母 前胡 鬱金	當歸 白芍藥 吳茱萸 肉桂 蒼朮 白朮 石菖蒲	犀角 生地黃 牛黃 竹葉 朱砂 麥門冬 黃蓮 連翹

38) 金基郁,「運氣學說의 理論 및 運用에 關한 研究」-『黃帝內經·素問·七篇大論』을 中心으로, 東國大學校大學院 博士學位論文, 1996. p.223.
39) 金基郁,「運氣體質에 關한 研究」, 大韓韓醫學原典學會誌, 1996. 10(1). p.605.
40) 趙元熙,『五運六氣醫學寶鑑』, 南海郡, 南鮮藥業株式會社, 1938. pp.294-298.

臟腑	補	瀉	溫	凉
小腸	牡蠣 石斛 甘草	葱白 蘇子 續隨子 大黃	巴戟 茴香 益智仁 烏藥	茅根 通草 天花粉 黃芩 滑石 車前子
肝	木果 阿膠 川芎 山茱萸 酸棗仁 五加皮	青皮 芍藥 柴胡 前胡 犀角 秦皮 草龍膽	木香 肉桂 半夏 肉荳蔻 檳榔 蓽茇 陳皮	鱉甲 黃連 黃芩 草龍膽 草決明 柴胡 羚羊角
膽	當歸 山茱萸 酸棗仁 五味子	青皮 柴胡 黃連 木通 芍藥	半夏 生地黃 川芎 桂皮	黃連 黃芩 竹茹 柴胡 草龍膽
脾	人蔘 黃芪 白朮 茯苓 陳皮 半夏 乾薑 麥芽 山藥	巴豆 三稜 枳實 赤芍藥 大黃 青皮 神曲 山梔子	香附子 官桂 木香 肉荳蔻 益智仁	
胃	白朮 山藥 蓮實 芡仁 白扁豆 人蔘 黃芪 縮砂	巴豆 大黃 枳實 芒硝 厚朴 黑牽牛	丁香 白荳蔻 草荳蔻 乾薑 厚朴 益智仁 吳茱萸	石膏 連翹 滑石 升麻 葛根 天花粉 梔子 黃芩
肺	人蔘 黃芪 阿膠 五味子 天門冬 沙參 山藥 鹿角膠	葶藶子 桑白皮 防風 杏仁 麻黃 枳殼 紫蘇葉	陳皮 半夏 生地黃 款冬花 白荳蔻 杏仁 蘇子 喘促	知母 貝母 瓜蔞仁 吉更 天門冬 片芩 梔子 石膏

臟腑	補	瀉	溫	凉
大腸	罌粟殼 五倍子 杜冲 肉荳蔲 木香 訶子	芒硝 大黃 續隨子 桃仁 枳殼 檳榔 葱白 牽牛子	人蔘 官桂 半夏 木香 胡椒 吳茱萸	黃芩 槐花 天花粉 梔子 連翹 石膏
腎	熟芷 拘杞子 鹿茸 龜板 五味子 牛膝 杜冲	澤瀉 茯苓 豬苓 琥珀 木通	沈香 兎絲子 附子 肉桂 破古紙 栢子仁 烏梅 巴戟	知母 黃栢 牧丹皮 玄蔘 生地黃
膀胱	益智仁 石菖蒲 續斷	車前子 瞿麥 滑石 芒硝 澤瀉 豬苓 木通	茴香 烏藥 肉桂 沈香 吳茱萸	生地黃 防己 黃栢 知母 滑石 甘草
命門	肉蓯蓉 沈香 黃芪 肉桂 兎絲子 破古紙	烏藥 枳殼 大黃 芒硝 梔子 黃栢	附子 肉桂 破古紙 茴香 烏藥 乾薑 沈香	黃栢 山梔子 柴胡 知母 滑石 芒硝
三焦	人蔘 黃芪 乾薑 甘草 白朮 桂枝 益智仁	黃栢 梔子 豬苓 澤瀉 茯苓 大黃 檳榔	附子 破古紙 當歸 熟地黃 兎絲子 吳茱萸 茴香	知母 草龍膽 木通 車前子 地骨皮 黃栢 梔子

『초창결草窓訣』의 장부파약臟腑把藥[41)]

『초창결』에 나타난 장부파약臟腑把藥은 오장육부五臟六腑를 풍風·열熱·한寒·습濕·조燥·인引으로 구분하여 처방을 하고 있는데, 이를 정리하면 [표_039]과 같다.

[표_039] 장부파약臟腑把藥

臟腑	風	熱	寒	濕	燥	引
肝	川芎	氣 柴胡 血 黃芩	氣 吳萸 血 當歸	白朮 川芎	當歸	上 柴胡川芎 下 青皮
心	細辛	氣 麥冬 血 黃連	氣 桂心 血 當歸	黃連 茯苓	麥冬	上 獨活細辛
脾	升麻	氣 白芍 血 大黃	氣 吳萸 血 當歸	白朮	麻仁	上 升麻酒芍藥
肺	防風	氣 石膏 血 山梔	氣 麻黃 血 乾薑	桑白皮	杏仁	上 升麻白芷葱白
腎	獨活	氣 玄蔘 血 黃栢	氣 細辛 血 附子	澤瀉	栢實	上 獨活肉桂塩酒
胃	升麻	氣 乾葛 血 大黃		白朮		上 乾葛升麻白芷 下 石膏
大腸	白芷	氣 連翹 血 大黃	氣 白芷 血 秦艽	秦艽	硝石	上 升葛白芷 下 石膏
小腸	藁本	氣 赤茯 血 木通	氣 茴香 血 玄胡	車前子	茴香	上 藁本羌活 下 黃栢
三焦	黃芪	氣 連翹 血 地骨皮	氣 附子 血 川芎	陳皮	山藥	上 柴胡川芎 下 青皮
膀胱	羌活	氣 滑石 血 黃栢	氣 麻黃 血 桂枝	茵陳	茴香	上 藁本羌活 下 黃栢
膽		氣 連翹 血 柴胡	氣 生薑 血 川芎			上下 與肝同
包絡		氣 麥冬 血 牧丹	氣 附子 血 川芎	茗	桃仁	上 柴胡 下 青皮川芎

41) 尹未, 『草窓訣』, 서울, 陰陽脈診出版社, 1977. pp.117-118.

고찰考察

『오운육기의학보감』의 보사재미수시환기약補瀉在味隨時換氣藥은 오장육부로 나누어 각각 보사온량補瀉溫涼으로 가감방加減方을 하고 있고, 『초창결』은 장부파약臟腑把藥이라 하여 오장육부를 풍열한습조인風熱寒濕燥引으로 나누어 가감방加減方을 사용하여 서로 다른 구성과 원리에 입각하고 있다.

『오운육기의학보감』의 보사재미수시환기약補瀉在味隨時換氣藥은 『오운육기한의학보감』[42]과 『오운육기한의학계만년보감』[43]이 계승하고 있다.

5. 오행운기수용약五行運氣隨用藥

오행운기수용약五行運氣隨用藥[44]

약세인若世人이 단지 생년월일但知生年月日하고 불지일시경우不知日時境遇에는 연월운기年月運氣만 수용약隨用藥 고병증故病症은 양세기재詳細記載를 부득한 병인病人이 태어난 해와 달만 알고 태어난 일시를 알지 못하는 경우에 연월운기年月運氣만으로 용약用藥한다.

[표_040] 오행운기수용약五行運氣隨用藥

五行運氣	摘要	隨用藥
金水運入胎土運金氣生		加減八味湯
	犯房之后若有下腹痛上沖之氣則用此藥	加味雙和湯
火火運入胎木火氣生		八味湯
金火運入胎金木氣生	滿藥이지만[45] 或有房勞此用	蔘朮健脾湯
	若有咳喘血溢急糞血急症用	紫完湯

42) 天安漢醫師會, 『五運六氣漢醫學寶鑑』 全, 大田, 右文堂印刷社, 1964. pp.73-75.
43) 田容熏, 『五運六氣漢醫學界萬年寶鑑』(全), 서울, 世進出版社, 1976. pp.105-107.
44) 趙元熙, 『五運六氣醫學寶鑑』, 南海郡, 南鮮藥業株式會社, 1938. pp.299-311.
45) 原文은 "滿藥인대"로 되어 있으며, 의미는 "적합한 약이지만"이다.

五行運氣	摘要	隨用藥
木火運入胎木火氣生	進藥依本方有急心經熱則用 有犯熱則限七貼補則去知栢入白伏神一錢多多爲好	知栢雙和湯
土金運入胎金氣生	若有房熱急症에用 吐瀉有急症則一貼	八味湯
		加減治中湯
	依本方病症現上知栢雙和湯右欄	淸心溫膽湯
火土臟腑	急症七貼用	雙金散
	補藥則加味建中湯 犯房後有病則此用	加味建中湯
木木運入胎木木氣生		參胡溫膽湯
	補藥則四六湯	四六湯
	吐瀉에參胡溫膽湯	參胡溫膽湯
火火運入胎火木氣生		加味苓朮湯
	雙和湯小建中湯依本方兩藥則平生藥入干三召二 白芍藥桂枝加入爲好此右小建中湯	雙和湯
		小建中湯
木木運入胎水水氣生		香砂四物湯
土土運入胎火火氣生		加味六君子湯
金木臟腑		歸脾湯
土水運入胎木火氣生	若有滯氣則此藥中白伏令四錢重爲君熟苄二錢入用	加味八味湯
四土臟腑	若有滯則玄丸用之 若有瀉則八味湯爲君白伏令	八味湯
四金臟腑	若有滯症用萬靈丸	萬靈丸
		脾湯
木火臟腑	水不生木 若滯氣則萬病丸 若下腹이틀어오르고 단단하면[46]加入只實白芍藥桂皮	加味雙和湯
四木臟腑		加味治中湯
	若無滯則八物湯依本方	八物湯

46) 原文은 "下腹이 트러오르고 대단하면"으로 되어 있다.

五行運氣	摘要	隨用藥
四水臟腑		八味湯
	若有滯萬靈丸	萬靈丸
四火臟腑	有熱	雙和湯
	若有滯則不換金正氣散雙和湯合腹	不換金正氣散 雙和湯合腹
	若有寒熱往來小便赤口渴하면解表熱則十神湯	十神湯
土水臟腑	萬靈丸痛用	加味附子湯
水土臟腑		加味治中湯
	若裏冷有滯則胃溫疾이므로[47] 克水者土也八味湯白伏令爲君或紫莞丸用	八味湯
水金臟腑	若有滯則八味湯	八味湯
	無滯則雙和湯加麥門冬天門冬各一錢 有咳喘則黃芩貝母各八分	雙和湯加麥門冬天門冬各一錢 有咳喘則黃芩貝母各八分
水木臟腑	無滯則依本方雙和湯	雙和湯
	若有滯 寒熱往來則雙金散	雙金散
水火臟腑		芩朮四物湯
	若上熱下冷則有腹痛口逆則	鎭陰煎
水水臟腑		朮附湯
	若無滯則血虛生病用	六味湯 加 鹿茸 或八物湯 或四物湯
木水臟腑	血虛生病補血爲主	加味四物湯
	若咳嗽則肺熱有滯之症	加黃芩麥門冬各二錢
木木臟腑		治中湯
	若無滯則	雙和湯
木火臟腑		平胃散
	若無滯則	知栢雙和湯
木金臟腑		笭朮芎歸湯
	有風氣則	加味補益湯

47) 原文은 "인대"로 되어 있다.

五行運氣	摘要	隨用藥
木土臟腑	若有滯有風則冷腸也	加味八物湯
	若無滯則	雙和湯依本方
火土臟腑	木不生火故克肺有喘咳有寒熱氣則用此藥	淸肝解鬱湯
	婦人乳腫初痛無咳喘有熱則	雙和湯四物湯爲主
火金臟腑		加味生脈散
	木枯則火連心生木爲主	雙和湯四物湯
	有咳喘氣則	生脈散合四物湯
火水臟腑	若無滯則白伏令爲君 陰人則乾干 若陽人則去乾干入附子大黃只實各七分	八味湯
火木臟腑	木生火無病可也而有病則 木不能生火也	加味雙補湯
	若滯氣爲主則	大承氣湯
火火臟腑	有寒熱往來咳喘渴症則	解表湯
	寒熱無渴症則	生脈雙和湯
土木臟腑	裏冷有滯人也 若傷土之人有滯有痰氣則玄丸	加減八味湯
		平胃散
土水臟腑	下有冷胃有冷裏冷之人也	加味八物湯 兼萬病丸
	無滯有風症腰痛則	朮附湯
土火臟腑	無滯則用此藥	八味湯
	若有滯症用	萬病丸
土土臟腑	若有泄瀉 腸痛氣則	加減八味湯
	若脾胃俱冷氣有滯則	玄丸을用
金木臟腑	肺金冷有風氣克金者火也土不生金故火來克金	補中治濕湯
	少差則	萬靈丸用
金火臟腑	生金者土克金者火也土不生金故火來克金하니 水生則火不用力也故用此藥 若有咳喘則加貝母 麥門冬去心各一錢	八物湯
金土臟腑	肺冷胃冷也故土不能生金故有病者若泄瀉腹痛 則 若咳嗽喘氣則加知栢各五分	歸脾湯

五行運氣	摘要	隨用藥
金金臟腑	肺金冷者有燥氣也 若身熱頭痛寒熱往來口渴目赤則發汗爲主	加味十神湯
	若有滯症爲主則	治中湯
金水臟腑	裏冷之人用此藥	加味八味湯
	各無滯則用萬靈丸	萬靈丸

오행운기수용약五行運氣隨用藥의 활용사례活用事例[48)]

1 갑자생甲子生[49)]

大寒運生則初運이요 氣亦初氣 故土水臟腑 裏冷有滯則 付子山茱萸湯

清明運入胎則 二運氣亦二氣也 土生金하니 二運이 金이요 君火司天[50)]하고 燥金司地하니 二木故金木臟腑也 生金者土 故有滯而攻上 補腎之意 又有滯 症則復元湯 若無浮症하고 腰脚痛 身重無力則 八味湯을 依本方二十貼

芒種運入胎則 三運이요 三氣故水火 生水者金이요 克者는 土也 故上同

立秋運入胎則 四運이 木이요 四氣는 土 故木土臟腑也 生木者水也 克金者火 克木者 金也 用此藥加味雙和湯 立冬運入胎則 五運火요 六氣는 金 故火金臟腑也 水克火하니 藥則雙和湯 而若有滯氣則 去熟苄 入炒仁炒研二錢

대한운大寒運에 입태入胎되었으면, 초운초기初運初氣로 토수장부土水臟腑가 되어 속이 냉冷하고 체기滯氣가 있으면 부자산수유탕附子山茱萸湯을 처방한다.

청명운淸明運에 입태入胎되었으면, 이운이기二運二氣로 토생금土生金하니 이운二運이 금金이요, 군화君火가 사천司天하고 조금燥金이 사지司地하니, 이기二氣는 목木으로 금목장부金木臟腑가 된다. 금金을 생生하는 것은 토土이므로, 체증滯症이 있고 위를 공격하면 신腎을 보補하는 것이므로, 체증滯症이 있으면 복원환復元丸을 처방한다. 만일 무부증無

48) 趙元熙, 『五運六氣醫學寶鑑』, 南海郡, 南鮮藥業株式會社, 1938. pp.311-312.
49) 趙元熙, 『五運六氣醫學寶鑑』, 南海郡, 南鮮藥業株式會社, 1938. pp.311-312.
50) 원문에는 君火司天이 탈락되어 있어 보충했다.

浮症하고 요각통腰脚痛이 있거나 신중무력身重無力하면, 팔미탕八味湯 본방을 20첩貼을 복용한다.

망종운芒種運에 입태入胎되었으면, 삼운삼기三運三氣로 수화장부水火臟腑이다. 수水를 생生하는 것은 금金이고, 극克하는 것은 토土이다. 그러므로 위와 같은 처방을 한다.

입추운立秋運에 입태入胎되었으면, 사운四運이 목木이요, 사기四氣는 토土로 목토장부木土臟腑이다. 생목자수生木者水 · 극금자화克金者火 · 극목자금克木者金이므로 가미쌍화탕加味雙和湯을 처방하고, 입동운立冬運에 입태入胎되었으면, 오운화五運火 육기금六氣金으로 화금장부火金臟腑가 된다. 수극화水克火하니, 약은 쌍화탕雙和湯으로 처방하되 체기滯氣가 있으면 숙지황熟地黃을 빼고 초인炒仁과 초연炒硏을 이전二錢을 넣는다.

2 을축생乙丑生[51]

初運入胎則 初運初氣로 金木臟腑也
火克金 故病在肺 有咳嗽 有血痰則 用此藥 紫完湯
若有滯氣則 加入陳皮香付子 各一錢用之

二運二氣入胎則 清明春水 水火臟腑也
不能生水 故入病在肺하니 此藥上

三運三氣 有芒種하야 入胎 故木土臟腑也 克木者金也 紫完湯入
四運이 入胎하면 立秋四運이니 火요 四氣도 火야 故火火臟腑也[52]
立冬五運入胎 土金臟腑[53] 有冷氣하면 加入 付子

초운初運에 입태入胎되었으면, 초운초기初運初氣 을해운기乙亥運氣로 금목장부金木臟腑가 된다. 화극금火克金이 되어, 병은 폐경肺經에 있는데 해천咳喘과 혈담血痰이 있으면 자완탕紫菀湯을 쓰되, 체증滯症이 있으면, 진피陳皮 · 향부자香附子 각各 일전一錢을 더한다.

이운이기二運二氣에 입태入胎되었으면, 청명운淸明運 춘분기春分氣가 되어, 병자운기丙子運氣로 수화장부水火臟腑가 된다. 수水를 생生하지 못하면, 병은 폐경肺經에 있어, 자

---

51) 趙元熙, 『五運六氣醫學寶鑑』, 南海郡, 南鮮藥業株式會社, 1938. p.312.
52) 원문은 四氣도 金야 故火金臟腑也로 되어 있으나, 四氣는 火이므로 변경했다.
53) 원문은 土木臟腑로 되어 있으나, 五氣는 金氣이므로 변경했다.

완탕紫菀湯을 쓴다.

삼운삼기三運三氣에는 망종芒種이 있어 입태入胎가 되었으면, 정축운기丁丑運氣로 목토장부木土臟腑이다. 극목克木하는 것은 금金이므로 자완탕紫菀湯에 백출白朮 일전一錢을 가加하고, 사운四運에 입태入胎되었으면, 입추사운立秋四運이 되니 무인운기戊寅運氣로 화운금기火運金氣다. 화금장부火金臟腑가 되어 보중치습탕補中治濕湯, 입동오운立冬五運에 입태入胎되었으면, 기묘운기己卯運氣로 토금장부土金臟腑다. 냉기冷氣가 있으면, 보중치습탕補中治濕湯에 부자附子 오푼을 가加한다.

고찰考察

오행운기수용약五行運氣隨用藥은 조원희趙元熙가 소화昭和 11년(1936년)에 『오운육기의학보감五運六氣醫學寶鑑』을 추증追增할 때 수록된 처방법으로 그 후 『오운육기한의학보감五運六氣漢醫學寶鑑』[54]과 『오운육기한의학계만년보감五運六氣漢醫學界萬年寶鑑』[55]이 이를 계승하고 있다.

처방의 활용법이 본문에 있지 않고 처방의 말미末尾에 있어 이례적이다. 병인病人이 태어난 해와 달만 알고 태어난 날과 시를 알지 못할 때 사용되는 것으로 환자의 입태운기入胎運氣를 사용하되, 매해를 오운절후법五運節候法으로 구분하여 분류한 입태운기入胎運氣 처방법處方法이다.

오행운기수용약五行運氣隨用藥의 25가지 조합인 오운중심五運中心 운기분류運氣分類로부터 이십오유형의 운기체질運氣體質[56][57] 또는 운기運氣 25체질體質[58]의 근거를 찾는 것은 논리의 비약飛躍이다.

---

54) 天安漢醫師會, 『五運六氣漢醫學寶鑑』全, 大田, 右文堂印刷社, 1964. pp.75-80.
55) 田容熏, 『五運六氣漢醫學界萬年寶鑑』(全), 서울, 世進出版社, 1976. pp.107-111.
56) 金基郁, 「運氣學說의 理論 및 運用에 관한 硏究」-『黃帝內經 · 素問 · 七篇大論』을 中心으로, 東國大學校大學院 博士學位論文, 1996. p.235.
57) 金基郁, 「運氣體質에 關한 硏究」, 大韓韓醫學原典學會誌, 1996. 10(1). p.614.
58) 朴勇浩, 「運氣 25體質의 處方에 대한 硏究」, 世明大學校大學院 博士學位論文, 2009. p.68.

제7장

운기방약편運氣方藥篇 조견집早見集

1. 운기방약편運氣方藥篇 조견집早見集의 활용법活用法

운기의학運氣醫學을 실용화하고자 『오운육기의학보감』의 처방을 모두 도표화했다. 먼저 생년월일生年月日만으로 찾을 수 있도록 120년간의 운기분류조견표運氣分類早見表를 작성했고, 다음으로 갑자甲子에서 계해癸亥까지 60갑자甲子의 운기방약運氣方藥의 조견표早見表를 작성했으며, 별록別錄에 수록된 첨부별방添附別方과 증면신방增面神方, 발병운기절후처방법發病運氣節候處方法인 오운용약법五運用藥法과 육기절후변용법六氣節候變容法을, 가감보사방加減補瀉方에는 보사재미수시환기약補瀉在味隨時換氣藥을, 그리고 생년월生年月만 알고 태어난 일시日時를 알지 못한 경우에 사용하는 오행운기수용약五行運氣隨用藥 등으로 구분하여 조견표早見表로 작성했다.

태세太歲와 간지干支를 통하여 객운客運은 천간天干의 순행으로 객기客氣는 태세太歲의 지지地支에 해당하는 육기六氣를 사천司天 삼지기三之氣로, 이와 대칭되는 육기六氣를 재천在泉 육지기六之氣로, 지지地支의 좌간左間을 초지기初之氣로 하여 순행으로 구한다.

운기분류運氣分類의 기준이 되는 절후節候를 알 수 있도록 운기교사일運氣交司日을 표시했다. 특히 운기지서運氣之序에서는 주운主運과 객운客運의 태소상생太少相生을 표시했으며, 주운主運은 초初와 종終을 표시하여 태소太少를 구별할 수 있도록 했다.

태세太歲를 운기運氣의 초初와 중中으로 나누어 운기運氣의 초初는 천간天干이라 하여 객운客運을 중심으로 한 천간약天干藥으로 용약用藥하고, 운기運氣의 중中에는 중원中元이라 하여 객기客氣를 중심으로 한 중원약中元藥으로 용약用藥한다.

매每 운기분류運氣分類에 간지干支의 조합을 표시하여 쉽게 운기運氣의 속성을 이해할 수 있도록 했다.

운기조견표運氣早見表의 활용법活用法

가령 출생일出生日이 양력 2013년 10월 5일 18시(陰曆 二千十三年 九月 一日 酉時)생生이라고 할 때, [표_149] 운기조견표運氣早見表(2013年 癸巳)를 살펴보면, 다음과 같다.

[표_149] 운기조견표運氣早見表 (2013년 계사癸巳)

年	干支		運	1	2	3	4	5
2013	癸巳	同歲會 順化		癸	甲	乙	丙	丁
			氣	辰 ②	**巳 ③**	午 ④		
				卯 ①	**申 ⑥**	未 ⑤		

陽曆	陰曆	運氣			陽曆	陰曆	運氣		
1/20~3/19	12/9~2/8	初初	**癸卯**	火金	3/20~4/1	2/9~2/21	初二	**癸辰**	火水
4/2~5/20	3/22~4/11	二二	**甲辰**	土水	5/21~6/7	4/12~4/29	二三	**甲巳**	土木
6/8~7/22	4/30~6/15	三三	**乙巳**	金木	7/23~8/12	6/16~7/6	三四	**乙午**	金火
8/13~9/22	7/7~8/18	四四	**丙午**	水火	9/23~11/15	8/19~10/13	四五	**丙未**	水土
11/16~11/21	10/14~10/19	五五	**丁未**	木土	11/22~1/19	10/20~12/19	五六	**丁申**	木 相火

運氣交司日					運氣之序				
大寒	清明前三	芒種后三	立秋后六	立冬后九	少徵	太宮	少商	太羽終	太角初
春分	小滿	大暑			太陽寒水	厥陰風木	少陰君火		
大寒	小雪	秋分			陽明燥金	少陽相火	太陰濕土		

왼쪽 상단은 연年과 간지干支의 관계를 표시했다. 2013년은 계사년癸巳年이다. 상단 중앙부위는 태세太歲의 운기상합運氣相合을 표시했다. 계사년癸巳年은 동세회同歲會이고 순화년順化年이다.

오른쪽 상단부위의 운運은 아라비아 숫자로 객운客運의 순서를 표시했고, 십간十干으로 객운客運을 표시했으며, 기氣는 아라비아 숫자로 객기客氣의 순서를 표시했고, 십이지지十二地支로 객기客氣를 표시했다. 이 운運과 기氣의 십간十干과 십이지十二支를 화기오행化氣五行을 전환하면 객운客運과 객기客氣가 도출된다.

객운客運; 초운初運은 계癸로 화운불급火運不及이 되고, 이운二運은 갑甲으로 토운태과土運太過가 되며, 삼운三運은 을乙로 금운불급金運不及이고, 사운四運은 병丙으로 수운태과水運太過가 되며, 오운五運은 정丁으로 목운불급木運不及이 된다.

육기六氣; 초지기初之氣는 묘卯이므로 양명조금陽明燥金 대화자對化者이고, 이지기二之氣는 진辰이므로 태양한수太陽寒水 정화자正化者이고, 삼지기三之氣는 사천司天으로 사

巳는 궐음풍목厥陰風木 대화자對化者이며, 사지기四之氣는 오午로 소음군화少陰君火로 정화자正化者이고, 오지기五之氣는 미未로 태음습토太陰濕土 정화자正化者이고, 육지기六之氣는 재천在泉으로 신申은 소양상화少陽相火로 대화자對化者이다.

중단의 윗부분은 운기運氣의 초初와 중中으로 표시하여 운기초運氣初에는 운運과 기氣가 같은 구간(初初 二二 三三 四四 五五)으로, 운기중運氣中은 운運과 기氣가 다른 구간(初二 二三 三四 四五 五六)으로 구분하고 있다.

운기구간運氣區間을 음력陰曆과 양력陽曆으로 구분하여 해당일의 운기運氣를 보면 운기運氣를 계산함이 없이 바로 해당운기該當運氣를 알 수 있도록 했다. 그리고 운기구분運氣區分은 먼저 운기구분運氣區間 · 해당간지該當干支 · 해당오행운기該當五行運氣로 표시했다. 가령 양력 2013년 10월 5일생이라면 운기조견표상運氣早見表上으로 운기運氣를 구하면, 운기중運氣中에 해당되는 사오四五 병미丙未 수토운기水土運氣에 해당한다. 이는 계사년癸巳年 사운四運 오기五氣로 병丙은 수운태과水運太過이고 미未는 태음습토太陰濕土 정화자正化者이므로 수토운기水土運氣에 해당한다.

하단의 왼쪽부분은 운기교사일運氣交司日을 24절후로 표시했다. 운運의 교사일交司日은 초운初運은 전년도前年度 대한일大寒日부터 청명전사일淸明前四日까지, 이운二運은 청명전삼일淸明前三日부터 망종후이일芒種後二日까지, 삼운三運은 망종후삼일芒種後三日부터 입추후오일立秋後五日까지, 사운四運은 입추후육일立秋後六日부터 입동후팔일立冬後八日까지, 오운五運은 입동후구일立冬後九日부터 대한전일大寒前日까지 용사한다.

육기六氣의 교사일交司日은 초지기初之氣는 전년도前年度 대한일大寒日부터 춘분전일春分前日까지, 이지기二之氣는 춘분일春分日부터 소만전일小滿前日까지, 삼지기三之氣는 소만일小滿日부터 대서전일大暑前日까지, 사지기四之氣는 대서일大暑日부터 추분전일秋分前日까지, 오지기五之氣는 추분일秋分日부터 소설전일小雪前日까지, 육지기六之氣는 소설일小雪日부터 대한전일大寒前日까지 용사한다.

하단의 오른쪽 부위는 운기지서運氣之序로 운運과 객기客氣를 오음五音으로 표시했다. 그리고 주운主運의 태소상생太少相生을 찾을 수 있도록, 초初와 중中으로 구분했다.

주운主運; 초운初運은 태각太角이므로 목운태과木運太過이고, 이운二運은 소치少徵이므로 화운불급火運不及이고, 삼운三運은 태궁太宮으로 토운태과土運太過이고, 사운四運은 소상少商으로 금운불급金運不及이고, 오운五運은 태우太羽로 수운태과水運太過이다.

객기客氣; 초지기初之氣는 양명조금陽明燥金이고, 이지기二之氣는 태양한수太陽寒水이고, 삼지기三之氣는 궐음풍목厥陰風木이고, 사지기四之氣는 소음군화少陰君火이고, 오지기五之氣는 태음습토太陰濕土이고, 육지기六之氣는 소양상화少陽相火이다.

출생일出生日이 양력 2013년 10월 5일 18시(陰曆 二千十三年 九月 一日 酉時)생生의 출생운기出生運氣는 먼저 2013년의 운기조견표상運氣早見表上에서 구하면 계사년癸巳年 운기運氣의 중中으로 사오四五 병미丙未 수토운기水土運氣에 해당한다. 입태운기入胎運氣의 경우에도 이와 같이 찾으면 된다. 다만 입태운기入胎運氣는 입태일入胎日을 알아야 구할 수 있는 데, 본문에서 출생일出生日과 입태일入胎日의 관계를 자세히 설명했으므로 이곳에서는 생략한다.

운기방약조견표運氣方藥早見表의 활용법活用法

[표_196] 운기방약조견표運氣方藥早見表(계사癸巳)

<table>
<tr><td rowspan="4">癸巳</td><td rowspan="4">同歲會 順化</td><td rowspan="2">運</td><td>1</td><td>2</td><td>3</td><td>4</td><td>5</td></tr>
<tr><td>癸</td><td>甲</td><td>乙</td><td>丙</td><td>丁</td></tr>
<tr><td rowspan="2">氣</td><td colspan="2">辰 ②</td><td colspan="2">巳 ③</td><td>午 ④</td></tr>
<tr><td colspan="2">卯 ①</td><td colspan="2">申 ⑥</td><td>未 ⑤</td></tr>
</table>

<table>
<tr><td rowspan="3">運氣交司日</td><td>大寒</td><td>清明前三</td><td>芒種后三</td><td>立秋后六</td><td>立冬后九</td><td rowspan="3"></td><td rowspan="3">運氣之序</td><td>少徵</td><td>太宮</td><td>少商</td><td>太羽終</td><td>太角初</td></tr>
<tr><td colspan="2">春分</td><td colspan="2">小滿</td><td>大暑</td><td colspan="2">太陽寒水</td><td colspan="2">厥陰風木</td><td>少陰君火</td></tr>
<tr><td colspan="2">大寒</td><td colspan="2">小雪</td><td>秋分</td><td colspan="2">陽明燥金</td><td colspan="2">少陽相火</td><td>太陰濕土</td></tr>
</table>

<table>
<tr><td>天干藥</td><td colspan="2">加味雙和湯</td><td>中元藥</td><td colspan="2">一氣飲</td></tr>
<tr><td>初初火金</td><td>心肺經火痰上焦虛熱怔忡頭痛肢痛下焦冷腎水不足</td><td>去天干藥用清金降火湯</td><td>初二火水</td><td>裏冷心虛消化不良寒熱來往肢節痛頭痛</td><td>用中元藥</td></tr>
<tr><td>二二土水</td><td>胃經冷痰虛煩症下焦冷濕骨節痛</td><td>用天干藥</td><td>二三土木</td><td>胃經不足消化不良精神不足乾咳或吐血陰搔痒多</td><td>去中元藥用加味四六湯</td></tr>
</table>

天干藥	加味雙和湯		中元藥	一氣飮	
三三金木	心冷消化不良乾咳喘急眩暈骨節痛或血症	用天干藥	三四金火	肺金旺胸脇骨節痛眩暈咳嗽嘔吐胃虛	用天干藥
四四水火	心冷消化不良乾咳喘急眩暈骨節痛或血症	用天干藥	四五水土	裏冷胃經濕痰四肢骨節痛精神眩暈夢中受邪故寒氣來傷	去中元藥用加味六陳湯
五五木土	肝經血風胃經不足消化不良精神不足或皮膚痒症骨節痛寒熱往來	去天干藥用加味四六湯	五六木火	肝經驚血胃經不良消化不良精神眩暈陰陽俱虛或嘔吐血痰	去中元藥用加味滋陰煎

운기방약조견표運氣方藥早見表는 육십갑자六十甲子 간지순干支順으로 작성했다. 상단의 왼쪽부위는 태세太歲의 간지干支를 표시했고, 상단의 중앙부위는 운기상합運氣相合의 관계를 표시했으며, 오른쪽부위는 운運과 기氣의 구성 원리를 쉽게 파악할 수 있도록 운運은 십간十干으로, 기氣는 십이지지十二地支로 표시하여, 이로부터 화오행化五行을 도출할 수 있도록 했다. 상단의 아래 왼쪽부위는 운기교사일運氣交司日을 절후節候로 표시했고, 상단의 아래 오른쪽부위는 운기지서運氣之序로 주운主運의 태소상생太少相生과 객기客氣를 표시했다.

중단은 운기조견표상運氣早見表上의 운기運氣의 초初를 운기방약運氣方藥에서는 천간약天干藥으로 명명하고 천간天干의 기본방약基本方藥을 표시했고, 운기조견표상運氣早見表上의 운기運氣의 중中을 운기방약運氣方藥에서는 중원약中元藥이라고 명명하고 중원中元의 기본방약을 표시했다.

운기분류運氣分類는 운기조견표상運氣早見表上의 분류와 같이 운기運氣의 초初에는 운運과 기氣가 같은 구간으로 초초初初 이이二二 삼삼三三 사사四四 오오운기五五運氣로 분류하고, 매운기每運氣마다 병증을 정리하고 방약方藥은 천간약天干藥과의 관계를 고려하여 용약하고 있으며, 운기運氣의 중中에는 운運과 기氣가 다른 구간으로 초이初二 이삼二三 삼사三四 사오四五 오육운기五六運氣로 분류하고, 매운기每運氣마다 병증을 정리하고 방약方藥은 중원약中元藥과의 관계를 고려하여 용약한다.

출생일出生日이 양력 2013년 10월 5일 18시(陰曆 二千十三年 九月 一日 酉時)생生의 출

생운기出生運氣는 먼저 2013년의 운기조견표상運氣早見表上에서 구하면 계사년癸巳年 운기運氣의 중中으로 사오四五 병미丙未 수토운기水土運氣에 해당한다.

이렇게 운기조견표運氣早見表로 구한 계사년癸巳年 사오운기四五運氣는 운기방약조견표運氣方藥早見表에서 찾아보면, 계사년癸巳年이므로 계사년癸巳年의 운기방약運氣方藥을 먼저 찾고, 사오운기四五運氣는 운기運氣의 중中에 해당하므로 중원약中元藥은 일기음一氣飮이 공통 기본방基本方이다. 계사년癸巳年 사오四五 수토장부水土臟腑는 이랭裏冷위경습담胃經濕痰 사지골절통四肢骨節痛 정신현훈精神眩暈 몽중수사夢中受邪 고한기래복故寒氣來傷하는 병증이고, 방약方藥은 거중원약용去中元藥用 가미육진탕加味六陳湯이다. 이는 계사년癸巳年의 중원中元의 구간區間에 해당하므로 원칙적으로는 일기음一氣飮이 중원中元의 공통 기본약基本藥이나 사오운기四五運氣의 경우에는 일기음一氣飮을 빼고 가미육진탕加味六陳湯으로 용약한다는 뜻이다. 다른 간지干支의 운기방약運氣方藥도 이와 같이 조견표早見表를 활용하면 된다.

2. 운기조견표運氣早見表

매년도每年度의 음력陰曆, 양력陽曆, 간지干支 등 어느 하나만 알더라도『오운육기의학보감』의 운기방약편運氣方藥篇을 용이하게 활용할 수 있도록, 운기방약運氣方藥의 120년간의 태세별太歲別 운기조견표運氣早見表를[표_047] 1911년 신해辛亥에서 [표_166] 2030년 경술庚戌까지 만들어【부록1】에 수록했다.

3. 운기방약조견표運氣方藥早見表

운기방약편運氣方藥篇의 처방 내용을 육십갑자순六十甲子順으로 [표_167] 갑자甲子에서 [표_226] 계해癸亥까지 도표화한 운기방약조견표運氣方藥早見表를 만들어【부록2】에 수록했다.

4. 첨부별방조견표添附別方早見表와 증면신방조견표增面神方早見表

운기방약편運氣方藥篇의 첨부별방添附別方의 조견표早見表는 [표_031] 첨부별방添附別

方과 [표_032] 증면신방增面神方으로 앞에 수록되어 있다.

5. 오운용약법조견표五運用藥法早見表와 육기절후용약법조견표六氣節候用藥法早見表

운기방약편運氣方藥篇의 오운용약법조견표五運用藥法早見表와 육기절후용약법조견표六氣節候用藥法早見表는 [표_033] 오운용약법五運用藥法과 [표_036] 육기절후용약법六氣節候用藥法으로 앞에 수록되어 있다.

6. 보사재미수시환기약조견표補瀉在味隨時換氣藥早見表

운기방약편運氣方藥篇의 보사재미수시환기약조견표補瀉在味隨時換氣藥早見表는 [표_038] 보사재미수시환기약補瀉在味隨時換氣藥으로 앞에 수록되어 있다.

7. 오행운기수용약조견표五行運氣隨用藥早見表

운기방약편運氣方藥篇의 오행운기수용약조견표五行運氣隨用藥早見表는 [표_040] 오행운기수용약五行運氣隨用藥으로 앞에 수록되어 있다.

제8장

운기체질론運氣體質論에 대한 고찰考察

『오운육기의학보감』에는 체질에 관한 직접적인 기술은 없다. 그러나 운기의학運氣醫學은 인체에 영향을 미치는 운기運氣를 전제로 하여 체계화된 학문으로 체질과의 관련성을 부인할 수 없으므로, 먼저 운기運氣 전문서적의 운기관련運氣關聯 체질론體質論을 살펴보고, 다음으로『오운육기의학보감』과 운기체질론運氣體質論의 관계에 관하여 논하고자 한다.

현재까지 운기運氣 관련서적에 나타난 운기체질론運氣體質論은 운기상합運氣相合의 분류에 따른 운기체질론과 객기客氣를 유형화類型化한 삼음삼양체질론三陰三陽體質論, 운기사상체질론運氣四象體質論, 좌우체질론左右體質論과 이십오유형二十五類型의 운기체질運氣體質들로 분류할 수 있다.

1. 운기체질론運氣體質論

운기상합運氣相合의 분류分類에 따른 운기체질론運氣體質論

1 입태오운入胎五運 10체질론體質論

입태운入胎運을 기준으로 한, 오운五運의 태과太過 불급不及에 따른 체질구분體質區分으로 입태오운入胎五運 10체질體質을 말한다.[1]

木運의 太過 不及에 따라 發生 委和體質을
火運의 太過 不及에 따라 赫曦 伏明體質을
土運의 太過 不及에 따라 敦阜 卑監體質을
金運의 太過 不及에 따라 堅成 從革體質을
水運의 太過 不及에 따라 流衍 涸流體質을 구분한다.

오운五運은 태과太過 · 불급不及으로 나누고, 각각의 태과太過 · 불급不及은 육기六氣와 결합하여 60체질體質을 형성한다. 이러한 60체질 가운데서 주도적으로 작용하는 것은 오운五運이므로 오운의 태과불급太過不及에 따른 체질로 분류하여 '입태오운入胎五運 10체질體質'이라고 명명한다.

---

1) 朴錫紀, 「運氣體質과 電子脈診」, 大韓韓醫學會脈診學會誌, 1996. 2.

❷ 운기運氣 25체질론體質論

출생운出生運 또는 입태운入胎運의 오운五運과 객기客氣 중에서 군화君火와 상화相火는 화火에 속하므로 객기客氣는 다섯 가지 오행五行으로 구분하여 객운客運과 객기客氣를 배합하면 25가지의 운기체질運氣體質이 된다.[2]

❸ 운기運氣 60체질론體質論

운기運氣 25체질體質에다 오운五運의 태과太過 불급不及으로 구분하면 60가지의 운기체질運氣體質이 된다.[3][4] 이 60가지 장부체질유형臟腑體質類型 중 첫째 동오행同五行인 목목木木 화화火火 토토土土 금금金金 수수水水의 태과太過 불급不及의 12유형類型은 장부허실臟腑虛實이 상반相反되게 나타나고, 둘째 상극相克인 목토木土 토수土水 수화水火 화금火金 금목金木의 태과太過 불급不及의 24유형類型은 운기장부運氣臟腑는 상동相同으로 나타나고, 셋째 상생相生인 목화木火 화토火土 토금土金 금수金水 수목水木의 태과太過 불급不及 등 24유형類型은 장부臟腑가 상반相反되게 나타난다.

삼음삼양체질론三陰三陽體質論

인체에 가장 많은 영향을 미치는 것은 객운客運과 객기客氣인데, 그중에서도 객기客氣가 지배적인 역할을 하므로 객기客氣에다 체질體質의 이름을 명명하여 궐음풍목체질厥陰風木體質・소음군화체질少陰君火體質・태음습토체질太陰濕土體質・소양상화체질少陽相火體質・양명조금체질陽明燥金體質・태양한수체질太陽寒水體質로 구분하고, 이 중에서 궐음풍목체질厥陰風木體質・소음군화체질少陰君火體質・태음습토체질太陰濕土體質은 삼음체질三陰體質이고, 소양상화체질少陽相火體質・양명조금체질陽明燥金體質・태양한수체질太陽寒水體質은 삼양체질三陽體質로 분류한다.[5]

삼음체질三陰體質의 특징은 (內寒과 外溫) 비교적 내장內臟 부속은 체온이 차고 수족手足은 따스하다. 인삼人蔘・부자附子 등 10제가 부작용 없이 잘 맞고 소화기능이 좋고 술도

---

2) 朴勇浩, 「運氣 25體質의 處方에 대한 硏究」, 世明大學校大學院 博士學位論文, 2009.

3) 金基郁, 「運氣學說의 理論 및 運用에 관한 硏究」 -『黃帝內經・素問・七篇大論』을 中心으로, 東國大學校大學院 博士學位論文, 1996. pp.214-215.

4) 60가지 장부체질유형이라고 한다.

5) 鄭圭錬, 『五運六氣핸드북』, 서울, 弘陵科學出版社, 2001. 들어가기4.

잘 할 수 있으나, 전염성傳染性 질병에는 약하다. 찬 음식을 싫어하고 음체질陰體質은 비교적 살이 찌는 형이 많다.

삼양체질三陽體質의 특징은 (內溫과 外寒) 비교적 내장內臟 부속의 열기가 많고 수족은 냉冷하다. 인삼人蔘 · 부자附子에 부작용이 있기 쉽고 몸에 큰 이득이 없다. 신경성 소화불량이 있고 술도 좋아하지 않으며 전염병에 강하다. 찬 음식을 즐기고 양체질陽體質은 비교적 살이 잘 찌지 않고 메마른 편이다.[6)]

선인先人들의 논설論說을 보면 입태체질약入胎體質藥으로 효과가 약하면 출생체질약出生體質藥으로 대치하여 복용하면 치병이 된다고 했으나, 지금은 출산시出産時 제왕수술도 많이 하고, 촉진제로 조산도 많이 하므로 정확한 입태일入胎日을 찾을 수 없어 입태일入胎日로 체질體質을 감정鑑定하기 어렵다. 출생일出生日로 체질을 감정하더라도 정확한 편이므로 자기의 출생 연월일을 찾아서 해당되는 객기客氣의 끝에 체질이 자신의 체질이 된다.[7)]

운기사상체질론運氣四象體質論

운기사상체질運氣四象體質은 운기運氣 중에서 객기客氣를 위주로 체질을 분류한다. 객기客氣의 삼음삼양三陰三陽을 태양太陽 · 소양少陽 · 태음太陰 · 소음少陰의 사상四象으로 재분류再分類하여 체질론體質論을 구성한다. 다만 궐음厥陰은 소음少陰으로 양명陽明은 소양少陽으로 본다. 운기사상체질運氣四象體質은 출생일出生日의 운기運氣를 위주로 하는 출생운기사상체질出生運氣四象體質과 입태일入胎日의 운기運氣를 중심으로 하는 입태운기사상체질入胎運氣四象體質로 대별할 수 있다.

1 입태운기사상체질론入胎運氣四象體質論

사람의 입태일入胎日을 먼저 알고, 해당 입태운기入胎運氣의 해당 객기客氣를 사상四象으로 전환하여 체질을 감별鑑別한다.[8)9)]

6) 鄭圭鍊, 『五運六氣핸드북』, 서울, 弘陵科學出版社, 2001. 들어가기4.
7) 鄭圭鍊, 『五運六氣핸드북』, 서울, 弘陵科學出版社, 2001. 들어가기7.
8) 金于齋, 『仙人秘傳 五運六氣治病藥法』, 서울, 明文堂, 1986. pp.39-43, 50-52.
9) 崔盛植, 『五運六氣處方學』, 서울, 東洋書籍, 1997. pp.10-12, 25-26.

[표_041] 사해년巳亥年 입태인入胎人

巳亥年 入胎運氣	客氣	臟腑	四象
一氣	陽明 燥金	金	少陽人
二氣	太陽 寒水	水	太陽人
三氣	厥陰 風木	木	少陰人
四氣	少陰 君火	火	少陰人
五氣	太陰 濕土	土	太陰人
六氣	少陽 相火	火	少陽人

[표_042] 자오년子午年 입태인入胎人

子午年 入胎運氣	客氣	臟腑	四象
一氣	太陽 寒水	水	太陽人
二氣	厥陰 風木	木	少陰人
三氣	少陰 君火	火	少陰人
四氣	太陰 濕土	土	太陰人
五氣	少陽 相火	火	少陽人
六氣	陽明 燥金	金	少陽人

[표_043] 축미년丑未年 입태인入胎人

丑未年 入胎運氣	客氣	臟腑	四象
一氣	厥陰 風木	木	少陰人
二氣	少陰 君火	火	少陰人
三氣	太陰 濕土	土	太陰人
四氣	少陽 相火	火	少陽人
五氣	陽明 燥金	金	少陽人
六氣	太陽 寒水	水	太陽人

[표_044] 인신년寅申年 입태인入胎人

寅申年 入胎運氣	客氣	臟腑	四象
一氣	少陰 君火	火	少陰人
二氣	太陰 濕土	土	太陰人
三氣	少陽 相火	火	少陽人
四氣	陽明 燥金	金	少陽人
五氣	太陽 寒水	水	太陽人
六氣	厥陰 風木	木	少陰人

[표_045] 묘유년卯酉年 입태인入胎人

卯酉年 入胎運氣	客氣	臟腑	四象
一氣	太陰 濕土	土	太陰人
二氣	少陽 相火	火	少陽人
三氣	陽明 燥金	金	少陽人
四氣	太陽 寒水	水	太陽人
五氣	厥陰 風木	木	少陰人
六氣	少陰 君火	火	少陰人

[표_046] 진술년辰戌年 입태인入胎人

辰戌年 入胎運氣	客氣	臟腑	四象
一氣	少陽 相火	火	少陽人
二氣	陽明 燥金	金	少陽人
三氣	太陽 寒水	水	太陽人
四氣	厥陰 風木	木	少陰人
五氣	少陰 君火	火	少陰人
六氣	太陰 濕土	土	太陰人

2 출생운기사상체질론出生運氣四象體質論

출생일出生日의 해당 운기運氣로부터 도출導出된 해당 객기客氣를 입태운기사상체질入胎運氣四象體質과 같이 사상四象으로 전환하여 체질을 감별鑑別한다. 체질의 명칭 및 구분은 입태운기사상체질入胎運氣四象體質과 같다.

좌우체질론左右體質論

입태入胎와 출생出生의 간지상합법칙干支相合法則에 따라 인체人體에 있어서 우측右側은 음陰으로 오행五行 중의 금金이고 수렴작용收斂作用을 하고, 방위로는 서西이다. 계절季節로는 가을에 해당하는 등의 음陰적인 작용을 하므로, 인체의 우측을 금金의 작용作用으로 보아 입태시入胎時 운기運氣에 따라 우측右側을 선천체질先天體質로 분류한다. 반면에 인체人體의 좌측左側은 이와 상반相反된 작용作用으로 양陽이며 목木이고 방위는 동東이다. 계절로는 봄에 해당하며 작용에 있어서는 만물의 소생이고, 용수철같이 튀어나오는 힘을 의미하므로, 출생운기出生運氣에 따라 후천체질後天體質을 좌측체질左側體質로 삼는

다.[10]

동오행체질同五行體質과 상생오행체질相生五行體質은 장臟과 부腑의 허실虛實이 같지 않으나, 상극체질相克體質은 장臟과 부腑의 허실虛實이 같다.[11]

2. 운기체질론運氣體質論과 『오운육기의학보감』

앞에서 살펴본 운기체질론運氣體質論은 원칙적으로 객운客運과 객기客氣를 기준으로 구분하고 있으며, 입태운기入胎運氣와 출생운기出生運氣를 포함하여 설명하고 있다.

입태오운入胎五運 10체질론體質論은 입태운入胎運을 기준으로 태과太過 불급不及에 따라 분류한 것이나 출생운出生運과 객기客氣를 배제하고 분류하여, 체질론體質論으로서는 무리한 주장으로 보인다.

운기運氣25체질론體質論과 운기運氣60체질론體質論은 상화相火와 군화君火를 구분하지 않고, 장臟과 부腑의 오행五行을 기준으로 단순히 분류하여, 운기분류運氣分類 유형을 제대로 포섭하지 못하고 있다.

운기사상체질론運氣四象體質論은 출생일出生日 또는 입태일入胎日의 객기客氣만을 기준으로 하되 소음少陰과 궐음厥陰을 소음인少陰人으로, 태음太陰은 태음인太陰人으로, 소양少陽과 양명陽明은 소양인少陽人으로, 태양太陽은 태양인太陽人으로 한 사상체질론四象體質論이다. 또한 운기삼음삼양체질運氣三陰三陽體質은 입태일入胎日 또는 출생일出生日의 객기客氣를 체질로 바꿔 설명하고 있다. 이는 객기客氣만을 기준으로 보면 운기사상체질運氣四象體質보다는 합리적인 분류로 보인다.

좌우체질론左右體質論은 『오운육기의학보감五運六氣醫學寶鑑』의 운기분류運氣分類를 전제로 입태운기入胎運氣를 우측右側의 선천체질先天體質로 출생운기出生運氣를 좌측左側의 후천체질後天體質로 구체화하고 있다. 좌우측체질론左右側體質論의 분류 기준은 경험적으로 사용하고 있으나, 아직 학계의 인정을 받고 있지 않다.

『오운육기의학보감』의 운기방약처방運氣方藥處方은 앞에서 언급된 운기체질론運氣體質論을 포섭하고 있으므로 별도로 운기체질運氣體質을 논할 필요가 없다. 『오운육기의학보

10) 具翰書, 『生命醫學』, 서울, 寒暑出版社, 1996.
11) 具翰書, 『生命醫學』, 서울, 寒暑出版社, 1996. p.329.

감』의 운기방약運氣方藥은 객운客運과 객기客氣를 조합한 상세한 처방이므로 이른바 운기체질처방運氣體質處方이다.

3. 25유형類型의 운기체질運氣體質과 처방에 관한 고찰考察

김기욱金基郁의 25유형類型의 운기체질運氣體質과 처방處方[12)13)]

김기욱은 『한의학보감漢醫學寶鑑』 오행운기수용약五行運氣隨用藥편이 25유형類型의 운기체질運氣體質과 처방을 제시하고 있다고 주장하면서, 이를 살펴보면 다음과 같다고 한다.

○목목장부木木臟腑; 치중탕治中湯, 목화장부木火臟腑; 평위산平胃散(하통 22) · 지백쌍화탕 知柏雙和湯, 목금장부木金臟腑; 영출궁귀탕苓朮芎歸湯 · 가미보익탕加味補益湯, 목토장부木土臟腑; 가감팔미탕加味八味湯 · 쌍화탕雙和湯(상통 31), 목수장부木水臟腑; 가미사물탕加味四物湯

○화토장부火土臟腑; 청간해울탕淸肝解鬱湯(중통 141) · 쌍화탕 雙和湯(상통 31) · 사물탕四物湯(상통 68), 화금장부火金臟腑; 가미생맥산 加味生脈散 · 생맥산합사물탕生脈散合四物湯, 화수장부火水臟腑; 팔미탕八味湯, 화목장부火木臟腑; 가미쌍화탕加味雙和湯, 화화장부火火臟腑; 해표탕 · 생맥쌍화탕生脈雙和湯.

○토목장부土木臟腑; 가감팔미탕加減八味湯 · 평위산平胃散(하통 22), 토수장부土水臟腑; 가미팔물탕加味八物湯 · 만령환萬靈丸 · 출부탕朮附湯, 토목장부土木臟腑; 복원탕復元湯, 토화장부土火臟腑; 팔미탕八味湯, 토토장부土土臟腑; 가감팔미탕 加減八味湯.

○금목장부金木臟腑; 보중치습탕補中治濕湯(중통 60), 금화장부金火臟腑; 팔물탕八物湯(상통 32), 금토장부金土臟腑; 귀비탕歸脾湯(상통 66), 금금장부金金臟腑; 가미십신탕加味十神湯 · 치중탕治中湯, 금수장부金水臟腑; 가미팔미탕加味八味湯.

---

12) 金基郁, 「運氣學說의 理論 및 運用에 關한 硏究」 -『黃帝內經 · 素問 · 七篇大論』을 中心으로, 東國大學校大學院 博士學位論文, 1996. p.235.

13) 金基郁, 「運氣體質에 關한 硏究」, 大韓韓醫學原典學會誌, 1996. 10(1). p.614.

○수토장부水土臟腑; 가미치중탕加味治中湯 · 자완환紫菀丸, 수금장부水金臟腑; 팔미환八味丸 · 쌍화탕雙和湯(상통 31), 수목장부水木臟腑; 쌍금산 雙金散, 수화장부水火臟腑; 영출사물탕苓朮四物湯 · 진도전, 수수장부水水臟腑; 영출탕苓朮湯 · 육미탕六味湯 · 팔미탕八味湯 · 사물탕四物湯(상통 68)이라고 했다.

『오운육기한의학보감五運六氣漢醫學寶鑑』의 오행운기수용약五行運氣隨用藥은 병인病人이 태어난 해와 달만 알고 태어난 날과 시간을 알지 못하는 경우에 입태년월入胎年月의 오행운기五行運氣만으로 간략하게 약을 처방하는 법法을 기술한 것으로 『오운육기한의학보감』의 추증록追增錄에 수록收錄된 처방법處方法이다.

병인病人의 출생년월出生年月만 알기 때문에 운기運氣와 병증病症을 상세히 기재할 수 없다. 이러한 입태년월入胎年月 운기처방運氣處方의 활용법은 오행운기수용약五行運氣隨用藥 말미末尾에 갑자생甲子生과 을축생乙丑生을 예로 들어 기술되어 있다.[14] 따라서 오행운기수용약五行運氣隨用藥의 분류는 오행운기五行運氣의 25가지 조합인 것일 뿐 이것을 체질론體質論의 근거로 삼는 것은 논리의 비약이다.

박용호朴勇浩의 운기運氣 25체질론體質論[15]

『오운육기한의학보감五運六氣漢醫學寶鑑』에는 두 종류의 체질론體質論과 그에 따른 처방이 소개되고 있는데, 한 가지는 각각의 해에 천간약天干藥과 중원약中元藥을 설정하고 1년을 10가지의 시기로 나누어 처방을 분류한 것이다.

여기에서의 체질體質을 박석기朴錫紀는 '오운체질침五運體質鍼'이라고 칭했는데[16] 적절한 명칭으로 보인다. 다른 하나는 김기욱金基郁은 25유형類型의 운기체질運氣體質이라고 이름 붙였는데, 필자는 가령 화목장부火木臟腑라고 하면 화운목기장부火運木氣臟腑의 약식표현이 되므로 운기運氣 25체질體質이라고 명명하기로 한다고 운기運氣 25체질론體質論을 정의하면서 『오운육기학五運六氣學』, 『오운육기한의학보감五運六氣漢醫學寶鑑』, 『오운육기경험처방五運六氣經驗處方』의 처방을 비교하고 있다.[17]

---

14) 天安漢醫師會, 『五運六氣漢醫學寶鑑』 全, 大田, 右文堂印刷社, 1964. p.80.
15) 朴勇浩, 「運氣 25體質의 處方에 대한 硏究」, 世明大學校大學院 博士學位論文, 2009. p.68.
16) 朴錫紀, 「運氣體質과 電子脈診」, 大韓韓醫學會脈診學會誌, 1996. 2. p.19.
17) 朴勇浩, 「運氣 25體質의 處方에 대한 硏究」, 世明大學校大學院 博士學位論文, 2009. pp.73-79.

『오운육기한의학보감』의 운기분류運氣分類는 매해를 초初·중中으로 나누어 초初에는 천간약天干藥을, 중中에는 중원약中元藥을 대표 처방으로 분류하고 운기절후運氣節候를 기준으로 초初에는 초초初初·이이二二·삼삼三三·사사四四·오오운기五五運氣를, 중中에는 초이初二·이삼二三·삼사三四·사오四五·오육운기五六運氣로 구분하고 있다. 병증病症과 약藥의 처방은 초初는 오운五運을 기준으로 하고, 중中은 육기六氣를 기준으로 한다.[18][19] 박석기朴錫紀는 입태운入胎運을 기준으로, 오운五運의 태과太過 불급不及에 따른 체질구분體質區分으로 입태오운入胎五運 10체질體質을 말하고 있다.[20] 따라서 『오운육기한의학보감』의 운기분류運氣分類를 박석기朴錫紀의 오운체질침으로 분류할 수 있다는 견해는 오류誤謬로 보인다.

박용호朴勇浩의 25운기체질론運氣體質論의 입론근거立論根據는 김기욱金基郁의 25유형類型의 운기체질론運氣體質論으로 명칭만 운기運氣 25체질體質로 변경한 것이다. 김기욱金基郁의 운기체질론運氣體質論에서 언급한 바와 같이 병인病人이 생년월生年月만 알고 태어난 일시日時를 알지 못하는 경우의 처방법인 『오운육기한의학보감』 오행운기수용약五行運氣隨用藥의 오행분류五行分類에서 25운기체질론運氣體質論의 근거를 도출導出한 것은 논리의 비약이다. 박용호朴勇浩의 『오운육기학五運六氣學』,[21] 『오운육기한의학보감五運六氣漢醫學寶鑑』,[22] 『오운육기경험처방五運六氣經驗處方』[23]의 운기체질별運氣體質別 처방비교處方比較는 처방구성處方構成과 변증變症의 방식에 차이가 나고, 오운육기경험처방五運六氣經驗處方들은 『오운육기학』과 『오운육기한의학보감』과 비교해 볼 때 중복되는 처방이 거의 없으므로, 비교고찰比較考察의 실익實益이 없는 것으로 본다.

18) 趙元熙, 『五運六氣醫學寶鑑』, 南海郡, 南鮮藥業株式會社, 1938. p.7, 135, 색인목록.
19) 天安漢醫師會, 『五運六氣漢醫學寶鑑』 全, 大田, 右文堂印刷社, 1964. pp.1-68.
20) 朴錫紀, 「運氣體質과 電子脈診」, 大韓韓醫學會脈診學會誌, 1996. 2.
21) 白南喆, 「五運六氣學」 〈理論과實際〉, 서울, 翰林醫學社, 1979.
22) 天安漢醫師會, 『五運六氣漢醫學寶鑑』 全, 大田, 右文堂印刷社, 1964.
23) 許充, 『五運六氣經驗處方』, 釜山, 三和文化印刷社, 1988.

『오운육기의학보감五運六氣醫學寶鑑』을 연구硏究하여 다음과 같은 결론結論을 얻었다.

㉮ 우리나라의 운기의학運氣醫學은 조선朝鮮 영조英祖 때 윤동리尹東里의 『초창결草窓訣』을 시원始源으로 하여 전승傳承되어 오다가, 조원희趙元熙의 『오운육기의학보감』에 이르러 육십갑자六十甲子에 따른 운기방약運氣方藥으로 실용화되었다. 그러나 『오운육기의학보감』의 본문 내용은 착간錯簡 및 조판組版의 문제 등으로 난해難解하여 가독성이 떨어졌다.

『편주의학입문編註醫學入門』, 『동의보감東醫寶鑑』, 『난경본의難經本義』, 『찬도방론맥결집성纂圖方論脈訣集成』 등을 참조하여 『오운육기의학보감』의 탈락된 문장은 추가 보완하고, 중복된 것은 삭제하면서, 내용 오류를 정정訂正했다. 그리고 논리적 순서에 따라 『오운육기의학보감』을 재구성再構成하여, 우리나라 운기의학運氣醫學을 재정립再鼎立했다.

㉯ 『오운육기의학보감』은 1938년에 먼저 간행되었고, 『오운육기한의학보감五運六氣漢醫學寶鑑』은 1964년에, 『오운육기한의학계만년보감五運六氣漢醫學界萬年寶鑑』은 1976년에 각 발간되었다. 그런데 『오운육기의학보감』이 선행先行 간행됐음에도 불구하고 구성 및 편제에 있어서 가장 정연한 체계를 갖추어 운기방약運氣方藥의 선도가 되고 있다.

『오운육기한의학보감』과 『오운육기한의학계만년보감』이 『초창결』을 계승했다고 하지만, 실제로 『오운육기의학보감』과 편제를 비교하여 보니 『오운육기한의학보감』과 『오운육기한의학계만년보감』은 『오운육기의학보감』의 완전한 모습을 갖추고 있었고, 『초창결』과는 차이가 있었다.

㉰ 『오운육기의학보감』은 『의학입문』의 오운분절시기五運分節時期를 채용하고 있다. 중국에서 출간된 운기서적의 오운분절시기五運分節時期는 『의종금감醫宗金鑑』의 오운절후구분五運節候區分을 따르고 있는데 반하여, 우리나라에서 출간된 운기서적의 오운五運의 분절시기分節時期는 『의학입문』의 오운절후구분五運節候區分을 따르고 있다.

진술태양한수辰戌太陽寒水의 정화자正化者와 대화자對化者의 구별에 관하여 진辰을 정화자正化者, 술戌을 대화자對化者로 언급하고 있는 서적은 『편주의학입문編註醫學入門』이고, 그리고 술戌을 정화자正化者로, 진辰을 대화자對化者로 구별하는 의서는 『유경도익類經圖翼』과 『어찬의종금감御纂醫宗金監』이다. 정화자正化者와 대화자對化者의 구별에 관하여 우리나라에서 출간된 운기서적과 『오운육기의학보감』은 『편주의학입문編註醫學入門』을 따르고 있다.

㉣ 『오운육기의학보감』에서는 출생운기出生運氣와 입태운기入胎運氣를 먼저 만세력萬歲曆을 사용하여 출생일진出生日辰을 구하고, 이 출생일진出生日辰으로부터 입태일入胎日을 구하는 방법을 썼다. 그리고 출생운기出生運氣와 입태운기入胎運氣는 해당 태세太歲의 각 객운客運과 객기客氣를 활용한다.

㉤ 『오운육기의학보감』의 원칙적인 운기분류運氣分類는 운기방약편運氣方藥篇에서 살펴볼 수 있는데, 육십갑자六十甲子의 매每 태세太歲를 초初·중中으로 나누고, 초初에는 초운초기初運初氣·이운이기二運二氣·삼운삼기三運三氣·사운사기四運四氣·오운오기五運五氣를, 중원中元에는 초운이기初運二氣·이운삼기二運三氣·삼운사기三運四氣·사운오기四運五氣·오운육기五運六氣를 배당하여 총 600가지의 운기運氣를 분류하고 있다.

『오운육기의학보감』의 운기방약편運氣方藥篇은 육십갑자운기방약편六十甲子運氣方藥篇과 첨부별방添附別方 및 신방神方, 오장병五臟病 및 오래된 병에 운용하는 오운용약법五運用藥法과 육부병六腑病과 근병近病에 적용되는 육기절후용약법六氣節候用藥法을, 증상에 따라 가감加減하는 보사수시환기약補瀉隨時換氣藥과 태어난 해와 달만 아는 경우에도 사용할 수 있는 오행운기수용약五行運氣隨用藥으로 편제編制되어 있다.

㉥ 병자생명病者生命의 치治와 불치론不治論은 『오운육기의학보감』[1]에서 최초로 언급된 이래 『오운육기한의학보감』[2]과 『오운육기한의학계만년보감』[3]이 이를 계승하고 있고, 이례적으로 『선인비전오운육기치병약법仙人秘傳五運六氣治病藥法』[4]과 『오운육기처방학五運六氣處方學』[5]에도 수록되어 있다.

『오운육기의학보감』은 먼저 치료할 수 없는 경우를 유형화하여 의료사고醫療事故 예방의

1) 趙元熙, 『五運六氣醫學寶鑑』, 南海郡, 南鮮藥業株式會社, 1938. pp.54-55.
2) 天安漢醫師會, 『五運六氣漢醫學寶鑑』 全, 大田, 右文堂印刷社, 1964. pp.13-14.
3) 田容熏, 『五運六氣 漢醫學界萬年寶鑑』(全), 서울, 世進出版社, 1976. p.28.
4) 金于齋, 『仙人秘傳 五運六氣治病藥法』, 서울, 明文堂, 1986. pp.19-21.
5) 崔盛植, 『五運六氣處方學』, 서울, 東洋書籍, 1997. pp.7-8.

측면에서 생사판별生死判別의 방법으로 활용될 수 있도록 하고 있다.

㉳ 운기방약편運氣方藥篇의 치법治法과 용법用法은 입태入胎 연월일시年月日時의 장부臟腑에 따라 약藥을 쓰고 있다. 구병久病에는 그 근원을 치료하기 위하여 입태入胎 연월일시年月日時의 장부臟腑에 해당되는 약藥을 쓰고, 근병近病은 병기가 발생된 그 해의 절기에 의해 약을 쓰면 된다. 병病을 치료하는 순서는 먼저 위경胃經을 치료하고 다음으로 신경腎經을 치료한 다음에 그 본병本病을 치료한다.

㉴『오운육기의학보감』의 첨부별방添附別方과 증면신방增面神方을 발굴하여 소개했다. 이러한 첨부별방添附別方과 증면신방增面神方은 운기처방運氣處方의 한계를 극복하기 위한 것으로 보인다. 이 첨부별방添附別方과 증면신방增面神方의 방문方文과 운용법은 후대後代에 계승되지 않았다.

㉵ 매每 연도年度의 음력陰曆, 양력陽曆, 간지干支 등 어느 하나만 알더라도『오운육기의학보감』의 운기방약편運氣方藥篇을 용이하게 활용할 수 있도록, 운기방약運氣方藥의 120년간의 태세별太歲別 운기조견표運氣早見表와 운기방약편運氣方藥篇의 처방 내용을 도표화한 운기방약조견표運氣方藥早見表를 만들었는데, 후대後代의 운기연구자運氣研究者들에게 도움이 되기 바란다.

표 INDEX

부록 1

운기조견표
運氣早見表

[표_047] 運氣早見表 (1911年 辛亥)

年	干支		運	1	2	3	4	5
1911	辛亥	小逆		辛	壬	癸	甲	乙
			氣	戌 ②		亥 ③		子 ④
				酉 ①		寅 ⑥		丑 ⑤

初					中				
陽曆	陰曆	運氣			陽曆	陰曆	運氣		
1/21～3/21	12/21～2/21	初初	**辛酉**	水金	3/22～4/2	2/22～3/4	初二	**辛戌**	水水
4/3～5/21	3/5～4/23	二二	**壬戌**	木水	5/22～6/9	4/24～5/13	二三	**壬亥**	木木
6/10～7/22	5/14～6/27	三三	**癸亥**	火木	7/23～8/14	6/28～閏)6/20	三四	**癸子**	火火
8/15～9/23	閏)6/21～8/2	四四	**甲子**	土火	9/24～11/16	8/3～9/26	四五	**甲丑**	土土
11/17～11/22	9/27～10/2	五五	**乙丑**	金土	11/23～1/20	10/3～12/20	五六	**乙寅**	金相火

運氣交司日					
	大寒	淸明前三	芒種后三	立秋后六	立冬后九
	春分	小滿	大暑		
	大寒	小雪	秋分		

運氣之序					
	少羽終	少角初	太徵	少宮	太商
	太陽寒水	厥陰風木	少陰君火		
	陽明燥金	少陽相火	太陰濕土		

[표_048] 運氣早見表 (1912年 壬子)

年	干支		運	1	2	3	4	5
1912	壬子	小逆		壬	癸	甲	乙	丙
			氣	亥 ②		子 ③		丑 ④
				戌 ①		卯 ⑥		寅 ⑤

初					中				
陽曆	陰曆	運氣			陽曆	陰曆	運氣		
1/21～3/20	12/3～2/2	初初	**壬戌**	木水	3/21～4/1	2/3～2/14	初二	**壬亥**	木木
4/2～5/20	2/15～4/4	二二	**癸亥**	火木	5/21～6/8	4/5～4/23	二三	**癸子**	火火
6/9～7/22	4/24～6/18	三三	**甲子**	土火	7/23～8/13	6/19～7/1	三四	**甲丑**	土土
8/14～9/22	7/2～8/11	四四	**乙丑**	金土	9/23～11/16	8/12～10/8	四五	**乙寅**	金相火
11/17～11/21	10/9～10/13	五五	**丙寅**	水相火	11/22～1/20	10/14～12/14	五六	**丙卯**	水金

運氣交司日					
	大寒	淸明前三	芒種后三	立秋后六	立冬后九
	春分	小滿	大暑		
	大寒	小雪	秋分		

運氣之序					
	太角初正	少徵	太宮	少商	太羽終
	厥陰風木	少陰君火	太陰濕土		
	太陽寒水	陽明燥金	少陽相火		

[표_049] 運氣早見表 (1913年 癸丑)

年	干支		運	1	2	3	4	5
1913	癸丑	小逆		癸	甲	乙	丙	丁
			氣	子②		丑③		寅④
				亥①		辰⑥		卯⑤

初					中				
陽曆	陰曆	運氣			陽曆	陰曆	運氣		
1/21～3/21	12/15～2/14	初初	**癸亥**	火木	3/22～4/1	2/15～2/25	初二	**癸子**	火火
4/2～5/22	2/26～4/17	二二	**甲子**	土火	5/23～6/8	4/18～5/4	二三	**甲丑**	土土
6/9～7/23	5/5～6/20	三三	**乙丑**	金土	7/24～8/13	6/21～7/12	三四	**乙寅**	金 相火
8/14～9/23	7/13～8/23	四四	**丙寅**	水 相火	9/24～11/16	8/24～10/19	四五	**丙卯**	水金
11/17～11/23	10/20～10/26	五五	**丁卯**	木金	11/24～1/20	10/27～12/25	五六	**丁辰**	木水

運氣交司日					
	大寒	清明 前三	芒種 后三	立秋 后六	立冬 后九
	春分	小滿	大暑		
	大寒	小雪	秋分		

運氣之序					
	少徵	太宮	少商	太羽 終	太角 初
	少陰君火	太陰濕土	少陽相火		
	厥陰風木	太陽寒水	陽明燥金		

[표_050] 運氣早見表 (1914年 甲寅)

年	干支		運	1	2	3	4	5
1914	甲寅	順化		甲	乙	丙	丁	戊
			氣	丑②		寅③		卯④
				子①		巳⑥		辰⑤

初					中				
陽曆	陰曆	運氣			陽曆	陰曆	運氣		
1/21～3/20	12/26～2/24	初初	**甲子**	土火	3/21～4/2	2/25～3/7	初二	**甲丑**	土土
4/3～5/21	3/8～4/27	二二	**乙丑**	金土	5/22～6/7	4/28～5/15	二三	**乙寅**	金 相火
6/9～7/23	5/16～6/1	三三	**丙寅**	水 相火	7/24～8/13	6/2～6/22	三四	**丙卯**	水金
8/14～9/23	6/23～8/4	四四	**丁卯**	木金	9/24～11/16	8/5～9/29	四五	**丁辰**	木水
11/17～11/22	9/30～10/5	五五	**戊辰**	火水	11/23～1/20	10/6～12/6	五六	**戊巳**	火木

運氣交司日					
	大寒	清明 前三	芒種 后三	立秋 后六	立冬 后九
	春分	小滿	大暑		
	大寒	小雪	秋分		

運氣之序					
	太宮	少商	太羽 終	太角 初	少徵
	太陰濕土	少陽相火	陽明燥金		
	少陰君火	厥陰風木	太陽寒水		

[표_051] 運氣早見表 (1915年 乙卯)

年	干支		運	1	2	3	4	5
1915	乙卯	天符		乙	丙	丁	戊	己
			氣	寅 ②		卯 ③		辰 ④
				丑 ①		午 ⑥		巳 ⑤

初					中				
陽曆	陰曆	運氣			陽曆	陰曆	運氣		
1/21～3/21	12/7～2/6	初初	乙丑	金土	3/22～4/2	2/7～2/18	初二	乙寅	金相火
4/3～5/21	2/19～4/8	二二	丙寅	水相火	5/22～6/9	4/9～4/27	二三	丙卯	水金
6/10～7/23	4/28～6/12	三三	丁卯	木金	7/24～8/14	6/13～7/4	三四	丁辰	木水
8/15～9/23	7/5～8/15	四四	戊辰	火水	9/24～11/16	8/16～10/10	四五	戊巳	火木
11/17～11/22	10/11～10/16	五五	己巳	土木	11/23～1/20	10/17～12/16	五六	己午	土火

運氣交司日					運氣之序				
大寒	清明前三	芒種后三	立秋后六	立冬后九	少商	太羽終	太角初	少徵	太宮
春分	小滿	大暑			少陽相火	陽明燥金	太陽寒水		
大寒	小雪	秋分			太陰濕土	少陰君火	厥陰風木		

[표_052] 運氣早見表 (1916年 丙辰)

年	干支		運	1	2	3	4	5
1916	丙辰	天符		丙	丁	戊	己	庚
			氣	卯 ②		辰 ③		巳 ④
				寅 ①		未 ⑥		午 ⑤

初					中				
陽曆	陰曆	運氣			陽曆	陰曆	運氣		
1/21～3/20	12/17～2/17	初初	丙寅	水相火	3/21～4/1	2/18～2/29	初二	丙卯	水金
4/2～5/20	2/30～4/19	二二	丁卯	木金	5/21～6/8	4/20～5/8	二三	丁辰	木水
6/9～7/22	5/9～6/23	三三	戊辰	火水	7/23～8/13	6/24～7/15	三四	戊巳	火木
8/14～9/22	7/16～8/25	四四	己巳	土木	9/23～11/16	8/26～10/21	四五	己午	土火
11/17～11/21	10/22～10/26	五五	庚午	金火	11/22～1/19	10/27～12/26	五六	庚未	金土

運氣交司日					運氣之序				
大寒	清明前三	芒種后三	立秋后六	立冬后九	太羽終	太角初	少徵	太宮	少商
春分	小滿	大暑			陽明燥金	太陽寒水	厥陰風木		
大寒	小雪	秋分			少陽相火	太陰濕土	少陰君火		

[표_053] 運氣早見表 (1917年 丁巳)

年	干支		運	1	2	3	4	5
1917	丁巳	天符		丁	戊	己	庚	辛
			氣	辰 ②		**巳 ③**		午 ④
				卯 ①		**申 ⑥**		未 ⑤

初					中				
陽曆	陰曆	運氣			陽曆	陰曆	運氣		
1/20~3/20	12/27~2/27	初初	**丁卯**	木金	3/21~4/1	2/28~閏)2/10	初二	**丁辰**	木水
4/2~5/21	閏)2/11~4/1	二二	**戊辰**	火水	5/22~6/7	4/2~4/19	二三	**戊巳**	火木
6/9~7/22	4/20~6/4	三三	**己巳**	土木	7/23~8/31	6/5~6/26	三四	**己午**	土火
8/14~9/23	6/27~8/8	四四	**庚午**	金火	9/24~11/12	8/9~10/2	四五	**庚未**	金土
11/17~11/22	10/3~10/8	五五	**辛未**	水土	11/23~1/20	10/9~12/8	五六	**辛申**	水 相火

運氣交司日					運氣之序				
大寒	清明 前三	芒種 后三	立秋 后六	立冬 后九		少角 初正	太徵	少宮	太商	少羽 終
春分	小滿	大暑				太陽寒水	厥陰風木	少陰君火	
大寒	小雪	秋分				陽明燥金	少陽相火	太陰濕土	

[표_054] 運氣早見表 (1918年 戊午)

年	干支		運	1	2	3	4	5
1918	戊午	太乙天符		戊	己	庚	辛	壬
			氣	巳 ②		**午 ③**		未 ④
				辰 ①		**酉 ⑥**		申 ⑤

初					中				
陽曆	陰曆	運氣			陽曆	陰曆	運氣		
1/21~3/20	12/9~2/8	初初	**戊辰**	火水	3/21~4/1	2/9~2/20	初二	**戊巳**	火木
4/2~5/21	2/21~4/12	二二	**己巳**	土木	5/22~6/8	4/13~4/30	二三	**己午**	土火
6/9~7/23	5/1~6/16	三三	**庚午**	金火	7/24~8/13	6/17~7/7	三四	**庚未**	金土
8/14~9/23	7/8~8/19	四四	**辛未**	水土	9/24~11/16	8/20~10/13	四五	**辛申**	水 相火
11/17~11/22	10/14~10/19	五五	**壬申**	木 相火	11/23~1/20	10/20~12/19	五六	**壬酉**	木金

運氣交司日					運氣之序				
大寒	清明 前三	芒種 后三	立秋 后六	立冬 后九		太徵	少宮	太商	少羽 終	少角 初
春分	小滿	大暑				厥陰風木	少陰君火	太陰濕土	
大寒	小雪	秋分				太陽寒水	陽明燥金	少陽相火	

[표_055] 運氣早見表 (1919年 己未)

年	干支		運	1	2	3	4	5
1919	己未	太乙天符	運	己	庚	辛	壬	癸
			氣	午 ②		未 ③		申 ④
			氣	巳 ①		戌 ⑥		酉 ⑤

初 陽曆	初 陰曆	初 運氣			中 陽曆	中 陰曆	中 運氣		
1/21～3/21	12/20～2/20	初初	**己巳**	土木	3/22～4/2	2/21～3/1	初二	**己午**	土火
4/3～5/21	3/2～4/22	二二	**庚午**	金火	5/22～6/9	4/23～5/12	二三	**庚未**	金土
6/10～7/23	5/13～6/26	三三	**辛未**	水土	7/24～8/13	6/27～7/18	三四	**辛申**	水相火
8/14～9/23	7/19～閏)7/29	四四	**壬申**	木相火	9/24～11/16	8/1～9/24	四五	**壬酉**	木金
11/17～11/22	9/25～9/30	五五	**癸酉**	火金	11/23～1/20	10/1～11/30	五六	**癸戌**	火水

運氣交司日					運氣之序				
大寒	清明前三	芒種后三	立秋后六	立冬后九	少宮	太商	少羽終	少角初	太徵
春分	小滿	大暑			少陰君火	太陰濕土	少陽相火		
大寒	小雪	秋分			厥陰風木	太陽寒水	陽明燥金		

[표_056] 運氣早見表 (1920年 庚申)

年	干支		運	1	2	3	4	5
1920	庚申	天刑	運	庚	辛	壬	癸	甲
			氣	未 ②		申 ③		酉 ④
			氣	午 ①		亥 ⑥		戌 ⑤

初 陽曆	初 陰曆	初 運氣			中 陽曆	中 陰曆	中 運氣		
1/21～3/20	12/1～2/1	初初	**庚午**	金火	3/21～4/2	2/2～2/14	初二	**庚未**	金土
4/2～5/20	2/14～4/3	二二	**辛未**	水土	5/21～6/16	4/4～5/1	二三	**辛申**	水相火
6/9～7/22	4/23～6/7	三三	**壬申**	木相火	7/23～8/30	6/8～7/17	三四	**壬酉**	木金
8/14～9/22	7/1～8/11	四四	**癸酉**	火金	9/23～11/12	8/12～10/6	四五	**癸戌**	火水
11/17～11/21	10/7～10/11	五五	**甲戌**	土水	11/22～1/19	10/12～12/11	五六	**甲亥**	土木

運氣交司日					運氣之序				
大寒	清明前三	芒種后三	立秋后六	立冬后九	太商	少羽終	少角初	太徵	少宮
春分	小滿	大暑			太陰濕土	少陽相火	陽明燥金		
大寒	小雪	秋分			少陰君火	厥陰風木	太陽寒水		

[표_057] 運氣早見表 (1921年 辛酉)

年	干支		運	1	2	3	4	5
1921	辛酉	順化		辛	壬	癸	甲	乙
			氣	申 ②	**酉 ③**	戌 ④		
				未 ①	**子 ⑥**	亥 ⑤		

初					中				
陽曆	陰曆	運氣			陽曆	陰曆	運氣		
1/20～3/20	12/12～2/12	初初	**辛未**	水土	3/21～4/1	2/13～2/23	初二	**辛申**	水 相火
4/2～5/21	2/24～4/15	二二	**壬申**	木 相火	5/22～6/8	4/16～5/6	二三	**壬酉**	木金
6/9～7/22	5/7～6/19	三三	**癸酉**	火金	7/23～8/13	6/20～7/13	三四	**癸戌**	火水
8/14～9/22	7/14～8/22	四四	**甲戌**	土水	9/23～11/16	8/23～10/17	四五	**甲亥**	土木
11/17～11/22	10/18～10/23	五五	**乙亥**	金木	11/23～1/20	10/24～12/23	五六	**乙子**	金火

運氣交司日						運氣之序					
	大寒	清明 前三	芒種 后三	立秋 后六	立冬 后九		少羽 終	少角 初	太徵	少宮	太商
	春分	小滿	大暑				少陽相火	陽明燥金	太陽寒水		
	大寒	小雪	秋分				太陰濕土	少陰君火	厥陰風木		

[표_058] 運氣早見表 (1922年 壬戌)

年	干支		運	1	2	3	4	5
1922	壬戌	順化		壬	癸	甲	乙	丙
			氣	酉 ②	**戌 ③**	亥 ④		
				申 ①	**丑 ⑥**	子 ⑤		

初					中				
陽曆	陰曆	運氣			陽曆	陰曆	運氣		
1/21～3/20	12/24～2/21	初初	**壬申**	木 相火	3/21～4/1	2/22～3/5	初二	**壬酉**	木金
4/2～5/21	3/6～4/25	二二	**癸酉**	火金	5/22～6/8	4/26～5/13	二三	**癸戌**	火水
6/9～7/23	5/14～閏)5/29	三三	**甲戌**	土水	7/24～8/13	6/1～6/21	三四	**甲亥**	土木
8/14～9/23	6/22～8/3	四四	**乙亥**	金木	9/24～11/16	8/4～9/28	四五	**乙子**	金火
11/17～11/22	9/29～10/4	五五	**丙子**	水火	11/23～1/20	10/5～12/4	五六	**丙丑**	水土

運氣交司日						運氣之序					
	大寒	清明 前三	芒種 后三	立秋 后六	立冬 后九		太角 初正	少徵	太宮	少商	太羽 終
	春分	小滿	大暑				陽明燥金	太陽寒水	厥陰風木		
	大寒	小雪	秋分				少陽相火	太陰濕土	少陰君火		

[표_059] 運氣早見表 (1923年 癸亥)

年	干支		運	1	2	3	4	5
1923	癸亥	同歲會 順化		癸	甲	乙	丙	丁
			氣	戌 ②		**亥 ③**		子 ④
				酉 ①		**寅 ⑥**		丑 ⑤

初					中				
陽曆	陰曆	運氣			陽曆	陰曆	運氣		
1/21～3/21	12/5～2/5	初初	**癸酉**	火金	3/22～4/2	2/6～2/17	初二	**癸戌**	火水
4/3～5/21	2/18～4/6	二二	**甲戌**	土水	5/22～6/9	4/7～4/25	二三	**甲亥**	土木
6/10～7/23	4/26～6/10	三三	**乙亥**	金木	7/24～8/13	6/11～7/2	三四	**乙子**	金火
8/14～9/23	7/3～8/13	四四	**丙子**	水火	9/24～11/16	8/14～10/8	四五	**丙丑**	水土
11/17～11/22	10/9～10/14	五五	**丁丑**	木土	11/23～1/20	10/15～12/5	五六	**丁寅**	木相火

運氣交司日					運氣之序				
大寒	清明前三	芒種后三	立秋后六	立冬后九	少徵	太宮	少商	太羽終	太角初
春分	小滿	大暑			太陽寒水	厥陰風木	少陰君火		
大寒	小雪	秋分			陽明燥金	少陽相火	太陰濕土		

[표_060] 運氣早見表 (1924年 甲子)

年	干支		運	1	2	3	4	5
1924	甲子	順化		甲	乙	丙	丁	戊
			氣	亥 ②		**子 ③**		丑 ④
				戌 ①		**卯 ⑥**		寅 ⑤

初					中				
陽曆	陰曆	運氣			陽曆	陰曆	運氣		
1/21～3/20	12/16～2/15	初初	**甲戌**	土水	3/21～4/1	2/16～2/27	初二	**甲亥**	土木
4/2～5/20	2/28～4/17	二二	**乙亥**	金木	5/21～6/8	4/18～5/7	二三	**乙子**	金火
6/9～7/22	5/8～6/21	三三	**丙子**	水火	7/23～8/13	6/22～7/13	三四	**丙丑**	水土
8/14～9/22	7/14～8/24	四四	**丁丑**	木土	9/23～11/16	8/25～10/20	四五	**丁寅**	木相火
11/17～11/21	10/21～10/25	五五	**戊寅**	火相火	11/22～1/19	10/26～12/25	五六	**戊卯**	火金

運氣交司日					運氣之序				
大寒	清明前三	芒種后三	立秋后六	立冬后九	太宮	少商	太羽終	太角初	少徵
春分	小滿	大暑			厥陰風木	少陰君火	太陰濕土		
大寒	小雪	秋分			太陽寒水	陽明燥金	少陽相火		

[표_061] 運氣早見表 (1925年 乙丑)

年	干支							
1925	乙丑	順化	運	1	2	3	4	5
				乙	丙	丁	戊	己
			氣	子 ②		丑 ③		寅 ④
				亥 ①		辰 ⑥		卯 ⑤

初					中				
陽曆	陰曆	運氣			陽曆	陰曆	運氣		
1/20~3/20	12/26~2/26	初初	**乙亥**	金木	3/21~4/1	2/27~3/9	初二	**乙子**	金火
4/2~5/20	3/10~4/26	二二	**丙子**	水火	5/21~6/8	4/27~閏)4/17	二三	**丙丑**	水土
6/9~7/22	閏)4/18~6/2	三三	**丁丑**	木土	7/23~8/13	6/3~6/24	三四	**丁寅**	木 相火
8/14~9/22	6/25~8/5	四四	**戊寅**	火 相火	9/23~11/16	8/6~10/1	四五	**戊卯**	火金
11/17~11/22	10/2~10/7	五五	**己卯**	土金	11/23~1/20	10/8~12/7	五六	**己辰**	土水

運氣交司日					運氣之序				
大寒	清明 前三	芒種 后三	立秋 后六	立冬 后九	少商	太羽 終	太角 初	少徵	太宮
春分	小滿	大暑			少陰君火	太陰濕土	少陽相火		
大寒	小雪	秋分			厥陰風木	太陽寒水	陽明燥金		

[표_062] 運氣早見表 (1926年 丙寅)

年	干支							
1926	丙寅	不和	運	1	2	3	4	5
				丙	丁	戊	己	庚
			氣	丑 ②		寅 ③		卯 ④
				子 ①		巳 ⑥		辰 ⑤

初					中				
陽曆	陰曆	運氣			陽曆	陰曆	運氣		
1/21~3/20	12/8~2/7	初初	**丙子**	水火	3/21~4/2	2/8~2/19	初二	**丙丑**	水土
4/2~5/21	2/20~4/9	二二	**丁丑**	木土	5/22~6/16	4/10~4/26	二三	**丁寅**	木 相火
6/9~7/23	4/27~6/14	三三	**戊寅**	火 相火	7/24~8/31	6/15~7/6	三四	**戊卯**	火金
8/14~9/23	7/7~8/17	四四	**己卯**	土金	9/24~11/12	8/18~10/12	四五	**己辰**	土水
11/17~11/22	10/13~10/18	五五	**庚辰**	金水	11/23~1/20	10/19~12/17	五六	**庚巳**	金木

運氣交司日					運氣之序				
大寒	清明 前三	芒種 后三	立秋 后六	立冬 后九	太羽 終	太角 初	少徵	太宮	少商
春分	小滿	大暑			太陰濕土	少陽相火	陽明燥金		
大寒	小雪	秋分			少陰君火	厥陰風木	太陽寒水		

[표_063] 運氣早見表 (1927年 丁卯)

年	干支		運	1	2	3	4	5
1927	丁卯	歲會 天刑		丁	戊	己	庚	辛
			氣	寅 ②		卯 ③		辰 ④
				丑 ①		午 ⑥		巳 ⑤

初					中				
陽曆	陰曆	運氣			陽曆	陰曆	運氣		
1/21～3/21	12/18～2/17	初初	**丁丑**	木土	3/21～4/3	2/18～3/1	初二	**丁寅**	木 相火
4/3～5/22	3/2～4/21	二二	**戊寅**	火 相火	5/22～6/16	4/22～5/10	二三	**戊卯**	火金
6/10～7/24	5/11～6/25	三三	**己卯**	土金	7/24～8/31	6/26～7/16	三四	**己辰**	土水
8/14～9/24	7/17～8/28	四四	**庚辰**	金水	9/24～11/12	8/29～10/22	四五	**庚巳**	金木
11/17～11/23	10/23～10/28	五五	**辛巳**	水木	11/23～1/20	10/29～12/28	五六	**辛午**	水火

運氣交司日						運氣之序					
	大寒	淸明 前三	芒種 后三	立秋 后六	立冬 后九		少角 初正	太徵	少宮	太商	少羽 終
	春分	小滿	大暑				少陽相火	陽明燥金	太陽寒水		
	大寒	小雪	秋分				太陰濕土	少陰君火	厥陰風木		

[표_064] 運氣早見表 (1928年 戊辰)

年	干支		運	1	2	3	4	5
1928	戊辰	天刑		戊	己	庚	辛	壬
			氣	卯 ②		辰 ③		巳 ④
				寅 ①		未 ⑥		午 ⑤

初					中				
陽曆	陰曆	運氣			陽曆	陰曆	運氣		
1/21～3/20	12/29～2/29	初初	**戊寅**	火 相火	3/21～4/1	2/30～閏)2/11	初二	**戊卯**	火金
4/2～5/20	閏)2/12～4/2	二二	**己卯**	土金	5/21～6/8	4/3～4/21	二三	**己辰**	土水
6/9～7/22	4/22～6/6	三三	**庚辰**	金水	7/23～8/30	6/7～6/28	三四	**庚巳**	金木
8/14～9/22	6/29～8/9	四四	**辛巳**	水木	9/23～11/16	8/10～10/5	四五	**辛午**	水火
11/17～11/21	10/6～10/10	五五	**壬午**	木火	11/22～1/19	10/11～12/9	五六	**壬未**	木土

運氣交司日						運氣之序					
	大寒	淸明 前三	芒種 后三	立秋 后六	立冬 后九		太徵	少宮	太商	少羽 終	少角 初
	春分	小滿	大暑				陽明燥金	太陽寒水	厥陰風木		
	大寒	小雪	秋分				少陽相火	太陰濕土	少陰君火		

[표_065] 運氣早見表 (1929年 己巳)

年	干支		運	1	2	3	4	5
1929	己巳	天刑		己	庚	辛	壬	癸
			氣	辰 ②		巳 ③		午 ④
				卯 ①		申 ⑥		未 ⑤

初					中				
陽曆	陰曆	運氣			陽曆	陰曆	運氣		
1/20～3/20	12/10～2/10	初初	**己卯**	土金	3/21～4/1	2/11～2/22	初二	**己辰**	土水
4/2～5/21	2/23～4/12	二二	**庚辰**	金水	5/21～6/8	4/13～5/2	二三	**庚巳**	金木
6/9～7/23	5/3～6/16	三三	**辛巳**	水木	7/23～8/13	6/17～7/9	三四	**辛午**	水火
8/14～9/23	7/10～8/20	四四	**壬午**	木火	9/23～11/16	8/21～10/16	四五	**壬未**	木土
11/17～11/23	10/17～10/22	五五	**癸未**	火土	11/23～1/20	10/23～12/21	五六	**癸申**	火 相火

運氣交司日				
大寒	清明 前三	芒種 后三	立秋 后六	立冬 后九
春分	小滿	大暑		
大寒	小雪	秋分		

運氣之序				
少宮	太商	少羽 終	少角 初	太徵
太陽寒水	厥陰風木	少陰君火		
陽明燥金	少陽相火	太陰濕土		

[표_066] 運氣早見表 (1930年 庚午)

年	干支		運	1	2	3	4	5
1930	庚午	同天符 天刑		庚	辛	壬	癸	甲
			氣	巳 ②		午 ③		未 ④
				辰 ①		酉 ⑥		申 ⑤

初					中				
陽曆	陰曆	運氣			陽曆	陰曆	運氣		
1/21～3/20	12/22～2/21	初初	**庚辰**	金水	3/21～4/1	2/22～3/3	初二	**庚巳**	金木
4/2～5/21	3/4～4/23	二二	**辛巳**	水木	5/22～6/8	4/24～5/12	二三	**辛午**	水火
6/9～7/22	5/13～6/27	三三	**壬午**	木火	7/23～8/13	6/28～閏)6/19	三四	**壬未**	木土
8/14～9/23	閏)6/20～8/2	四四	**癸未**	火土	9/24～11/16	8/3～9/26	四五	**癸申**	火 相火
11/17～11/22	9/27～10/3	五五	**甲申**	土 相火	11/23～1/20	10/4～12/2	五六	**甲酉**	土金

運氣交司日				
大寒	清明 前三	芒種 后三	立秋 后六	立冬 后九
春分	小滿	大暑		
大寒	小雪	秋分		

運氣之序				
太商	少羽 終	少角 初	太徵	少宮
厥陰風木	少陰君火	太陰濕土		
太陽寒水	陽明燥金	少陽相火		

[표_067] 運氣早見表 (1931年 辛未)

年	干支		運	1	2	3	4	5
1931	辛未	同歲會 天刑		辛	壬	癸	甲	乙

氣		
午②	**未③**	申④
巳①	**戌⑥**	酉⑤

初					中				
陽曆	陰曆	運氣			陽曆	陰曆	運氣		
1/21~3/20	12/3~2/2	初初	**辛巳**	水木	3/21~4/2	2/3~2/15	初二	**辛午**	水火
4/3~5/21	2/16~4/4	二二	**壬午**	木火	5/22~6/9	4/5~4/23	二三	**壬未**	木土
6/10~7/23	4/24~6/9	三三	**癸未**	火土	7/24~8/13	6/10~6/30	三四	**癸申**	火 相火
8/14~9/23	7/1~8/12	四四	**甲申**	土 相火	9/24~11/16	8/13~10/7	四五	**甲酉**	土金
11/17~11/22	10/8~10/13	五五	**乙酉**	金金	11/23~1/20	10/14~12/13	五六	**乙戌**	金水

運氣交司日				
大寒	清明 前三	芒種 后三	立秋 后六	立冬 后九
春分	小滿	大暑		
大寒	小雪	秋分		

運氣之序				
少羽 終	少角 初	太徵	少宮	太商
少陰君火	太陰濕土	少陽相火		
厥陰風木	太陽寒水	陽明燥金		

[표_068] 運氣早見表 (1932年 壬申)

年	干支		運	1	2	3	4	5
1932	壬申	同天符 小逆		壬	癸	甲	乙	丙

氣		
未②	**申③**	酉④
午①	**亥⑥**	戌⑤

初					中				
陽曆	陰曆	運氣			陽曆	陰曆	運氣		
1/21~3/20	12/14~2/14	初初	**壬午**	木火	3/21~4/1	2/15~2/26	初二	**壬未**	木土
4/2~5/20	2/27~4/15	二二	**癸未**	火土	5/21~6/8	4/16~5/5	二三	**癸申**	火 相火
6/9~7/22	5/6~6/19	三三	**甲申**	土 相火	7/23~8/13	6/20~7/12	三四	**甲酉**	土金
8/14~9/22	7/13~8/22	四四	**乙酉**	金金	9/23~11/15	8/23~10/18	四五	**乙戌**	金水
11/16~11/21	10/19~10/24	五五	**丙戌**	水水	11/22~1/19	10/25~12/24	五六	**丙亥**	水木

運氣交司日				
大寒	清明 前三	芒種 后三	立秋 后六	立冬 后九
春分	小滿	大暑		
大寒	小雪	秋分		

運氣之序				
太角 初正	少徵	太宮	少商	太羽 終
太陰濕土	少陽相火	陽明燥金		
少陰君火	厥陰風木	太陽寒水		

[표_069] 運氣早見表 (1933年 癸酉)

年	干支		運	1	2	3	4	5
1933	癸酉	同歲會 不和		癸	甲	乙	丙	丁
			氣	申 ②		酉 ③		戌 ④
				未 ①		子 ⑥		亥 ⑤

初					中				
陽曆	陰曆	運氣			陽曆	陰曆	運氣		
1/20~3/20	12/25~2/25	初初	**癸未**	火土	3/21~4/1	2/26~3/7	初二	**癸申**	火 相火
4/2~5/20	3/8~4/26	二二	**甲申**	土 相火	5/21~6/8	4/27~5/16	二三	**甲酉**	土金
6/9~7/22	5/17~5/30	三三	**乙酉**	金金	7/23~8/13	6/1~6/22	三四	**乙戌**	金水
8/14~9/22	6/23~8/3	四四	**丙戌**	水水	9/23~11/16	8/4~9/29	四五	**丙亥**	水木
11/17~11/22	9/30~10/5	五五	**丁亥**	木木	11/23~1/20	10/6~12/6	五六	**丁子**	木火

運氣交司日					運氣之序				
大寒	清明前三	芒種后三	立秋后六	立冬后九	少徵	太宮	少商	太羽終	太角初
春分	小滿	大暑			少陽相火	陽明燥金	太陽寒水		
大寒	小雪	秋分			太陰濕土	少陰君火	厥陰風木		

[표_070] 運氣早見表 (1934年 甲戌)

年	干支		運	1	2	3	4	5
1934	甲戌	歲會 同天符 不和		甲	乙	丙	丁	戊
			氣	酉 ②		戌 ③		亥 ④
				申 ①		丑 ⑥		子 ⑤

初					中				
陽曆	陰曆	運氣			陽曆	陰曆	運氣		
1/21~3/20	12/7~2/6	初初	**甲申**	土 相火	3/21~4/1	2/7~2/18	初二	**甲酉**	土金
4/2~5/21	2/19~4/9	二二	**乙酉**	金金	5/22~6/8	4/10~4/27	二三	**乙戌**	金水
6/9~7/22	4/28~6/11	三三	**丙戌**	水水	7/23~8/13	6/12~7/4	三四	**丙亥**	水木
8/14~9/23	7/5~8/15	四四	**丁亥**	木木	9/24~11/16	8/16~10/10	四五	**丁子**	木火
11/17~11/22	10/11~10/16	五五	**戊子**	火火	11/23~1/20	10/17~12/16	五六	**戊丑**	火土

運氣交司日					運氣之序				
大寒	清明前三	芒種后三	立秋后六	立冬后九	太宮	少商	太羽終	太角初	少徵
春分	小滿	大暑			陽明燥金	太陽寒水	厥陰風木		
大寒	小雪	秋分			少陽相火	太陰濕土	少陰君火		

[표_071] 運氣早見表 (1935年 乙亥)

年	干支		運	1	2	3	4	5
1935	乙亥	不和		乙	丙	丁	戊	己
			氣	戌 ②		**亥 ③**		子 ④
				酉 ①		**寅 ⑥**		丑 ⑤

初					中				
陽曆	陰曆	運氣			陽曆	陰曆	運氣		
1/21～3/20	12/17～2/16	初初	**乙酉**	金金	3/21～4/2	2/17～2/29	初二	**乙戌**	金水
4/3～5/21	3/1～4/19	二二	**丙戌**	水水	5/22～6/9	4/20～5/9	二三	**丙亥**	水木
6/10～7/23	5/10～6/23	三三	**丁亥**	木木	7/24～8/13	6/24～7/15	三四	**丁子**	木火
8/14～9/23	7/16～8/26	四四	**戊子**	火火	9/24～11/16	8/27～10/21	四五	**戊丑**	火土
11/17～11/22	10/22～10/27	五五	**己丑**	土土	11/23～1/20	10/28～12/26	五六	**己寅**	土相火

運氣交司日				
大寒	清明前三	芒種后三	立秋后六	立冬后九
春分	小滿	大暑		
大寒	小雪	秋分		

運氣之序				
少商	太羽終	太角初	少徵	太宮
太陽寒水	厥陰風木	少陰君火		
陽明燥金	少陽相火	太陰濕土		

[표_072] 運氣早見表 (1936年 丙子)

年	干支		運	1	2	3	4	5
1936	丙子	歲會 不和		丙	丁	戊	己	庚
			氣	亥 ②		**子 ③**		丑 ④
				戌 ①		**卯 ⑥**		寅 ⑤

初					中				
陽曆	陰曆	運氣			陽曆	陰曆	運氣		
1/21～3/20	12/27～2/27	初初	**丙戌**	水水	3/21～4/1	2/28～3/10	初二	**丙亥**	水木
4/2～5/20	3/11～閏)3/30	二二	**丁亥**	木木	5/21～6/8	4/1～4/19	二三	**丁子**	木火
6/9～7/22	4/20～6/4	三三	**戊子**	火火	7/23～8/13	6/5～6/26	三四	**戊丑**	火土
8/14～9/22	6/27～8/7	四四	**己丑**	土土	9/23～11/15	8/8～10/2	四五	**己寅**	土相火
11/16～11/21	10/3～10/8	五五	**庚寅**	金相火	11/22～1/20	10/9～12/8	五六	**庚卯**	金金

運氣交司日				
大寒	清明前三	芒種后三	立秋后六	立冬后九
春分	小滿	大暑		
大寒	小雪	秋分		

運氣之序				
太羽終	太角初	少徵	太宮	少商
厥陰風木	少陰君火	太陰濕土		
太陽寒水	陽明燥金	少陽相火		

[표_073] 運氣早見表 (1937年 丁丑)

年	干支		運	1	2	3	4	5
1937	丁丑	不和		丁	戊	己	庚	辛
			氣	子 ②	**丑 ③**	寅 ④		
				亥 ①	**辰 ⑥**	卯 ⑤		

初					中				
陽曆	陰曆	運氣			陽曆	陰曆	運氣		
1/20~3/20	12/8~2/8	初初	**丁亥**	木木	3/21~4/1	2/9~2/20	初二	**丁子**	木火
4/2~5/20	2/21~4/11	二二	**戊子**	火火	5/21~6/8	4/12~4/30	二三	**戊丑**	火土
6/9~7/22	5/1~6/15	三三	**己丑**	土土	7/23~8/13	6/16~7/8	三四	**己寅**	土 相火
8/14~9/22	7/9~8/18	四四	**庚寅**	金 相火	9/23~11/16	8/19~10/14	四五	**庚卯**	金金
11/17~11/22	10/15~10/20	五五	**辛卯**	水金	11/23~1/20	10/21~12/19	五六	**辛辰**	水水

運氣交司日					運氣之序				
大寒	清明 前三	芒種 后三	立秋 后六	立冬 后九	少角 初正	太徵	少宮	太商	少羽 終
春分	小滿	大暑			少陰君火	太陰濕土	少陽相火		
大寒	小雪	秋分			厥陰風木	太陽寒水	陽明燥金		

[표_074] 運氣早見表 (1938年 戊寅)

年	干支		運	1	2	3	4	5
1938	戊寅	天符		戊	己	庚	辛	壬
			氣	丑 ②	**寅 ③**	卯 ④		
				子 ①	**巳 ⑥**	辰 ⑤		

初					中				
陽曆	陰曆	運氣			陽曆	陰曆	運氣		
1/21~3/20	12/20~2/19	初初	**戊子**	火火	3/21~4/1	2/20~3/1	初二	**戊丑**	火土
4/2~5/21	3/2~4/22	二二	**己丑**	土土	5/22~6/8	4/23~5/11	二三	**己寅**	土 相火
6/9~7/22	5/12~6/25	三三	**庚寅**	金 相火	7/23~8/13	6/26~7/18	三四	**庚卯**	金金
8/14~9/23	7/19~閏)7/30	四四	**辛卯**	水金	9/24~11/16	8/1~9/25	四五	**辛辰**	水水
11/17~11/22	9/26~10/1	五五	**壬辰**	木水	11/23~1/20	10/2~12/1	五六	**壬巳**	木木

運氣交司日					運氣之序				
大寒	清明 前三	芒種 后三	立秋 后六	立冬 后九	太徵	少宮	太商	少羽 終	少角 初
春分	小滿	大暑			太陰濕土	少陽相火	陽明燥金		
大寒	小雪	秋分			少陰君火	厥陰風木	太陽寒水		

[표_075] 運氣早見表 (1939年 己卯)

年	干支		運	1	2	3	4	5
1939	己卯	小逆		己	庚	辛	壬	癸
			氣	寅 ②		**卯 ③**		辰 ④
				丑 ①		**午 ⑥**		巳 ⑤

初					中				
陽曆	陰曆	運氣			陽曆	陰曆	運氣		
1/21～3/20	12/2～1/30	初初	**己丑**	土土	3/21～4/2	2/1～2/13	初二	**己寅**	土 相火
4/3～5/21	2/14～4/3	二二	**庚寅**	金 相火	5/22～6/8	4/4～4/21	二三	**庚卯**	金金
6/9～7/23	4/22～6/7	三三	**辛卯**	水金	7/24～8/13	6/8～6/28	三四	**辛辰**	水水
8/14～9/23	6/29～8/11	四四	**壬辰**	木水	9/24～11/16	8/12～10/6	四五	**壬巳**	木木
11/17～11/22	10/7～10/12	五五	**癸巳**	火木	11/23～1/20	10/13～12/12	五六	**癸午**	火火

運氣交司日					
大寒	清明前三	芒種后三	立秋后六	立冬后九	
春分	小滿	大暑			
大寒	小雪	秋分			

運氣之序				
少宮	太商	少羽終	少角初	太徵
少陽相火	陽明燥金	太陽寒水		
太陰濕土	少陰君火	厥陰風木		

[표_076] 運氣早見表 (1940年 庚辰)

年	干支		運	1	2	3	4	5
1940	庚辰	小逆		庚	辛	壬	癸	甲
			氣	卯 ②		**辰 ③**		巳 ④
				寅 ①		**未 ⑥**		午 ⑤

初					中				
陽曆	陰曆	運氣			陽曆	陰曆	運氣		
1/21～3/20	12/13～2/12	初初	**庚寅**	金 相火	3/21～4/1	2/13～2/24	初二	**庚卯**	金金
4/2～5/20	2/25～4/14	二二	**辛卯**	水金	5/21～6/8	4/15～5/3	二三	**辛辰**	水水
6/9～7/22	5/4～6/18	三三	**壬辰**	木水	7/23～8/13	6/19～7/10	三四	**壬巳**	木木
8/14～9/22	7/11～8/21	四四	**癸巳**	火木	9/23～11/15	8/22～10/16	四五	**癸午**	火火
11/16～11/21	10/17～10/22	五五	**甲午**	土火	11/22～1/19	10/23～12/22	五六	**甲未**	土土

運氣交司日					
大寒	清明前三	芒種后三	立秋后六	立冬后九	
春分	小滿	大暑			
大寒	小雪	秋分			

運氣之序				
太商	少羽終	少角初	太徵	少宮
陽明燥金	太陽寒水	厥陰風木		
少陽相火	太陰濕土	少陰君火		

[표_077] 運氣早見表 (1941年 辛巳)

年	干支		運	1	2	3	4	5
1941	辛巳	小逆		辛	壬	癸	甲	乙
			氣	辰②		巳③		午④
				卯①		申⑥		未⑤

初					中				
陽曆	陰曆	運氣			陽曆	陰曆	運氣		
1/20～3/20	12/23～2/23	初初	**辛卯**	水金	3/21～4/1	2/24～3/5	初二	**辛辰**	水水
4/2～5/20	3/6～4/25	二二	**壬辰**	木水	5/21～6/8	4/26～5/14	二三	**壬巳**	木木
6/9～7/22	5/15～6/28	三三	**癸巳**	火木	7/23～8/13	6/29～閏)6/21	三四	**癸午**	火火
8/14～9/22	閏)6/22～8/2	四四	**甲午**	土火	9/23～11/16	8/3～9/28	四五	**甲未**	土土
11/17～11/22	9/29～10/4	五五	**乙未**	金土	11/23～1/20	10/5～12/4	五六	**乙申**	金相火

運氣交司日					運氣之序				
大寒	清明前三	芒種后三	立秋后六	立冬后九	少羽終	少角初	太徵	少宮	太商
春分	小滿	大暑			太陽寒水	厥陰風木	少陰君火		
大寒	小雪	秋分			陽明燥金	少陽相火	太陰濕土		

[표_078] 運氣早見表 (1942年 壬午)

年	干支		運	1	2	3	4	5
1942	壬午	小逆		壬	癸	甲	乙	丙
			氣	巳②		午③		未④
				辰①		酉⑥		申⑤

初					中				
陽曆	陰曆	運氣			陽曆	陰曆	運氣		
1/21～3/20	12/5～2/4	初初	**壬辰**	木水	3/21～4/1	2/5～2/16	初二	**壬巳**	木木
4/2～5/21	2/17～4/7	二二	**癸巳**	火木	5/22～6/8	4/8～4/25	二三	**癸午**	火火
6/9～7/22	4/26～6/10	三三	**甲午**	土火	7/23～8/13	6/11～7/2	三四	**甲未**	土土
8/14～9/23	7/3～8/13	四四	**乙未**	金土	9/24～11/16	8/14～10/8	四五	**乙申**	金相火
11/17～11/22	10/9～10/14	五五	**丙申**	水相火	11/23～1/20	10/15～12/15	五六	**丙酉**	水金

運氣交司日					運氣之序				
大寒	清明前三	芒種后三	立秋后六	立冬后九	太角初正	少徵	太宮	少商	太羽終
春分	小滿	大暑			厥陰風木	少陰君火	太陰濕土		
大寒	小雪	秋分			太陽寒水	陽明燥金	少陽相火		

[표_079] 運氣早見表 (1943年 癸未)

年	干支			1	2	3	4	5
1943	癸未	小逆	運	癸	甲	乙	丙	丁
			氣	午 ②		**未 ③**		申 ④
				巳 ①		**戌 ⑥**		酉 ⑤

初					中				
陽曆	陰曆	運氣			陽曆	陰曆	運氣		
1/21～3/20	12/16～2/15	初初	**癸巳**	火木	3/21～4/2	2/16～2/28	初二	**癸午**	火火
4/3～5/20	2/29～4/17	二二	**甲午**	土火	5/21～6/8	4/18～5/6	二三	**甲未**	土土
6/9～7/23	5/7～6/22	三三	**乙未**	金土	7/24～8/13	6/23～7/13	三四	**乙申**	金相火
8/14～9/23	7/14～8/24	四四	**丙申**	水相火	9/24～11/16	8/25～10/19	四五	**丙酉**	水金
11/17～11/22	10/20～10/25	五五	**丁酉**	木金	11/23～1/20	10/26～12/25	五六	**丁戌**	木水

運氣交司日					
大寒	淸明前三	芒種后三	立秋后六	立冬后九	
春分	小滿	大暑			
大寒	小雪	秋分			

運氣之序				
少徵	太宮	少商	太羽終	太角初
少陰君火	太陰濕土	少陽相火		
厥陰風木	太陽寒水	陽明燥金		

[표_080] 運氣早見表 (1944年 甲申)

年	干支			1	2	3	4	5
1944	甲申	順化	運	甲	乙	丙	丁	戊
			氣	未 ②		**申 ③**		酉 ④
				午 ①		**亥 ⑥**		戌 ⑤

初					中				
陽曆	陰曆	運氣			陽曆	陰曆	運氣		
1/21～3/20	12/26～2/26	初初	**甲午**	土火	3/21～4/1	2/27～3/9	初二	**甲未**	土土
4/2～5/20	3/10～4/28	二二	**乙未**	金土	5/21～6/8	4/29～閏)4/18	二三	**乙申**	金相火
6/9～7/22	閏)4/19～6/3	三三	**丙申**	水相火	7/23～8/13	6/4～6/25	三四	**丙酉**	水金
8/14～9/22	6/26～8/6	四四	**丁酉**	木金	9/23～11/15	8/7～9/30	四五	**丁戌**	木水
11/16～11/21	10/1～10/6	五五	**戊戌**	火水	11/22～1/19	10/7～12/6	五六	**戊亥**	火木

運氣交司日					
大寒	淸明前三	芒種后三	立秋后六	立冬后九	
春分	小滿	大暑			
大寒	小雪	秋分			

運氣之序				
太宮	少商	太羽終	太角初	少徵
太陰濕土	少陽相火	陽明燥金		
少陰君火	厥陰風木	太陽寒水		

[표_081] 運氣早見表 (1945年 乙酉)

年	干支		運	1	2	3	4	5
1945	乙酉	太乙天符		乙	丙	丁	戊	己
			氣	申②		酉③		戌④
				未①		子⑥		亥⑤

初					中				
陽曆	陰曆	運氣			陽曆	陰曆	運氣		
1/20~3/20	12/8~2/7	初初	**乙未**	金土	3/21~4/1	2/8~2/19	初二	**乙申**	金 相火
4/2~5/20	2/20~4/9	二二	**丙申**	水 相火	5/21~6/8	4/10~4/28	二三	**丙酉**	水金
6/9~7/22	4/29~6/14	三三	**丁酉**	木金	7/23~8/13	6/15~7/6	三四	**丁戌**	木水
8/14~9/22	7/7~8/17	四四	**戊戌**	火水	9/23~11/16	8/18~10/12	四五	**戊亥**	火木
11/17~11/22	10/13~10/18	五五	**己亥**	土木	11/23~1/20	10/19~12/18	五六	**己子**	土火

運氣交司日					
	大寒	清明 前三	芒種 后三	立秋 后六	立冬 后九
	春分	小滿	大暑		
	大寒	小雪	秋分		

運氣之序					
	少商	太羽 終	太角 初	少徵	太宮
	少陽相火	陽明燥金	太陽寒水		
	太陰濕土	少陰君火	厥陰風木		

[표_082] 運氣早見表 (1946年 丙戌)

年	干支		運	1	2	3	4	5
1946	丙戌	天符		丙	丁	戊	己	庚
			氣	酉②		戌③		亥④
				申①		丑⑥		子⑤

初					中				
陽曆	陰曆	運氣			陽曆	陰曆	運氣		
1/21~3/20	12/9~2/17	初初	**丙申**	水 相火	3/21~4/1	2/18~2/29	初二	**丙酉**	水金
4/2~5/21	3/1~4/21	二二	**丁酉**	木金	5/22~6/8	4/22~5/9	二三	**丁戌**	木水
6/9~7/22	5/10~6/24	三三	**戊戌**	火水	7/23~8/13	6/25~7/17	三四	**戊亥**	火木
8/14~9/23	7/18~8/28	四四	**己亥**	土木	9/24~11/16	8/29~10/23	四五	**己子**	土火
11/17~11/22	10/24~10/29	五五	**庚子**	金火	11/23~1/20	10/30~12/29	五六	**庚丑**	金土

運氣交司日					
	大寒	清明 前三	芒種 后三	立秋 后六	立冬 后九
	春分	小滿	大暑		
	大寒	小雪	秋分		

運氣之序					
	太羽 終	太角 初	少徵	太宮	少商
	陽明燥金	太陽寒水	厥陰風木		
	少陽相火	太陰濕土	少陰君火		

[표_083] 運氣早見表 (1947年 丁亥)

年	干支		運	1	2	3	4	5
1947	丁亥	天符		丁	戊	己	庚	辛
			氣	戌 ②		亥 ③		子 ④
				酉 ①		寅 ⑥		丑 ⑤

初					中				
陽曆	陰曆	運氣			陽曆	陰曆	運氣		
1/21~3/20	12/30~2/28	初初	**丁酉**	木金	3/21~4/2	2/29~閏)2/11	初二	**丁戌**	木水
4/3~5/21	閏)2/12~4/2	二二	**戊戌**	火水	5/22~6/8	4/3~4/20	二三	**戊亥**	火木
6/9~7/23	4/21~6/6	三三	**己亥**	土木	7/24~8/13	6/7~6/27	三四	**己子**	土火
8/14~9/23	6/28~8/9	四四	**庚子**	金火	9/24~11/16	8/10~10/4	四五	**庚丑**	金土
11/17~11/22	10/5~10/10	五五	**辛丑**	水土	11/23~1/20	10/11~12/10	五六	**辛寅**	水相火

運氣交司日				
大寒	清明前三	芒種后三	立秋后六	立冬后九
春分	小滿	大暑		
大寒	小雪	秋分		

運氣之序				
少角初正	太徵	少宮	太商	少羽終
太陽寒水	厥陰風木	少陰君火		
陽明燥金	少陽相火	太陰濕土		

[표_084] 運氣早見表 (1948年 戊子)

年	干支		運	1	2	3	4	5
1948	戊子	天符		戊	己	庚	辛	壬
			氣	亥 ②		子 ③		丑 ④
				戌 ①		卯 ⑥		寅 ⑤

初					中				
陽曆	陰曆	運氣			陽曆	陰曆	運氣		
1/21~3/20	12/11~2/10	初初	**戊戌**	火水	3/21~4/1	2/11~2/22	初二	**戊亥**	火木
4/2~5/20	2/23~4/12	二二	**己亥**	土木	5/21~6/8	4/13~5/9	二三	**己子**	土火
6/9~7/22	5/10~6/16	三三	**庚子**	金火	7/23~8/13	6/17~7/25	三四	**庚丑**	金土
8/14~9/22	7/26~8/20	四四	**辛丑**	水土	9/23~11/15	8/21~10/10	四五	**辛寅**	水相火
11/16~11/21	10/11~10/21	五五	**壬寅**	木相火	11/22~1/19	10/22~12/21	五六	**壬卯**	木金

運氣交司日				
大寒	清明前三	芒種后三	立秋后六	立冬后九
春分	小滿	大暑		
大寒	小雪	秋分		

運氣之序				
太徵	少宮	太商	少羽終	少角初
厥陰風木	少陰君火	太陰濕土		
太陽寒水	陽明燥金	少陽相火		

[표_085] 運氣早見表 (1949年 己丑)

年	干支			1	2	3	4	5
1949	己丑	太乙天符	運	己	庚	辛	壬	癸
			氣	子 ②		丑 ③		寅 ④
				亥 ①		辰 ⑥		卯 ⑤

初					中				
陽曆	陰曆	運氣			陽曆	陰曆	運氣		
1/20~3/20	12/22~2/21	初初	**己亥**	土木	3/21~4/1	2/22~3/3	初二	**己子**	土火
4/2~5/20	3/4~4/23	二二	**庚子**	金火	5/21~6/8	4/24~5/19	二三	**庚丑**	金土
6/9~7/22	5/20~6/27	三三	**辛丑**	水土	7/23~8/13	6/28~7/19	三四	**辛寅**	水相火
8/14~9/22	7/20~8/1	四四	**壬寅**	木相火	9/23~11/16	8/2~9/26	四五	**壬卯**	木金
11/17~11/22	9/27~10/3	五五	**癸卯**	火金	11/23~1/20	10/4~12/3	五六	**癸辰**	火水

運氣交司日					
大寒	清明前三	芒種后三	立秋后六	立冬后九	
春分	小滿	大暑			
大寒	小雪	秋分			

運氣之序				
少宮	太商	少羽終	少角初	太徵
少陰君火	太陰濕土	少陽相火		
厥陰風木	太陽寒水	陽明燥金		

[표_086] 運氣早見表 (1950年 庚寅)

年	干支			1	2	3	4	5
1950	庚寅	天刑	運	庚	辛	壬	癸	甲
			氣	亥 ②		子 ③		丑 ④
				戌 ①		卯 ⑥		寅 ⑤

初					中				
陽曆	陰曆	運氣			陽曆	陰曆	運氣		
1/21~3/20	12/4~2/1	初初	**庚子**	金火	3/21~4/1	2/2~2/14	初二	**庚丑**	金土
4/2~5/21	2/15~4/5	二二	**辛丑**	水土	5/22~6/8	4/6~4/23	二三	**辛寅**	水相火
6/9~7/22	4/24~6/8	三三	**壬寅**	木相火	7/23~8/13	6/9~6/30	三四	**壬卯**	木金
8/14~9/22	7/1~8/11	四四	**癸卯**	火金	9/23~11/16	8/12~10/7	四五	**癸辰**	火水
11/17~11/22	10/8~10/13	五五	**甲辰**	土水	11/23~1/20	10/14~12/13	五六	**甲巳**	土木

運氣交司日					
大寒	清明前三	芒種后三	立秋后六	立冬后九	
春分	小滿	大暑			
大寒	小雪	秋分			

運氣之序				
太商	少羽終	少角初	太徵	少宮
厥陰風木	少陰君火	太陰濕土		
太陽寒水	陽明燥金	少陽相火		

[표_087] 運氣早見表 (1951年 辛卯)

年	干支		運	1	2	3	4	5
1951	辛卯	順化		辛	壬	癸	甲	乙
			氣	寅 ②		**卯 ③**		辰 ④
				丑 ①		**午 ⑥**		巳 ⑤

初					中				
陽曆	陰曆	運氣			陽曆	陰曆	運氣		
1/21～3/20	12/14～2/13	初初	**辛丑**	水土	3/21～4/1	2/14～2/25	初二	**辛寅**	水 相火
4/2～5/21	2/26～4/16	二二	**壬寅**	木 相火	5/22～6/8	4/17～5/4	二三	**壬卯**	木金
6/9～7/23	5/5～6/20	三三	**癸卯**	火金	7/24～8/13	6/21～7/11	三四	**癸辰**	火水
8/14～9/23	7/12～8/23	四四	**甲辰**	土水	9/24～11/16	8/24～10/18	四五	**甲巳**	土木
11/17～11/22	10/19～10/24	五五	**乙巳**	金木	11/23～1/20	10/25～12/24	五六	**乙午**	金火

運氣交司日				
大寒	清明前三	芒種后三	立秋后六	立冬后九
春分	小滿	大暑		
大寒	小雪	秋分		

運氣之序				
少羽終	少角初	太徵	少宮	太商
少陽相火	陽明燥金	太陽寒水		
太陰濕土	少陰君火	厥陰風木		

[표_088] 運氣早見表 (1952年 壬辰)

年	干支		運	1	2	3	4	5
1952	壬辰	順化		壬	癸	甲	乙	丙
			氣	卯 ②		**辰 ③**		巳 ④
				寅 ①		**未 ⑥**		午 ⑤

初					中				
陽曆	陰曆	運氣			陽曆	陰曆	運氣		
1/21～3/20	12/25～2/27	初初	**壬寅**	木 相火	3/21～4/1	2/28～3/7	初二	**壬卯**	木金
4/2～5/20	3/8～4/27	二二	**癸卯**	火金	5/21～6/8	4/28～5/16	二三	**癸辰**	火水
6/9～7/22	5/17～6/1	三三	**甲辰**	土水	7/23～8/12	6/2～6/22	三四	**甲巳**	土木
8/13～9/22	6/23～8/4	四四	**乙巳**	金木	9/23～11/15	8/5～9/28	四五	**乙午**	金火
11/16～11/21	9/29～10/5	五五	**丙午**	水火	11/22～1/19	10/6～12/5	五六	**丙未**	水土

運氣交司日				
大寒	清明前三	芒種后三	立秋后六	立冬后九
春分	小滿	大暑		
大寒	小雪	秋分		

運氣之序				
太角初正	少徵	太宮	少商	太羽終
陽明燥金	太陽寒水	厥陰風木		
少陽相火	太陰濕土	少陰君火		

[표_089] 運氣早見表 (1953年 癸巳)

年	干支		運	1	2	3	4	5
1953	癸巳	同歲會 順化		癸	甲	乙	丙	丁
			氣	辰 ②		**巳 ③**		午 ④
				卯 ①		**申 ⑥**		未 ⑤

初					中				
陽曆	陰曆	運氣			陽曆	陰曆	運氣		
1/20~3/21	12/6~2/6	初初	**癸卯**	火金	3/21~4/2	2/7~2/18	初二	**癸辰**	火水
4/2~5/22	2/19~4/9	二二	**甲辰**	土水	5/21~6/15	4/10~4/27	二三	**甲巳**	土木
6/9~7/24	4/28~6/12	三三	**乙巳**	金木	7/23~8/31	6/13~7/4	三四	**乙午**	金火
8/14~9/24	7/5~8/15	四四	**丙午**	水火	9/23~11/12	8/16~10/10	四五	**丙未**	水土
11/17~11/23	10/11~10/15	五五	**丁未**	木土	11/22~1/19	10/16~12/15	五六	**丁申**	木 相火

運氣交司日					
大寒	清明 前三	芒種 后三	立秋 后六	立冬 后九	
春分	小滿	大暑			
大寒	小雪	秋分			

運氣之序				
少徵	太宮	少商	太羽 終	太角 初
太陽寒水	厥陰風木	少陰君火		
陽明燥金	少陽相火	太陰濕土		

[표_090] 運氣早見表 (1954年 甲午)

年	干支		運	1	2	3	4	5
1954	甲午	順化		甲	乙	丙	丁	戊
			氣	巳 ②		**午 ③**		未 ④
				辰 ①		**酉 ⑥**		申 ⑤

初					中				
陽曆	陰曆	運氣			陽曆	陰曆	運氣		
1/20~3/20	12/16~2/16	初初	**甲辰**	土水	3/21~4/1	2/17~2/28	初二	**甲巳**	土木
4/2~5/20	2/29~4/18	二二	**乙巳**	金木	5/21~6/8	4/19~5/8	二三	**乙午**	金火
6/9~7/22	5/9~6/24	三三	**丙午**	水火	7/23~8/13	6/25~7/15	三四	**丙未**	水土
8/14~9/22	7/16~8/26	四四	**丁未**	木土	9/23~11/16	8/27~10/21	四五	**丁申**	木 相火
11/17~11/22	10/22~10/26	五五	**戊申**	火 相火	11/23~1/20	10/27~12/27	五六	**戊酉**	火金

運氣交司日				
大寒	清明 前三	芒種 后三	立秋 后六	立冬 后九
春分	小滿	大暑		
大寒	小雪	秋分		

運氣之序				
太宮	少商	太羽 終	太角 初	少徵
厥陰風木	少陰君火	太陰濕土		
太陽寒水	陽明燥金	少陽相火		

[표_091] 運氣早見表 (1955年 乙未)

年	干支		運	1	2	3	4	5
1955	乙未	順化		乙	丙	丁	戊	己
			氣	午 ②		未 ③		申 ④
				巳 ①		戌 ⑥		酉 ⑤

初					中				
陽曆	陰曆	運氣			陽曆	陰曆	運氣		
1/21~3/20	12/28~2/26	初初	**乙巳**	金木	3/21~4/1	2/27~3/9	初二	**乙午**	金火
4/2~5/21	3/10~閏)3/30	二二	**丙午**	水火	5/22~6/8	4/1~4/18	二三	**丙未**	水土
6/9~7/23	4/19~6/5	三三	**丁未**	木土	7/24~8/13	6/6~6/26	三四	**丁申**	木 相火
8/14~9/23	6/27~8/8	四四	**戊甲**	火 相火	9/24~11/16	8/9~10/3	四五	**戊酉**	火金
11/17~11/22	10/4~10/9	五五	**己酉**	土金	11/23~1/20	10/10~12/8	五六	**己戌**	土水

運氣交司日				
大寒	清明 前三	芒種 后三	立秋 后六	立冬 后九
春分	小滿	大暑		
大寒	小雪	秋分		

運氣之序				
少商	太羽 終	太角 初	少徵	太宮
少陰君火	太陰濕土	少陽相火		
厥陰風木	太陽寒水	陽明燥金		

[표_092] 運氣早見表 (1956年 丙申)

年	干支		運	1	2	3	4	5
1956	丙申	不和		丙	丁	戊	己	庚
			氣	未 ②		申 ③		酉 ④
				午 ①		亥 ⑥		戌 ⑤

初					中				
陽曆	陰曆	運氣			陽曆	陰曆	運氣		
1/21~3/20	12/9~2/9	初初	**丙午**	水火	3/21~4/1	2/10~2/21	初二	**丙未**	水土
4/2~5/20	2/22~4/1	二二	**丁未**	木土	5/21~6/8	4/2~4/30	二三	**丁申**	木 相火
6/9~7/23	5/1~6/15	三三	**戊甲**	火 相火	7/23~8/12	6/16~7/7	三四	**戊酉**	火金
8/14~9/23	7/8~8/18	四四	**己酉**	土金	9/23~11/15	8/19~10/13	四五	**己戌**	土水
11/17~11/22	10/14~10/19	五五	**庚戌**	金水	11/22~1/19	10/20~12/19	五六	**庚亥**	金木

運氣交司日				
大寒	清明 前三	芒種 后三	立秋 后六	立冬 后九
春分	小滿	大暑		
大寒	小雪	秋分		

運氣之序				
太羽 終	太角 初	少徵	太宮	少商
太陰濕土	少陽相火	陽明燥金		
少陰君火	厥陰風木	太陽寒水		

[표_093] 運氣早見表 (1957年 丁酉)

年	干支		運	1	2	3	4	5
1957	丁酉	天刑	運	丁	戊	己	庚	辛
			氣	申②		**酉③**		戌④
				未①		**子⑥**		亥⑤

初					中				
陽曆	陰曆	運氣			陽曆	陰曆	運氣		
1/20~3/20	12/20~2/19	初初	**丁未**	木土	3/21~4/1	2/20~3/2	初二	**丁申**	木相火
4/2~5/21	3/3~4/22	二二	**戊甲**	火相火	5/22~6/8	4/23~5/11	二三	**戊酉**	火金
6/9~7/22	5/12~6/20	三三	**己酉**	土金	7/23~8/13	6/21~7/18	三四	**己戌**	土水
8/14~9/22	7/19~8/29	四四	**庚戌**	金水	9/23~11/16	8/30~9/25	四五	**庚亥**	金木
11/17~11/21	9/26~9/30	五五	**辛亥**	水木	11/22~1/19	10/1~11/30	五六	**辛子**	水火

運氣交司日					運氣之序				
大寒	清明前三	芒種后三	立秋后六	立冬后九	少角初正	太徵	少宮	太商	少羽終
春分	小滿	大暑			少陽相火	陽明燥金	太陽寒水		
大寒	小雪	秋分			太陰濕土	少陰君火	厥陰風木		

[표_094] 運氣早見表 (1958年 戊戌)

年	干支		運	1	2	3	4	5
1958	戊戌	天刑	運	戊	己	庚	辛	壬
			氣	酉②		**戌③**		亥④
				申①		**丑⑥**		子⑤

初					中				
陽曆	陰曆	運氣			陽曆	陰曆	運氣		
1/20~3/20	12/1~2/1	初初	**戊甲**	火相火	3/21~4/1	2/2~2/13	初二	**戊酉**	火金
4/2~5/20	2/14~4/2	二二	**己酉**	土金	5/21~6/8	4/3~4/21	二三	**己戌**	土水
6/9~7/22	4/22~6/6	三三	**庚戌**	金水	7/23~8/21	6/7~6/28	三四	**庚亥**	金木
8/14~9/22	6/29~8/10	四四	**辛亥**	水木	9/23~11/16	8/11~10/6	四五	**辛子**	水火
11/17~11/22	10/7~10/12	五五	**壬子**	木火	11/23~1/20	10/13~12/12	五六	**壬丑**	木土

運氣交司日					運氣之序				
大寒	清明前三	芒種后三	立秋后六	立冬后九	太徵	少宮	太商	少羽終	少角初
春分	小滿	大暑			陽明燥金	太陽寒水	厥陰風木		
大寒	小雪	秋分			少陽相火	太陰濕土	少陰君火		

[표_095] 運氣早見表 (1959年 己亥)

年	干支		運	1	2	3	4	5
1959	己亥	天刑		己	庚	辛	壬	癸
			氣	戌 ②		亥 ③		子 ④
				酉 ①		寅 ⑥		丑 ⑤

初					中				
陽曆	陰曆	運氣			陽曆	陰曆	運氣		
1/21～3/20	12/13～2/12	初初	**己酉**	土金	3/21～4/1	2/13～2/24	初二	**己戌**	土水
4/2～5/21	2/25～4/14	二二	**庚戌**	金水	5/22～6/8	4/15～5/3	二三	**庚亥**	金木
6/9～7/22	5/4～6/17	三三	**辛亥**	水木	7/23～8/13	6/18～7/10	三四	**辛子**	水火
8/14～9/23	7/11～8/21	四四	**壬子**	木火	9/24～11/16	8/22～10/16	四五	**壬丑**	木土
11/17～11/22	10/17～10/22	五五	**癸丑**	火土	11/23～1/20	10/23～12/22	五六	**癸寅**	火 相火

運氣交司日					運氣之序				
大寒	清明前三	芒種后三	立秋后六	立冬后九	少宮	太商	少羽終	少角初	太徵
春分	小滿	大暑			太陽寒水	厥陰風木	少陰君火		
大寒	小雪	秋分			陽明燥金	少陽相火	太陰濕土		

[표_096] 運氣早見表 (1960年 庚子)

年	干支		運	1	2	3	4	5
1960	庚子	同天符 天刑		庚	辛	壬	癸	甲
			氣	亥 ②		子 ③		丑 ④
				戌 ①		卯 ⑥		寅 ⑤

初					中				
陽曆	陰曆	運氣			陽曆	陰曆	運氣		
1/21～3/19	12/23～2/22	初初	**庚戌**	金水	3/20～4/1	2/23～3/6	初二	**庚亥**	金木
4/2～5/20	3/7～4/25	二二	**辛亥**	水木	5/21～6/8	4/26～5/15	二三	**辛子**	水火
6/9～7/22	5/16～6/29	三三	**壬子**	木火	7/23～8/12	6/30～閏)6/20	三四	**壬丑**	木土
8/13～9/22	閏)6/21～8/2	四四	**癸丑**	火土	9/23～11/15	8/3～9/27	四五	**癸寅**	火 相火
11/16～11/21	9/28～10/3	五五	**甲寅**	土 相火	11/22～1/19	10/4～12/3	五六	**甲卯**	土金

運氣交司日					運氣之序				
大寒	清明前三	芒種后三	立秋后六	立冬后九	太商	少羽終	少角初	太徵	少宮
春分	小滿	大暑			厥陰風木	少陰君火	太陰濕土		
大寒	小雪	秋分			太陽寒水	陽明燥金	少陽相火		

[표_097] 運氣早見表 (1961年 辛丑)

年	干支		運	1	2	3	4	5
1961	辛丑	同歲會 天刑		辛	壬	癸	甲	乙
			氣	子 ②		丑 ③		寅 ④
				亥 ①		辰 ⑥		卯 ⑤

初					中				
陽曆	陰曆	運氣			陽曆	陰曆	運氣		
1/20~3/20	12/4~2/4	初初	**辛亥**	水木	3/21~4/1	2/5~2/16	初二	**辛子**	水火
4/2~5/20	2/17~4/6	二二	**壬子**	木火	5/21~6/8	4/6~4/25	二三	**壬丑**	木土
6/9~7/22	4/26~6/10	三三	**癸丑**	火土	7/23~8/13	6/11~7/3	三四	**癸寅**	火 相火
8/14~9/22	7/4~8/13	四四	**甲寅**	土 相火	9/23~11/16	8/14~10/9	四五	**甲卯**	土金
11/17~11/21	10/10~10/14	五五	**乙卯**	金金	11/22~1/19	10/15~12/14	五六	**乙辰**	金水

運氣交司日					運氣之序				
大寒	清明前三	芒種后三	立秋后六	立冬后九	少羽終	少角初	太徵	少宮	太商
春分	小滿	大暑			少陰君火	太陰濕土	少陽相火		
大寒	小雪	秋分			厥陰風木	太陽寒水	陽明燥金		

[표_098] 運氣早見表 (1962年 壬寅)

年	干支		運	1	2	3	4	5
1962	壬寅	同天符 小逆		壬	癸	甲	乙	丙
			氣	丑 ②		寅 ③		卯 ④
				子 ①		巳 ⑥		辰 ⑤

初					中				
陽曆	陰曆	運氣			陽曆	陰曆	運氣		
1/20~3/20	12/15~2/15	初初	**壬子**	木火	3/21~4/1	2/16~2/27	初二	**壬丑**	木土
4/2~5/20	2/28~4/17	二二	**癸丑**	火土	5/21~6/8	4/18~5/7	二三	**癸寅**	火 相火
6/9~7/22	5/8~6/21	三三	**甲寅**	土 相火	7/23~8/13	6/22~7/14	三四	**甲卯**	土金
8/14~9/22	7/15~8/24	四四	**乙卯**	金金	9/23~11/16	8/25~10/20	四五	**乙辰**	金水
11/17~11/22	10/21~10/26	五五	**丙辰**	水水	11/23~1/20	10/27~12/25	五六	**丙巳**	水木

運氣交司日					運氣之序				
大寒	清明前三	芒種后三	立秋后六	立冬后九	太角初正	少徵	太宮	少商	太羽終
春分	小滿	大暑			太陰濕土	少陽相火	陽明燥金		
大寒	小雪	秋分			少陰君火	厥陰風木	太陽寒水		

[표_099] 運氣早見表 (1963年 癸卯)

年	干支	
1963	癸卯	同歲會 不和

運	1	2	3	4	5
	癸	甲	乙	丙	丁

氣			
	寅 ②	**卯 ③**	辰 ④
	丑 ①	**午 ⑥**	巳 ⑤

初					中				
陽曆	陰曆	運氣			陽曆	陰曆	運氣		
1/21～3/20	12/26～2/25	初初	**癸丑**	火土	3/21～4/1	2/26～3/8	初二	**癸寅**	火 相火
4/2～5/21	3/9～4/28	二二	**甲寅**	土 相火	5/22～6/8	4/29～閏)4/8	二三	**甲卯**	土金
6/9～7/22	閏)4/9～6/2	三三	**乙卯**	金金	7/23～8/13	6/3～6/24	三四	**乙辰**	金水
8/14～9/23	6/25～8/6	四四	**丙辰**	水水	9/24～11/16	8/7～10/1	四五	**丙巳**	水木
11/17～11/22	10/2～10/7	五五	**丁巳**	木木	11/23～1/20	10/8～12/6	五六	**丁午**	木火

運氣交司日				
大寒	清明 前三	芒種 后三	立秋 后六	立冬 后九
春分	小滿	大暑		
大寒	小雪	秋分		

運氣之序				
少徵	太宮	少商	太羽 終	太角 初
少陽相火	陽明燥金	太陽寒水		
太陰濕土	少陰君火	厥陰風木		

[표_100] 運氣早見表 (1964年 甲辰)

年	干支	
1964	甲辰	歲會 同天符 不和

運	1	2	3	4	5
	甲	乙	丙	丁	戊

氣			
	卯 ②	**辰 ③**	巳 ④
	寅 ①	**未 ⑥**	午 ⑤

初					中				
陽曆	陰曆	運氣			陽曆	陰曆	運氣		
1/21～3/19	12/7～2/6	初初	**甲寅**	土 相火	3/20～4/1	2/7～2/19	初二	**甲卯**	土金
4/2～5/20	2/20～4/9	二二	**乙卯**	金金	5/21～6/8	4/10～4/28	二三	**乙辰**	金水
6/9～7/22	4/29～6/14	三三	**丙辰**	水水	7/23～8/12	6/15～7/5	三四	**丙巳**	水木
8/13～9/22	7/6～8/17	四四	**丁巳**	木木	9/23～11/15	8/18～10/12	四五	**丁午**	木火
11/16～11/21	10/13～10/18	五五	**戊午**	火火	11/22～1/19	10/19～12/17	五六	**戊未**	火土

運氣交司日				
大寒	清明 前三	芒種 后三	立秋 后六	立冬 后九
春分	小滿	大暑		
大寒	小雪	秋分		

運氣之序				
太宮	少商	太羽 終	太角 初	少徵
陽明燥金	太陽寒水	厥陰風木		
少陽相火	太陰濕土	少陰君火		

[표_101] 運氣早見表 (1965年 乙巳)

年	干支		運	1	2	3	4	5
1965	乙巳	不和		乙	丙	丁	戊	己
			氣	辰 ②		**巳 ③**		午 ④
				卯 ①		**申 ⑥**		未 ⑤

初					中				
陽曆	陰曆	運氣			陽曆	陰曆	運氣		
1/20～3/20	12/18～2/18	初初	**乙卯**	金金	3/21～4/1	2/19～2/30	初二	**乙辰**	金水
4/2～5/20	3/1～4/20	二二	**丙辰**	水水	5/21～6/8	4/21～5/9	二三	**丙巳**	水木
6/9～7/22	5/10～6/24	三三	**丁巳**	木木	7/23～8/13	6/25～7/17	三四	**丁午**	木火
8/14～9/22	7/18～8/27	四四	**戊午**	火火	9/23～11/16	8/28～10/24	四五	**戊未**	火土
11/17～11/21	10/25～10/29	五五	**己未**	土土	11/22～1/19	10/30～12/28	五六	**己申**	土 相火

運氣交司日					運氣之序				
大寒	清明 前三	芒種 后三	立秋 后六	立冬 后九	少商	太羽 終	太角 初	少徵	太宮
春分	小滿	大暑			太陽寒水	厥陰風木	少陰君火		
大寒	小雪	秋分			陽明燥金	少陽相火	太陰濕土		

[표_102] 運氣早見表 (1966年 丙午)

年	干支		運	1	2	3	4	5
1966	丙午	不和		丙	丁	戊	己	庚
			氣	巳 ②		**午 ③**		未 ④
				辰 ①		**酉 ⑥**		申 ⑤

初					中				
陽曆	陰曆	運氣			陽曆	陰曆	運氣		
1/20～3/20	12/29～2/29	初初	**丙辰**	水水	3/21～4/1	2/30～3/11	初二	**丙巳**	水木
4/2～5/20	3/12～4/1	二二	**丁巳**	木木	5/21～6/8	4/2～4/20	二三	**丁午**	木火
6/9～7/22	4/21～6/5	三三	**戊午**	火火	7/23～8/13	6/6～6/27	三四	**戊未**	火土
8/14～9/22	6/28～8/8	四四	**己未**	土土	9/23～11/16	8/9～10/5	四五	**己申**	土 相火
11/17～11/22	10/6～10/11	五五	**庚申**	金 相火	11/23～1/20	10/12～12/10	五六	**庚酉**	金金

運氣交司日					運氣之序				
大寒	清明 前三	芒種 后三	立秋 后六	立冬 后九	太羽 終	太角 初	少徵	太宮	少商
春分	小滿	大暑			厥陰風木	少陰君火	太陰濕土		
大寒	小雪	秋分			太陽寒水	陽明燥金	少陽相火		

[표_103] 運氣早見表 (1967年 丁未)

年	干支		運	1	2	3	4	5
1967	丁未	不和		丁	戊	己	庚	辛
			氣	午 ②		**未 ③**		申 ④
				巳 ①		**戌 ⑥**		酉 ⑤

初					中				
陽曆	陰曆	運氣			陽曆	陰曆	運氣		
1/21~3/20	12/11~2/10	初初	**丁巳**	木木	3/21~4/1	2/11~2/22	初二	**丁午**	木火
4/2~5/21	2/23~4/13	二二	**戊午**	火火	5/22~6/8	4/14~5/1	二三	**戊未**	火土
6/9~7/22	5/2~6/15	三三	**己未**	土土	7/23~8/13	6/16~7/8	三四	**己申**	土 相火
8/14~9/23	7/9~8/20	四四	**庚申**	金 相火	9/24~11/16	8/21~10/15	四五	**庚酉**	金金
11/17~11/22	10/16~10/21	五五	**辛酉**	水金	11/23~1/20	10/22~12/21	五六	**辛戌**	水水

運氣交司日					
大寒	清明前三	芒種后三	立秋后六	立冬后九
春分	小滿	大暑		
大寒	小雪	秋分		

運氣之序				
少角初正	太徵	少宮	太商	少羽終
少陰君火	太陰濕土	少陽相火		
厥陰風木	太陽寒水	陽明燥金		

[표_104] 運氣早見表 (1968年 戊申)

年	干支		運	1	2	3	4	5
1968	戊申	天符		戊	己	庚	辛	壬
			氣	未 ②		**申 ③**		酉 ④
				午 ①		**亥 ⑥**		戌 ⑤

初					中				
陽曆	陰曆	運氣			陽曆	陰曆	運氣		
1/21~3/19	12/22~2/21	初初	**戊午**	火火	3/20~4/1	2/22~3/4	初二	**戊未**	火土
4/2~5/20	3/5~4/23	二二	**己未**	土土	5/21~6/8	4/24~5/13	二三	**己申**	土 相火
6/9~7/22	5/14~6/27	三三	**庚申**	金 相火	7/23~8/12	6/28~7/19	三四	**庚酉**	金金
8/13~9/22	7/20~8/1	四四	**辛酉**	水金	9/23~11/15	8/2~9/25	四五	**辛戌**	水水
11/16~11/21	9/26~10/2	五五	**壬戌**	木水	11/22~1/19	10/3~12/2	五六	**壬亥**	木木

運氣交司日				
大寒	清明前三	芒種后三	立秋后六	立冬后九
春分	小滿	大暑		
大寒	小雪	秋分		

運氣之序				
太徵	少宮	太商	少羽終	少角初
太陰濕土	少陽相火	陽明燥金		
少陰君火	厥陰風木	太陽寒水		

[표_105] 運氣早見表 (1969年 己酉)

年	干支		運	1	2	3	4	5
1969	己酉	小逆		己	庚	辛	壬	癸
			氣	申 ②		酉 ③		戌 ④
				未 ①		子 ⑥		亥 ⑤

初					中				
陽曆	陰曆	運氣			陽曆	陰曆	運氣		
1/20~3/20	12/3~2/3	初初	**己未**	土土	3/21~4/1	2/4~2/15	初二	**己申**	土 相火
4/2~5/20	2/16~4/5	二二	**庚申**	金 相火	5/21~6/8	4/6~4/24	二三	**庚酉**	金金
6/9~7/22	4/25~6/9	三三	**辛酉**	水金	7/23~8/13	6/10~7/1	三四	**辛戌**	水水
8/14~9/22	7/2~8/11	四四	**壬戌**	木水	9/23~11/15	8/12~10/6	四五	**壬亥**	木木
11/16~11/21	10/7~10/12	五五	**癸亥**	火木	11/22~1/19	10/13~12/12	五六	**癸子**	火火

運氣交司日					
	大寒	清明 前三	芒種 后三	立秋 后六	立冬 后九
	春分	小滿	大暑		
	大寒	小雪	秋分		

運氣之序					
	少宮	太商	少羽 終	少角 初	太徵
	少陽相火	陽明燥金	太陽寒水		
	太陰濕土	少陰君火	厥陰風木		

[표_106] 運氣早見表 (1970年 庚戌)

年	干支		運	1	2	3	4	5
1970	庚戌	小逆		庚	辛	壬	癸	甲
			氣	酉 ②		戌 ③		亥 ④
				申 ①		丑 ⑥		子 ⑤

初					中				
陽曆	陰曆	運氣			陽曆	陰曆	運氣		
1/20~3/20	12/13~2/13	初初	**庚申**	金 相火	3/21~4/1	2/14~2/25	初二	**庚酉**	金金
4/2~5/20	2/26~4/16	二二	**辛酉**	水金	5/21~6/8	4/17~5/5	二三	**辛戌**	水水
6/9~7/22	5/6~6/19	三三	**壬戌**	木水	7/23~8/13	6/20~7/12	三四	**壬亥**	木木
8/14~9/22	7/13~8/22	四四	**癸亥**	火木	9/23~11/16	8/23~10/18	四五	**癸子**	火火
11/17~11/22	10/19~10/24	五五	**甲子**	土火	11/23~1/20	10/25~12/24	五六	**甲丑**	土土

運氣交司日					
	大寒	清明 前三	芒種 后三	立秋 后六	立冬 后九
	春分	小滿	大暑		
	大寒	小雪	秋分		

運氣之序					
	太商	少羽 終	少角 初	太徵	少宮
	陽明燥金	太陽寒水	厥陰風木		
	少陽相火	太陰濕土	少陰君火		

[표_107] 運氣早見表 (1971年 辛亥)

年	干支		運	1	2	3	4	5
1971	辛亥	小逆		辛	壬	癸	甲	乙
			氣	戌 ②		**亥 ③**		子 ④
				酉 ①		**寅 ⑥**		丑 ⑤

初 陽曆	初 陰曆	初 運氣			中 陽曆	中 陰曆	中 運氣		
1/21~3/20	12/25~2/24	初初	**辛酉**	水金	3/21~4/1	2/25~3/6	初二	**辛戌**	水水
4/2~5/21	3/7~4/27	二二	**壬戌**	木水	5/22~6/8	4/28~5/16	二三	**壬亥**	木木
6/9~7/22	5/17~6/1	三三	**癸亥**	火木	7/23~8/13	6/2~6/23	三四	**癸子**	火火
8/14~9/23	6/24~8/5	四四	**甲子**	土火	9/24~11/16	8/6~9/29	四五	**甲丑**	土土
11/17~11/22	9/30~10/5	五五	**乙丑**	金土	11/23~1/20	10/6~12/5	五六	**乙寅**	金 相火

運氣交司日				
大寒	清明 前三	芒種 后三	立秋 后六	立冬 后九
春分	小滿	大暑		
大寒	小雪	秋分		

運氣之序				
少羽 終	少角 初	太徵	少宮	太商
太陽寒水	厥陰風木	少陰君火		
陽明燥金	少陽相火	太陰濕土		

[표_108] 運氣早見表 (1972年 壬子)

年	干支		運	1	2	3	4	5
1972	壬子	小逆		壬	癸	甲	乙	丙
			氣	亥 ②		**子 ③**		丑 ④
				戌 ①		**卯 ⑥**		寅 ⑤

初 陽曆	初 陰曆	初 運氣			中 陽曆	中 陰曆	中 運氣		
1/21~3/19	12/6~2/5	初初	**壬戌**	木水	3/20~4/1	2/6~2/18	初二	**壬亥**	木木
4/2~5/20	2/19~4/8	二二	**癸亥**	火木	5/21~6/7	4/9~4/26	二三	**癸子**	火火
6/8~7/22	4/27~6/12	三三	**甲子**	土火	7/23~8/12	6/13~7/4	三四	**甲丑**	土土
8/13~9/22	7/5~8/15	四四	**乙丑**	金土	9/23~11/15	8/16~10/10	四五	**乙寅**	金 相火
11/16~11/21	10/11~10/16	五五	**丙寅**	水 相火	11/22~1/19	10/17~12/15	五六	**丙卯**	水金

運氣交司日				
大寒	清明 前三	芒種 后三	立秋 后六	立冬 后九
春分	小滿	大暑		
大寒	小雪	秋分		

運氣之序				
太角 初正	少徵	太宮	少商	太羽 終
厥陰風木	少陰君火	太陰濕土		
太陽寒水	陽明燥金	少陽相火		

[표_109] 運氣早見表 (1973年 癸丑)

年	干支	
1973	癸丑	小逆

運	1	2	3	4	5
	癸	甲	乙	丙	丁

氣			
	子 ②	**丑 ③**	寅 ④
	亥 ①	**辰 ⑥**	卯 ⑤

初					中				
陽曆	陰曆	運氣			陽曆	陰曆	運氣		
1/20~3/20	12/16~2/16	初初	**癸亥**	火木	3/21~4/1	2/17~2/28	初二	**癸子**	火火
4/2~5/20	2/29~4/18	二二	**甲子**	土火	5/21~6/8	4/19~5/8	二三	**甲丑**	土土
6/9~7/22	5/9~6/23	三三	**乙丑**	金土	7/23~8/13	6/24~7/15	三四	**乙寅**	金相火
8/14~9/22	7/16~8/26	四四	**丙寅**	水相火	9/23~11/15	8/27~10/21	四五	**丙卯**	水金
11/16~11/21	10/22~10/27	五五	**丁卯**	木金	11/22~1/19	10/28~12/26	五六	**丁辰**	木水

運氣交司日					運氣之序				
大寒	清明前三	芒種后三	立秋后六	立冬后九	少徵	太宮	少商	太羽初	太角終
春分	小滿	大暑			少陰君火	太陰濕土	少陽相火		
大寒	小雪	秋分			厥陰風木	太陽寒水	陽明燥金		

[표_110] 運氣早見表 (1974年 甲寅)

年	干支	
1974	甲寅	順化

運	1	2	3	4	5
	甲	乙	丙	丁	戊

氣			
	丑 ②	**寅 ③**	卯 ④
	子 ①	**巳 ⑥**	辰 ⑤

初					中				
陽曆	陰曆	運氣			陽曆	陰曆	運氣		
1/20~3/20	12/27~2/27	初初	**甲子**	土火	3/21~4/1	2/28~3/9	初二	**甲丑**	土土
4/2~5/20	3/10~4/29	二二	**乙丑**	金土	5/21~6/8	4/30~閏)4/18	二三	**乙寅**	金相火
6/9~7/22	閏)4/19~6/4	三三	**丙寅**	水相火	7/23~8/13	6/5~6/26	三四	**丙卯**	水金
8/14~9/22	6/27~8/7	四四	**丁卯**	木金	9/23~11/16	8/8~10/3	四五	**丁辰**	木水
11/17~11/22	10/4~10/9	五五	**戊辰**	火水	11/23~1/20	10/10~12/9	五六	**戊巳**	火木

運氣交司日					運氣之序				
大寒	清明前三	芒種后三	立秋后六	立冬后九	太宮	少商	太羽終	太角初	少徵
春分	小滿	大暑			太陰濕土	少陽相火	陽明燥金		
大寒	小雪	秋分			少陰君火	厥陰風木	太陽寒水		

[표_111] 運氣早見表 (1975年 乙卯)

年	干支			1	2	3	4	5
1975	乙卯	天符	運	乙	丙	丁	戊	己
			氣	寅 ②		**卯 ③**		辰 ④
				丑 ①		**午 ⑥**		巳 ⑤

初					中				
陽曆	陰曆	運氣			陽曆	陰曆	運氣		
1/21～3/20	12/10～2/8	初初	**乙丑**	金土	3/21～4/1	2/9～2/20	初二	**乙寅**	金 相火
4/2～5/21	2/21～4/11	二二	**丙寅**	水 相火	5/22～6/8	4/12～4/29	二三	**丙卯**	水金
6/9～7/22	4/30～6/14	三三	**丁卯**	木金	7/23～8/13	6/15～7/7	三四	**丁辰**	木水
8/14～9/23	7/8～8/18	四四	**戊辰**	火水	9/24～11/16	8/19～10/14	四五	**戊巳**	火木
11/17～11/22	10/15～10/20	五五	**己巳**	土木	11/23～1/20	10/21～12/20	五六	**己午**	土火

運氣交司日				
大寒	清明前三	芒種后三	立秋后六	立冬后九
春分	小滿	大暑		
大寒	小雪	秋分		

運氣之序				
少商	太羽終	太角初	少徵	太宮
少陽相火	陽明燥金	太陽寒水		
太陰濕土	少陰君火	厥陰風木		

[표_112] 運氣早見表 (1976年 丙辰)

年	干支			1	2	3	4	5
1976	丙辰	天符	運	丙	丁	戊	己	庚
			氣	卯 ②		**辰 ③**		巳 ④
				寅 ①		**未 ⑥**		午 ⑤

初					中				
陽曆	陰曆	運氣			陽曆	陰曆	運氣		
1/21～3/20	12/21～2/20	初初	**丙寅**	水 相火	3/21～4/1	2/21～3/2	初二	**丙卯**	水金
4/2～5/20	3/3～4/22	二二	**丁卯**	木金	5/21～6/7	4/23～5/10	二三	**丁辰**	木水
6/8～7/22	5/11～6/26	三三	**戊辰**	火水	7/23～8/12	6/27～7/17	三四	**戊巳**	火木
8/13～9/22	7/18～8/29	四四	**己巳**	土木	9/23～11/15	8/30～9/24	四五	**己午**	土火
11/16～11/21	9/25～9/30	五五	**庚午**	金火	11/22～1/19	10/1～12/1	五六	**庚未**	金土

運氣交司日				
大寒	清明前三	芒種后三	立秋后六	立冬后九
春分	小滿	大暑		
大寒	小雪	秋分		

運氣之序				
太羽終	太角初	少徵	太宮	少商
陽明燥金	太陽寒水	厥陰風木		
少陽相火	太陰濕土	少陰君火		

[표_113] 運氣早見表 (1977年 丁巳)

年	干支		運	1	2	3	4	5
1977	丁巳	天符		丁	戊	己	庚	辛
			氣	辰②		巳③		午④
				卯①		申⑥		未⑤

初					中				
陽曆	陰曆	運氣			陽曆	陰曆	運氣		
1/20~3/20	12/2~2/1	初初	**丁卯**	木金	3/21~4/1	2/2~2/13	初二	**丁辰**	木水
4/2~5/20	2/14~4/3	二二	**戊辰**	火水	5/21~6/8	4/4~4/22	二三	**戊巳**	火木
6/9~7/22	4/23~6/7	三三	**己巳**	土木	7/23~8/13	6/8~6/29	三四	**己午**	土火
8/14~9/22	6/30~8/10	四四	**庚午**	金火	9/23~11/15	8/11~10/5	四五	**庚未**	金土
11/16~11/21	10/6~10/11	五五	**辛未**	水土	11/22~1/19	10/12~12/11	五六	**辛申**	水相火

運氣交司日				
大寒	清明前三	芒種后三	立秋后六	立冬后九
春分	小滿	大暑		
大寒	小雪	秋分		

運氣之序				
少角初正	太徵	少宮	太商	少羽終
太陽寒水	厥陰風木	少陰君火		
陽明燥金	少陽相火	太陰濕土		

[표_114] 運氣早見表 (1978年 戊午)

年	干支		運	1	2	3	4	5
1978	戊午	太乙天符		戊	己	庚	辛	壬
			氣	巳②		午③		未④
				辰①		酉⑥		申⑤

初					中				
陽曆	陰曆	運氣			陽曆	陰曆	運氣		
1/20~3/20	12/12~2/12	初初	**戊辰**	火水	3/21~4/1	2/13~2/24	初二	**戊巳**	火木
4/2~5/20	2/25~4/14	二二	**己巳**	土木	5/21~6/8	4/15~5/3	二三	**己午**	土火
6/9~7/22	5/4~6/18	三三	**庚午**	金火	7/23~8/13	6/19~7/10	三四	**庚未**	金土
8/14~9/22	7/11~8/20	四四	**辛未**	水土	9/23~11/16	8/21~10/16	四五	**辛申**	水相火
11/17~11/22	10/17~10/22	五五	**壬申**	木相火	11/23~1/20	10/23~12/22	五六	**壬酉**	木金

運氣交司日				
大寒	清明前三	芒種后三	立秋后六	立冬后九
春分	小滿	大暑		
大寒	小雪	秋分		

運氣之序				
太徵	少宮	太商	少羽終	少角初
厥陰風木	少陰君火	太陰濕土		
太陽寒水	陽明燥金	少陽相火		

[표_115] 運氣早見表 (1979年 己未)

年	干支		運	1	2	3	4	5
1979	己未	太乙天符		己	庚	辛	壬	癸

氣			
	午 ②	**未 ③**	申 ④
	巳 ①	**戌 ⑥**	酉 ⑤

初					中				
陽曆	陰曆	運氣			陽曆	陰曆	運氣		
1/21~3/20	12/23~2/22	初初	**己巳**	土木	3/21~4/1	2/23~3/5	初二	**己午**	土火
4/2~5/21	3/6~4/26	二二	**庚午**	金火	5/22~6/8	4/27~5/14	二三	**庚未**	金土
6/9~7/22	5/15~6/29	三三	**辛未**	水土	7/23~8/13	6/30~閏)6/21	三四	**辛申**	水 相火
8/14~9/23	閏)6/22~8/3	四四	**壬申**	木 相火	9/24~11/16	8/4~9/27	四五	**壬酉**	木金
11/17~11/22	9/28~10/3	五五	**癸酉**	火金	11/23~1/20	10/4~12/3	五六	**癸戌**	火水

運氣交司日					
	大寒	清明 前三	芒種 后三	立秋 后六	立冬 后九
	春分	小滿	大暑		
	大寒	小雪	秋分		

運氣之序					
	少宮	太商	少羽 終	少角 初	太徵
	少陰君火	太陰濕土	少陽相火		
	厥陰風木	太陽寒水	陽明燥金		

[표_116] 運氣早見表 (1980年 庚申)

年	干支		運	1	2	3	4	5
1980	庚申	天刑		庚	辛	壬	癸	甲

氣			
	未 ②	**申 ③**	酉 ④
	午 ①	**亥 ⑥**	戌 ⑤

初					中				
陽曆	陰曆	運氣			陽曆	陰曆	運氣		
1/21~3/19	12/4~2/3	初初	**庚午**	金火	3/20~4/1	2/4~2/16	初二	**庚未**	金土
4/2~5/20	2/17~4/7	二二	**辛未**	水土	5/21~6/7	4/8~4/25	二三	**辛申**	水 相火
6/8~7/22	4/26~6/11	三三	**壬申**	木 相火	7/23~8/12	6/12~7/2	三四	**壬酉**	木金
8/13~9/22	7/3~8/14	四四	**癸酉**	火金	9/23~11/15	8/15~10/8	四五	**癸戌**	火水
11/16~11/21	10/9~10/14	五五	**甲戌**	土水	11/22~1/19	10/15~12/14	五六	**甲亥**	土木

運氣交司日					
	大寒	清明 前三	芒種 后三	立秋 后六	立冬 后九
	春分	小滿	大暑		
	大寒	小雪	秋分		

運氣之序					
	太商	少羽 終	少角 初	太徵	少宮
	太陰濕土	少陽相火	陽明燥金		
	少陰君火	厥陰風木	太陽寒水		

[표_117] 運氣早見表 (1981年 辛酉)

年	干支		運	1	2	3	4	5
				辛	壬	癸	甲	乙
1981	辛酉	順化	氣	申 ②	**酉 ③**	戌 ④		
				未 ①	**子 ⑥**	亥 ⑤		

初					中				
陽曆	陰曆	運氣			陽曆	陰曆	運氣		
1/20～3/20	12/15～2/15	初初	**辛未**	水土	3/21～4/1	2/16～2/27	初二	**辛申**	水 相火
4/2～5/20	2/27～4/17	二二	**壬申**	木 相火	5/21～6/8	4/18～5/7	二三	**壬酉**	木金
6/9～7/22	5/8～6/21	三三	**癸酉**	火金	7/23～8/12	6/22～7/13	三四	**癸戌**	火水
8/13～9/22	7/14～8/25	四四	**甲戌**	土水	9/23～11/15	8/26～10/19	四五	**甲亥**	土木
11/16～11/21	10/20～10/25	五五	**乙亥**	金木	11/22～1/19	10/26～12/25	五六	**乙子**	金火

運氣交司日				
大寒	清明前三	芒種后三	立秋后六	立冬后九
春分	小滿	大暑		
大寒	小雪	秋分		

運氣之序				
少羽終	少角初	太徵	少宮	太商
少陽相火	陽明燥金	太陽寒水		
太陰濕土	少陰君火	厥陰風木		

[표_118] 運氣早見表 (1982年 壬戌)

年	干支		運	1	2	3	4	5
				壬	癸	甲	乙	丙
1982	壬戌	順化	氣	酉 ②	**戌 ③**	亥 ④		
				申 ①	**丑 ⑥**	子 ⑤		

初					中				
陽曆	陰曆	運氣			陽曆	陰曆	運氣		
1/20～3/20	12/26～2/25	初初	**壬申**	木 相火	3/21～4/1	2/26～3/8	初二	**壬酉**	木金
4/2～5/20	3/9～4/27	二二	**癸酉**	火金	5/21～6/8	4/28～閏)4/17	二三	**癸戌**	火水
6/9～7/22	閏)4/18～6/2	三三	**甲戌**	土水	7/23～8/13	6/3～6/24	三四	**甲亥**	土木
8/14～9/22	6/25～8/6	四四	**乙亥**	金木	9/23～11/16	8/7～10/1	四五	**乙子**	金火
11/17～11/22	10/2～10/7	五五	**丙子**	水火	11/23～1/20	10/8～12/7	五六	**丙丑**	水土

運氣交司日				
大寒	清明前三	芒種后三	立秋后六	立冬后九
春分	小滿	大暑		
大寒	小雪	秋分		

運氣之序				
太角初正	少徵	太宮	少商	太羽終
陽明燥金	太陽寒水	厥陰風木		
少陽相火	太陰濕土	少陰君火		

[표_119] 運氣早見表 (1983年 癸亥)

年	干支		運/氣					
1983	癸亥	同歲會 順化	運	1	2	3	4	5
				癸	甲	乙	丙	丁
			氣	戌 ②		亥 ③		子 ④
				酉 ①		寅 ⑥		丑 ⑤

初					中				
陽曆	陰曆	運氣			陽曆	陰曆	運氣		
1/21～3/20	12/8～2/6	初初	**癸酉**	火金	3/21～4/1	2/7～2/18	初二	**癸戌**	火水
4/2～5/21	2/19～4/9	二二	**甲戌**	土水	5/22～6/8	4/10～4/27	二三	**甲亥**	土木
6/9～7/22	4/28～6/13	三三	**乙亥**	金木	7/23～8/13	6/14～7/5	三四	**乙子**	金火
8/14～9/22	7/6～8/16	四四	**丙子**	水火	9/23～11/16	8/17～10/12	四五	**丙丑**	水土
11/17～11/22	10/13～10/18	五五	**丁丑**	木土	11/23～1/20	10/19～12/18	五六	**丁寅**	木 相火

運氣交司日				
大寒	清明 前三	芒種 后三	立秋 后六	立冬 后九
春分	小滿	大暑		
大寒	小雪	秋分		

運氣之序				
少徵	太宮	少商	太羽 終	太角 初
太陽寒水	厥陰風木	少陰君火		
陽明燥金	少陽相火	太陰濕土		

[표_120] 運氣早見表 (1984年 甲子)

年	干支		運/氣					
1984	甲子	順化	運	1	2	3	4	5
				甲	乙	丙	丁	戊
			氣	亥 ②		子 ③		丑 ④
				戌 ①		卯 ⑥		寅 ⑤

初					中				
陽曆	陰曆	運氣			陽曆	陰曆	運氣		
1/21～3/19	12/19～2/17	初初	**甲戌**	土水	3/20～3/31	2/18～2/29	初二	**甲亥**	土木
4/1～5/20	3/1～4/20	二二	**乙亥**	金木	5/21～6/7	4/21～5/8	二三	**乙子**	金火
6/8～7/22	5/9～6/24	三三	**丙子**	水火	7/23～8/12	6/25～7/16	三四	**丙丑**	水土
8/13～9/22	7/17～8/27	四四	**丁丑**	木土	9/23～11/15	8/28～10/23	四五	**丁寅**	木 相火
11/16～11/21	10/24～10/29	五五	**戊寅**	火 相火	11/22～1/19	10/30～11/29	五六	**戊卯**	火金

運氣交司日				
大寒	清明 前三	芒種 后三	立秋 后六	立冬 后九
春分	小滿	大暑		
大寒	小雪	秋分		

運氣之序				
太宮	少商	太羽 終	太角 初	少徵
厥陰風木	少陰君火	太陰濕土		
太陽寒水	陽明燥金	少陽相火		

[표_121] 運氣早見表 (1985年 乙丑)

年	干支		運	1 乙	2 丙	3 丁	4 戊	5 己
1985	乙丑	順化	氣	子 ② / 亥 ①		**丑 ③** / **辰 ⑥**		寅 ④ / 卯 ⑤

初 陽曆	初 陰曆	初 運氣			中 陽曆	中 陰曆	中 運氣		
1/20~3/20	11/30~1/29	初初	**乙亥**	金木	3/21~4/1	2/1~2/12	初二	**乙子**	金火
4/2~5/20	2/13~4/1	二二	**丙子**	水火	5/21~6/8	4/2~4/20	二三	**丙丑**	水土
6/9~7/22	4/21~6/5	三三	**丁丑**	木土	7/23~8/12	6/6~6/26	三四	**丁寅**	木相火
8/13~9/22	6/27~8/8	四四	**戊寅**	火相火	9/23~11/15	8/9~10/4	四五	**戊卯**	火金
11/16~11/21	10/5~10/10	五五	**己卯**	土金	11/22~1/19	10/11~12/10	五六	**己辰**	土水

運氣交司日						運氣之序					
	大寒	清明前三	芒種后三	立秋后六	立冬后九		少商	太羽終	太角初	少徵	太宮
	春分	小滿	大暑				少陰君火	太陰濕土	少陽相火		
	大寒	小雪	秋分				厥陰風木	太陽寒水	陽明燥金		

[표_122] 運氣早見表 (1986年 丙寅)

年	干支		運	1 丙	2 丁	3 戊	4 己	5 庚
1986	丙寅	不和	氣	丑 ② / 子 ①		**寅 ③** / **巳 ⑥**		卯 ④ / 辰 ⑤

初 陽曆	初 陰曆	初 運氣			中 陽曆	中 陰曆	中 運氣		
1/20~3/20	12/11~2/11	初初	**丙子**	水火	3/21~4/1	2/12~2/23	初二	**丙丑**	水土
4/2~5/20	2/24~4/12	二二	**丁丑**	木土	5/21~6/8	4/13~5/2	二三	**丁寅**	木相火
6/9~7/22	5/3~6/16	三三	**戊寅**	火相火	7/23~8/13	6/17~7/8	三四	**戊卯**	火金
8/14~9/22	7/9~8/19	四四	**己卯**	土金	9/23~11/16	8/20~10/15	四五	**己辰**	土水
11/17~11/21	10/16~10/20	五五	**庚辰**	金水	11/22~1/19	10/21~12/20	五六	**庚巳**	金木

運氣交司日						運氣之序					
	大寒	清明前三	芒種后三	立秋后六	立冬后九		太羽終	太角初	少徵	太宮	少商
	春分	小滿	大暑				太陰濕土	少陽相火	陽明燥金		
	大寒	小雪	秋分				少陰君火	厥陰風木	太陽寒水		

[표_123] 運氣早見表 (1987年 丁卯)

年	干支		運	1	2	3	4	5
				丁	戊	己	庚	辛
1987	丁卯	歲會 天刑	氣	寅 ②		卯 ③		辰 ④
				丑 ①		午 ⑥		巳 ⑤

初					中				
陽曆	陰曆	運氣			陽曆	陰曆	運氣		
1/20～3/20	12/21～2/21	初初	丁丑	木土	3/21～4/1	2/22～3/4	初二	丁寅	木相火
4/2～5/20	3/5～4/23	二二	戊寅	火相火	5/21～6/8	4/24～5/12	二三	戊卯	火金
6/9～7/22	5/13～6/27	三三	己卯	土金	7/23～8/13	6/28～閏)6/19	三四	己辰	土水
8/14～9/22	閏)6/20～7/30	四四	庚辰	金水	9/23～11/16	7/30～9/25	四五	庚巳	金木
11/17～11/22	9/26～10/2	五五	辛巳	水木	11/23～1/20	10/3～12/2	五六	辛午	水火

運氣交司日					運氣之序				
大寒	清明前三	芒種后三	立秋后六	立冬后九	少角初正	太徵	少宮	太商	少羽終
春分	小滿	大暑			少陽相火	陽明燥金	太陽寒水		
大寒	小雪	秋分			太陰濕土	少陰君火	厥陰風木		

[표_124] 運氣早見表 (1988年 戊辰)

年	干支		運	1	2	3	4	5
				戊	己	庚	辛	壬
1988	戊辰	天刑	氣	卯 ②		辰 ③		巳 ④
				寅 ①		未 ⑥		午 ⑤

初					中				
陽曆	陰曆	運氣			陽曆	陰曆	運氣		
1/21～3/19	12/3～2/2	初初	戊寅	火相火	3/20～3/31	2/3～2/14	初二	戊卯	火金
4/1～5/20	2/15～4/5	二二	己卯	土金	5/21～6/7	4/6～4/23	二三	己辰	土水
6/8～7/21	4/24～6/8	三三	庚辰	金水	7/22～8/12	6/9～7/1	三四	庚巳	金木
8/13～9/22	7/2～8/12	四四	辛巳	水木	9/23～11/15	8/13～10/7	四五	辛午	水火
11/16～11/21	10/8～10/13	五五	壬午	木火	11/22～1/19	10/14～12/12	五六	壬未	木土

運氣交司日					運氣之序				
大寒	清明前三	芒種后三	立秋后六	立冬后九	太徵	少宮	太商	少羽終	少角初
春分	小滿	大暑			陽明燥金	太陽寒水	厥陰風木		
大寒	小雪	秋分			少陽相火	太陰濕土	少陰君火		

[표_125] 運氣早見表 (1989年 己巳)

年	干支		運	1	2	3	4	5
1989	己巳	天刑		己	庚	辛	壬	癸
			氣	辰 ②		**巳 ③**		午 ④
				卯 ①		**申 ⑥**		未 ⑤

初					中				
陽曆	陰曆	運氣			陽曆	陰曆	運氣		
1/20~3/20	12/13~2/13	初初	**己卯**	土金	3/21~4/1	2/14~2/25	初二	**己辰**	土水
4/2~5/20	2/26~4/16	二二	**庚辰**	金水	5/21~6/8	4/17~5/5	二三	**庚巳**	金木
6/9~7/22	5/6~6/20	三三	**辛巳**	水木	7/23~8/12	6/21~7/11	三四	**辛午**	水火
8/13~9/22	7/12~8/23	四四	**壬午**	木火	9/23~11/15	8/24~10/17	四五	**壬未**	木土
11/16~11/21	10/18~10/23	五五	**癸未**	火土	11/22~1/19	10/24~12/23	五六	**癸申**	火 相火

運氣交司日				
大寒	清明 前三	芒種 后三	立秋 后六	立冬 后九
春分	小滿	大暑		
大寒	小雪	秋分		

運氣之序				
少宮	太商	少羽 終	少角 初	太徵
太陽寒水	厥陰風木	少陰君火		
陽明燥金	少陽相火	太陰濕土		

[표_126] 運氣早見表 (1990年 庚午)

年	干支		運	1	2	3	4	5
1990	庚午	同天符 天刑		庚	辛	壬	癸	甲
			氣	巳 ②		**午 ③**		未 ④
				辰 ①		**酉 ⑥**		申 ⑤

初					中				
陽曆	陰曆	運氣			陽曆	陰曆	運氣		
1/20~3/20	12/24~2/24	初初	**庚辰**	金水	3/21~4/1	2/25~3/6	初二	**庚巳**	金木
4/2~5/20	3/7~4/26	二二	**辛巳**	水木	5/21~6/8	4/27~5/16	二三	**辛午**	水火
6/9~7/22	5/17~6/1	三三	**壬午**	木火	7/23~8/13	6/2~6/23	三四	**壬未**	木土
8/14~9/22	6/24~8/4	四四	**癸未**	火土	9/23~11/16	8/5~9/29	四五	**癸申**	火 相火
11/17~11/21	10/1~10/5	五五	**甲申**	土 相火	11/22~1/19	10/6~12/4	五六	**甲酉**	土金

運氣交司日				
大寒	清明 前三	芒種 后三	立秋 后六	立冬 后九
春分	小滿	大暑		
大寒	小雪	秋分		

運氣之序				
太商	少羽 終	少角 初	太徵	少宮
厥陰風木	少陰君火	太陰濕土		
太陽寒水	陽明燥金	少陽相火		

[표_127] 運氣早見表 (1991年 辛未)

年	干支		運	1	2	3	4	5
1991	辛未	同歲會 天刑		辛	壬	癸	甲	乙
			氣	午 ②		未 ③		申 ④
				巳 ①		戌 ⑥		酉 ⑤

初					中				
陽曆	陰曆	運氣			陽曆	陰曆	運氣		
1/20~3/20	12/5~2/5	初初	辛巳	水木	3/21~4/1	2/6~2/17	初二	辛午	水火
4/2~5/20	2/18~4/7	二二	壬午	木火	5/21~6/8	4/8~4/26	二三	壬未	木土
6/9~7/22	4/27~6/11	三三	癸未	火土	7/23~8/13	6/12~7/4	三四	癸申	火 相火
8/14~9/22	7/5~8/15	四四	甲申	土 相火	9/23~11/16	8/16~10/11	四五	甲酉	土金
11/17~11/22	10/12~10/17	五五	乙酉	金金	11/23~1/20	10/18~12/16	五六	乙戌	金水

運氣交司日					運氣之序				
	大寒	清明 前三	芒種 后三	立秋 后六	立冬 后九	少羽 終	少角 初	太徵	少宮	太商
	春分	小滿	大暑			少陰君火	太陰濕土	少陽相火		
	大寒	小雪	秋分			厥陰風木	太陽寒水	陽明燥金		

[표_128] 運氣早見表 (1992年 壬申)

年	干支		運	1	2	3	4	5
1992	壬申	同天符 小逆		壬	癸	甲	乙	丙
			氣	未 ②		申 ③		酉 ④
				午 ①		亥 ⑥		戌 ⑤

初					中				
陽曆	陰曆	運氣			陽曆	陰曆	運氣		
1/21~3/19	12/17~2/16	初初	壬午	木火	3/20~3/31	2/17~2/28	初二	壬未	木土
4/1~5/20	2/29~4/18	二二	癸未	火土	5/21~6/7	4/19~5/7	二三	癸申	火 相火
6/8~7/21	5/8~6/22	三三	甲申	土 相火	7/22~8/12	6/23~7/14	三四	甲酉	土金
8/13~9/22	7/15~8/26	四四	乙酉	金金	9/23~11/15	8/27~10/21	四五	乙戌	金水
11/16~11/21	10/22~10/27	五五	丙戌	水水	11/22~1/19	10/28~12/27	五六	丙亥	水木

運氣交司日					運氣之序				
	大寒	清明 前三	芒種 后三	立秋 后六	立冬 后九	太角 初正	少徵	太宮	少商	太羽 終
	春分	小滿	大暑			太陰濕土	少陽相火	陽明燥金		
	大寒	小雪	秋分			少陰君火	厥陰風木	太陽寒水		

[표_129] 運氣早見表 (1993年 癸酉)

年	干支		運	1	2	3	4	5
1993	癸酉	同歲會 不和		癸	甲	乙	丙	丁
			氣	申 ②		**酉 ③**		戌 ④
				未 ①		**子 ⑥**		亥 ⑤

初					中				
陽曆	陰曆	運氣			陽曆	陰曆	運氣		
1/20~3/19	12/28~2/27	初初	**癸未**	火土	3/20~4/1	2/28~3/10	初二	**癸申**	火 相火
4/2~5/20	3/11~閏)3/29	二二	**甲申**	土 相火	5/21~6/8	4/1~4/19	二三	**甲酉**	土金
6/9~7/22	4/20~6/4	三三	**乙酉**	金金	7/23~8/12	6/5~6/25	三四	**乙戌**	金水
8/13~9/22	6/26~8/7	四四	**丙戌**	水水	9/23~11/15	8/8~10/2	四五	**丙亥**	水木
11/16~11/21	10/3~10/8	五五	**丁亥**	木木	11/22~1/19	10/9~12/8	五六	**丁子**	木火

運氣交司日				
大寒	清明前三	芒種后三	立秋后六	立冬后九
春分	小滿	大暑		
大寒	小雪	秋分		

運氣之序				
少徵	太宮	少商	太羽終	太角初
少陽相火	陽明燥金	太陽寒水		
太陰濕土	少陰君火	厥陰風木		

[표_130] 運氣早見表 (1994年 甲戌)

年	干支		運	1	2	3	4	5
1994	甲戌	歲會 同天符 不和		甲	乙	丙	丁	戊
			氣	酉 ②		**戌 ③**		亥 ④
				申 ①		**丑 ⑥**		子 ⑤

初					中				
陽曆	陰曆	運氣			陽曆	陰曆	運氣		
1/20~3/20	12/9~2/9	初初	**甲申**	土 相火	3/21~4/1	2/10~2/21	初二	**甲酉**	土金
4/2~5/20	2/22~4/10	二二	**乙酉**	金金	5/21~6/8	4/11~4/29	二三	**乙戌**	金水
6/9~7/22	5/1~6/14	三三	**丙戌**	水水	7/23~8/13	6/15~7/7	三四	**丙亥**	水木
8/14~9/22	7/8~8/17	四四	**丁亥**	木木	9/23~11/16	8/18~10/14	四五	**丁子**	木火
11/17~11/21	10/15~10/19	五五	**戊子**	火火	11/22~1/19	10/20~12/19	五六	**戊丑**	火土

運氣交司日				
大寒	清明前三	芒種后三	立秋后六	立冬后九
春分	小滿	大暑		
大寒	小雪	秋分		

運氣之序				
太宮	少商	太羽終	太角初	少徵
陽明燥金	太陽寒水	厥陰風木		
少陽相火	太陰濕土	少陰君火		

[표_131] 運氣早見表 (1995年 乙亥)

年	干支		運	1	2	3	4	5
1995	乙亥	不和		乙	丙	丁	戊	己
			氣	戌 ②		**亥 ③**		子 ④
				酉 ①		**寅 ⑥**		丑 ⑤

初					中				
陽曆	陰曆	運氣			陽曆	陰曆	運氣		
1/20~3/20	12/20~2/20	初初	**乙酉**	金金	3/21~4/1	2/21~3/2	初二	**乙戌**	金水
4/2~5/20	3/3~4/21	二二	**丙戌**	水水	5/21~6/8	4/22~5/11	二三	**丙亥**	水木
6/9~7/22	5/12~6/25	三三	**丁亥**	木木	7/23~8/13	6/26~7/17	三四	**丁子**	木火
8/14~9/22	7/18~8/28	四四	**戊子**	火火	9/23~11/16	8/29~9/24	四五	**戊丑**	火土
11/17~11/22	9/25~9/30	五五	**己丑**	土土	11/23~1/20	10/1~12/1	五六	**己寅**	土 相火

運氣交司日				
大寒	淸明 前三	芒種 后三	立秋 后六	立冬 后九
春分	小滿	大暑		
大寒	小雪	秋分		

運氣之序				
少商	太羽 終	太角 初	少徵	太宮
太陽寒水	厥陰風木	少陰君火		
陽明燥金	少陽相火	太陰濕土		

[표_132] 運氣早見表 (1996年 丙子)

年	干支		運	1	2	3	4	5
1996	丙子	歲會 不和		丙	丁	戊	己	庚
			氣	亥 ②		**子 ③**		丑 ④
				戌 ①		**卯 ⑥**		寅 ⑤

初					中				
陽曆	陰曆	運氣			陽曆	陰曆	運氣		
1/21~3/19	12/2~2/1	初初	**丙戌**	水水	3/20~3/31	2/2~2/13	初二	**丙亥**	水木
4/1~5/20	2/14~4/4	二二	**丁亥**	木木	5/21~6/7	4/5~4/22	二三	**丁子**	木火
6/8~7/21	4/23~6/6	三三	**戊子**	火火	7/22~8/12	6/7~6/28	三四	**戊丑**	火土
8/13~9/22	6/29~8/10	四四	**己丑**	土土	9/23~11/15	8/11~10/5	四五	**己寅**	土 相火
11/16~11/21	10/6~10/11	五五	**庚寅**	金 相火	11/22~1/19	10/12~12/11	五六	**庚卯**	金金

運氣交司日				
大寒	淸明 前三	芒種 后三	立秋 后六	立冬 后九
春分	小滿	大暑		
大寒	小雪	秋分		

運氣之序				
太羽 終	太角 初	少徵	太宮	少商
厥陰風木	少陰君火	太陰濕土		
太陽寒水	陽明燥金	少陽相火		

[丑_133] 運氣早見表 (1997年 丁丑)

年	干支	
1997	丁丑	不和

運	1	2	3	4	5
	丁	戊	己	庚	辛

氣			
	子 ②	丑 ③	寅 ④
	亥 ①	辰 ⑥	卯 ⑤

初					中				
陽曆	陰曆	運氣			陽曆	陰曆	運氣		
1/20～3/19	12/12～2/11	初初	**丁亥**	木木	3/20～4/1	2/12～2/24	初二	**丁子**	木火
4/2～5/20	2/25～4/14	二二	**戊子**	火火	5/21～6/8	4/15～5/4	二三	**戊丑**	火土
6/9～7/22	5/5～6/18	三三	**己丑**	土土	7/23～8/12	6/19～7/10	三四	**己寅**	土相火
8/13～9/22	7/11～8/21	四四	**庚寅**	金相火	9/23～11/15	8/22～10/16	四五	**庚卯**	金金
11/16～11/21	10/17～10/22	五五	**辛卯**	水金	11/22～1/19	10/23～12/21	五六	**辛辰**	水水

運氣交司日				
大寒	清明前三	芒種后三	立秋后六	立冬后九
春分	小滿	大暑		
大寒	小雪	秋分		

運氣之序				
少角初正	太徵	少宮	太商	少羽終
少陰君火	太陰濕土	少陽相火		
厥陰風木	太陽寒水	陽明燥金		

[丑_134] 運氣早見表 (1998年 戊寅)

年	干支	
1998	戊寅	天符

運	1	2	3	4	5
	戊	己	庚	辛	壬

氣			
	丑 ②	寅 ③	卯 ④
	子 ①	巳 ⑥	辰 ⑤

初					中				
陽曆	陰曆	運氣			陽曆	陰曆	運氣		
1/20～3/20	12/22～2/22	初初	**戊子**	火火	3/21～4/1	2/23～3/5	初二	**戊丑**	火土
4/2～5/20	3/6～4/25	二二	**己丑**	土土	5/21～6/8	4/26～5/14	二三	**己寅**	土相火
6/9～7/22	5/15～閏)5/29	三三	**庚寅**	金相火	7/23～8/13	6/1～6/22	三四	**庚卯**	金金
8/14～9/22	6/23～8/2	四四	**辛卯**	水金	9/23～11/16	8/3～9/28	四五	**辛辰**	水水
11/17～11/21	9/29～10/3	五五	**壬辰**	木水	11/22～1/19	10/4～12/2	五六	**壬巳**	木木

運氣交司日				
大寒	清明前三	芒種后三	立秋后六	立冬后九
春分	小滿	大暑		
大寒	小雪	秋分		

運氣之序				
太徵	少宮	太商	少羽終	少角初
太陰濕土	少陽相火	陽明燥金		
少陰君火	厥陰風木	太陽寒水		

[표_135] 運氣早見表 (1999年 己卯)

年	干支		運	1	2	3	4	5
1999	己卯	小逆		己	庚	辛	壬	癸
			氣	寅 ②		卯 ③		辰 ④
				丑 ①		午 ⑥		巳 ⑤

初					中				
陽曆	陰曆	運氣			陽曆	陰曆	運氣		
1/20~3/20	12/3~2/3	初初	**己丑**	土土	3/21~4/1	2/4~2/15	初二	**己寅**	土相火
4/2~5/20	2/16~4/6	二二	**庚寅**	金相火	5/21~6/8	4/7~4/25	二三	**庚卯**	金金
6/9~7/22	4/26~6/10	三三	**辛卯**	水金	7/23~8/13	6/11~7/3	三四	**辛辰**	水水
8/14~9/22	7/4~8/13	四四	**壬辰**	木水	9/23~11/16	8/14~10/9	四五	**壬巳**	木木
11/17~11/22	10/10~10/15	五五	**癸巳**	火木	11/23~1/20	10/16~12/14	五六	**癸午**	火火

運氣交司日						運氣之序				
	大寒	清明前三	芒種后三	立秋后六	立冬后九		少宮	太商	少羽終	少角初	太徵
	春分	小滿	大暑				少陽相火	陽明燥金	太陽寒水		
	大寒	小雪	秋分				太陰濕土	少陰君火	厥陰風木		

[표_136] 運氣早見表 (2000年 庚辰)

年	干支		運	1	2	3	4	5
2000	庚辰	小逆		庚	辛	壬	癸	甲
			氣	卯 ②		辰 ③		巳 ④
				寅 ①		未 ⑥		午 ⑤

初					中				
陽曆	陰曆	運氣			陽曆	陰曆	運氣		
1/21~3/19	12/15~2/14	初初	**庚寅**	金相火	3/20~3/31	2/15~2/26	初二	**庚卯**	金金
4/1~5/20	2/27~4/17	二二	**辛卯**	水金	5/21~6/7	4/18~5/6	二三	**辛辰**	水水
6/8~7/21	5/7~6/20	三三	**壬辰**	木水	7/22~8/12	6/21~7/13	三四	**壬巳**	木木
8/13~9/22	7/14~8/25	四四	**癸巳**	火木	9/23~11/15	8/26~10/20	四五	**癸午**	火火
11/16~11/21	10/21~10/26	五五	**甲午**	土火	11/22~1/19	10/27~12/25	五六	**甲未**	土土

運氣交司日						運氣之序				
	大寒	清明前三	芒種后三	立秋后六	立冬后九		太商	少羽終	少角初	太徵	少宮
	春分	小滿	大暑				陽明燥金	太陽寒水	厥陰風木		
	大寒	小雪	秋分				少陽相火	太陰濕土	少陰君火		

[표_137] **運氣早見表 (2001年 辛巳)**

年	干支		運	1	2	3	4	5
2001	辛巳	小逆	運	辛	壬	癸	甲	乙
			氣	辰 ②		**巳 ③**		午 ④
				卯 ①		**申 ⑥**		未 ⑤

初					中				
陽曆	陰曆	運氣			陽曆	陰曆	運氣		
1/20～3/19	12/26～2/25	初初	**辛卯**	水金	3/20～4/1	2/26～3/8	初二	**辛辰**	水水
4/2～5/20	3/9～4/27	二二	**壬辰**	木水	5/21～6/7	4/28～閏)4/16	二三	**壬巳**	木木
6/8～7/22	閏)4/17～6/2	三三	**癸巳**	火木	7/23～8/12	6/3～6/23	三四	**癸午**	火火
8/13～9/22	6/24～8/6	四四	**甲午**	土火	9/23～11/15	8/7～10/1	四五	**甲未**	土土
11/16～11/21	10/2～10/7	五五	**乙未**	金土	11/22～1/19	10/8～12/7	五六	**乙申**	金 相火

運氣交司日					
	大寒	清明 前三	芒種 后三	立秋 后六	立冬 后九
	春分	小滿	大暑		
	大寒	小雪	秋分		

運氣之序					
	少羽 終	少角 初	太徵	少宮	太商
	太陽寒水	厥陰風木	少陰君火		
	陽明燥金	少陽相火	太陰濕土		

[표_138] **運氣早見表 (2002年 壬午)**

年	干支		運	1	2	3	4	5
2002	壬午	小逆	運	壬	癸	甲	乙	丙
			氣	巳 ②		**午 ③**		未 ④
				辰 ①		**酉 ⑥**		申 ⑤

初					中				
陽曆	陰曆	運氣			陽曆	陰曆	運氣		
1/20～3/20	12/8～2/7	初初	**壬辰**	木水	3/21～4/1	2/8～2/19	初二	**壬巳**	木木
4/2～5/20	2/20～4/9	二二	**癸巳**	火木	5/21～6/8	4/10～4/28	二三	**癸午**	火火
6/9～7/22	4/29～6/13	三三	**甲午**	土火	7/23～8/13	6/14～7/5	三四	**甲未**	土土
8/14～9/22	7/6～8/16	四四	**乙未**	金土	9/23～11/15	8/17～10/11	四五	**乙申**	金 相火
11/16～11/21	10/12～10/17	五五	**丙申**	水 相火	11/22～1/19	10/18～12/17	五六	**丙酉**	水金

運氣交司日					
	大寒	清明 前三	芒種 后三	立秋 后六	立冬 后九
	春分	小滿	大暑		
	大寒	小雪	秋分		

運氣之序					
	太角 初正	少徵	太宮	少商	太羽 終
	厥陰風木	少陰君火	太陰濕土		
	太陽寒水	陽明燥金	少陽相火		

[표_139] 運氣早見表 (2003年 癸未)

年	干支		運/氣	1	2	3	4	5
2003	癸未	小逆	運	癸	甲	乙	丙	丁
			氣	午 ②		**未 ③**		申 ④
				巳 ①		**戌 ⑥**		酉 ⑤

初 陽曆	初 陰曆	初 運氣			中 陽曆	中 陰曆	中 運氣		
1/20~3/20	12/18~2/18	初初	**癸巳**	火木	3/21~4/1	2/19~2/30	初二	**癸午**	火火
4/2~5/20	3/1~4/20	二二	**甲午**	土火	5/21~6/8	4/21~5/9	二三	**甲未**	土土
6/9~7/22	5/10~6/23	三三	**乙未**	金土	7/23~8/13	6/24~7/16	三四	**乙申**	金 相火
8/14~9/22	7/17~8/26	四四	**丙申**	水 相火	9/23~11/16	8/27~10/23	四五	**丙酉**	水金
11/17~11/22	10/24~10/29	五五	**丁酉**	木金	11/23~1/20	10/30~12/29	五六	**丁戌**	木水

運氣交司日				
大寒	清明 前三	芒種 后三	立秋 后六	立冬 后九
春分	小滿	大暑		
大寒	小雪	秋分		

運氣之序				
少徵	太宮	少商	太羽 終	太角 初
少陰君火	太陰濕土	少陽相火		
厥陰風木	太陽寒水	陽明燥金		

[표_140] 運氣早見表 (2004年 甲申)

年	干支		運/氣	1	2	3	4	5
2004	甲申	順化	運	甲	乙	丙	丁	戊
			氣	未 ②		**申 ③**		酉 ④
				午 ①		**亥 ⑥**		戌 ⑤

初 陽曆	初 陰曆	初 運氣			中 陽曆	中 陰曆	中 運氣		
1/21~3/19	12/30~2/29	初初	**甲午**	土火	3/20~3/31	2/30~閏)2/11	初二	**甲未**	土土
4/1~5/20	閏)2/12~4/2	二二	**乙未**	金土	5/21~6/7	4/37~4/20	二三	**乙申**	金 相火
6/8~7/21	4/21~6/5	三三	**丙申**	水 相火	7/22~8/12	6/6~6/27	三四	**丙酉**	水金
8/13~9/22	6/28~8/9	四四	**丁酉**	木金	9/23~11/15	8/10~10/4	四五	**丁戌**	木水
11/16~11/21	10/5~10/10	五五	**戊戌**	火水	11/22~1/19	10/11~12/10	五六	**戊亥**	火木

運氣交司日				
大寒	清明 前三	芒種 后三	立秋 后六	立冬 后九
春分	小滿	大暑		
大寒	小雪	秋分		

運氣之序				
太宮	少商	太羽 終	太角 初	少徵
太陰濕土	少陽相火	陽明燥金		
少陰君火	厥陰風木	太陽寒水		

[표_141] 運氣早見表 (2005年 乙酉)

年	干支			1	2	3	4	5
2005	乙酉	太乙天符	運	乙	丙	丁	戊	己
			氣	申 ②		酉 ③		戌 ④
				未 ①		子 ⑥		亥 ⑤

初					中				
陽曆	陰曆	運氣			陽曆	陰曆	運氣		
1/20～3/19	12/11～2/10	初初	**乙未**	金土	3/20～4/1	2/11～2/23	初二	**乙申**	金相火
4/2～5/20	2/24～4/13	二二	**丙申**	水相火	5/21～6/7	4/14～5/1	二三	**丙酉**	水金
6/8～7/22	5/2～6/17	三三	**丁酉**	木金	7/23～8/12	6/18～7/8	三四	**丁戌**	木水
8/13～9/22	7/9～8/19	四四	**戊戌**	火水	9/23～11/15	8/20～10/14	四五	**戊亥**	火木
11/16～11/21	10/15～10/20	五五	**乙亥**	土木	11/22～1/19	10/21～12/20	五六	**己子**	土火

運氣交司日						運氣之序					
	大寒	淸明前三	芒種后三	立秋后六	立冬后九		少商	太羽終	太角初	少徵	太宮
	春分	小滿	大暑				少陽相火	陽明燥金	太陽寒水		
	大寒	小雪	秋分				太陰濕土	少陰君火	厥陰風木		

[표_142] 運氣早見表 (2006年 丙戌)

年	干支			1	2	3	4	5
2006	丙戌	天符	運	丙	丁	戊	己	庚
			氣	酉 ②		戌 ③		亥 ④
				申 ①		丑 ⑥		子 ⑤

初					中				
陽曆	陰曆	運氣			陽曆	陰曆	運氣		
1/20～3/20	12/21～2/21	初初	**丙申**	水相火	3/21～4/1	2/22～3/4	初二	**丙酉**	水金
4/2～5/20	3/5～4/23	二二	**丁酉**	木金	5/21～6/8	4/24～5/13	二三	**丁戌**	木水
6/9～7/22	5/14～6/27	三三	**戊戌**	火水	7/23～8/13	6/28～7/20	三四	**戊亥**	火木
8/14～9/22	7/21～8/1	四四	**乙亥**	土木	9/23～11/15	8/2～9/25	四五	**己子**	土火
11/16～11/21	9/26～10/1	五五	**庚子**	金火	11/22～1/19	10/2～12/1	五六	**庚丑**	金土

運氣交司日						運氣之序					
	大寒	淸明前三	芒種后三	立秋后六	立冬后九		太羽終	太角初	少徵	太宮	少商
	春分	小滿	大暑				陽明燥金	太陽寒水	厥陰風木		
	大寒	小雪	秋分				少陽相火	太陰濕土	少陰君火		

[表_143] 運氣早見表 (2007年 丁亥)

年	干支			1	2	3	4	5
2007	丁亥	天符	運	丁	戊	己	庚	辛
			氣	戌②		**亥③**		子④
				酉①		**寅⑥**		丑⑤

初 陽曆	初 陰曆	初 運氣			中 陽曆	中 陰曆	中 運氣		
1/20～3/20	12/2～2/2	初初	**丁酉**	木金	3/21～4/1	2/3～2/14	初二	**丁戌**	木水
4/2～5/20	2/15～4/4	二二	**戊戌**	火水	5/21～6/8	4/5～4/23	二三	**戊亥**	火木
6/9～7/22	4/24～6/9	三三	**乙亥**	土木	7/23～8/13	6/10～7/1	三四	**己子**	土火
8/14～9/22	7/2～8/12	四四	**庚子**	金火	9/23～11/16	8/13～10/7	四五	**庚丑**	金土
11/17～11/22	10/8～10/13	五五	**辛丑**	水土	11/23～1/20	10/14～12/13	五六	**辛寅**	水相火

運氣交司日					運氣之序				
大寒	清明前三	芒種后三	立秋后六	立冬后九	少角初正	太徵	少宮	太商	少羽終
春分	小滿	大暑			太陽寒水	厥陰風木	少陰君火		
大寒	小雪	秋分			陽明燥金	少陽相火	太陰濕土		

[表_144] 運氣早見表 (2008年 戊子)

年	干支			1	2	3	4	5
2008	戊子	天符	運	戊	己	庚	辛	壬
			氣	亥②		**子③**		丑④
				戌①		**卯⑥**		寅⑤

初 陽曆	初 陰曆	初 運氣			中 陽曆	中 陰曆	中 運氣		
1/21～3/19	12/14～2/12	初初	**戊戌**	火水	3/20～3/31	2/13～2/24	初二	**戊亥**	火木
4/1～5/20	2/25～4/16	二二	**乙亥**	土木	5/21～6/7	4/17～5/4	二三	**己子**	土火
6/8～7/21	5/5～6/19	三三	**庚子**	金火	7/22～8/12	6/20～7/12	三四	**庚丑**	金土
8/13～9/22	7/13～8/23	四四	**辛丑**	水土	9/23～11/15	8/24～10/18	四五	**辛寅**	水相火
11/16～11/21	10/19～10/24	五五	**壬寅**	木相火	11/22～1/19	10/25～12/24	五六	**壬卯**	木金

運氣交司日					運氣之序				
大寒	清明前三	芒種后三	立秋后六	立冬后九	太徵	少宮	太商	少羽終	少角初
春分	小滿	大暑			厥陰風木	少陰君火	太陰濕土		
大寒	小雪	秋分			太陽寒水	陽明燥金	少陽相火		

[표_145] 運氣早見表 (2009年 己丑)

年	干支		運	1	2	3	4	5
2009	己丑	太乙天符		己	庚	辛	壬	癸
			氣	子 ②		丑 ③		寅 ④
				亥 ①		辰 ⑥		卯 ⑤

初 陽曆	初 陰曆	初 運氣			中 陽曆	中 陰曆	中 運氣		
1/20~3/19	12/25~2/23	初初	**乙亥**	土木	3/20~4/1	2/24~3/6	初二	**己子**	土火
4/2~5/20	3/7~4/26	二二	**庚子**	金火	5/21~6/7	4/27~5/15	二三	**庚丑**	金土
6/8~7/22	5/16~6/1	三三	**辛丑**	水土	7/23~8/12	6/2~6/22	三四	**辛寅**	水相火
8/13~9/22	6/23~8/4	四四	**壬寅**	木相火	9/23~11/15	8/5~9/29	四五	**壬卯**	木金
11/16~11/21	9/30~10/5	五五	**癸卯**	火金	11/22~1/19	10/6~12/5	五六	**癸辰**	火水

運氣交司日					
	大寒	清明前三	芒種后三	立秋后六	立冬后九
	春分	小滿	大暑		
	大寒	小雪	秋分		

運氣之序					
	少宮	太商	少羽終	少角初	太徵
	少陰君火	太陰濕土	少陽相火		
	厥陰風木	太陽寒水	陽明燥金		

[표_146] 運氣早見表 (2010年 庚寅)

年	干支		運	1	2	3	4	5
2010	庚寅	天刑		庚	辛	壬	癸	甲
			氣	丑 ②		寅 ③		卯 ④
				子 ①		巳 ⑥		辰 ⑤

初 陽曆	初 陰曆	初 運氣			中 陽曆	中 陰曆	中 運氣		
1/20~3/20	12/6~2/5	初初	**庚子**	金火	3/21~4/1	2/6~2/17	初二	**庚丑**	金土
4/2~5/20	2/18~4/7	二二	**辛丑**	水土	5/21~6/8	4/8~4/26	二三	**辛寅**	水相火
6/9~7/22	4/27~6/11	三三	**壬寅**	木相火	7/23~8/12	6/12~7/3	三四	**壬卯**	木金
8/13~9/22	7/4~8/15	四四	**癸卯**	火金	9/23~11/15	8/16~10/10	四五	**癸辰**	火水
11/16~11/21	10/11~10/16	五五	**甲辰**	土水	11/22~1/19	10/17~12/16	五六	**甲巳**	土木

運氣交司日					
	大寒	清明前三	芒種后三	立秋后六	立冬后九
	春分	小滿	大暑		
	大寒	小雪	秋分		

運氣之序					
	太商	少羽終	少角初	太徵	少宮
	太陰濕土	少陽相火	陽明燥金		
	少陰君火	厥陰風木	太陽寒水		

[표_147] 運氣早見表 (2011年 辛卯)

年	干支		運	1	2	3	4	5
2011	辛卯	順化		辛	壬	癸	甲	乙
			氣	丑 ②		**寅** ③		卯 ④
				子 ①		**巳** ⑥		辰 ⑤

初					中				
陽曆	陰曆	運氣			陽曆	陰曆	運氣		
1/20～3/20	12/17～2/16	初初	**辛丑**	水土	3/21～4/1	2/17～2/28	初二	**辛寅**	水相火
4/2～5/20	2/29～4/18	二二	**壬寅**	木相火	5/21～6/8	4/19～5/7	二三	**壬卯**	木金
6/9～7/22	5/8～6/22	三三	**癸卯**	火金	7/23～8/13	6/23～7/14	三四	**癸辰**	火水
8/14～9/22	7/15～8/26	四四	**甲辰**	土水	9/23～11/16	8/27～10/21	四五	**甲巳**	土木
11/17～11/22	10/22～10/27	五五	**乙巳**	金木	11/23～1/20	10/28～12/27	五六	**乙午**	金火

運氣交司日					運氣之序				
大寒	清明前三	芒種后三	立秋后六	立冬后九	少羽終	少角初	太徵	少宮	太商
春分	小滿	大暑			太陰濕土	少陽相火	陽明燥金		
大寒	小雪	秋分			少陰君火	厥陰風木	太陽寒水		

[표_148] 運氣早見表 (2012年 壬辰)

年	干支		運	1	2	3	4	5
2012	壬辰	順化		壬	癸	甲	乙	丙
			氣	卯 ②		**辰** ③		巳 ④
				寅 ①		**未** ⑥		午 ⑤

初					中				
陽曆	陰曆	運氣			陽曆	陰曆	運氣		
1/21～3/19	12/28～2/27	初初	**壬寅**	木相火	3/20～3/31	2/28～3/10	初二	**壬卯**	木金
4/1～5/20	3/11～閏)3/30	二二	**癸卯**	火金	5/21～6/7	4/1～4/18	二三	**癸辰**	火水
6/8～7/21	4/19～6/3	三三	**甲辰**	土水	7/22～8/12	6/4～6/25	三四	**甲巳**	土木
8/13～9/21	6/26～8/6	四四	**乙巳**	金木	9/22～11/15	8/7～10/2	四五	**乙午**	金火
11/16～11/21	10/3～10/8	五五	**丙午**	水火	11/22～1/19	10/9～12/8	五六	**丙未**	水土

運氣交司日					運氣之序				
大寒	清明前三	芒種后三	立秋后六	立冬后九	太角初正	少徵	太宮	少商	太羽終
春分	小滿	大暑			陽明燥金	太陽寒水	厥陰風木		
大寒	小雪	秋分			少陽相火	太陰濕土	少陰君火		

[표_149] 운기조견표 (2013年 癸巳)

年	干支		運	1	2	3	4	5
2013	癸巳	同歲會 順化		癸	甲	乙	丙	丁
			氣	辰 ②		巳 ③		午 ④
				卯 ①		申 ⑥		未 ⑤

初					中				
陽曆	陰曆	運氣			陽曆	陰曆	運氣		
1/20~3/19	12/9~2/8	初初	**癸卯**	火金	3/20~4/1	2/9~2/21	初二	**癸辰**	火水
4/2~5/20	2/22~4/11	二二	**甲辰**	土水	5/21~6/7	4/12~4/29	二三	**甲巳**	土木
6/8~7/22	4/30~6/15	三三	**乙巳**	金木	7/23~8/12	6/16~7/6	三四	**乙午**	金火
8/13~9/22	7/7~8/18	四四	**丙午**	水火	9/23~11/15	8/19~10/13	四五	**丙未**	水土
11/16~11/21	10/14~10/19	五五	**丁未**	木土	11/22~1/19	10/20~12/19	五六	**丁申**	木 相火

運氣交司日					運氣之序				
	大寒	清明 前三	芒種 后三	立秋 后六	立冬 后九	少徵	太宮	少商	太羽 終	太角 初
	春分	小滿	大暑		太陽寒水	厥陰風木	少陰君火		
	大寒	小雪	秋分		陽明燥金	少陽相火	太陰濕土		

[표_150] 운기조견표 (2014年 甲午)

年	干支		運	1	2	3	4	5
2014	甲午	順化		甲	乙	丙	丁	戊
			氣	巳 ②		午 ③		未 ④
				辰 ①		酉 ⑥		申 ⑤

初					中				
陽曆	陰曆	運氣			陽曆	陰曆	運氣		
1/20~3/20	12/20~2/20	初初	**甲辰**	土水	3/21~4/1	2/21~3/2	初二	**甲巳**	土木
4/2~5/20	3/3~4/22	二二	**乙巳**	金木	5/21~6/8	4/23~5/11	二三	**乙午**	金火
6/9~7/22	5/12~6/26	三三	**丙午**	水火	7/23~8/12	6/27~7/17	三四	**丙未**	水土
8/13~9/22	7/18~8/29	四四	**丁未**	木土	9/23~11/15	8/30~閏)9/23	四五	**丁申**	木 相火
11/16~11/21	閏9/24~ 閏)9/29	五五	**戊申**	火 相火	11/22~1/19	10/1~11/29	五六	**戊酉**	火金

運氣交司日					運氣之序				
	大寒	清明 前三	芒種 后三	立秋 后六	立冬 后九	太宮	少商	太羽 終	太角 初	少徵
	春分	小滿	大暑		厥陰風木	少陰君火	太陰濕土		
	大寒	小雪	秋分		太陽寒水	陽明燥金	少陽相火		

[표_151] 運氣早見表 (2015年 乙未)

年	干支		運	1	2	3	4	5
2015	乙未	順化		乙	丙	丁	戊	己
			氣	午 ②		**未 ③**		申 ④
				巳 ①		**戌 ⑥**		酉 ⑤

初					中				
陽曆	陰曆	運氣			陽曆	陰曆	運氣		
1/20~3/20	12/1~2/1	初初	**乙巳**	金木	3/21~4/1	2/2~2/13	初二	**乙午**	金火
4/2~5/20	2/14~4/3	二二	**丙午**	水火	5/21~6/8	4/4~4/22	二三	**丙未**	水土
6/9~7/22	4/23~6/7	三三	**丁未**	木土	7/23~8/13	6/8~6/29	三四	**丁申**	木 相火
8/14~9/22	7/1~8/10	四四	**戊申**	火 相火	9/23~11/16	8/11~10/5	四五	**戊酉**	火金
11/17~11/22	10/6~10/11	五五	**乙酉**	土金	11/23~1/20	10/12~12/11	五六	**己戌**	土水

運氣交司日				
大寒	清明前三	芒種后三	立秋后六	立冬后九
春分	小滿	大暑		
大寒	小雪	秋分		

運氣之序				
少商	太羽終	太角初	少徵	太宮
少陰君火	太陰濕土	少陽相火		
厥陰風木	太陽寒水	陽明燥金		

[표_152] 運氣早見表 (2016年 丙申)

年	干支		運	1	2	3	4	5
2016	丙申	不和		丙	丁	戊	己	庚
			氣	未 ②		**申 ③**		酉 ④
				午 ①		**亥 ⑥**		戌 ⑤

初					中				
陽曆	陰曆	運氣			陽曆	陰曆	運氣		
1/21~3/19	12/12~2/11	初初	**丙午**	水火	3/20~3/31	2/12~2/23	初二	**丙未**	水土
4/1~5/19	2/24~4/13	二二	**丁未**	木土	5/20~6/7	4/14~5/3	二三	**丁申**	木 相火
6/8~7/21	5/4~6/18	三三	**戊申**	火 相火	7/22~8/12	6/19~7/10	三四	**戊酉**	火金
8/13~9/21	7/11~8/21	四四	**乙酉**	土金	9/22~11/15	8/22~10/16	四五	**己戌**	土水
11/16~11/21	10/17~10/22	五五	**庚戌**	金水	11/22~1/19	10/23~12/22	五六	**庚亥**	金木

運氣交司日				
大寒	清明前三	芒種后三	立秋后六	立冬后九
春分	小滿	大暑		
大寒	小雪	秋分		

運氣之序				
太羽終	太角初	少徵	太宮	少商
太陰濕土	少陽相火	陽明燥金		
少陰君火	厥陰風木	太陽寒水		

[표_153] 運氣早見表 (2017年 丁酉)

年	干支		運	1	2	3	4	5
2017	丁酉	天刑		丁	戊	己	庚	辛
			氣	申 ②		**酉 ③**		戌 ④
				未 ①		**子 ⑥**		亥 ⑤

初					中				
陽曆	陰曆	運氣			陽曆	陰曆	運氣		
1/20～3/19	12/23～2/22	初初	**丁未**	木土	3/20～3/31	2/23～3/4	初二	**丁申**	木 相火
4/1～5/20	3/5～4/25	二二	**戊申**	火 相火	5/21～6/7	4/26～5/13	二三	**戊酉**	火金
6/8～7/22	5/14～閏)5/29	三三	**乙酉**	土金	7/23～8/12	6/1～6/21	三四	**己戌**	土水
8/13～9/22	6/22～8/3	四四	**庚戌**	金水	9/23～11/15	8/4～9/27	四五	**庚亥**	金木
11/16～11/21	9/28～10/4	五五	**辛亥**	水木	11/22～1/19	10/5～12/3	五六	**辛子**	水火

運氣交司日				
大寒	清明前三	芒種后三	立秋后六	立冬后九
春分	小滿	大暑		
大寒	小雪	秋分		

運氣之序				
少角初正	太徵	少宮	太商	少羽終
少陽相火	陽明燥金	太陽寒水		
太陰濕土	少陰君火	厥陰風木		

[표_154] 運氣早見表 (2018年 戊戌)

年	干支		運	1	2	3	4	5
2018	戊戌	天刑		戊	己	庚	辛	壬
			氣	酉 ②		**戌 ③**		亥 ④
				申 ①		**丑 ⑥**		子 ⑤

初					中				
陽曆	陰曆	運氣			陽曆	陰曆	運氣		
1/20～3/20	12/4～2/4	初初	**戊申**	火 相火	3/21～4/1	2/5～2/16	初二	**戊酉**	火金
4/2～5/20	2/17～4/6	二二	**乙酉**	土金	5/21～6/8	4/7～4/25	二三	**己戌**	土水
6/9～7/22	4/26～6/10	三三	**庚戌**	金水	7/23～8/12	6/11～7/2	三四	**庚亥**	金木
8/13～9/22	7/3～8/13	四四	**辛亥**	水木	9/23～11/15	8/14～10/8	四五	**辛子**	水火
11/16～11/21	10/9～10/14	五五	**壬子**	木火	11/22～1/19	10/15～12/14	五六	**壬丑**	木土

運氣交司日				
大寒	清明前三	芒種后三	立秋后六	立冬后九
春分	小滿	大暑		
大寒	小雪	秋分		

運氣之序				
太徵	少宮	太商	少羽終	少角初
陽明燥金	太陽寒水	厥陰風木		
少陽相火	太陰濕土	少陰君火		

[표_155] 運氣早見表 (2019年 己亥)

年	干支	
2019	己亥	天刑

運	1	2	3	4	5
	己	庚	辛	壬	癸

氣			
	戌 ②	**亥 ③**	子 ④
	酉 ①	**寅 ⑥**	丑 ⑤

初					中				
陽曆	陰曆	運氣			陽曆	陰曆	運氣		
1/20~3/20	12/15~2/14	初初	**乙酉**	土金	3/21~4/1	2/15~2/26	初二	**己戌**	土水
4/2~5/20	2/27~4/16	二二	**庚戌**	金水	5/21~6/8	4/17~5/6	二三	**庚亥**	金木
6/9~7/22	5/7~6/20	三三	**辛亥**	水木	7/23~8/13	6/21~7/13	三四	**辛子**	水火
8/14~9/22	7/14~8/24	四四	**壬子**	木火	9/23~11/16	8/25~10/20	四五	**壬丑**	木土
11/17~11/21	10/21~10/25	五五	**癸丑**	火土	11/22~1/19	10/26~12/25	五六	**癸寅**	火 相火

運氣交司日					
	大寒	清明 前三	芒種 后三	立秋 后六	立冬 后九
	春分	小滿	大暑		
	大寒	小雪	秋分		

運氣之序					
	少宮	太商	少羽 終	少角 初	太徵
	太陽寒水	厥陰風木	少陰君火		
	陽明燥金	少陽相火	太陰濕土		

[표_156] 運氣早見表 (2020年 庚子)

年	干支	
2020	庚子	同天符 天刑

運	1	2	3	4	5
	庚	辛	壬	癸	甲

氣			
	亥 ②	**子 ③**	丑 ④
	戌 ①	**卯 ⑥**	寅 ⑤

初					中				
陽曆	陰曆	運氣			陽曆	陰曆	運氣		
1/20~3/19	12/26~2/25	初初	**庚戌**	金水	3/20~3/31	2/26~3/8	初二	**庚亥**	金木
4/1~5/19	3/9~4/27	二二	**辛亥**	水木	5/20~6/7	4/28~閏)4/16	二三	**辛子**	水火
6/8~7/21	閏)4/17~6/1	三三	**壬子**	木火	7/22~8/12	6/2~6/23	三四	**壬丑**	木土
8/13~9/21	6/24~8/7	四四	**癸丑**	火土	9/22~11/15	8/8~10/1	四五	**癸寅**	火 相火
11/16~11/21	10/2~10/7	五五	**甲寅**	土 相火	11/22~1/19	10/8~12/7	五六	**甲卯**	土金

運氣交司日					
	大寒	清明 前三	芒種 后三	立秋 后六	立冬 后九
	春分	小滿	大暑		
	大寒	小雪	秋分		

運氣之序					
	太商	少羽 終	少角 初	太徵	少宮
	厥陰風木	少陰君火	太陰濕土		
	太陽寒水	陽明燥金	少陽相火		

[표_157] 運氣早見表 (2021年 辛丑)

年	干支			1	2	3	4	5
2021	辛丑	同歲會 天刑	運	辛	壬	癸	甲	乙
			氣	子 ②		**丑 ③**		寅 ④
				亥 ①		**辰 ⑥**		卯 ⑤

初					中				
陽曆	陰曆	運氣			陽曆	陰曆	運氣		
1/20~3/19	12/8~2/7	初初	**辛亥**	水木	3/20~3/31	2/8~2/19	初二	**辛子**	水火
4/1~5/20	2/20~4/9	二二	**壬子**	木火	5/21~6/7	4/10~4/27	二三	**壬丑**	木土
6/8~7/21	4/28~6/12	三三	**癸丑**	火土	7/22~8/12	6/13~7/5	三四	**癸寅**	火 相火
8/13~9/22	7/6~8/16	四四	**甲寅**	土 相火	9/23~11/15	8/17~10/11	四五	**甲卯**	土金
11/16~11/21	10/12~10/17	五五	**乙卯**	金金	11/22~1/19	10/18~12/17	五六	**乙辰**	金水

運氣交司日				
大寒	清明 前三	芒種 后三	立秋 后六	立冬 后九
春分	小滿	大暑		
大寒	小雪	秋分		

運氣之序				
少羽 終	少角 初	太徵	少宮	太商
少陰君火	太陰濕土	少陽相火		
厥陰風木	太陽寒水	陽明燥金		

[표_158] 運氣早見表 (2022年 壬寅)

年	干支			1	2	3	4	5
2022	壬寅	同天符 小逆	運	壬	癸	甲	乙	丙
			氣	丑 ②		**寅 ③**		卯 ④
				子 ①		**巳 ⑥**		辰 ⑤

初					中				
陽曆	陰曆	運氣			陽曆	陰曆	運氣		
1/20~3/20	12/18~2/18	初初	**壬子**	木火	3/21~4/1	2/19~3/1	初二	**壬丑**	木土
4/2~5/20	3/2~4/20	二二	**癸丑**	火土	5/21~6/8	4/21~5/10	二三	**癸寅**	火 相火
6/9~7/22	5/11~6/24	三三	**甲寅**	土 相火	7/23~8/12	6/25~7/15	三四	**甲卯**	土金
8/13~9/22	7/16~8/27	四四	**乙卯**	金金	9/23~11/15	8/28~10/22	四五	**乙辰**	金水
11/16~11/21	10/23~10/28	五五	**丙辰**	水水	11/22~1/19	10/29~12/28	五六	**丙巳**	水木

運氣交司日				
大寒	清明 前三	芒種 后三	立秋 后六	立冬 后九
春分	小滿	大暑		
大寒	小雪	秋分		

運氣之序				
太角 初正	少徵	太宮	少商	太羽 終
太陰濕土	少陽相火	陽明燥金		
少陰君火	厥陰風木	太陽寒水		

[표_159] 運氣早見表 (2023年 癸卯)

年	干支		運	1	2	3	4	5
				癸	甲	乙	丙	丁
2023	癸卯	同歲會 不和	氣	寅 ②		**卯 ③**		辰 ④
				丑 ①		**午 ⑥**		巳 ⑤

初					中				
陽曆	陰曆	運氣			陽曆	陰曆	運氣		
1/20～3/20	12/29～2/29	初初	**癸丑**	火土	3/21～4/1	2/30～閏)2/11	初二	**癸寅**	火 相火
4/2～5/20	閏)2/12～4/1	二二	**甲寅**	土 相火	5/21～6/8	4/2～4/20	二三	**甲卯**	土金
6/9～7/22	4/21～6/5	三三	**乙卯**	金金	7/23～8/13	6/6～6/27	三四	**乙辰**	金水
8/14～9/22	6/28～8/8	四四	**丙辰**	水水	9/23～11/16	8/9～10/4	四五	**丙巳**	水木
11/17～11/21	10/5～10/9	五五	**丁巳**	木木	11/22～1/19	10/10～12/9	五六	**丁午**	木火

運氣交司日				
大寒	清明 前三	芒種 后三	立秋 后六	立冬 后九
春分	小滿	大暑		
大寒	小雪	秋分		

運氣之序				
少徵	太宮	少商	太羽 終	太角 初
少陽相火	陽明燥金	太陽寒水		
太陰濕土	少陰君火	厥陰風木		

[표_160] 運氣早見表 (2024年 甲辰)

年	干支		運	1	2	3	4	5
				甲	乙	丙	丁	戊
2024	甲辰	同天符 歲會 不和	氣	卯 ②		**辰 ③**		巳 ④
				寅 ①		**未 ⑥**		午 ⑤

初					中				
陽曆	陰曆	運氣			陽曆	陰曆	運氣		
1/20～3/19	12/10～2/10	初初	**甲寅**	土 相火	3/20～3/31	2/11～2/22	初二	**甲卯**	土金
4/1～5/19	2/23～4/12	二二	**乙卯**	金金	5/20～6/7	4/13～5/2	二三	**乙辰**	金水
6/8～7/21	5/3～6/16	三三	**丙辰**	水水	7/22～8/12	6/17～7/9	三四	**丙巳**	水木
8/13～9/21	7/10～8/19	四四	**丁巳**	木木	9/22～11/15	8/20～10/15	四五	**丁午**	木火
11/16～11/21	10/16～10/21	五五	**戊午**	火火	11/22～1/19	10/22～12/20	五六	**戊未**	火土

運氣交司日				
大寒	清明 前三	芒種 后三	立秋 后六	立冬 后九
春分	小滿	大暑		
大寒	小雪	秋分		

運氣之序				
太宮	少商	太羽 終	太角 初	少徵
陽明燥金	太陽寒水	厥陰風木		
少陽相火	太陰濕土	少陰君火		

[표_161] 運氣早見表 (2025年 乙巳)

年	干支		運	1	2	3	4	5
2025	乙巳	不和		乙	丙	丁	戊	己
			氣	辰 ②		**巳 ③**		午 ④
				卯 ①		**申 ⑥**		未 ⑤

初					中				
陽曆	陰曆	運氣			陽曆	陰曆	運氣		
1/20～3/19	12/21～2/20	初初	**乙卯**	金金	3/20～3/31	2/21～3/3	初二	**乙辰**	金水
4/1～5/20	3/4～4/23	二二	**丙辰**	水水	5/21～6/7	4/24～5/12	二三	**丙巳**	水木
6/8～7/21	5/13～6/27	三三	**丁巳**	木木	7/22～8/12	6/28～閏)6/19	三四	**丁午**	木火
8/13～9/22	閏)6/20～8/1	四四	**戊午**	火火	9/23～11/15	8/2～9/26	四五	**戊未**	火土
11/16～11/21	9/27～10/2	五五	**己未**	土土	11/22～1/19	10/3～12/1	五六	**己申**	土 相火

運氣交司日					運氣之序				
	大寒	清明 前三	芒種 后三	立秋 后六	立冬 后九	少商	太羽 終	太角 初	少徵	太宮
	春分	小滿	大暑			太陽寒水	厥陰風木	少陰君火		
	大寒	小雪	秋分			陽明燥金	少陽相火	太陰濕土		

[표_162] 運氣早見表 (2026年 丙午)

年	干支		運	1	2	3	4	5
2026	丙午	不和		丙	丁	戊	己	庚
			氣	巳 ②		**午 ③**		未 ④
				辰 ①		**酉 ⑥**		申 ⑤

初					中				
陽曆	陰曆	運氣			陽曆	陰曆	運氣		
1/20～3/19	12/2～2/2	初初	**丙辰**	水水	3/20～4/1	2/3～2/14	初二	**丙巳**	水木
4/2～5/20	2/15～4/4	二二	**丁巳**	木木	5/21～6/8	4/5～4/23	二三	**丁午**	木火
6/9～7/22	4/24～6/9	三三	**戊午**	火火	7/23～8/12	6/10～6/30	三四	**戊未**	火土
8/13～9/22	7/1～8/12	四四	**己未**	土土	9/23～11/15	8/13～10/7	四五	**己申**	土 相火
11/16～11/21	10/8～10/13	五五	**庚申**	金 相火	11/22～1/19	10/14～12/12	五六	**庚酉**	金金

運氣交司日					運氣之序				
	大寒	清明 前三	芒種 后三	立秋 后六	立冬 后九	太羽 終	太角 初	少徵	太宮	少商
	春分	小滿	大暑			厥陰風木	少陰君火	太陰濕土		
	大寒	小雪	秋分			太陽寒水	陽明燥金	少陽相火		

[표_163] 運氣早見表 (2027年 丁未)

年	干支		運	1	2	3	4	5
2027	丁未	不和		丁	戊	己	庚	辛
			氣	午 ②		未 ③		申 ④
				巳 ①		戌 ⑥		酉 ⑤

初					中				
陽曆	陰曆	運氣			陽曆	陰曆	運氣		
1/20～3/20	12/13～2/13	初初	**丁巳**	木木	3/21～4/1	2/14～2/25	初二	**丁午**	木火
4/2～5/20	2/26～4/15	二二	**戊午**	火火	5/21～6/8	4/16～5/4	二三	**戊未**	火土
6/9～7/22	5/5～6/19	三三	**己未**	土土	7/23～8/13	6/20～7/12	三四	**己申**	土相火
8/14～9/22	7/13～8/22	四四	**庚申**	金相火	9/23～11/16	8/23～10/19	四五	**庚酉**	金金
11/17～11/21	10/20～10/24	五五	**辛酉**	水金	11/22～1/19	10/25～12/23	五六	**辛戌**	水水

運氣交司日				
大寒	清明前三	芒種后三	立秋后六	立冬后九
春分	小滿	大暑		
大寒	小雪	秋分		

運氣之序				
少角初正	太徵	少宮	太商	少羽終
少陰君火	太陰濕土	少陽相火		
厥陰風木	太陽寒水	陽明燥金		

[표_164] 運氣早見表 (2028年 戊申)

年	干支		運	1	2	3	4	5
2028	戊申	天符		戊	己	庚	辛	壬
			氣	未 ②		申 ③		酉 ④
				午 ①		亥 ⑥		戌 ⑤

初					中				
陽曆	陰曆	運氣			陽曆	陰曆	運氣		
1/20～3/19	12/24～2/24	初初	**戊午**	火火	3/20～3/31	2/25～3/6	初二	**戊未**	火土
4/1～5/19	3/7～4/25	二二	**己未**	土土	5/20～6/7	4/26～5/15	二三	**己申**	土相火
6/8～7/21	5/16～閏)5/29	三三	**庚申**	金相火	7/22～8/12	6/1～6/22	三四	**庚酉**	金金
8/13～9/21	6/22～8/3	四四	**辛酉**	水金	9/22～11/15	8/4～9/29	四五	**辛戌**	水水
11/16～11/21	10/1～10/6	五五	**壬戌**	木水	11/22～1/19	10/7～12/5	五六	**壬亥**	木木

運氣交司日				
大寒	清明前三	芒種后三	立秋后六	立冬后九
春分	小滿	大暑		
大寒	小雪	秋分		

運氣之序				
太徵	少宮	太商	少羽終	少角初
太陰濕土	少陽相火	陽明燥金		
少陰君火	厥陰風木	太陽寒水		

[표_165] 運氣早見表 (2029年 己酉)

年	干支			1	2	3	4	5
2029	己酉	小逆	運	己	庚	辛	壬	癸
			氣	申 ②		**酉 ③**		戌 ④
				未 ①		**子 ⑥**		亥 ⑤

初					中				
陽曆	陰曆	運氣			陽曆	陰曆	運氣		
1/20～3/19	12/6～2/5	初初	**己未**	土土	3/20～3/31	2/6～2/17	初二	**己申**	土相火
4/1～5/20	2/18～4/8	二二	**庚申**	金相火	5/21～6/7	4/9～4/26	二三	**庚酉**	金金
6/8～7/21	4/27～6/10	三三	**辛酉**	水金	7/22～8/12	6/11～7/3	三四	**辛戌**	水水
8/13～9/22	7/4～8/15	四四	**壬戌**	木水	9/23～11/15	8/16～10/10	四五	**壬亥**	木木
11/16～11/21	10/11～10/16	五五	**癸亥**	火木	11/22～1/19	10/17～12/16	五六	**癸子**	火火

運氣交司日				
大寒	清明前三	芒種后三	立秋后六	立冬后九
春分	小滿	大暑		
大寒	小雪	秋分		

運氣之序				
少宮	太商	少羽終	少角初	太徵
少陽相火	陽明燥金	太陽寒水		
太陰濕土	少陰君火	厥陰風木		

[표_166] 運氣早見表 (2030年 庚戌)

年	干支			1	2	3	4	5
2030	庚戌	小逆	運	庚	辛	壬	癸	甲
			氣	酉 ②		**戌 ③**		亥 ④
				申 ①		**丑 ⑥**		子 ⑤

初					中				
陽曆	陰曆	運氣			陽曆	陰曆	運氣		
1/20～3/19	12/17～2/16	初初	**庚申**	金相火	3/20～4/1	2/17～2/29	初二	**庚酉**	金金
4/2～5/20	2/30～4/19	二二	**辛酉**	水金	5/21～6/7	4/20～5/7	二三	**辛戌**	水水
6/8～7/22	5/8～6/22	三三	**壬戌**	木水	7/23～8/12	6/23～7/14	三四	**壬亥**	木木
8/13～9/22	7/15～8/25	四四	**癸亥**	火木	9/23～11/15	8/26～10/20	四五	**癸子**	火火
11/16～11/21	10/21～10/26	五五	**甲子**	土火	11/22～1/19	10/27～12/26	五六	**甲丑**	土土

運氣交司日				
大寒	清明前三	芒種后三	立秋后六	立冬后九
春分	小滿	大暑		
大寒	小雪	秋分		

運氣之序				
太商	少羽終	少角初	太徵	少宮
陽明燥金	太陽寒水	厥陰風木		
少陽相火	太陰濕土	少陰君火		

부록2

운기방약조견표
運氣方藥早見表

[표_167] 運氣方藥早見表 (甲子)

甲子	順化	運	1	2	3	4	5
			甲	乙	丙	丁	戊
		氣	亥 ②	**子 ③**	丑 ④		
			戌 ①	**卯 ⑥**	寅 ⑤		

運氣交司日						運氣之序					
大寒	淸明前三	芒種后三	立秋后六	立冬后九		太宮	少商	太羽終	太角初	少徵
春分	小滿	大暑				厥陰風木	少陰君火	太陰濕土		
大寒	小雪	秋分				太陽寒水	陽明燥金	少陽相火		

天干藥	加味附子山茱萸湯		中元藥	復元湯	
初初土水	胃經濕痰流行四肢骨節痛上焦虛熱下焦冷	加味笭附湯	初二土木	肝經瘀血胃經濕痰故眩暈消化不良滯症陽氣不足或浮症	加減復元湯
二二金木	脾經痰生故肝經不足脚氣蛔蟲痛精神眩暈	加味四六湯	二三金火	火克金肝胃熱痰腹痛四肢骨節痛	加減正元湯
三三水火	水旺病在心經消化不良夢煩或頭痛	加味八味湯	三四水土	水克火故未能火生土胃經虛食無味滯症冷痰四肢骨節痛性急	加味附茸湯
四四木土	肝經木旺精神眩暈或血症頭痛食味不足	加味朮厚湯	四五木火	肝經木旺木克土急火痰入脾經精神眩暈驚痰瘀血流注四肢脚痛頭痛怔忡症	加味養血湯
五五火火	心胃經熱火痰故虛火克金肺不足腹痛水枯上火	降火補陰煎	五六火金	心傷故金肺濕痰或乾咳嗽急症浮症消化不良	用中元藥

[丑_168] 運氣方藥早見表 (乙丑)

乙丑	順化	運	1	2	3	4	5
			乙	丙	丁	戊	己
		氣	子 ②		**丑 ③**		寅 ④
			亥 ①		**辰 ⑥**		卯 ⑤

運氣交司日					
	大寒	清明前三	芒種后三	立秋后六	立冬后九
	春分	小滿	大暑		
	大寒	小雪	秋分		

運氣之序					
	少商	太羽終	太角初	少徵	太宮
	少陰君火	太陰濕土	少陽相火		
	厥陰風木	太陽寒水	陽明燥金		

天干藥	補中治濕湯		中元藥	加味降火湯	
初初金木	肺經濕痰故血分不足左尺不能或麻木風症	加味補肝湯	初二金火	肺經旺大胆心小故心傷煩熱精神眩暈咳喘陽小陰大癖疾症	用中元藥
二二水火	冷痰入五臟精神不足全身不能骨節痛	用天干藥	二三水土	金不生水故陰虛火動夢中水生水克火不生火故冷滯消化不良	加味鎭陰煎
三三木土	肝痰風木入胃經怔忡精神不足消化不良	加味歸茸湯	三四木火	肝火生胃經入痰滯精神不足或血症癖風症頭痛	加味補脾飮
四四火火	心大肺虛乾泉乾咳血分不足精神眩暈心傷有滯症虛陽發生或吐血症頭冷	用天干藥	四五火金	肺經熱火痰消化不良四肢骨節痛腹中痰積痛咽喉症	開氣消痰湯
五五土金	胃肺經濕痰膝浮骨節痰咳喘急或腹痛陰多陽少也	加味六君子湯	五六土水	土克水故下焦腎水不足冷上濕焦痰滯症四肢骨節痛	用中元藥

[표_169] 運氣方藥早見表 (丙寅)

丙寅	不和	運	1	2	3	4	5
			丙	丁	戊	己	庚
		氣	丑 ②		寅 ③		卯 ④
			子 ①		巳 ⑥		辰 ⑤

運氣交司日					運氣之序				
大寒	清明前三	芒種后三	立秋后六	立冬后九	太羽終	太角初	少徵	太宮	少商
春分	小滿	大暑			太陰濕土	少陽相火	陽明燥金		
大寒	小雪	秋分			少陰君火	厥陰風木	太陽寒水		

天干藥	加味補益湯		中元藥	加味養胃湯	
初初水火	裏冷全部冷痰夢中水克火心傷虛熱發生消化不良	加味八味湯	初二水土	冷腹痛四肢骨節痛消化不良滯症手足水冷症死	加減八味湯
二二木土	肝旺風木皮膚痒痲精神眩暈胃經入經痰血眼疾或血痲小便或多或少或白或赤頭痛	用天干藥	二三木火	肝火頭痛瘀血目赤似瘧非瘧症痛	用中元藥
三三火火	性急心傷肺經不足腎水乾泉上焦熱下焦冷	黃蓮淸心飮	三四火金	心肺經熱火痰脇痛脚氣痛	加味二陳湯
四四土金	胃肺經濕痰四肢骨節頭痛風濕痰流注於全體也	用天干藥	四五土水	胃經濕痰下焦腎水枯渴手足不仁	用中元藥
五五金水	肺經咳喘急或痰積聚症四肢骨節痛	加味四茸湯	五六金木	肝經血分不足陽虛水氣枯咳嗽胆乾也	用中元藥

[표_170] 運氣方藥早見表 (丁卯)

丁卯	歲會 天刑	運	1	2	3	4	5
			丁	戊	己	庚	辛
		氣	寅 ②		卯 ③		辰 ④
			丑 ①		午 ⑥		巳 ⑤

運氣交司日	大寒	清明前三	芒種后三	立秋后六	立冬后九	運氣之序	少角初正	太徵	少宮	太商	少羽終
	春分	小滿	大暑				少陽相火	陽明燥金	太陽寒水		
	大寒	小雪	秋分				太陰濕土	少陰君火	厥陰風木		

天干藥	加味雙和湯		中元藥	加味雙補湯	
初初木土	肝經血分太過怔忡胃經虛有滯症	加味八物湯	初二木火	木肝經血屬旺不得木生火心胃經虛滯脈瘀血症眩暈頭痛客來症	加味大補湯
二二火火	金大相克心肺經血小未能木生火也木則血涑故血分病也	用天干藥	二三火金	心經肺邪火克金故未能金生水而病生腎經故陰虛火動上焦煩熱眩暈怔忡消化不良下冷泉乾也	用中元藥
三三土金	胃肺經濕痰入肝經血分陽虛肥乾乾咳喘陰多故虛陽動多用水氣生病也	用天干藥	三四土水	胃强水邪胃經濕滯痰四肢不筋下焦不足	用中元藥
四四金水	肺金燥冷上焦虛煩症下焦陰虛或脚氣骨節痛精神不足也	用天干藥	四五金木	肺强肝邪血分虛心弱肺經咳喘急陽虛無力也	用中元藥
五五水木	心冷腹痛陰陽虛中胃虛乾嘔症	加味滋腎湯	五六水火	腎克心邪裏冷消化不良寒邪肢節痛精神鬱鬱心悲症	加味補精湯

[표_171] 運氣方藥早見表 (戊辰)

戊辰	天刑	運	1	2	3	4	5
			戊	己	庚	辛	壬
		氣	卯 ②		**辰 ③**		巳 ④
			寅 ①		**未 ⑥**		午 ⑤

運氣交司日					運氣之序				
大寒	清明前三	芒種后三	立秋后六	立冬后九		太徵	少宮	太商	少羽終	少角初
春分	小滿	大暑				陽明燥金	太陽寒水	厥陰風木	
大寒	小雪	秋分				少陽相火	太陰濕土	少陰君火	

天干藥	加味解鬱湯		中元藥	加味生脈散	
初初火火	心克肺邪金不足故痰喘未能金生水而腎不足陽虛消化不良也	用天干藥 加味滋腎湯	初二火金	心强太過故肺金受邪未能金生水腎水不足心煩虛熱或乾咳血症	加味大補湯
二二土金	胃弱心强金不生水瀉土補腎或浮症	加減壯原湯	二三土水	脾土太過腎水受邪未能水生木血分陽氣不足裏冷消化不良四肢骨節痛	用中元藥
三三金水	肺强肝木受邪血分陽虛火痰入腎經陰虛流注上焦故頭痛骨節痛或四肢不筋	加減鎭陰煎	三四金木	肺金太過肝木受邪未能木生火故心冷血虛消化不良骨節痛眩暈	用中元藥
四四水木	水克火心臟受邪順性用心脾土不足故滯症生也	去天干藥用 加味附茸湯	四五水火	腎水太過水克火心傷腸冷故消化不良客邪骨節痛也	去中元藥用 加味補心湯
五五木火	肝木太强脾土受邪未能土生金故血滯經痰瘀血怔忡筋縮症有皮膚痒痲	用天干藥	五六木土	肝木太過胃土受邪消化不良怔忡陰疹風痒症	用中元藥

[표_172] 運氣方藥早見表 (己巳)

己巳	天刑	運	1	2	3	4	5
			己	庚	辛	壬	癸
		氣	辰 ②	巳 ③	午 ④		
			卯 ①	申 ⑥	未 ⑤		

運氣交司日	大寒	淸明前三	芒種后三	立秋后六	立冬后九	運氣之序	少宮	太商	少羽終	少角初	太徵
	春分	小滿	大暑				太陽寒水	厥陰風木	少陰君火		
	大寒	小雪	秋分				陽明燥金	少陽相火	太陰濕土		

天干藥	加減雙補湯		中元藥	二氣飮子	
初初土金	胃土太過胃肺經濕痰腎水受邪下冷上熱痰滯症四肢腰痛也	去右藥用加減和中飮	初二土水	胃强水邪病在腎經不得水克火降消化不良四肢腰痛	右藥去
二二金水	相合土克水腎水受邪肢節痛頭痛眩暈嘔吐或血症	右藥用去	二三金木	肺金旺血分肝經受邪陰多陽少脇痛四肢骨節痛	右藥去
三三水木	腎水太過未能水生木心受邪裏冷消化不良骨節痛眩暈症也	加減養胃湯	三四水火	腎水太過水克火故病在心經裏冷消化不良眩暈或寒熱頭痛肢節痛	右藥
四四木火	肝木太過胃經受邪脾虛弱嘔吐或滯症頭痛眩暈	右藥去用加減柴四湯	四五木土	肝木太過胃土受邪急性痰火滯症消化不良或皮風血風	右藥用加味養胃湯
五五火土	心動火故火克金受邪肺經血管不足陽俱虛消化不良肢節痛	右藥去用加減八味湯	五六火火	心鬱太過肺經受邪病在血管心熱血症骨節痛四肢無力	右用元藥

[표_173] 運氣方藥早見表 (庚午)

庚午	同天符 天刑	運	1	2	3	4	5
			庚	辛	壬	癸	甲
		氣	巳②	**午③**	未④		
			辰①	**酉⑥**	申⑤		

運氣交司日					
	大寒	清明 前三	芒種 后三	立秋 后六	立冬 后九
	春分	小滿	大暑		
	大寒	小雪	秋分		

運氣之序					
	太商	少羽 終	少角 初	太徵	少宮
	厥陰風木	少陰君火	太陰濕土		
	太陽寒水	陽明燥金	少陽相火		

天干藥	加味八味湯		中元藥	加減雙金散	
初初金水	肺金太過肝木受邪陽虛或咳嗽脇痛骨節痛	去右藥用四六湯	初二金木	肺克肝經血分不足陽虛陰多咳嗽支骨痛痰滯症頭風痛	用中元藥
二二水木	腎水太過心經受邪未能火生土胃經濕痰滯症消化不良或精神眩暈	用右藥	二三水火	心冷腹痛消化不良寒熱來往精神不足也	加減八味湯
三三木火	肝木太過未能水生火心豁怔忡症頭痛眩暈胃經不足或滯症	用右藥	三四木土	胃經肝經鬱滯寒邪風症眩症瘀血乾泉不足	用中元藥
四四火土	心傷故眩暈嘔吐或乾咳肢節痛頭痛症寒熱往來	用右藥	四五火火	金火相克故脚膝痛咳嗽積聚腹痛	去中元藥用滋陰煎
五五土火	胃土太過腎水受邪濕痰流注四肢骨節痛或頭痛	用右藥	五六土金	胃肺經熱痰節痛頭痛肢痛陽虛寒症肝經血分不足也	去中元藥用加味雙和湯

[표_174] 運氣方藥早見表 (辛未)

辛未	同歲會 天刑	運	1	2	3	4	5
			辛	壬	癸	甲	乙
		氣	午 ②	**未 ③**	申 ④		
			巳 ①	**戌 ⑥**	酉 ⑤		

運氣交司日					運氣之序					
大寒	清明前三	芒種后三	立秋后六	立冬后九		少羽終	少角初	太徵	少宮	太商
春分	小滿	大暑				少陰君火	太陰濕土	少陽相火		
大寒	小雪	秋分				厥陰風木	太陽寒水	陽明燥金		

天干藥	加味五味子湯		中元藥	加味六君煎	
初初水木	水克火故心經受邪裏冷陽虛消化不良夢事不吉寒熱來往眩暈	用天干藥	初二水火	腎水太過心經受邪心冷消化不良骨節頭痛寒熱奔出	去右藥 用鎭陰煎
二二木火	肝經太過胃土受邪精神眩暈消化不良或心虛不寤 半身不遂	用天干藥	二三木土	肝經太過胃經受邪滯症皮膚搔痒症陰虛火動	用中元藥
三三火土	臟腑未能火生土胃經濕痰消化不良四肢筋縮頭痛眼赤	用天干藥	三四火火	心經太過肺經受邪咳嗽喘急精神不足頭瘡面腫渴症血症上熱下冷陰虛	去右藥用 淸心蓮子飮
四四土火	胃經太過腎經受邪腎經衰弱滯症	去天干藥用 加味補精湯	四五土金	胃肺經濕淡急咳喘脇骨節痛精神眩暈	用中元藥
五五金金	肺經太過肝經受邪病在血分脇痛四肢骨節痛	用天干藥	五六金水	肺經太過心經受邪咳嗽脇痛骨節四肢痛或虛痲下焦風症	去中元藥 用沙四湯

[표_175] 運氣方藥早見表 (壬申)

壬申	同歲會 小逆	運	1	2	3	4	5
			壬	癸	甲	乙	丙
		氣	未②		**申③**		酉④
			午①		**亥⑥**		戌⑤

運氣交司日					運氣之序					
大寒	清明前三	芒種后三	立秋后六	立冬后九	太角初正	少徵	太宮	少商	太羽終
春分	小滿	大暑			太陰濕土	少陽相火	陽明燥金		
大寒	小雪	秋分			少陰君火	厥陰風木	太陽寒水		

天干藥	知栢雙和湯		中元藥	加味健中湯	
初初木火	肝經太過脾土受邪消化不良精神眩暈血症性急火滯皮膚痒痲頭痛	去天干藥用加味養胃湯	初二木土	肝經太過胃土受邪冷滯火痰入脾經精神鬱怔忡頭痛肢節痛	去中元藥用加味治中湯
二二火土	未能火生土故胃經不良心傷滯症陰陽俱虛	用天干藥	二三火火	心經太過肺經受邪陰虛火動	去中元藥用加味治中湯
三三土火	胃經太過腎經受邪上焦風痰下焦冷濕痰故四肢骨節痛	用天干藥	三四土金	胃經太過腎水受邪四肢骨節脇痛下焦腎水不足	去中元藥用補中治痰湯
四四金金	肺金太過肝經受邪咳喘痰積蛔痛陽虛	去天干藥用加味歸脾湯	四五金水	肺經太過肝經受邪風痰腸鬱咳嗽血分不足陽虛	去中元藥用加味八物湯
五五水水	腎水太過心經受邪眩暈精神痛	去天干藥用五陰煎	五六水木	腎水太過胃經受邪冷痰症血痰怔忡胃虛皮膚搔痒眼疾眩暈	去中元藥用加味杞菊湯

[표_176] 運氣方藥早見表 (癸酉)

癸酉	同歲會 不和	運	1	2	3	4	5
			癸	甲	乙	丙	丁
		氣	申②		**酉③**		戌④
			未①		**子⑥**		亥⑤

運氣交司日					運氣之序					
	大寒	清明前三	芒種后三	立秋后六	立冬后九	少徵	太宮	少商	太羽終	太角初
	春分	小滿	大暑			少陽相火	陽明燥金	太陽寒水		
	大寒	小雪	秋分			太陰濕土	少陰君火	厥陰風木		

天干藥	加減八味湯		中元藥	加減雙和湯	
初初火土	心傷胃經火痰食味無眩暈下冷	去天干藥用山茱湯	初二火火	火克金肺經受邪陰少陽虛小腸心鬱怔忡眼暈	用天干藥
二二土火	胃太過上焦痰消化不良眩暈下焦冷夢中受邪	去天干藥用鹿茸大補湯	二三土金	胃肺經濕痰盛脇痛骨節痛或痰飮頭痛眩暈	去中元藥用六君子湯
三三金金	肺金太過肝經血分不足脇痛風痰骨節痛咳嗽眩暈陰多陽少	用天干藥	三四金水	金克木肝木受邪血分不足陽虛	用中元藥
四四水水	下焦風濕痰上焦冷消化不良精神眩暈寒熱往來頭痛肢節痛心腹冷	去天干藥用加味健中湯	四五水木	胃經濕滯痰症陽虛	去中元藥用鹿茸大補湯
五五木木	肝經太過胃經受邪順性中急痰瘀血流注皮膚風痒症或眩暈頭痛	去天干藥用加味健脾湯	五六木火	肝經火生食滯痰滯或積聚腹痛頭痛眩暈	去中元藥用加味雙和湯

[표_177] 運氣方藥早見表 (甲戌)

甲戌	歲會 同歲會 不和	運	1	2	3	4	5
			甲	乙	丙	丁	戊
		氣	酉 ②		**戌 ③**		亥 ④
			申 ①		**丑 ⑥**		子 ⑤

運氣交司日						運氣之序					
	大寒	淸明前三	芒種后三	立秋后六	立冬后九		太宮	少商	太羽終	太角初	少徵
	春分	小滿	大暑				陽明燥金	太陽寒水	厥陰風木		
	大寒	小雪	秋分				少陽相火	太陰濕土	少陰君火		

天干藥	八味湯		中元藥	加味右歸飮	
初初土火	胃經痰火乾咳嗽或精神眩暈	去天干藥用 加味地黃湯	初二土金	胃肺經濕痰下焦冷腎氣虛骨胸脇痛四肢腰痛眩暈	去中元藥用 淸金降火湯
二二金金	肺經火閉臨事眩暈心脾經虛怯痰飮症	去天干藥用 加味 滋陽健脾湯	二三金水	肺金旺腎水不足胸脇腹骨節痛或冷積痰痛	用中元藥
三三水水	陰虛腹冷痛或嘔吐寒氣後汗多肢節頭痛眩暈消化不良	去天干藥用 鎭陰煎	三四水木	水生木木克土胃經虛痰血流注四肢痛滯症或眼疾	去中元藥用 加味大營煎
四四木木	肝木太旺脾土受邪飮食無味滯症瘀血眩暈	去天干藥用 金水煎	四五木火	心傷胃不良飮食無味精神眩暈	用中元藥
五五火火	陰虛火動盜汗多或乾咳嗽心虛眩暈頭痛血症	天干藥	五六火土	上焦熱痰入心胃經消化不良精神不良眩暈肢節痛下焦冷濕腎氣不足	去中元藥用 加減 附子理中湯

[표_178] 運氣方藥早見表 (乙亥)

乙亥	不和	運	1	2	3	4	5
			乙	丙	丁	戊	己
		氣	戌 ②	亥 ③	子 ④		
			酉 ①	寅 ⑥	丑 ⑤		

運氣交司日					運氣之序					
大寒	淸明前三	芒種后三	立秋后六	立冬后九		少商	太羽終	太角初	少徵	太宮
春分	小滿	大暑				太陽寒水	厥陰風木	少陰君火		
大寒	小雪	秋分				陽明燥金	少陽相火	太陰濕土		

天干藥	六君子湯		中元藥	加味仁陽湯	
初初金金	肺經冷痰咳喘急胸脇四肢骨節痛	去天干藥用加味補肝湯	初二金水	肺經風濕痰陽少陰多間間有脇痛頭痛	用中元藥
二二水水	冷濕入疾心經肢節痛頭痛寒熱來往或消化不良	用天干藥	二三水木	肝經太旺胃經受邪風痰滯症	用中元藥
三三木木	肝經太過胃經受邪寒熱往來滯症眩暈陰虛大動皮膚痒痲木	去天干藥用加味鎭陰煎	三四木火	木太旺胃經受邪滯症頭痛精神眩暈嘔吐	用中元藥
四四火火	上焦熱入心胃經肺經受邪滯症消化不良下焦虛冷	用天干藥	四五火土	火克金肺經受邪腎氣虛弱陽氣虛頭痛眩暈滯症	用中元藥
五五土土	胃經濕痰症滯間間精神眩暈下焦冷脚氣	用天干藥	五六土火	胃經濕痰滯症四肢骨節痛寒熱往來頭痛心鬱	去中元藥用五味湯

[표_179] 運氣方藥早見表 (丙子)

丙子	歲會 不和	運	1	2	3	4	5
			丙	丁	戊	己	庚
		氣	亥 ②		**子 ③**		丑 ④
			戌 ①		**卯 ⑥**		寅 ⑤

運氣交司日	大寒	清明前三	芒種后三	立秋后六	立冬后九
	春分	小滿	大暑		
	大寒	小雪	秋分		

運氣之序	太羽終	太角初	少徵	太宮	少商
	厥陰風木	少陰君火	太陰濕土		
	太陽寒水	陽明燥金	少陽相火		

天干藥	加減理中湯		中元藥	加味雙和湯	
初初水水	寒水太過受邪心傷痰生胃經滯症四肢骨節痛上焦虛熱下焦腹冷消化不良	去天干藥用加減八味湯	初二水木	肝經太過水克土胃經受邪滯症消化不良精神眩暈瘀血皮膚搔痒	去中元藥用加味歸脾湯
二二木木	肝經太過胃經受邪滯症消化不良精神眩暈或瘀血皮膚痒	去天干藥用加味歸脾湯	二三木火	肝木太過寒熱往來房事不利下腹疼痛不省人事	用中元藥
三三火火	心經熱痰上焦火升頭風面痒眩暈怔忡消化不良上熱下冷	去天干藥用加減降火湯	三四火土	心經受邪胃經火痰滯腹痛頭痛	用中元藥
四四土土	胃經冷痰寒邪滯症消化不良精神不足骨節痛腹痛下焦冷便閉症	用天干藥	四五土火	脾土太過消化中寒氣內傷肺故陰虛心動或吐血下血乾咳血痰精神不足	去中元藥用加減右歸飮
五五金火	肺經太過肝木受邪血症咳嗽精神健忘怔忡虛火吐血	去天干藥用加味歸脾湯	五六金金	肺經太旺痰喘咳嗽積聚腹痛脇痛胸鬱精神眩暈四肢骨節痛	去中元藥用五味子湯

[표_180] 運氣方藥早見表 (丁丑)

丁丑	不和	運	1	2	3	4	5
			丁	戊	己	庚	辛
		氣	子 ②	丑 ③	寅 ④		
			亥 ①	辰 ⑥	卯 ⑤		

運氣交司日					
	大寒	清明前三	芒種后三	立秋后六	立冬后九
	春分	小滿	大暑		
	大寒	小雪	秋分		

運氣之序					
	少角初正	太徵	少宮	太商	少羽終
	少陰君火	太陰濕土	少陽相火		
	厥陰風木	太陽寒水	陽明燥金		

天干藥	加味蓮柴湯		中元藥	加味雙和湯	
初初木木	肝木太過中風症十二痲木皮膚搔痒消化不良頭痛眩暈	去天干藥用加減杞菊湯	初二木火	肝木旺胃土受邪脾虛滯症眩暈	去中元藥用加味十全大補湯
二二火火	心經太過肺經受邪上焦熱咽喉痛滯症精神不足乾咳嗽血痰下焦陰虛小便或赤或白陰虛陽多症	用天干藥	二三火土	火克金肺經受邪陰火動頭痛肢節痛	用中元藥
三三土土	胃經風濕痰旺故胸脇骨節痛四肢無力下焦冷腎水不足	用天干藥	三四土火	上熱鬱滯下焦冷腎水不足大便不利或血症	去中元藥用加味加減養胃湯
四四金火	肺金太過肝木受邪陽虛皮骨衰弱咳嗽	去天干藥用固鎭飮子湯	四五金金	胃肺濕痰胸脇四肢骨節痛或眩暈上熱下冷間或頭痛	用中元藥
五五水金	陰多陽少乾咳喘皮膚燥精神眩暈積聚淋疾	去天干藥用補陰煎	五六水水	水克火心冷腸心腹痛寒熱肢痛	去中元藥用溫中補心湯

[표_181] 運氣方藥早見表 (戊寅)

			1	2	3	4	5
戊寅	天符	運	戊	己	庚	辛	壬
		氣	丑 ②		寅 ③		卯 ④
			子 ①		巳 ⑥		辰 ⑤

運氣交司日					運氣之序				
大寒	清明前三	芒種后三	立秋后六	立冬后九	太徵	少宮	太商	少羽終	少角初
春分	小滿	大暑			太陰濕土	少陽相火	陽明燥金		
大寒	小雪	秋分			少陰君火	厥陰風木	太陽寒水		

天干藥	加味安神湯		中元藥	降火補中湯	
初初火火	火克金肺金受邪上焦虛熱眩暈胃火風頭痛消化不良下焦冷濕或脚氣痛	去天干藥用加味補肺湯	初二火土	胃經虛熱火克金肺腸風痰喘胸腹痛或下血鼻乾耳鳴頭痛	去中元藥用降火補陰湯
二二土土	胃經濕痰有食味消化不良痰滯胸肺脇痛間間肢節痛	用天干藥	二三土火	胃經濕痰肺經受邪腹痛頭痛四肢骨節痛	去中元藥用瀉土補腎湯
三三金火	肺經熱痰有胸脇痛或痰痛間間腹痛頭痛下焦冷脚氣	用天干藥	三四金金	肺金克木肝經血分受邪頭痛肢節痛寒熱往來	去中元藥用淸肺補肝湯
四四水金	肺經冷痰乾咳嗽眩暈頭痛或胃經風濕痰	用天干藥	四五水水	心經受邪寒冷心腹痛或消化不良下焦濕脚氣痛	去中元藥用三朮湯
五五木水	肝木太過血風眩暈頭痛胃經不足或滯症	去天干藥用治風補肝湯	五六木木	肝木旺受邪肺經頭痛乾咳風痛瘀血寒熱往來	去中元藥用淸肝解查湯

[표_182] 運氣方藥早見表 (己卯)

己卯	小逆	運	1	2	3	4	5	
			己	庚	辛	壬	癸	
		氣	寅 ②	卯 ③	辰 ④			
			丑 ①	午 ⑥	巳 ⑤			

運氣交司日	大寒	淸明前三	芒種后三	立秋后六	立冬后九	運氣之序	少宮	太商	少羽終	少角初	太徵
	春分	小滿	大暑				少陽相火	陽明燥金	太陽寒水
	大寒	小雪	秋分				太陰濕土	少陰君火	厥陰風木

天干藥	加減八味湯		中元藥	加味八陳湯	
初初土土	土克水腎不足四肢骨節痛胃經風火痰喘下焦冷	去天干藥用歸附湯	初二土火	腎水不足陽虛肥乾肝經血分不足或脚氣痛眩暈	用中元藥
二二金火	痰火入肝經經痰瘀血精神眩暈怔忡頭痛消化不良	用天干藥	二三金金	肺金太旺咳喘急血分虛下焦陰多陽少右脇脚膝痛或血虛頭痛	去中元藥用淸肺養血湯
三三水金	金燥水冷咳嗽胸脇骨節痛間間煩燥寒熱往來	去天干藥用加味熟伏湯	三四水水	心經冷寒熱濕痰流注四肢骨節痛或頭痛	去中元藥用加減八味湯
四四木水	肝木旺胃經受邪脇痛精神眩暈皮膚搔痒死血吐血	去天干藥用淸肝補脾湯	四五木木	肝木太旺胃經受邪經痰入脾精神眩暈怔忡消化不良瘀血風寒熱往來	去中元藥用當歸四逆湯
五五火木	肝經急痰入脾經心傷滯症煩鬱眩暈寒邪有	去天干藥用加味苓朮湯	五六火火	心經太旺肺經受邪陰陽俱虛下焦冷腎經衰弱消化不良精神眩暈	去中元藥用

[표_183] 運氣方藥早見表 (庚辰)

庚辰	小逆	運	1	2	3	4	5
			庚	辛	壬	癸	甲
		氣	卯 ②		**辰 ③**		巳 ④
			寅 ①		**未 ⑥**		午 ⑤

運氣交司日					運氣之序					
大寒	清明前三	芒種后三	立秋后六	立冬后九		太商	少羽終	少角初	太徵	少宮
春分	小滿	大暑				陽明燥金	太陽寒水	厥陰風木		
大寒	小雪	秋分				少陽相火	太陰濕土	少陰君火		

天干藥	蒼朮健脾湯		中元藥	蔘芪湯	
初初金火	肺經痰火咳喘胸脇痛四肢骨節痛或蛔虫腹痛	去天干藥用地黃化令湯	初二金金	肺經濕痰咳喘脇痛四肢骨節痛頭痛脇腹血分虛	用中元藥
二二水金	肺金燥冷咳嗽胸脇四肢骨節痛喘急	去天干藥用補陰煎	二三水水	臟腑虛冷腹痛眩暈寒熱往來肢節痛	去中元藥用鹿四湯
三三木水	肝木太旺胃經受邪冷痰眩暈滯症消化不良瘀血	用天干藥	三四木木	肝經風邪精神眩暈瘀血怔忡吐瀉滯症食味無	去中元藥用杞菊雙和湯
四四火木	火旺故肺經受邪咳喘積聚蛔腹痛下焦濕痰四肢骨節痛	用天干藥	四五火火	火克心熱受邪肺經陰虛陽虛	去中元藥用四茸湯
五五土火	胃經火痰心傷精神眩暈或頭痛	去天干藥用加味二陰煎	五六土土	胃經太過濕痰流注四肢骨節痛頭痛眩暈上熱下冷	去中元藥用瀉土補腎湯

[표_184] 運氣方藥早見表 (辛巳)

辛巳	小逆		1	2	3	4	5
		運	辛	壬	癸	甲	乙
		氣	辰 ②	**巳 ③**		午 ④	
			卯 ①	**申 ⑥**		未 ⑤	

運氣交司日					
	大寒	清明前三	芒種后三	立秋后六	立冬后九
	春分	小滿	大暑		
	大寒	小雪	秋分		

運氣之序					
	少羽終	少角初	太徵	少宮	太商
	太陽寒水	厥陰風木	少陰君火		
	陽明燥金	少陽相火	太陰濕土		

天干藥	加減八味湯		中元藥	加味朮附湯	
初初水金	心經冷消化不良四肢骨節痛房事不利下腹痛口乾舌燥眩暈下冷	去天干藥用補中益氣湯	初二水水	心冷惡寒肝節痛心腹痛心無定處或怔忡	用中元藥
二二木水	未能水生木故肝經血虛動風不語頭痛肢節痛眩暈	用天干藥	二三木木	水不能生木血分不足胃經受邪	去中元藥用加味補中湯
三三火木	木不能生火虛火起上焦眩暈腎經衰弱滯症頭痛	用天干藥	三四火火	火旺故肺經不足血滯腎水乾泉陰虛火動乾咳精神眩暈或血症	去中元藥用降火補陰湯
四四土火	胃經虛痰下焦冷腎水不足四肢骨節痛	用天干藥	四五土土	胃經濕流注四肢百節痛腎虛腰痛間間吐瀉下冷小便不利	用中元藥
五五金土	腎經濕痰乾咳喘急四肢骨節痛眩暈	去天干藥用參朮湯	五六金火	肺經熱痰上焦風眩暈咳嗽頭痛肢節痛大便燥小便赤不利	去中元藥用當歸鹿茸湯

[표_185] 運氣方藥早見表 (壬午)

壬午	小逆	運	1	2	3	4	5
			壬	癸	甲	乙	丙
		氣	巳 ②		**午 ③**		未 ④
			辰 ①		**酉 ⑥**		申 ⑤

運氣交司日	大寒	淸明前三	芒種后三	立秋后六	立冬后九
	春分	小滿	大暑		
	大寒	小雪	秋分		

運氣之序	太角初正	少徵	太宮	少商	太羽終
	厥陰風木	少陰君火	太陰濕土		
	太陽寒水	陽明燥金	少陽相火		

天干藥	鹿茸腎養湯		中元藥	加味治中湯	
初初木水	胃經瘀血精神眩暈頭痛皮風	去天干藥用加味當仁湯	初二木木	木屬肝經血分虛瘀血性急胃經滯症頭眩暈	用中元藥
二二火木	肺金受邪腎水不足陽多陰少	用天干藥	二三火火	心經火傷心陰虛火動精神眩暈滯症消化不良	去中元藥用加味雙和湯
三三土火	土克水陰虛火動嘔吐間間腹痛	用天干藥	三四土土	胃土太旺腎水受邪腎虛耳鳴諸般風濕痰先天不足之致四肢骨節痛	去中元藥用加味君子湯
四四金土	肺經濕痰胸腹痛肢節痛咳嗽	用天干藥	四五金火	金火相戰故心肺經熱痰胸脇痛四肢骨節痛頭痛咳嗽眩暈	去中元藥用淸肺補肝湯
五五水火	水克火心受邪心腹痛寒熱往來精神眩暈	去天干藥用歸脾飮	五六水金	未能水生木故肝經血虛濕痰胃經挾滯骨節痛眩暈	去天干藥用補肝淸肺湯

[표_186] 運氣方藥早見表 (癸未)

癸未	小逆	運	1	2	3	4	5
			癸	甲	乙	丙	丁
		氣	午 ②		未 ③		申 ④
			巳 ①		戌 ⑥		酉 ⑤

運氣交司日				
大寒	清明前三	芒種后三	立秋后六	立冬后九
春分	小滿	大暑		
大寒	小雪	秋分		

運氣之序				
少徵	太宮	少商	太羽終	太角初
少陰君火	太陰濕土	少陽相火		
厥陰風木	太陽寒水	陽明燥金		

天干藥	加味參鎮湯		中元藥	滋腎湯	
初初火木	胃經不足虛勞肢節痛頭痛乾咳	用天干藥	初二火火	木制肝經胃經受邪故瘀血濕痰怔忡眩暈	用中元藥
二二土火	胃經濕痰腎水虛精神眩暈挾滯	用天干藥	二三土土	脾胃經熱發生動風消化不良眩暈眼赤腎虛火動	去中元藥用加味雙和湯
三三金土	胃肺經冷痰胸脇四肢腰痛間間挾滯腎虛陰虛火動	用天干藥	三四金火	心經冷痰胸脇四肢痛消化不良	去中元藥用瀉土補腎湯
四四水火	心傷冷故間間挾腹痛上熱下冷或消化不良	去天干藥用熟附歸茸湯	四五水金	肺經燥熱痰咳喘乾燥下冷陽虛	用中元藥
五五木金	肺金太過肝木受邪脇痛咳嗽骨節痛頭痛	去天干藥用加味二陣湯	五六木水	未能水生木乾泉冷痰入肝經咳喘腹痛肢節痛	去中元藥用清肺養陽湯

[표_187] 運氣方藥早見表 (甲申)

			1	2	3	4	5
甲申	順化	運	甲	乙	丙	丁	戊
		氣	未②		**申③**		酉④
			午①		**亥⑥**		戌⑤

運氣交司日				
大寒	清明前三	芒種后三	立秋后六	立冬后九
春分	小滿	大暑		
大寒	小雪	秋分		

運氣之序				
太宮	少商	太羽終	太角初	少徵
太陰濕土	少陽相火	陽明燥金		
少陰君火	厥陰風木	太陽寒水		

天干藥	橘附煎		中元藥	歸朮芍藥湯	
初初土火	胃經濕痰胸脇痛脚氣浮症惡寒肢節痛眩暈腎水不足	用天干藥	初二土土	脾土太過腎經受邪乾泉腎衰弱氣虛精神眩暈四肢骨節痛	去中元藥用瀉土補腎湯
二二金土	肺經痰熱咳嗽消化不良骨節痛下焦冷痰腎氣不足	去天干藥用加味治濕消風散	二三金火	心肺熱痰咳嗽下冷	用中元藥
三三水火	受邪心傷裏冷消化不良	用天干藥	三四水金	肺經燥上下冷痰濕脾肢節痛頭痛大小下利	去中元藥用清肺補腎湯
四四木金	肺金旺肝木受邪血分不足陰少陽虛	用天干藥	四五木水	木克土胃經虛腎水不足脚氣	去中元藥用二陳湯
五五火水	肝木太過胃經受邪挾滯腹痛嘔吐邪皮膚濕腫	去天干藥用加味清肝補脾湯	五六火木	心經太過肺經受邪胸脇痛四肢骨節痛頭痛寒邪心鬱怔忡	用中元藥

[표_188] 運氣方藥早見表 (乙酉)

乙酉	太乙天符	運	1	2	3	4	5
			乙	丙	丁	戊	己
		氣	申 ②		**酉 ③**		戌 ④
			未 ①		**子 ⑥**		亥 ⑤

運氣交司日				
大寒	淸明前三	芒種后三	立秋后六	立冬后九
春分	小滿	大暑		
大寒	小雪	秋分		

運氣之序				
少商	太羽終	太角初	少徵	太宮
少陽相火	陽明燥金	太陽寒水		
太陰濕土	少陰君火	厥陰風木		

天干藥	參歸湯		中元藥	加味歸朮湯	
初初金土	肺金太過肝木受邪精神眩暈胸脇骨節痛房事頭痛下腹起痛	去天干藥用加味雙補湯	初二金火	金火相戰心肺經熱痰克木病在肝經虛症頭痛肢節痛	去中元藥用淸肺補陽湯
二二水火	火克金肺虛心熱肺冷眩暈消化不良陰虛火動身乾脾痛	用天干藥	二三水金	未能金生水木故血分不足肺金旺咳喘枯木形	用中元藥
三三木金	金木相克故脾土受邪挾滯眩暈頭痛肢節痛	去天干藥用加味淸肝補脾湯	三四木水	金水相合肺經不足挾痰皮風眩暈頭痛肢節痛寒熱往來	用中元藥
四四火水	水上火故邪火克水腸冷食味無消化不良精神眩暈	去天干藥用加減八味湯	四五火木	心陽虛熱肺虛乾咳嘔吐頭痛寒熱	用中元藥
五五土木	土克水未能水生木肝經血分不足脚氣痛寒熱往來	去天干藥用六陳湯	五六土火	陰上故濕痰有胃經虛火發生精神不足腎水不足	去中元藥用加減八味湯

[표_189] 運氣方藥早見表 (丙戌)

丙戌	天符	運	1	2	3	4	5
			丙	丁	戊	己	庚
		氣	酉 ②		**戌 ③**		亥 ④
			申 ①		**丑 ⑥**		子 ⑤

運氣交司日					運氣之序					
大寒	淸明前三	芒種后三	立秋后六	立冬后九		太羽終	太角初	少徵	太宮	少商
春分	小滿	大暑				陽明燥金	太陽寒水	厥陰風木		
大寒	小雪	秋分				少陽相火	太陰濕土	少陰君火		

天干藥	加味鎭陰煎		中元藥	加減八物湯	
初初水火	水克火心冷裏冷故消化不良	用天干藥	初二水金	肺經熱燥濕痰有咳嗽精神不足肝經血虛頭痛或惡寒肢節痛	去中元藥用當歸補血湯
二二木金	木克土故病在胃經挾滯間間消化不良	去天干藥用補脾平木湯	二三木水	肝木太過胃土受邪消化不良精神眩暈怔忡頭痛陰搔痒多	去中元藥用補陰煎
三三火水	水上火滅故火屬心冷腸寒濕痰入心脾經挾滯眩暈寒邪	用天干藥	三四火木	風火痰入脾經眩暈頭痛肢節痛	用天干藥
四四土木	土克水不能生水故陰虛火動消化不良眩暈肢節痛	用天干藥	四五土火	胃經心傷痰有消化不良眩暈陽事不良	用天干藥
五五金火	肺經濕痰腎水不足下焦腎腸風消化不良	去天干藥用地黃補腎湯	五六金土	肺經金旺肝經血分不良陽氣虛咳嗽胸脇腹痛肢骨節痛	去中元藥用加味二氣湯

[표_190] 運氣方藥早見表 (丁亥)

丁亥	天符	運	1	2	3	4	5
			丁	戊	己	庚	辛
		氣	戌 ②	亥 ③	子 ④		
			酉 ①	寅 ⑥	丑 ⑤		

運氣交司日					運氣之序					
大寒	清明前三	芒種后三	立秋后六	立冬后九		少角初正	太徵	少宮	太商	少羽終
春分	小滿	大暑				太陽寒水	厥陰風木	少陰君火		
大寒	小雪	秋分				陽明燥金	少陽相火	太陰濕土		

天干藥	加味肉朮湯		中元藥	加味芎歸湯	
初初木金	肺金燥冷咳嗽冷腹痛胸脇肢骨痛	去天干藥用加味地黃湯	初二木水	木屬肝經故木克土病在胃經消化不良精神眩暈	用中元藥
二二火水	因水克火故心傷裏冷挾痰寒熱往來肢節痛	用天干藥	二三火木	眩暈瘀血或脇痛吐血咳嗽頭痛	去中元藥用加味四六湯
三三土木	因土克水上焦濕痰挾滯精神不足下冷腎水不足陽虛	用天干藥	三四土火	濕痰入肺經胸脇肢節痛乾嘔腹痛	用中元藥
四四金火	心肺熱咳嗽胸脇痛肢節痛或頭痛	用天干藥	四五金土	肺金旺咳嗽積聚骨節頭痛	用中元藥
五五水土	水克火故心傷消化不良胃經冷痰滯症	用天干藥	五六水火	冷痰入心經冷腸消化不良	用天干藥

五運六氣醫學寶鑑運氣方藥(坤)

[표_191] 運氣方藥早見表 (戊子)

戊子	天符	運	1	2	3	4	5
			戊	己	庚	辛	壬
		氣	亥 ②		**子 ③**		丑 ④
			戌 ①		**卯 ⑥**		寅 ⑤

運氣交司日					
	大寒	清明前三	芒種后三	立秋后六	立冬后九
	春分	小滿	大暑		
	大寒	小雪	秋分		

運氣之序					
	太徵	少宮	太商	少羽終	少角初
	厥陰風木	少陰君火	太陰濕土		
	太陽寒水	陽明燥金	少陽相火		

天干藥	加減附歸湯		中元藥	加味雙和湯	
初初火水	水上火衰心冷腹痛脚膝痛精神不足	用天干藥	初二火木	性急火痰陰虛火動頭痛精神不足	用中元藥
二二土木	胃經濕痰左片不仁或精神眩暈頭痛	去天干藥用清肝補腎湯	二三土火	土克水故胃經濕痰滯症四肢骨節痛下焦冷	用中元藥
三三金火	肺金故金火相克故火痰上熱咳嗽痰喘胸脇骨節痛	用天干藥	三四金土	胃肺經濕痰胸脇骨節痛	去中元藥用苓朮湯
四四水土	土克水故脾土濕流行四肢骨節痛下冷濕熱流注頭痛眩暈	去天干藥用瀉土補腎湯	四五水火	冷臟腑故消化不良挾滯眩暈肢節痛	去中元藥用鎭陰煎
五五木火	肝木太過脾土受邪精神眩暈眼血瘀血皮膚痒	用天干藥	五六木金	胃土邪滯症脾經血鬱入肺經精神不足四肢骨節痛	用中元藥

[丑_192] 運氣方藥早見表 (己丑)

己丑	太乙天符	運	1	2	3	4	5
			己	庚	辛	壬	癸
		氣	子 ②	丑 ③	寅 ④		
			亥 ①	辰 ⑥	卯 ⑤		

運氣交司日	大寒	清明前三	芒種后三	立秋后六	立冬后九
	春分	小滿	大暑		
	大寒	小雪	秋分		

運氣之序	少宮	太商	少羽終	少角初	太徵
	少陰君火	太陰濕土	少陽相火		
	厥陰風木	太陽寒水	陽明燥金		

天干藥	加味補脾湯		中元藥	瀉土補腎湯	
初初土木	性急火痰寒氣來傷頭痛肢節痛眩暈	去天干藥用加味補脾湯	初二土火	胃經濕痰滯症虛熱腹痛下焦冷腎虛精神眩暈或頭痛	用中元藥
二二金火	肺經濕痰四肢骨節痛頭痛眩暈脇痛脚氣	用天干藥	二三金土	胃肺經濕痰肢節胸腹痛	去中元藥用加味煎陰湯
三三水土	心冷下焦風濕痰四肢骨節痛	去天干藥用加味附歸湯	三四水火	心冷消化不良夢中受邪寒氣內傷肢節腹痛腰痛或頭痛	去中元藥用加減八物湯
四四木火	胃經驚痰精神眩暈頭風頭痛骨節痛	用天干藥	四五木金	金屬肺故咳嗽胸脇痛頭風肢節痛	去中元藥用加味四六湯
五五火金	肺經火熱痰腹脇胸痛四肢脚氣痛	去天干藥用淸肺補肝湯	五六火水	水克火心無火故裏冷消化不良骨節痛寒氣來傷頭痛	去中元藥用加味附茸湯

[표_193] 運氣方藥早見表 (庚寅)

庚寅	天刑	運	1	2	3	4	5
			庚	辛	壬	癸	甲
		氣	丑 ②		寅 ③		卯 ④
			子 ①		巳 ⑥		辰 ⑤

運氣交司日	大寒	淸明前三	芒種后三	立秋后六	立冬后九	運氣之序	太商	少羽終	少角初	太徵	少宮
	春分		小滿	大暑			太陰濕土		少陽相火	陽明燥金	
	大寒		小雪	秋分			少陰君火		厥陰風木	太陽寒水	

天干藥	加味牛膝木果湯		中元藥	加味歸脾湯	
初初金火	肺經熱痰胸脇痛肢節痛眩暈	去天干藥用加味補中湯	初二金土	肺金太過咳嗽眩暈	用中元藥
二二水土	胃經濕痰四肢骨節痛裏寒頭痛	去天干藥用加味歸附湯	二三水火	心冷先冷餘熱肢節痛腹痛消化不良瀉痢腹痛	去中元藥用加減八味湯
三三木火	肝木太過胃經受邪挾滯來往骨節痛	去天干藥用仁熟散	三四木金	肝經瘀血驚痰胸腹痛肢節痛眩暈	去中元藥用淸肝補脾湯
四四火金	肺經火痰咳嗽喘急眩暈腰痛	用天干藥	四五火水	水上火故心冷消化不良挾滯眩暈	去中元藥用加減八味湯
五五土水	濕痰有腰痛肢節痛頭痛眩暈	去天干藥用加減八味湯	五六土木	胃經火痰咳嗽胸脇痛精神眩暈或蛔痛四肢骨節痛	去中元藥用人蔘加減養胃湯

[표_194] 運氣方藥早見表 (辛卯)

辛卯	順化	運	1	2	3	4	5
			辛	壬	癸	甲	乙
		氣	丑 ②	寅 ③	卯 ④		
			子 ①	巳 ⑥	辰 ⑤		

運氣交司日					運氣之序					
大寒	清明前三	芒種后三	立秋后六	立冬后九		少羽終	少角初	太徵	少宮	太商
春分	小滿	大暑				太陰濕土	少陽相火	陽明燥金		
大寒	小雪	秋分				少陰君火	厥陰風木	太陽寒水		

天干藥	加味養腎湯		中元藥	加味四物湯	
初初水土	水火相克胃經滯症四肢骨節痛冷腹痛消化不良寒氣脚氣痛	去天干藥用 加味歸茸湯	初二水火	水火相克消化不良心冷腹痛精神眩暈四肢骨節痛寒熱往來間間頭痛	用中元藥
二二木火	肝經火痰頭痛肢節痛腹痛積滯陰多陽少	用天干藥	二三木金	金木相克來與水生木故肝經血分不足陰少陽虛氣虛無化之症精神不足胃虛風化之症	去中元藥用 加味二四湯
三三火金	肺經熱痰消化不良骨節頭痛精神眩暈	去天干藥用 四茸湯	三四火水	水上火故心冷消化不良腹痛或精神病虛火上氣	用中元藥
四四土水	胃經濕痰四肢骨節痛胃風熱下焦冷脚氣痛腎水不足	用天干藥	四五土木	胃經瘀血風痰虛疾眩暈頭痛四肢骨節痛上熱下冷腎虛濕	用中元藥
五五金木	肺經熱痰胸脇痛骨節痛陰多陽少肝經血分不足	去天干藥用 加減四六湯	五六金火	胃肺經濕痰胸脇痛頭痛肢節痛	去中元藥用 加減鎭陰煎

[표_195] 運氣方藥早見表 (壬辰)

壬辰	順化	運	1	2	3	4	5
			壬	癸	甲	乙	丙
		氣	卯 ②	辰 ③	巳 ④		
			寅 ①	未 ⑥	午 ⑤		

運氣交司日					運氣之序				
大寒	清明前三	芒種后三	立秋后六	立冬后九		太角初正	少徵	太宮	少商	太羽終
春分	小滿	大暑				陽明燥金	太陽寒水	厥陰風木		
大寒	小雪	秋分				少陽相火	太陰濕土	少陰君火		

天干藥	加味四物湯		中元藥	人蔘百合湯	
初初木火	木克土故胃經不足消化不良肝經驚痰瘀血眩暈頭痛肢節痛	去天干藥用加減四物湯	初二木金	木克土故未能土生金肺金不足陰虛火動乾咳嗽胸脇痛骨節痛頭痛眩暈	去中元藥用加味四茸湯
二二火金	肺經驚痰血瘀故咳嗽胸脇痛四肢骨節痛或頭痛	去天干藥用加味八物湯	二三火水	邪症非症寒熱往來頭痛肢節痛	去中元藥用加味柴平湯
三三土水	胃經濕痰胸脇骨節腰痛下冷腎水不足	去天干藥用加減八味湯	三四土木	胃經驚痰怔忡滯症肢節痛或瘀血頭痛	用中元藥
四四金木	肺肝經風痰瘀血入胃經眩暈嘔吐咳嗽骨節痛	去天干藥用苓朮四物湯	四五金火	肺經火痰上焦虛熱怔忡頭痛肢節痛咳嗽嘔吐下焦淋疾	去中元藥用加減六味湯
五五水火	水氣克肝故未能水生木寒熱往來頭痛肢節痛	去天干藥用杞菊湯	五六水土	胃經腎經相克故濕痰胃經入四肢腰痛陽虛腎經無氣	去中元藥用加減四八湯

[표_196] 運氣方藥早見表 (癸巳)

癸巳	同歲會 順化	運	1	2	3	4	5
			癸	甲	乙	丙	丁
		氣	辰 ②	巳 ③	午 ④		
			卯 ①	申 ⑥	未 ⑤		

運氣交司日					運氣之序					
	大寒	淸明前三	芒種后三	立秋后六	立冬后九		少徵	太宮	少商	太羽終	太角初
	春分	小滿	大暑				太陽寒水	厥陰風木	少陰君火		
	大寒	小雪	秋分				陽明燥金	少陽相火	太陰濕土		

天干藥	加味雙和湯		中元藥	一氣飮	
初初火金	心肺經火痰上焦虛熱怔忡頭痛四肢痛下焦冷腎水不足	去天干藥用淸金降火湯	初二火水	裏冷心虛消化不良寒熱來往肢節痛頭痛	用中元藥
二二土水	胃經冷痰虛煩症下焦冷濕骨節痛	用天干藥	二三土木	胃經不足消化不良精神不足乾咳或吐血陰搔痒多	去中元藥用加味四六湯
三三金木	心冷消化不良乾咳喘急眩暈骨節痛或血症	用天干藥	三四金火	肺金旺胸脇骨節痛眩暈咳嗽嘔吐胃虛	用天干藥
四四水火	心冷消化不良乾咳喘急眩暈骨節痛或血症	用天干藥	四五水土	裏冷胃經濕痰四肢骨節痛精神眩暈夢中受邪故寒氣來傷	去中元藥用加味六陳湯
五五木土	肝經血風胃經不足消化不良精神不足或皮膚痒症骨節痛寒熱往來	去天干藥用加味四六湯	五六木火	肝經驚血胃經不良消化不良精神眩暈陰陽俱虛或嘔吐血痰	去中元藥用加味滋陰煎

[표_197] 運氣方藥早見表 (甲午)

甲午	順化	運	1	2	3	4	5
			甲	乙	丙	丁	戊
		氣	巳 ②	午 ③	未 ④		
			辰 ①	酉 ⑥	申 ⑤		

運氣交司日					
大寒	清明前三	芒種后三	立秋后六	立冬后九	
春分	小滿	大暑			
大寒	小雪	秋分			

運氣之序				
太宮	少商	太羽終	太角初	少徵
厥陰風木	少陰君火	太陰濕土		
太陽寒水	陽明燥金	少陽相火		

天干藥	加減二陳湯		中元藥	生腎平胃湯	
初初土水	胃經痰濕四肢骨節痛上焦冷痰眩暈下焦腎虛冷	去天干藥用加味理中湯	初二土木	風痰四肢痛皮膚痒痲乾嘔吐血精神眩暈	去天干藥用加減雙和湯
二二金木	肺經濕痰肝經瘀血精神眩暈胸脇痛	用天干藥	二三金火	肺經咳嗽喘急胸脇四肢痛頭痛眩暈	用中元藥
三三水火	心冷消化不良乾咳嘔吐或血痰心寒骨節頭痛	去天干藥用加減八陳湯	三四水土	胃冷消化不良肢節痛	用中元藥
四四木土	肝經瘀血驚痰入脾經四肢骨節痛眩暈頭痛脇痛	用天干藥	四五木火	心經痰火陰虛火動乾咳或吐血虛陽發生夢中虛邪頭痛眩暈	用中元藥
五五火火	胃經熱痰肝經虛冷腎水不足陰虛火動或乾咳吐血	去天干藥用清心蓮子飮	五六火金	心肺經熱火咳嗽嘔吐四肢骨節痛	去中元藥用清心溫痰湯

[표_198] 運氣方藥早見表 (乙未)

乙未	順化	運	1	2	3	4	5
			乙	丙	丁	戊	己
		氣	午②		**未③**		申④
			巳①		**戌⑥**		酉⑤

運氣交司日						運氣之序					
	大寒	淸明前三	芒種后三	立秋后六	立冬后九		少商	太羽終	太角初	少徵	太宮
	春分	小滿	大暑				少陰君火	太陰濕土	少陽相火		
	大寒	小雪	秋分				厥陰風木	太陽寒水	陽明燥金		

天干藥	加減仁熟湯		中元藥	加減八物湯	
初初金木	肺經驚痰瘀血脇痛四肢骨節痛咳嗽寒熱往來	去天干藥用加減雙和湯	初二金火	心肺經熱痰胸脇四肢骨節痛咳喘血虛	用中元藥
二二水火	心冷血分下足冷痰脚痛寒熱	去天干藥用加味八味湯	二三水土	陰冷胃經濕痰四肢骨節痛或腎氣腹痛	用中元藥
三三木土	肝經旺脾經受邪精神眩暈消化不良四肢骨節痛寒熱來往頭痛乾咳	去天干藥用加味人蔘加減養胃湯	三四木火	肝火太旺胃土受邪消化不良眩暈頭痛惡寒皮風	去中元藥用加味四六湯
四四火火	心經上火心傷熱痰水故上陰陽虛眩暈	用天干藥	四五火金	心經火痰精神不足咳嗽骨節痛心肺煩鬱	去中元藥用加味雙和湯
五五土金	胃肺經濕痰胸脇四肢骨節痛	去天干藥用加減平胃湯	五六土水	胃經冷痰積聚有乾咳脾血四肢骨節痛血虛頭痛或挾滯症	用中元藥

[표_199] 運氣方藥早見表 (丙申)

			1	2	3	4	5
丙申	不和	運	丙	丁	戊	己	庚
		氣	未 ②		**申 ③**		酉 ④
			午 ①		**亥 ⑥**		戌 ⑤

運氣交司日					運氣之序				
大寒	清明前三	芒種后三	立秋后六	立冬后九	太羽終	太角初	少徵	太宮	少商
春分	小滿	大暑			太陰濕土	少陽相火	陽明燥金		
大寒	小雪	秋分			少陰君火	厥陰風木	太陽寒水		

天干藥	加減八味湯		中元藥	加減五味湯	
初初水火	心冷夢中受邪眩暈乾嘔咳嗽頭痛肢節痛或消化不良	用天干藥	初二水土	裏冷胃經濕痰四肢骨節痛惡寒頭痛	用中元藥
二二木土	胃經驚滯症消化不良精神眩暈或乾嘔鼻血頭痛骨節痛	去天干藥用補脾平木湯	二三木火	肝火心傷瘀血眩暈鼻血乾嘔吐皮膚痒	去中元藥用加減養胃湯
三三火火	心傷熱痰發生故胃經不良消化不良陰虛火動腎水不足	去天干藥用降火補肺湯	三四火金	心肝經火痰消化不良咳嗽精神不足骨節痛	去中元藥用加味鎭陰煎
四四土金	胃肺經濕痰咳喘嘔吐胸脇骨節頭痛	用天干藥	四五土水	胃經濕痰滯骨節痛眩暈	用中元藥
五五金水	肝金旺濕氣風痰脇痛肢節痛頭痛或積聚	用天干藥	五六金木	肝經風痰入脾經消化不良骨節痛或咳嗽	去中元藥用加味淸肺蒼榮湯

[丑_200] 運氣方藥早見表 (丁酉)

丁酉	天刑	運	1	2	3	4	5
			丁	戊	己	庚	辛
		氣	申 ②		**酉 ③**		戌 ④
			未 ①		**子 ⑥**		亥 ⑤

運氣交司日	大寒	清明前三	芒種后三	立秋后六	立冬后九	運氣之序	少角初正	太徵	少宮	太商	少羽終
	春分	小滿	大暑				少陽相火	陽明燥金	太陽寒水	
	大寒	小雪	秋分				太陰濕土	少陰君火	厥陰風木	

天干藥	加減六四湯		中元藥	加味黃連湯	
初初木土	胃經肺經濕痰胸脇骨節痛	去天干藥用加減八味湯	初二木火	胃經虛乾咳嗽寒熱往來眩暈肢節痛	用中元藥
二二火火	心腹熱痰胃經痰火滯症消化不良或眩暈頭痛	去天干藥用加味雙和湯	二三火金	心肺經痰火傷故胸脇痛四肢骨節痛或頭痛	去中元藥用淸心蓮子飮
三三土金	胃肺經濕有故咳嗽或吐症積聚四肢骨節痛陽虛血分不足或浮症	用天干藥	三四土水	胃經冷痰入故消化不良肢節痛眩暈頭痛	去中元藥用加味六君煎
四四金水	肝經血分不足肺經濕痰胸脇四肢骨節痛或蛔虫腹痛精神不足	去天干藥用淸肺加減養胃湯	四五金木	肺經濕痰故四肢骨節痛或蛔虫腹痛脇痛	用中元藥
五五水木	肝經瘀血驚痰皮膚風痒症乾嘔吐頭痛寒熱往來	去天干藥用加減五味子湯	五六水火	心冷痰故消化不良寒熱來往神眩暈骨節痛	去中元藥用加減八味湯

[표_201] 運氣方藥早見表 (戊戌)

戊戌	天刑	運	1	2	3	4	5
			戊	己	庚	辛	壬
		氣	酉 ②		戌 ③		亥 ④
			申 ①		丑 ⑥		子 ⑤

運氣交司日	大寒	淸明前三	芒種后三	立秋后六	立冬后九
	春分	小滿	大暑		
	大寒	小雪	秋分		

運氣之序	太徵	少宮	太商	少羽終	少角初
	陽明燥金	太陽寒水	厥陰風木		
	少陽相火	太陰濕土	少陰君火		

天干藥	加味溫膽湯		中元藥	加味生脈散	
初初火火	心胃經熱痰故上焦風火頭痛腎水不足陰虛火動眩暈鼻血乾咳症	去天干藥用加減雙和湯	初二火金	心肺經熱痰精神不足胸脇骨節痛或咳嗽嘔吐	用中元藥
二二土金	胃肺經濕痰咳嗽脇痛骨節痛眩暈	用天干藥	二三土水	胃經木聲症痰入脾經故挾滯消化不良精神眩暈或頭痛	去中元藥用淸心磁坎湯
三三金水	肝經血分不足陽虛胸脇骨節痛	去天干藥用加味大營煎	三四金木	肺經濕痰有咳嗽胸脇骨節痛頭痛眩暈	用中元藥
四四水木	胃經不足濕痰風熱寒來頭痛肢節痛乾咳吐滯症眩暈	去天干藥用加味補脾平木湯	四五水火	心冷消化不良寒熱來往肢節痛頭痛乾嘔症	去中元藥用加味健脾湯
五五木火	肝火驚痰痛眩暈怔忡或頭痛	去天干藥用加味三氣飮	五六木土	胃經濕痰有眩暈肢節痛或瘀血皮膚風頭痛	用中元藥

[표_202] 運氣方藥早見表 (己亥)

己亥	天刑	運	1	2	3	4	5
			己	庚	辛	壬	癸
		氣	戌 ②		亥 ③		子 ④
			酉 ①		寅 ⑥		丑 ⑤

運氣交司日					運氣之序					
大寒	清明前三	芒種后三	立秋后六	立冬后九		少宮	太商	少羽終	少角初	太徵
春分	小滿	大暑				太陽寒水	厥陰風木	少陰君火		
大寒	小雪	秋分				陽明燥金	少陽相火	太陰濕土		

天干藥	加減養胃湯		中元藥	加減八味湯	
初初土金	胃肺經濕痰有咳嗽胸脇肢節痛頭痛眩暈	去天干藥用加味治中湯	初二土水	胃經濕痰肢脇痛或滯症寒氣來傷脚氣痛	用中元藥
二二金水	肺經冷痰咳嗽胸脇肢節痛寒熱往來頭痛	用天干藥	二三金木	肝經血分不足咳嗽四肢痛頭痛	去中元藥用從容牛膝湯
三三水木	陰虛火動眩暈乾咳或血分不足皮膚痒症	去天干藥用加味大補湯	三四水火	寒氣來傷頭痛肢節痛	去中元藥用五味子湯
四四木火	胃經虛挾滯痰火精神不足	去天干藥用加味雙補湯	四五木土	肝經痰入胃經消化不良眩暈頭痛嘔吐	去中元藥用補陰煎
五五火土	心胃經濕痰精神不足陰陽俱虛乾咳頭痛	去天干藥用鹿茸大補湯	五六火火	心胃經熱痰精神眩暈陰虛火動水氣枯渴	去中元藥用清心滋陰湯

[표_203] 運氣方藥早見表 (庚子)

庚子	同天符 天刑	運	1	2	3	4	5
			庚	辛	壬	癸	甲
		氣	亥 ②	子 ③	丑 ④		
			戌 ①	卯 ⑥	寅 ⑤		

運氣交司日					運氣之序					
	大寒	清明前三	芒種后三	立秋后六	立冬后九	太商	少羽終	少角初	太徵	少宮
	春分	小滿	大暑			厥陰風木	少陰君火	太陰濕土		
	大寒	小雪	秋分			太陽寒水	陽明燥金	少陽相火		

天干藥	加減鎭陰煎		中元藥	加減歸脾湯	
初初金水	肝經血分不足肺經濕痰精神眩暈四肢骨節痛或咳嗽	去天干藥用加減六味湯	初二金木	肺金旺濕咳嗽胸脇痛肢節痛陽虛	去中元藥用加減歸茸湯
二二水木	心肺經不足乾咳嗽或消化不良肢節痛頭痛	用天干藥	二三水火	火痰有咳嗽冷滯陽虛	去中元藥用鹿鎭飮
三三木火	火急性上風面紅或皮膚瘡熱頭痛	去天干藥用加減補陰煎	三四木土	肺經痰肝經血分不足故陽虛	去中元藥用加減養胃湯
四四火土	胃經濕痰四肢骨節痛風症脚氣痛頭痛	用天干藥	四五火火	心胃經熱精神不足血症陰虛火動乾嘔吐頭痛腎虛腰痛	用中元藥
五五土火	心胃經濕痰四肢骨節痛風症脚氣痛頭痛	用天干藥	五六土金	胃肺經濕痰胸脇痛脚氣風濕痰死血流注作痛四肢瘀血骨節痛痛處或腫或赤或白	去中元藥用加味六鎭湯

[표_204] 運氣方藥早見表 (辛丑)

辛丑	同歲會 天刑	運	1	2	3	4	5
			辛	壬	癸	甲	乙
		氣	子 ②		**丑 ③**		寅 ④
			亥 ①		**辰 ⑥**		卯 ⑤

運氣交司日					運氣之序					
大寒	淸明前三	芒種后三	立秋后六	立冬后九		少羽終	少角初	太徵	少宮	太商
春分	小滿	大暑				少陰君火	太陰濕土	少陽相火		
大寒	小雪	秋分				厥陰風木	太陽寒水	陽明燥金		

天干藥	加味杞菊湯		中元藥	加味鎭陰煎	
初初水木	陰虛火動滯症乾咳嗽精神眩暈頭痛寒熱往來	用天干藥	初二水火	水克火心冷未能火生土故胃肺經虛滯症消化不良	用中元藥
二二木火	心肝經瘀血精神不足或吐血皮膚風痒症眩暈	用天干藥	二三木土	肝經旺風邪入胃經精神不足頭痛胃虛食味有滯症	去中元藥用建胃平木湯
三三火土	心胃經熱痰鼻寒煩盛症脚痛	去天干藥用加味八物湯	三四火火	肺經不足陰虛火動腎水不足乾咳眩暈	去中元藥用加味雙和湯
四四土火	胃虛陽虛故上焦心胃經熱痰肢節痛	用天干藥	四五土金	胃肺經濕痰胸脇肢節痛咳嗽或積聚症	去中元藥用加味四六湯
五五金金	喘滿咳嗽陰多陽少肝經血分不足	去天干藥用蒼朮四物湯	五六金水	肺經痰喘急肢節痛或頭痛	去中元藥用加味淸肺養榮湯

[표_205] 運氣方藥早見表 (壬寅)

壬寅	同天符 小刑	運	1	2	3	4	5
			壬	癸	甲	乙	丙
		氣	丑 ②		寅 ③		卯 ④
			子 ①		巳 ⑥		辰 ⑤

運氣交司日	大寒	清明前三	芒種后三	立秋后六	立冬后九	
	春分		小滿		大暑	
	大寒		小雪		秋分	

運氣之序	太角初正	少徵	太宮	少商	太羽終
	太陰濕土		少陽相火		陽明燥金
	少陰君火		厥陰風木		太陽寒水

天干藥	加味雙金湯		中元藥	加味雙金湯	
初初木火	肝火性急胃經不良滯症皮膚風或血症眩暈	去天干藥用加味雙補湯	初二木土	肝經熱痰克胃經急痰有故四肢骨節痛驚痰死血流注作痛或半身不遂	用中元藥
二二火土	土克水故腎水不足下焦濕痰流注上焦胃經四肢骨節痛痰滯	去天干藥用加減八味湯	二三火火	心胃經有火克故肺經裏腎水不足故陰虛火動	去中元藥用加減降火湯
三三土火	胃肺經濕痰怔忡眩暈挾滯痛肢節痛	用天干藥	三四土金	胃肺濕痰咳嗽血分不足胸脇骨節痛陰多陽少	去中元藥用加減四物湯
四四金金	肺經冷痰咳嗽喘急血分不足肢節痛	去天干藥用蒼朮四物湯	四五金水	肝經血分不足肺經濕痰怔忡蛔虫腹痛肢節腰痛全部陽虛	去中元藥用加減養胃湯
五五水水	心胃經冷痰消化不良夢中受邪精神眩暈頭痛惡寒虛火發熱	去天干藥用加味歸茸湯	五六水木	未能水生木故陰多陽少精神不足嘔吐腹痛寒熱往來	去中元藥用加減八味湯

[표_206] 運氣方藥早見表 (癸卯)

癸卯	同歲會 不和	運	1	2	3	4	5
			癸	甲	乙	丙	丁
		氣	寅 ②		卯 ③		辰 ④
			丑 ①		午 ⑥		巳 ⑤

運氣交司日					運氣之序					
大寒	淸明前三	芒種后三	立秋后六	立冬后九		少徵	太宮	少商	太羽終	太角初
春分	小滿	大暑				少陽相火	陽明燥金	太陽寒水		
大寒	小雪	秋分				太陰濕土	少陰君火	厥陰風木		

天干藥	加減養血祛風湯		中元藥	加味生脉散	
初初火土	心胃經虛火痰咳嗽嘔氣消化不良夢中受邪或肢節痛	去天干藥用加減鎭陰煎	初二火火	心熱故頭面瘡或紅皮膚痒陰虛火動	用中元藥
二二土火	腎水不足胃經濕痰肢節痛或疝症	去天干藥用橘皮煎	二三土金	胃肺痰喘咳嗽胸脇四肢骨節痛	去中元藥用加味八物湯
三三金金	肺經濕痰咳嗽胸脇骨節痛陽虛	去天干藥用淸肺加減養胃湯	三四金水	肺經冷痰胸脇痛四肢骨節痛頭痛	用中元藥
四四水水	水克火心冷消化不良寒氣大行肢節痛	去天干藥用加味熟附湯	四五水木	水火不良胃經濕痰乾咳喘精神眩暈肢節痛	去中元藥用加味六味湯
五五木木	胃經虛弱食無味或冷滯下焦陰冷脚氣風痛	用天干藥	五六木火	胃經火痰精神不足風症麻木皮風嘔吐	用中元藥

[표_207] 運氣方藥早見表 (甲辰)

甲辰	歲會 同天符 不和	運	1	2	3	4	5
			甲	乙	丙	丁	戊
		氣	卯 ②		辰 ③		巳 ④
			寅 ①		未 ⑥		午 ⑤

運氣交司日					運氣之序					
大寒	清明前三	芒種后三	立秋后六	立冬后九		太宮	少商	太羽終	太角初	少徵
春分	小滿	大暑				陽明燥金	太陽寒水	厥陰風木		
大寒	小雪	秋分				少陽相火	太陰濕土	少陰君火		

天干藥	加味四物湯		中元藥	加味雙補湯	
初初土火	胃經濕痰下焦腎水不足四肢骨節痛眩暈	去天干藥用杞菊地黃湯	初二土金	胃肺經濕痰有咳嗽胸脇痛肢節痛	去中元藥用加味二陳湯
二二金金	肺金嘔腰痛肢節痛或咳嗽陰多陽少	去天干藥用清肺養榮湯	二三金水	胸脇痛肢節痛陽虛症	用中元藥
三三水水	心冷濕痰寒熱往來肢節痛頭痛夢中受邪	用中元藥	三四水木	未能水生木陰虛陽小頭痛寒熱往來精神眩暈消化不良	去中元藥用鹿茸大補湯
四四木木	胃經不足食無味或浮症眩暈頭痛或瘡風麻木眼赤	去天干藥用加味清肝湯	四五木火	心傷火痰入胃肺經頭痛消化不良眩暈胸鬱怔忡	用中元藥
五五火火	心熱散鼻寒上焦虛熱或血症眩暈下焦虛冷腎水不足陰虛火動	去天干藥用加味雙和湯	五六火土	腎水不足下冷濕痰流注四肢間骨節痛或滯症眩暈	去中元藥用加減雙和湯

[표_208] 運氣方藥早見表 (乙巳)

乙巳	不和	運	1	2	3	4	5
			乙	丙	丁	戊	己
		氣	辰 ②	巳 ③	午 ④		
			卯 ①	申 ⑥	未 ⑤		

運氣交司日				
大寒	清明前三	芒種后三	立秋后六	立冬后九
春分	小滿	大暑		
大寒	小雪	秋分		

運氣之序				
少商	太羽終	太角初	少徵	太宮
太陽寒水	厥陰風木	少陰君火		
陽明燥金	少陽相火	太陰濕土		

天干藥	加減雙補湯		中元藥	加味益元湯	
初初金金	肺風濕痰有肝經瘀血咳嗽腰痛肢節痛眩暈	去天干藥用加減八物湯	初二金水	肝經不足肺經濕痰四肢骨節痛或咳嗽飢燥	用中元藥
二二水水	心冷寒氣來往頭痛肢節痛精神眩暈夢中受邪	去天干藥用加減八物湯	二三水木	未能水生木血分不足陰虛陽衰胃經滯消化不良動風	用中元藥
三三木木	木屬肝經精神眩暈脾胃不足嘔吐乾咳血症皮膚風痒	用天干藥	三四木火	裏冷消化不良寒氣來傷風火有上焦精神不足肢節痛	去中元藥用加減雙補湯
四四火火	心傷熱故肺經不足上焦面瘡上熱眼赤鼻寒頭痛腎虛陰冷	去天干藥用加減雙和湯	四五火土	心胃經火痰精神不足消化不良肢節痛	去中元藥
五五土土	胃經痰溫脇腰痛肢節痛食消如滯腎虛症	去天干藥用開胃補陰湯	五六土火	腎水不足濕痰流注四肢痛或腫或浮或小便白濁或赤或淋疾疝症	去中元藥用補肉湯

[표_209] **運氣方藥早見表 (丙午)**

丙午	不和	運	1	2	3	4	5
			丙	丁	戊	己	庚
		氣	巳 ②		**午 ③**		未 ④
			辰 ①		**酉 ⑥**		申 ⑤

運氣交司日					
大寒	淸明前三	芒種后三	立秋后六	立冬后九	
春分		小滿		大暑	
大寒		小雪		秋分	

運氣之序				
太羽終	太角初	少徵	太宮	少商
厥陰風木		少陰君火		太陰濕土
太陽寒水		陽明燥金		少陽相火

天干藥	蔘鹿附歸湯		中元藥	人蔘白朮湯	
初初水水	心冷寒氣頭痛肢節痛夢中女色邪	去天干藥用加減雙和湯	初二水木	胃經驚痰入脾經精神眩暈滯症消化不良頭痛風邪耳鳴症	去中元藥用加減八味湯
二二木木	胃經受邪精神眩暈頭痛乾嘔瘀血風邪濕痰	去天干藥用加減二陰煎	二三木火	心火痰入脾經怔忡滯症頭痛寒熱往來面赤陰虛陽事不良	去中元藥用加減補陰煎
三三火火	心傷胃熱痰火面赤鼻寒陰虛火動眩暈肢節痛	去天干藥用加減六味湯	三四火土	肺經虛腎水不足未能水生木故陰陽俱虛腎經衰弱	去中元藥用加減淸心補肺湯
四四土土	胃經濕痰四肢骨節痛腎水不足或眩暈頭痛	用天干藥	四五土火	胃經濕有滯症消化不良上焦虛煩下焦冷腎水不足生脚氣痛	用中元藥
五五金火	肺腸風火痰入胃經肢節痛咳嗽嘔吐	去天干藥用加味淸肺湯	五六金金	咳喘胸脇四肢骨節痛大便燥小便或赤或白或少	去中元藥用加減淸肺補血湯

[표_210] 運氣方藥早見表 (丁未)

丁未	不和	運	1	2	3	4	5
			丁	戊	己	庚	辛
		氣	午 ②		未 ③		申 ④
			巳 ①		戌 ⑥		酉 ⑤

運氣交司日					
	大寒	清明前三	芒種后三	立秋后六	立冬后九
	春分	小滿	大暑		
	大寒	小雪	秋分		

運氣之序					
	少角初正	太徵	少宮	太商	少羽終
	少陰君火	太陰濕土	少陽相火		
	厥陰風木	太陽寒水	陽明燥金		

天干藥	加減牛膝木果湯		中元藥	加味雙和湯	
初初木木	木屬肝經風木瘀血入胃經嘔吐怔忡頭痛風邪寒熱往來陰疹風痒症浮症間有	去天干藥用加味補陰煎	初二木火	心脾經熱面眼赤頭痛眩暈陰虛火動鼻塞下冷水渴火上	去中元藥用加味六陳湯
二二火火	心胃經熱面赤眼痰眩暈陰虛火動肺經虛腎水不足腰痛肢節痛	用天干藥	二三火土	胃經濕痰四肢骨節痛濕熱流行浮症腎水不足病在腎經故痛虛未知	去中元藥用加減八味湯
三三土土	胃經濕痰積聚四肢骨節痛腰痛頭痛眩暈嘔吐面赤腎虛耳鳴	去天干藥用加減瀉土補腎湯	三四土火	心胃經濕痰精神不足頭痛腎水枯渴穀氣不納嘔吐症肢節痛	去中元藥用加減瀉土補腎湯
四四金火	肺經熱痰咳嗽肢節痛蛔虫腹痛水枯上火	去天干藥用清肺補肝湯	四五金金	肝經受邪陽虛症咳嗽嘔吐胸脇肢節痛	用中元藥
五五水金	肺金燥冷脇痛肢節痛或滯症眩暈間間蛔虫腹痛頭痛	去天干藥用蓯蓉牛膝湯	五六水水	心冷精神眩暈消化不良或夢中受邪寒氣來傷肢節痛	去中元藥用加減八味湯

[표_211] 運氣方藥早見表 (戊申)

戊申	天符	運	1	2	3	4	5
			戊	己	庚	辛	壬
		氣	未 ②		**申 ③**		酉 ④
			午 ①		**亥 ⑥**		戌 ⑤

運氣交司日					運氣之序					
	大寒	清明前三	芒種后三	立秋后六	立冬后九		太徵	少宮	太商	少羽終	少角初
	春分	小滿	大暑				太陰濕土	少陽相火	陽明燥金		
	大寒	小雪	秋分				少陰君火	厥陰風木	太陽寒水		

天干藥	加味補陰煎		中元藥	加減八味湯	
初初火火	心胃經濕痰陰虛火動精神病怔忡症失眞	去天干藥用加味歸茸湯	初二火土	心胃經火痰風生故滯症鬱怔忡腎虛腰痛乾嘔吐或血症眩暈下焦虛腎經不足	去中元藥用加減健胃湯
二二土土	心胃經濕痰四肢腰痛腎經水氣不足病在腎經	去天干藥用加味滋腎湯	二三土火	胃經濕痰四肢骨節痛腎經水氣不足眩暈氣虛症	用中元藥
三三金火	肺經火痰肝經血分不足精神眩暈肢節痛頭痛	用天干藥	三四金金	金旺肺經濕痰咳嗽陰多陽少脇痛脚氣痛血分不足或頭痛	去中元藥用八物湯
四四水金	未能水生木故肝經血分不足四肢骨節腰痛	去天干藥用加味大造湯	四五水水	心冷消化不良夢見死人或驚症頭痛下焦濕痰脚氣痛	去中元藥用
五五木水	胃經受邪滯症風濕痰四肢不仁皮風痲木搔痒陰虛症	用天干藥	五六木木	肝經瘀血眩暈頭痛食味有消化不良	去中元藥用杞菊雙和湯

[표_212] 運氣方藥早見表 (己酉)

己酉	小逆	運	1	2	3	4	5
			己	庚	辛	壬	癸
		氣	申 ②	酉 ③	戌 ④		
			未 ①	子 ⑥	亥 ⑤		

運氣交司日					運氣之序					
	大寒	淸明前三	芒種后三	立秋后六	立冬后九	少宮	太商	少羽終	少角初	太徵
	春分	小滿	大暑			少陽相火	陽明燥金	太陽寒水		
	大寒	小雪	秋分			太陰濕土	少陰君火	厥陰風木		

天干藥	加味平肝湯		中元藥	加減解鬱湯	
初初土土	胃經濕痰四肢骨節痛或風濕有下焦腎水不足	去天干藥用加減平中湯	初二土火	心胃經熱痰消化不良四肢骨節痛	去中元藥用人蔘加減養胃湯
二二金火	肺經濕痰咳嗽胸脇骨節痛	用天干藥	二三金金	肺經痰咳喘嘔吐蛔虫腹痛肢節痛	用中元藥
三三水金	肝經血分不足陽虛積聚蛔虫腹痛肢節痛	去天干藥用仁熟湯	三四水水	心經冷痰寒熱往來腹痛眩暈四肢骨節痛	去中元藥用加減理中湯
四四木水	肝鬱痰入胃經滯症寒熱往來骨節痛眩暈	用天干藥	四五木木	肝經風火痰入脾經精神眩暈或麻木風症怔忡頭痛	去中元藥用加減淸肝湯
五五火木	心經熱有頭面腫皮膚痒症或眼赤眩暈	用天干藥	五六火火	心經熱面眼赤頭痛眩暈乾嘔腹痛下冷腎水不足	去中元藥用加味補陰煎

[표_213] **運氣方藥早見表 (庚戌)**

			1	2	3	4	5
庚戌	小逆	運	庚	辛	壬	癸	甲
		氣	酉 ②		**戌 ③**		亥 ④
			申 ①		**丑 ⑥**		子 ⑤

運氣交司日	大寒	清明前三	芒種后三	立秋后六	立冬后九	運氣之序	太商	少羽終	少角初	太徵	少宮
	春分	小滿	大暑				陽明燥金	太陽寒水	厥陰風木		
	大寒	小雪	秋分				少陽相火	太陰濕土	少陰君火		

天干藥	加味補益湯		中元藥	白朮天麻湯	
初初金火	心肺經熱咳嗽胸脇肢節痛	用天干藥	初二金金	肺熱故濕痰喘胸脇痛骨節痛眩暈頭痛	用中元藥
二二水金	燥冷痰入胃經肝經血分不足肢節痛精神眩暈或咳嗽	去天干藥用鹿茸大補湯	二三水水	心冷腹痛寒氣大行消化不良肢節痛頭痛	去中元藥用蔘附鹿茸湯
三三木水	未能水生木木克土胃經不足驚痰瘀血入脾經故消化不良怔忡眩暈風症有也	去天干藥用加減鎭陰煎	三四木木	木屬肝經故怔忡眩暈頭痛脾胃經虛弱皮膚風痒症	去中元藥用加減金水煎
四四火木	肝木太過脾土受邪中風症胃經滯症消化不良四肢骨節痛眩暈	去天干藥用清心溫痰湯	四五火火	火克金故上火熱面眼赤或腫鼻紅下冷未得金生水故腎水不足	去中元藥用降火補陰煎
五五土火	胃經濕痰四肢骨節痛頭痛精神眩暈或滯症消化不良陽虛	去天干藥用加味八味湯	五六土土	土克水胃經濕痰四肢骨節痛或半身不遂腎經不足	用中元藥

[표_214] 運氣方藥早見表 (辛亥)

辛亥	小逆	運	1	2	3	4	5
			辛	壬	癸	甲	乙
		氣	戌 ②		**亥 ③**		子 ④
			酉 ①		**寅 ⑥**		丑 ⑤

運氣交司日						運氣之序					
	大寒	清明前三	芒種后三	立秋后六	立冬后九		少羽終	少角初	太徵	少宮	太商
	春分	小滿	大暑				太陽寒水	厥陰風木	少陰君火		
	大寒	小雪	秋分				陽明燥金	少陽相火	太陰濕土		

天干藥	加減八味湯		中元藥	滋陰補益湯	
初初水金	肺金燥冷肝木受邪陰多陽少故乾咳腹痛肢節痛眩暈	去天干藥用加味續斷湯	初二水水	心冷寒氣大行濕痰流注骨節痛頭痛	用中元藥
二二木水	木克土胃經虛滯症陰虛陽多皮膚痒或紫癲風	用天干藥	二三木木	肝經太過胃經虛或食滯陰虛氣滯風症眩暈	去中元藥用加減人蔘養胃湯
三三火木	心肝經熱胃經不足故滯症驚痰瘀血頭痛眩暈脾風眼疾	去天干藥用加減補脾湯	三四火火	心熱眼昏頭痛面紅口乾鼻血	用中元藥
四四土火	胃經火痰消化不良四肢骨節痛眩暈上熱下冷水渴火上	去天干藥用加味淸胃湯	四五土土	胃土旺乾咳積滯症四肢骨節痛腎水枯渴病在腎經不知痛處眩暈	去中元藥用加減八味湯
五五金土	胃肺經濕痰胸脇痛四肢骨節痛頭痛	去天干藥用加味淸肺補血湯	五六金火	心肺經熱痰眼疾頭痛鬱熱精神不足陽氣虛腰痛脇痛	用中元藥

[표_215] 運氣方藥早見表 (壬子)

			1	2	3	4	5
壬子	小逆	運	壬	癸	甲	乙	丙
		氣	亥 ②		**子 ③**		丑 ④
			戌 ①		**卯 ⑥**		寅 ⑤

運氣交司日					
	大寒	清明前三	芒種后三	立秋后六	立冬后九
	春分	小滿	大暑		
	大寒	小雪	秋分		

運氣之序					
	太角初正	少徵	太宮	少商	太羽終
	厥陰風木	少陰君火	太陰濕土		
	太陽寒水	陽明燥金	少陽相火		

天干藥	蔘歸養益湯		中元藥	加減四六湯	
初初木水	未能水生木故陰虛動風胃經不足消化不良或瘀血或風症或皮風或痰血	用天干藥	初二木木	肝邪風木故寒熱頭痛脾虛滯症或浮症風痹症	用中元藥
二二火木	心熱風痰上火陰冷陽虛精神眩暈頭痛	用天干藥	二三火火	火熱入胃肺經故陰虛火動乾咳嘔吐精神不足面紅面腫或浮症	去中元藥用補陰降火湯
三三土火	心胃經痰火滯症脇痛四肢骨節痛腎虛症淋疾或脚氣病	去天干藥用加減八味湯	三四土土	胃土克四肢骨節痛濕痰入心經精神眩暈下焦腎經水氣虛	去中元藥用加減雙和湯
四四金土	胃經肺經濕痰胸脇痛骨節四肢痛頭痛眩暈或積聚	去天干藥用金水六君煎	四五金火	心肺經火痰入胸脇骨節痛咳嗽痰喘血乾嘔吐症陰多陽少	去中元藥用加減清肺養榮湯
五五水火	水克火故心冷陰虛火動寒熱往來肢節痛	去天干藥用加味鎭陰煎	五六水金	未能水生木故冷痰滯血分陽氣不足四肢骨節痛或頭痛眩暈	用中元藥

[표_216] 運氣方藥早見表 (癸丑)

癸丑	小逆	運	1	2	3	4	5
			癸	甲	乙	丙	丁
		氣	子 ②		丑 ③		寅 ④
			亥 ①		辰 ⑥		卯 ⑤

運氣交司日	大寒	清明前三	芒種后三	立秋后六	立冬后九	運氣之序	少徵	太宮	少商	太羽初	太角終
	春分	小滿	大暑				少陰君火	太陰濕土	少陽相火		
	大寒	小雪	秋分				厥陰風木	太陽寒水	陽明燥金		

天干藥	四鹿杞菊湯		中元藥	加味補陰煎	
初初火木	未能木生火故心冷胃受邪脾胃滯症眩暈頭痛乾嘔吐	去天干藥用八物湯	初二火火	水火相克未得水升火降肺金受邪腎水不足上焦虛熱下焦冷	去中元藥用生脈雙和湯
二二土火	濕痰入肺經胸脇骨節痛頭痛或咳嗽精神眩暈或蛔虫腹痛腎虛淋疾	用天干藥	二三土土	土克水腎水枯渴不得水木陽氣虛四肢腰痛精神眩暈	用中元藥
三三金土	肺金旺咳嗽嘔吐眩暈腰脇痛命門痰滯肢節痛頭痛陰多陽少	去天干藥用加味大造湯	三四金火	心肺經熱胸脇肢節痛咳嗽嘔吐精神眩暈	去中元藥用清肺湯
四四水火	心熱胃經不足精神眩暈滯症下冷腎經受邪陰虛火動乾咳嗽	用天干藥	四五水金	肺金燥冷痰喘右脇四肢頭痛眩暈或積聚蛔虫木痛	去中元藥用加味八物湯
五五木金	肝木肺金相克肝木受邪故血分不足或瘀血痢故咳症胃經挾滯眩暈	去天干藥用加味六味湯	五六木水	肝經風邪寒熱頭痛皮膚痒木症乾嘔或瘀血眩暈	用中元藥

[표_217] 運氣方藥早見表 (甲寅)

<table>
<tr><td rowspan="4">甲寅</td><td rowspan="4">順化</td><td rowspan="2">運</td><td>1</td><td>2</td><td>3</td><td>4</td><td>5</td></tr>
<tr><td>甲</td><td>乙</td><td>丙</td><td>丁</td><td>戊</td></tr>
<tr><td rowspan="2">氣</td><td>丑 ②</td><td>**寅 ③**</td><td>卯 ④</td></tr>
<tr><td>子 ①</td><td>**巳 ⑥**</td><td>辰 ⑤</td></tr>
</table>

<table>
<tr><td rowspan="3">運氣交司日</td><td>大寒</td><td>清明前三</td><td>芒種后三</td><td>立秋后六</td><td>立冬后九</td></tr>
<tr><td>春分</td><td>小滿</td><td>大暑</td></tr>
<tr><td>大寒</td><td>小雪</td><td>秋分</td></tr>
<tr><td rowspan="3">運氣之序</td><td>太宮</td><td>少商</td><td>太羽終</td><td>太角初</td><td>少徵</td></tr>
<tr><td>太陰濕土</td><td>少陽相火</td><td>陽明燥金</td></tr>
<tr><td>少陰君火</td><td>厥陰風木</td><td>太陽寒水</td></tr>
</table>

<table>
<tr><th>天干藥</th><th colspan="2">加減八味湯</th><th>中元藥</th><th colspan="2">加減八味湯</th></tr>
<tr><td>初初土火</td><td>心胃經痰火消化不良陽虛腎水不足眩暈小便或多或白或赤</td><td>用天干藥</td><td>初二土土</td><td>胃經濕痰四肢骨節痛陽虛滯症消化不良</td><td>用中元藥</td></tr>
<tr><td>二二金土</td><td>胸脇四肢痛咳嗽腹痛陰多陽少</td><td>去天干藥用
加味
清肺養胃湯</td><td>二三金火</td><td>心肺經熱痰血枯陽虛咳嗽胸脇四肢痛頭痛眩暈</td><td>去中元藥用
加減八物湯</td></tr>
<tr><td>三三水火</td><td>心冷消化不良眩暈肢節痛寒熱往來頭痛或夢中痛邪氣虛汗</td><td>去天干藥</td><td>三四水金</td><td>臟腑俱冷腰痛四肢骨節痛陰多陽少眩暈</td><td>用中元藥</td></tr>
<tr><td>四四木金</td><td>驚痰瘀血入胃經眩暈積聚腹痛肢節痛頭痛</td><td>去天干藥用
加減健中湯</td><td>四五木水</td><td>肝木太過胃經受邪挾滯痛風或皮膚痒痲</td><td>去中元藥用
淸肝補脾湯</td></tr>
<tr><td>五五火水</td><td>臟腑俱冷消化不良寒熱往來肢節痛</td><td>用天干藥</td><td>五六火木</td><td>陽多陰少心肺經虛熱間間眩暈滯症</td><td>去中元藥用
加味雙和湯</td></tr>
</table>

[표_218] 運氣方藥早見表 (乙卯)

乙卯	天符	運	1	2	3	4	5
			乙	丙	丁	戊	己
		氣	寅 ②		卯 ③		辰 ④
			丑 ①		午 ⑥		巳 ⑤

運氣交司日	大寒	清明前三	芒種后三	立秋后六	立冬后九	運氣之序	少商	太羽終	太角初	少徵	太宮
	春分	小滿	大暑				少陽相火	陽明燥金	太陽寒水		
	大寒	小雪	秋分				太陰濕土	少陰君火	厥陰風木		

天干藥	加減杞菊湯		中元藥	加減八物湯	
初初金土	胃肺經濕痰咳嗽頭痛肢節痛	去天干藥用加減溫痰湯	初二金火	肺經熱痰咳嗽精神眩暈胸脇肢節痛頭痛或消化不良	用中元藥
二二水火	心冷消化不良精神眩暈內寒外熱下腹痛或陰虛陽少	用天干藥	二三水金	肺金燥冷咳嗽陽虛脇痛肢節痛頭痛	去中元藥用加味歸茸湯
三三木金	肺金旺木氣受邪陽虛咳嗽嘔吐症消化不良	去天干藥用補腎湯	三四木水	胃經虛弱滯浮症肝經風眼痰頭痛寒熱往來眩暈	去中元藥用加味養胃湯
四四火水	水上火降心冷消化不良精神眩暈或頭痛寒熱往來	去天干藥用加減補心湯	四五火木	心肝經熱痰入脾胃經乾嘔寒熱往來頭痛消化不良	用中元藥
五五土木	驚痰或瘀血入肺經腹痛肢節痛陰虛皮風頭痛眩暈	用天干藥	五六土火	心胃經濕痰四肢骨節痛眩暈半身不遂脚氣痛	用中元藥

[표_219] 運氣方藥早見表 (丙辰)

丙辰	天符						
		運	1	2	3	4	5
			丙	丁	戊	己	庚
		氣	卯 ②		辰 ③		巳 ④
			寅 ①		未 ⑥		午 ⑤

運氣交司日				
大寒	清明前三	芒種后三	立秋后六	立冬后九
春分	小滿	大暑		
大寒	小雪	秋分		

運氣之序				
太羽終	太角初	少徵	太宮	少商
陽明燥金	太陽寒水	厥陰風木		
少陽相火	太陰濕土	少陰君火		

天干藥	清心補血湯		中元藥	滋陰煎	
初初水火	心肝經冷痰精神眩暈或夢中受邪消化不良頭痛乾嘔	去天干藥用加減八物湯	初二水金	陽虛乾眩暈精神不足四肢骨節痛	用中元藥
二二木金	心胃經受邪消化不良乾咳嘔吐眩暈頭痛	用天干藥	二三木水	陰虛陽多乾泉不足症脾胃冷皮膚痒痲	去中元藥用加味香砂養胃湯
三三火水	水克火故心冷寒氣來傷消化不良肢節痛陽虛	去天干藥用加減補陰煎	三四火木	心肝虛熱入肝肺經消化不良精神眩暈頭面眼風熱下焦不足	用中元藥
四四土木	水濕流行四肢骨節痛皮膚痒痲症	去天干藥用加味補肺湯	四五土火	心胃經火痰四肢骨節痛間間消化不良頭痛乾咳陽虛症	用中元藥
五五金火	火克金肺經受邪咳嗽胸脇骨節痛頭痛陰陽俱虛	去天干藥用降火補肺湯	五六金土	胃肺經濕痰咳嗽胸脇骨節痛陰多陽少	去中元藥用加味養血湯

[표_220] 運氣方藥早見表 (丁巳)

丁巳	天符		運	1 丁	2 戊	3 己	4 庚	5 辛
			氣	辰 ②	巳 ③	午 ④		
				卯 ①	申 ⑥	未 ⑤		

運氣交司日						運氣之序					
	大寒	清明前三	芒種后三	立秋后六	立冬后九		少角初正	太徵	少宮	太商	少羽終
	春分	小滿	大暑				太陽寒水	厥陰風木	少陰君火		
	大寒	小雪	秋分				陽明燥金	少陽相火	太陰濕土		

天干藥	加味三合湯		中元藥	加味四物湯	
初初木金	驚痰瘀血入肝經胃經不良或咳嗽皮膚風眩暈骨節痛間間頭痛	去天干藥	初二木水	陰虛陽少胃經不良眩暈頭痛寒邪胃風面腫乾嘔	用中元藥
二二火水	心冷消化不良精神眩暈上焦虛熱下焦冷夢中受邪或骨節痛	去天干藥用加減八味湯	二三火木	火升虛內心片曲心傷火痰入脾經眩暈陰虛火動中虛陽中多用生病男女同	去中元藥用加減歸茸湯
三三土木	胃經瘀血滯症精神眩暈嘔吐腹痛頭痛寒邪	用天干藥	三四土火	火痰入肺經精神眩暈胸脇四肢腰痛	用中元藥
四四金火	心肺經熱痰咳喘陰多陽少頭痛骨節痛上熱下冷濕或麻疾脚氣	用天干藥	四五金土	胃肺經濕痰入血分精神眩暈或咳嗽嘔吐陰多陽少氣虛肢節痛	去中元藥用加減苓朮湯
五五水土	胃經濕痰肢節痛精神眩暈下焦水氣不足	去天干藥用加減二陳湯	五六水火	水火相克消化不良脚氣痛肢節痛或積聚眩暈	去中元藥用加味大補湯

[표_221] 運氣方藥早見表 (戊午)

			1	2	3	4	5
戊午	太乙天符	運	戊	己	庚	辛	壬
		氣	巳 ②		**午 ③**		未 ④
			辰 ①		**酉 ⑥**		申 ⑤

運氣交司日					運氣之序					
	大寒	清明前三	芒種后三	立秋后六	立冬后九	太徵	少宮	太商	少羽終	少角初
	春分	小滿	大暑			厥陰風木	少陰君火	太陰濕土		
	大寒	小雪	秋分			太陽寒水	陽明燥金	少陽相火		

天干藥	加減八味湯		中元藥	降火滋陰煎	
初初火水	心冷消化不良精神眩暈肢節痛臟腑冷寒熱往來間間腹痛	用天干藥	初二火木	心肝經火痰入脾經精神眩暈或血症陰虛火動	用中元藥
二二土火	肺經火痰入脾胃經流注作痛四肢疼痛虛或浮或腫或白	去天干藥用清芩降火湯	二三土火	心胃經痰火眩暈頭痛肢節痛	用中元藥
三三金火	心肺相克肝經濕痰血分不足右片骨節痛	去天干藥用清金降火湯	三四金土	胃肺經濕痰咳嗽眩暈滯症頭風肢節痛	去中元藥用清金降火湯
四四水土	胃經濕痰四肢骨節痛滯症上焦虛熱下焦冷	用天干藥	四五水火	不得生火心冷消化不良精神眩暈或心腹痛大便不利頭痛肢節痛血症或怔忡	用中元藥
五五木火	心肝經風火入胃經精神眩暈頭痛皮膚痒陰虛火動	去天干藥用加味和中湯	五六木金	肝經驚痰瘀血入脾經乾咳嘔吐積聚肢節痛	去中元藥用加味熟膝湯

[표_222] 運氣方藥早見表 (己未)

己未	太乙天符	運	1	2	3	4	5
			己	庚	辛	壬	癸
		氣	午 ②		**未 ③**		申 ④
			巳 ①		**戌 ⑥**		酉 ⑤

運氣交司日	大寒	清明前三	芒種后三	立秋后六	立冬后九	運氣之序	少宮	太商	少羽終	少角初	太徵
	春分	小滿	大暑				少陰君火	太陰濕土	少陽相火		
	大寒	小雪	秋分				厥陰風木	太陽寒水	陽明燥金		

天干藥	陰陽雙補湯		中元藥	加味健脾湯	
初初土木	未能土生金濕痰瘀血入肝經流注四肢骨節痛胃經不良眩暈或滯症陽虛	去天干藥用加減雙和湯	初二土火	胃經火痰消化不良四肢骨節痛脇痛手足熱或脚氣	去中元藥用加減治中湯
二二金火	心經熱痰咳嗽蛔腹痛胸脇四肢骨節痛或咽喉症頭痛	去天干藥用加味順氣湯	二三金土	胃肺經痰喘肢節痛	去中元藥
三三水土	濕痰入肺經胸脇肢節痛頭痛消化不良腎虛耳鳴	用天干藥	三四水火	裏冷心腹痛消化不良精神眩暈腹中積聚或脚氣寒熱往來	去中元藥用二陳造氣湯
四四木火	心肝經火痰入脾肺經四肢骨節痛消化不良皮膚痒症嘔吐眩暈	去天干藥用加減養胃湯	四五木金	肺經燥痰肝經驚血入胃經乾咳嗽嘔氣骨節痛頭痛	去中元藥用加減四物湯
五五火金	心肺經熱痰精神不足陰多陽少骨節痛	去天干藥用清肺補肝湯	五六火水	心冷腹痛消化不良眩暈肢節痛下焦濕氣脚氣痛	去中元藥用加減四物湯

[표_223] 運氣方藥早見表 (庚申)

庚申	天刑	運	1	2	3	4	5
			庚	辛	壬	癸	甲
		氣	未 ②	申 ③	酉 ④		
			午 ①	亥 ⑥	戌 ⑤		

運氣交司日						運氣之序					
大寒	清明前三	芒種后三	立秋后六	立冬后九			太商	少羽終	少角初	太徵	少宮
春分	小滿	大暑					太陰濕土	少陽相火	陽明燥金		
大寒	小雪	秋分					少陰君火	厥陰風木	太陽寒水		

天干藥	茯苓牛膝湯		中元藥	加減八味湯	
初初金火	心肺經熱痰旺咳嗽眩暈嘔吐滯症肢節痛或頭痛	去天干藥用 淸肺補肝湯	初二金土	肺經熱痰胸脇肢節痛或頭痛咳嗽蛔虫腹痛	去中元藥用 淸肺補血湯
二二水土	胃經濕痰四肢骨節痛陽虛	去天干藥用 加減八味湯	二三水火	心胃經冷消化不良精神眩暈骨節痛或夢中受邪	用中元藥
三三木火	心肺經火痰精神眩暈痰入胃經消化不良	去天干藥用 加味養胃湯	三四木金	驚痰瘀血入胃經四肢胸脇骨節痛	去中元藥用 加減益血湯
四四火金	心肺經濕痰胸脇肢節痛或痰積聚眩暈乾泉水	用天干藥	四五火水	裏冷腹痛寒熱往來精神眩暈四肢骨節痛或淋疾	用中元藥
五五土水	胃經濕痰四肢骨節痛下焦冷虛	去天干藥用 六茸湯	五六土木	胃經驚痰瘀血入肺經胸脇四肢骨節痛或眩氣怔忡頭痛	用中元藥

[표_224] 運氣方藥早見表 (辛酉)

辛酉	順化	運	1	2	3	4	5
			辛	壬	癸	甲	乙
		氣	申 ②		**酉 ③**		戌 ④
			未 ①		**子 ⑥**		亥 ⑤

運氣交司日					
	大寒	清明前三	芒種后三	立秋后六	立冬后九
	春分	小滿	大暑		
	大寒	小雪	秋分		

運氣之序					
	少羽終	少角初	太徵	少宮	太商
	少陽相火	陽明燥金	太陽寒水		
	太陰濕土	少陰君火	厥陰風木		

天干藥	加味附茸湯		中元藥	鹿茸大補湯	
初初水土	胃肺經濕痰間間滯症四肢骨節痛或乾咳	用天干藥	初二水火	水克火故心冷消化不良四肢骨節痛寒氣來傷似瘧非瘧痰喘	用中元藥
二二木火	心肝經瘀血痰入脾經或嘔吐	去天干藥用加味養胃湯	二三木金	胃經風痰脇痛肢節痛	用中元藥
三三火金	心肝經熱痰胸脇痛四肢骨節痛陰多陽少	去天干藥用加味雙和湯	三四火水	心冷腹痛寒氣來傷肢節痛	用中元藥
四四土水	胃經濕痰四肢骨節痛消化不良眩暈頭痛	用天干藥	四五土木	肝經急火痰瘀血入心經精神眩暈胃經血痰皮風眼赤痛半身不遂	去中元藥用加減柴胡湯
五五金木	肺經驚痰入脾經乾嘔咳嗽陰多陽少骨節痛	去天干藥用加味八物湯	五六金火	肺經熱生痰喘咳嗽肢節痛半身不遂	去中元藥用加味苓朮湯

[표_225] 運氣方藥早見表 (壬戌)

壬戌	順化	運	1	2	3	4	5
			壬	癸	甲	乙	丙
		氣	酉 ②		**戌 ③**		亥 ④
			申 ①		**丑 ⑥**		子 ⑤

運氣交司日					運氣之序				
大寒	淸明 前三	芒種 后三	立秋 后六	立冬 后九	太角 初正	少徵	太宮	少商	太羽 終
春分	小滿	大暑			陽明燥金	太陽寒水	厥陰風木		
大寒	小雪	秋分			少陽相火	太陰濕土	少陰君火		

天干藥	白朮健脾湯		中元藥	知栢雙和湯	
初初木火	心肝經熱痰入脾胃經寒熱怔忡頭痛肢節痛	去天干藥用 加減榮養湯	初二木金	驚痰瘀血入胃經胸脇肢節痛頭痛眩暈	用中元藥
二二火金	肺經熱痰入肝經瘀血流注四肢全身故胸脇四肢骨節痛喘急眩暈	用天干藥	二三火水	水克火故心冷君虛未能火生土胃經不良四肢骨節痛寒邪頭痛	去中元藥用 加減六君煎
三三土水	胃經有消化不良胸脇肢節痛皮膚痒痲陰虛陽少乾咳	去天干藥用 六陳湯	三四土木	胃經濕痰四肢骨節痛眩暈頭痛	去中元藥用 加味 四君子湯
四四金木	肺經痰喘肝經瘀血入脾經消化不良肢節痛或頭痛脇痛	用天干藥	四五金火	心肺經熱痰入胃經咳喘胸脇四肢骨節痛陽虛淋疾脚氣痛消化不良	去中元藥用 淸肺養榮湯
五五水火	心冷消化不良肢節痛或頭痛脇痛寒熱往來	去天干藥用 金水六君湯	五六水土	胃經濕痰四肢骨節痛陰虛陽少滯症眩暈精神不足	去中元藥用 三氣飮

[표_226] 運氣方藥早見表 (癸亥)

癸亥	同歲會 順化	運	1	2	3	4	5
			癸	甲	乙	丙	丁
		氣	戌 ②	亥 ③	子 ④		
			酉 ①	寅 ⑥	丑 ⑤		

運氣交司日					運氣之序					
	大寒	淸明前三	芒種后三	立秋后六	立冬后九		少徵	太宮	少商	太羽終	太角初
	春分	小滿	大暑				太陽寒水	厥陰風木	少陰君火		
	大寒	小雪	秋分				陽明燥金	少陽相火	太陰濕土		

天干藥	加味三生飮		中元藥	加減六味湯	
初初火金	心經熱痰入肝經咳嗽精神眩暈肢節脇痛脚氣痛	去天干藥用養血淸肺湯	初二火水	心冷消化不良間間心腹痛寒熱往來肢節痛	用中元藥
二二土水	四肢骨節痛頭痛腹痛乾咳精神眩暈	去天干藥用加味陰陽雙金湯	二三土木	胃經風痰怔忡四肢骨節痛邪症或嘔吐	去中元藥用加減養胃湯
三三金木	肺經痰喘精神眩暈骨節胸脇痛	去天干藥用加味雙和湯	三四金火	肺經熱痰咳嗽嘔吐蛔虫腹痛陰多陽虛火動四肢骨節痛	用中元藥
四四水火	腹痛肢節痛寒熱往來消化不良脚氣痛	去天干藥用二陰煎	四五水土	胃經濕痰四肢骨節痛鬱滯症陰少陽虛	去中元藥用補陰煎
五五木土	胃經痰入肺經精神眩暈乾嘔怔忡	去天干藥用加減八味湯	五六木火	胃經入血痰精神暈眩頭痛腰痛乾嘔胸中鬱鬱	去中元藥用加減滋陰降火湯

參考文獻

【單行本】

具翰書, 『生命醫學』, 서울, 寒暑出版社, 1996.
具翰書, 『寒暑運氣總論』, 서울, 寒暑出版社, 2006.
權依經 著, 김은하 · 권영규 譯, 『오운육기학해설』, 서울, 법인문화사, 2004.
吉京柱, 『體質韓醫學』, 서울, 예일출판사, 2006.
金于齋, 『仙人秘傳 五運六氣治病藥法』, 서울, 明文堂, 1986.
김은하, 『國譯 類經圖翼 運氣編』, 서울, 一中社, 2000.
김상연, 『컴퓨터만세력』, 대구, 갑을당, 2012.
金成浩 · 朴琪聖, 『五運六氣 陰陽五行通變寶鑑』, 서울, 南山堂, 2006.
金壽龍, 『運氣學』, 서울, 醫道韓國社, 1976.
김장환, 『21세기 運氣萬歲曆』, 충남, 자연과사람, 2002.
김태희 · 박영배, 『運氣醫學』, 성남시, 성보사, 2011.
老佛, 『運氣演繹方藥篇』, 서울, 癸丑文化社, 2008.
大韓運氣學會編, 『運氣臟腑速見法』, 서울, 杏林書院, 1972.
白南喆, 『五運六氣學 〈理論과實際〉』, 서울, 翰林醫學社, 1979.
白允基, 『黃帝內經運氣解釋』, 서울, 高文社, 1975.
白熙洙, 『運氣와 脈診과 治療』, 서울, 高麗醫學, 1993.
徐振林, 『內經五運六氣學』, 서울, 醫聖堂, 1994.
楊力 著, 박현국 · 김기욱 · 문재곤 譯, 『中醫運氣學』, 서울, 法仁文化社, 2000.
尹未, 『草窓訣』, 서울, 陰陽脈診出版社, 1977.
尹草窓, 『草窓訣』, 온양, 牙山郡漢醫師會, 1964.
吳轅植, 『追增釋義 五運六氣醫學寶鑑(筆寫本)』, 1969.
劉溫舒, 『懸吐注解 素問入式運氣論奧』, 대전, 한국한의학연구원, 2007.
柳泰佑, 『運氣體質解說集』, 서울, 陰陽脈診出版社, 1987.
柳泰佑, 『增補運氣體質早見集』, 서울, 陰陽脈診出版社, 1993.
柳泰佑, 『運氣體質總論』, 서울, 陰陽脈診出版社, 1994.
任應秋 著, 李宰碩 譯, 『運氣學說』, 서울, 東文選, 2003.
張介賓 著, 類經飜譯推進會 譯, 『譯註類經』, 서울, 海東醫學社, 2001.
田溶敏, 『再編黃帝內經運氣類』, 서울, 大星文化社, 1998.
田容熏, 『五運六氣 漢醫學界萬年寶鑑(全)』, 서울, 世進出版社, 1976.

鄭圭錬,『五運六氣핸드북』, 서울, 弘陵科學出版社, 2001.
趙元熙,『五運六氣醫學寶鑑』, 南海郡, 南鮮藥業株式會社, 1938.
天安漢醫師會,『五運六氣漢醫學寶鑑 全』, 대전, 右文堂印刷社, 1964.
崔盛植,『五運六氣處方學』, 서울, 東洋書籍, 1997.
최창록,『다시 읽는 황제소문경』, 서울, 푸른사상사, 2001.
韓東錫,『宇宙變化의 原理』, 서울, 대원출판, 2005.
滑壽 著, 金恭彬 譯,『難經本義』, 서울, 현동학당출판부, 2005.
滑壽 著, 尹暢烈 · 李南九 · 金善鎬 譯,『難經本義』, 대전, 주민출판사, 2003.
許浚 著, 金恭彬 譯,『纂圖方論脈訣集成』, 서울, 현동학당출판국, 2005.
許浚 著, 陳株杓 註釋,『東醫寶鑑』, 서울, 法人文化社, 2009.
許允,『五運六氣經驗處方』, 부산, 三和文化印刷社, 1988.

【論文類】

金基郁,「運氣體質에 關한 硏究 -『五運六氣漢醫學寶鑑』을 中心으로」, 大韓韓醫學原典學會誌, 1996. 10(1).
金基郁,「運氣學說의 理論 및 運用에 관한 硏究 -『黃帝內經 · 素問 · 七篇大論』을 中心으로」, 東國大學校大學院 博士學位論文, 1996.
金晶圭 · 金善鎬 · 尹暢烈,「運氣學說의 贊反論爭에 관한 歷史的 考察」, 大韓韓醫學原典學會誌, 1998. 11(1).
金赫東,「四象醫學에서 바라본 運氣體質에 關한 硏究」, 尙志大學校大學院 碩士學位論文, 1996.
金準泰 · 尹暢烈,「尹草窓의 生涯와 草窓訣에 關한 硏究」, 大韓原典醫史學會誌, 1992. 6.
都永敏 · 尹暢烈,「運氣學과 四象體質醫學을 통한 人間體質에 대한 考察」, 大田大學校韓醫學硏究所 論文集, 2001. 9(2).
文載鎬,「命理學과 運氣學의 疾病豫測 比較硏究」, 東方大學院大學校 博士學位論文, 2008.
朴錫紀,「運氣體質과 電子脈診: 入胎運을 中心으로」, 大韓韓醫學會脈診學會誌, 1996. 2.
朴勇浩 · 趙學俊,「運氣理論의 韓醫學的 適用에 關한 考察」, 大韓韓醫學原典學會誌, 2006. 19(1).
朴勇浩,「運氣 25體質의 處方에 대한 硏究」, 世明大學校大學院 博士學位論文, 2009.
白裕相,「黃帝內經 運氣理論의 循環組合的 特性에 대한 小考」, 大韓韓醫學原典學會誌, 2009. 22(3).
尹暢烈 · 朴贊國,「干支와 地支에 關한 硏究」, 慶熙韓醫大論文集, 1987. 10(1).
尹暢烈,「運氣學說의 起源에 대한 硏究」, 大韓原典醫史學會誌, 1999. 12(1).
李炯周,「運氣論의 本質的 理解와 그 實用化에 關한 硏究」, 慶熙大學校大學院 碩士學位論文, 1992.
진승희 · 김태희 · 최경미,「운기체질과 오장병증의 상관관계」, 대한한의진단학회지, 2010. 14(2).

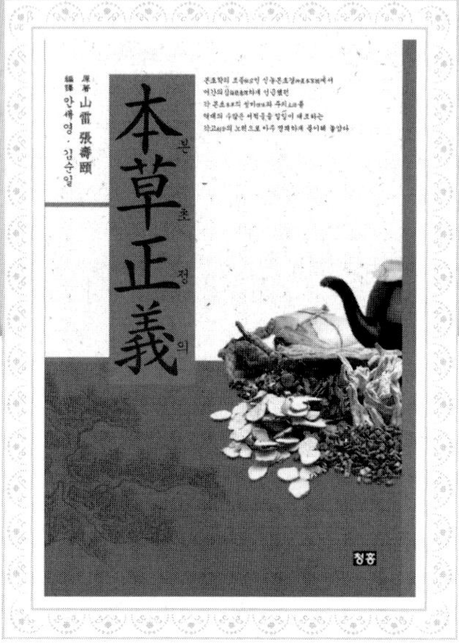

本草正義

장산뢰(張山雷) 원저
안세영(경희대 한의대) · 김순일 편역
46배판 양장 / 624쪽 / 값 65,000원

한의학의 대가이자 명의(名醫)였던 장산뢰(張山雷)의 저서로 1914년 처음 간행되었고, 그 후 여러 차례 수정을 거쳐 1932년에 최종 완성되었다. 저자가 평생 동안 쌓은 본초학 지식과 경험의 정수를 담은 역작이다. 총 7권에 걸쳐 초목류(草木類) 본초(本草) 251종을 산초류(山草類) · 습초류(濕草類) · 방초류(芳草類) · 만초류(蔓草類) · 독초류(毒草類) · 수초류(水草類) · 석초류(石草類) · 태류(苔類)로 분류하고, 각 약물의 성미(性味) · 효능(效能) · 주치(主治) · 포제(炮製) · 용법(用法) · 금기(禁忌)에 대해 여러 의가(醫家)의 설을 널리 고증하고 저자 자신의 오랜 임상경험까지 곁들였다. 학술적으로 가치가 높고 임상치료에도 참고할 점이 많은 책이다.

본초의 효능과 기전을 정확히 설명 고전을 인용 본초명을 고증 역대 의가들의 오류를 지적

● 본초(本草)의 주치와 효능을 설명할 때 본초학의 근원인 『신농본초경神農本草經』과 도홍경(陶弘景)의 『명의별록名醫別錄』을 근간으로 삼아 풀이했다는 점이다. 시대를 거듭할수록 수많은 본초서들이 등장하여 본초에 대한 지식내용은 엄청나게 늘어났지만 한편으로는 오류 또한 그만큼 많아져 심지어는 동일한 본초의 약성(藥性)이 책에 따라 서로 상반되게 기재된 경우도 적지 않았는데, 『본초정의本草正義』는 역대의 수많은 본초서들을 참고하여 그 시비와 진위를 분명하게 밝힘으로써 『신농본초경神農本草經』과 『명의별록名醫別錄』의 정화를 취할 수 있도록 했다. 그런 점에서 한의학 전공자라면 누구나 일독해야 할 책이다.

–경희대학교 한의과대학 본초학교실 주임교수 김호철

傷寒金匱 藥物事典

伊田喜光 · 根本幸夫 · 鳥居塚和生 외 편저
김영철(경희대학교 한의과대학 교수) 역
46배판 양장 / 384쪽 / 값 45,000원

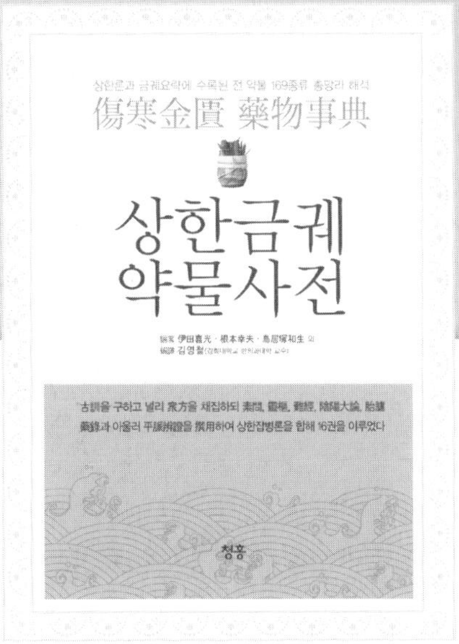

가장 정확한 판본을 근거로 『傷寒論』과 『金匱要略』의 약물 169종을 연구

처방을 구성하는 약물의 효능을 알지 못하면 그 처방을 이해하는 것은 불가능하다

한의학의 주요 원전인 『傷寒論』과 『金匱要略』의 처방에 사용된 약물 하나하나의 기원 · 성분 · 별칭 · 성질 등을 광범위하게 조사 · 연구하고 쓰임새에 따라 정리한 해설서다. 수재된 약물들을 보면 두 고전에서 현재의 상식과 다른 용법으로 사용하는 것도 있고, 기원조차 불분명한 것도 더러 있다. 심지어 한중일 세 나라에서 동일한 처방에 약물을 달리 쓰는 경우도 있다. 저자들은 이러한 문제까지 감안하여 글자 하나하나에도 세심히 주의를 기울여가며 『傷寒論』과 『金匱要略』의 모든 약물 169종을 고증 · 분석했다. 상한 금궤와 관련이 있는 처방 해설서는 많지만 약물만을 전문적으로 해설한 책은 적은 지금, 한의학 연구와 응용에 기초를 제공할 책이다. 막 입문한 사람뿐만 아니라 전문가에게도 유용하다.

오운육기의학보감

昭和十三年三月十五日　印刷
昭和十三年四月二十五日　發行

【定價金五圓】

著作兼發行者　趙元熙
晋州郡晋州邑鳳山町一〇一五ノ一五番地

印刷者　金東云
南海郡南海面西邊洞五番地ノ一

印刷所　南海印刷所
南海郡南海面西邊洞五番地ノ一

發行所　南鮮藥業株式會社
南海郡南海面北邊洞一二二番地
振替釜山五八六五番
九六四九番

販賣人　金桂容

索引目錄

干支
運氣番號
干支
運氣番號
干支
運氣番號
干支
運氣番號
干支
運氣番號
干支
運氣番號

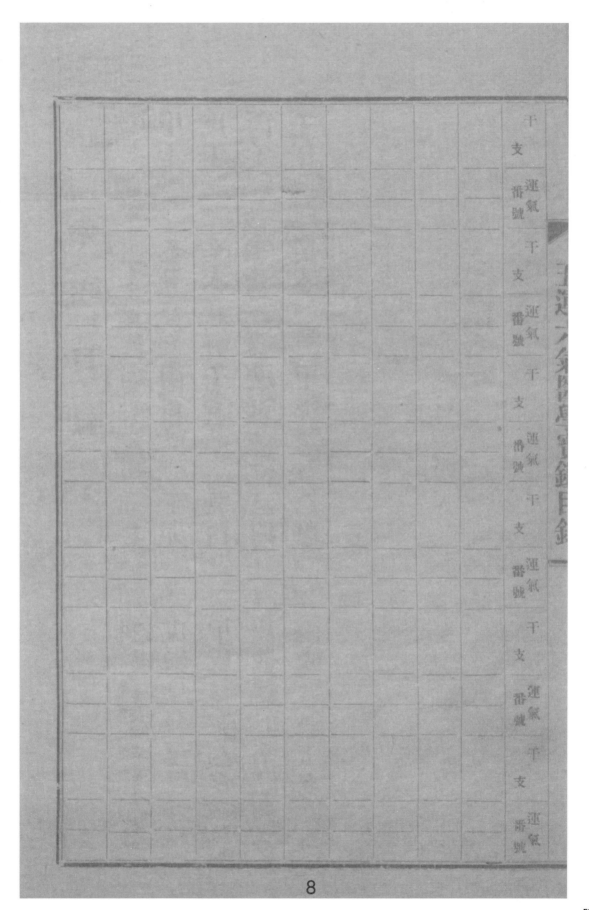

五運六氣醫學寶鑑序

上考軒轅伏羲神農遺法下述劉河澗李東垣張仲景朱丹溪妙方能濟衆於世統治表裡者其亦難矣蓋嘗聞之天有六氣降生五味發爲五色徵爲五聲淫生六疾陰淫寒疾陽淫熱疾風淫末疾雨淫腹疾晦淫惑疾明淫心疾云者天地人三才同是一理故也若視人臟腑明辨陰陽症辨得溫冷虛實乃可以知經脉流通部位正否也人生盛衰興亡貴賤榮辱莫非身命所關則臨病診察當以生年月日付囑五行先究運氣初中次推氣數一二三四五六隨症試劑參酌古今得失始終六旬恐有毫髮不符故下添别方又增面眼耳鼻口舌牙齒咽喉背胸乳腹臍腰脇皮手足症神方而這間脉道該備於三人繪畫此

皆三世遺法四家妙方中得來也神穹哲學醫藥博士趙元熙先生州禩研究於斯貫徹運氣變化博涉史册其理究者隨症採錄裒成數册命名曰五運六氣醫學寶鑑要全爲弁首之文自顧蔑蕪不敢論辨然慮其壽世秘傳修整篇次如右以謝之

昭和十一年四月八日

晦宇柳春馨序

天地運氣

天以十干化運流行地以十二支之氣分屬甲己化土乙庚化金丙辛化水丁壬化木戊癸化火此五運也子午少陰君火丑未太濕陰土寅申小陽相火卯酉陽明燥金辰戌太陽寒水巳亥厥陰風木此六氣也至若子午少陰君火司天午位卯酉陽明燥金司地子位上者右行太陰濕土天地左間厥陰風木天地右間所面南而命其位也下者左行太陽寒水地之左間小陽相火地之右間所面北而命其位也地之左間爲初之氣天之右間爲二之氣司天爲三之氣天之左間爲四之氣地之右間爲五之氣司地爲六之氣每各主六十日八十七刻半有奇也運客運有太過焉有不及焉甲丙戊庚壬曰陽年故太過也

乙丁己辛癸曰陰年故不及也主氣客氣有正化者有對化者正化者苓之實也對化者苓之虛也正化者謂午未寅酉辰亥之年也對化者謂子丑申卯戌巳之年也

運氣應候

右運氣者六十年太過平氣不及之年陰陽不分金木水火土五行相生克東西南北四海相冲一年十二朔二十四節候分芝之而甲乙丙丁戊己庚辛壬癸流行者不外乎人身之五臟六腑溫冷虛實生死知法也故醫者不知運氣則虛冷溫實不辨症察昏迷雖蔘附大黃芒硝金石用之畢竟損人命易也

五運節候

大寒木運始行初　芒種后三土運是

淸明前三火運居　立秋后六金運推
立冬后九水運伏　周而復始萬年如甲子
五運治法也

六氣節候

大寒厥陰氣之初　春分君火二之隅
小雪太陽六之餘　小滿少陽分三氣
大暑太陰四相呼　每運各主七十二日
秋分陽明五位是　每氣各主六十日日零五刻八
十七刻人身五臟之屬而東西南北中央至本也肝肺心腎脾
經也五臟六腑也故天地人三才春天夏地秋人冬神
胞胎養生四節屬春　浴帶冠旺四節屬夏　衰病死葬四節屬

秋十二月將以外冬神冬至子十二月丑北方水黑氣運數也
神不知世界故神仙運氣時代也
金木水火土五行五色各主西白南赤東靑中央黃色內北方
黑色合則四色爲一般黑色故腎水房事病發生而爲黑死病
胃經有滯氣則吐瀉霍亂而爲虎列剌人病之根源第一胃經
也故病之根源大中小及大人中人小兒臟腑有故大人左六
十甲子臟腑虛實溫冷有之中病之根源男女老少相同用藥
服之重量則大中小依而半半加減用也

問題人身小天地乎

病先治根本則第一先治胃經再治腎經是治其本也各病根
原胃經主之故先治胃經再治腎經則百病漸次有效能

天有三百六十五日人有三百六十五骨節

天有十二時人有十二經絡

天有五運六氣人有五臟六腑

天有日月人有耳目

天有二十四節人有二十四雄

天有四時人有四肢

地有草木土石人有毛髮筋骨故身半以上天氣主之身半以下地氣主之故所以具五臟六腑禀天地之精故人身即小天地也

病如不是半有奇　看如何年運氣同

只向某年求活法　方知都在至其中

病久則治其本也
三世四家之法似有異同亦是五運運氣之法也以術濟衆乃世其傳思弗克爲良相贊廟謨以壽國脉則爲良醫診民瘼以壽蒼生顯晦不同然五運者金木水火土而人之一身五臟之屬也六氣者當一年十二朔二十四節候而一朔中芝之二節二朔中芝之四節而初之氣有四節候而一年十二朔有六氣天干地支合五運六氣也故人身至內腑則天地萬物理具而金木水火土東西南北中央土也胃經則萬物之主故主之母南方火屬心也人之五臟之中心爲君故人之全體爲心之使用然子孫生病則父母心傷也故第一先治胃經可也國家泰平則臣民泰平也心之春生均之有補於世道也顧醫之道大矣醫

之書愽矣自軒岐出而內經作世之譚醫者宗焉倉越而下如劉張朱李各擅專門非不稱上乘也第其書浩瀚淵徵未易窺測且執滯者不能迎及以中其肯綮往往投之非症反以重其膏肓嗚呼舛矣欲其起死還生使萬病回春則五運六氣五臟六腑溫冷虛實君臣座師不可得也可勝歎哉自丙午年古今醫鑑種香仙方利行於世稍稍傳播衛生取焉近年以來經歷愈多施濟愈驗久疾者瘵沉痾頓起如草木之逢春生意忻忻向榮一得之愚夫牖其衷更有發往背之所未發者非敢呫呫以術自衒而一念興物同運之氣春之氣實有不容已也於是從苦心十禩祖軒岐宗倉越法劉張朱李及歷代名家茹其英華參以己意詳審精密集成此書名曰萬病回運氣至春眞有

以敗天下運氣回春於肺腑矣盖運氣春乃造化生育之府在於天爲元在於人爲仁天以元生萬物之痒者運氣回而後品彙毓太和君子以仁生萬民之病者運氣回而後羣生躋壽域故三皇以後聖天子仁壽天下之化則擧萬國盡在回運氣春木而風和在於氣中矣三皇如運氣之盛世不將復見於今日乎是書之作未必無萬分之一助也人之一身左右手脉法則左手三寸尺右手寸關尺合六腑脉而左右手合爲五臟六腑也故屬五運六氣而爲診察之法也以外知生死之法四柱生年第一下器胞胎養生故葬死運到生年于七殺地支相冲節候相克日辰相克六克到則其時必死也故右脉法死脉同然脉法至難五運六氣則於千萬人男女老少間四柱生年月日

時診察而天地人三才運氣法則見在天下人民同知也故金木水火土見在確實也或有醫者診察時早失父母而生年月日時不知者有病則不知五運六氣故也此則脉法診察時男女陰陽未分及虛實溫冷未詳知故脉中大法見知不可知也

診脉

左右手寸關尺三部合六腑

九候者浮中沉也

六腑者膽胃大腸小腸膀胱三焦也

左手寸口心與小腸之脉所出君火也

左手關部肝與膽之脉所出風木也

左手尺部腎與膀胱之脉所出寒水也

右手寸口肺與大腸之脉所出燥金也

右手關部脾與胃之脉所出濕土也

右手尺部命與三焦之脉所出相火也

每部中各有浮中沉三候也

浮者主皮膚候表及腑也

沉者主筋骨候裡及臟也

寸爲陽爲上部法天爲心肺以應上焦主心胸以上至頭之有疾也

關爲陰陽之中爲中部法人爲肝胆以應中焦主膈以下至臍之有疾也

尺爲陰爲下部法地爲腎命以應下焦主臍以下至足之有疾

也

四時之脉看弦鉤毛實也

春脉弦者肝東方木也

夏脉鉤者心南方火也

秋脉毛者肺西方金也

冬脉實者腎北方水也

四季脉遲緩者脾中央土也

四時平脉者六脉俱帶和緩也

謂氣有胃氣曰生無胃氣曰死

一呼一吸者爲一息也

太過不及者病脉也

三遲二敗冷而危也
八脫九死十歸墓也
兩息一至死脉也
一息四至者爲平脉也
關格覆溢者死脉也
六數七極熱生多也
十一二絕魂也
五行者金木水火土也
相生者金生水水生木木生火火生土土生金是也
相克者金克木木克土土克水水克火火克金是也
相生者吉相克者凶也

心若見沉細肝見短濇腎見遲緩肺見洪大脾見弦長皆遇克也

心若見緩肝見洪肺見沉脾見濇腎見弦皆遇我之所生也

男子左手脉常大於右手爲順也

女子右手脉常大於左手爲順也

男子尺脉常弱寸脉常盛是其常也

女子尺脉常盛寸脉常弱是其常也

男得女脉爲不足也

女得男脉爲不足也

男子不可久瀉也

女子不可久吐也

老人寤而不寐者此氣有餘而血不足也

少壯寐而不寤者此血有餘而氣不足也

前貧後富喜傷心也

前富後貧多盍火也

老衰久病者補虛爲先也

少壯新病者攻邪爲主也

開鬼門者謂發其汗也

潔淨府者謂利小便也

節戒飮食者却病之良方也

調理脾胃者醫中之王道也

醫書製之

三世
黃帝軒轅氏
太昊伏羲氏
炎帝神農氏

四家
劉河澗熱病治
李東垣內傷治
張仲景外感治
朱丹溪襍病治

識感中傷三者標本之微甚也
明內外不內外因表裡之虛實也
以先歲氣勿伐天和
能合氣脉可以萬全

天地有東西南北之不同

人身有虛實之各異

右脉法未詳見察天地大氣運小屬有也故男女左右手寸關

尺浮中沉虛實溫冷推知

十二月掌圖形手掌

診察見臟腑虛實溫冷病原因知生死法則何年何月何日何

節候何臟腑何病之出生診察也

甲戌五月初八日亥時出生

甲戌	土水	五月初八月己酉日甲戌時出生入芒種運故
庚午	金火	三運而小滿氣故三氣也天干運地支氣合則
己酉	土金	土生金金生水而三運爲水也

乙亥 金木

甲戌 土水

右辰戌丑未互相通故辰戌太陽寒水司天丑未太陰濕土司地故地之左間爲初之氣初之氣中寅中小陽相火 卯酉陽明燥金 辰戌太陽寒水合三之氣故天干運水地支運水合爲雨水故爲水運水氣出生於陽年也右甲戌生入胎年則癸酉閏六月二十八日寅時而十二朔也

癸酉 火金 (木空)立秋四運大暑四氣故水運水氣名曰

己未 土土 水水臟腑也

甲辰 土水

丙寅 水火

八月爲十朔則入胎日有然出生日臟腑氣及入胎日臟腑同
然后見珍察虛實分明故上器入胎日自計數至出生日三百
六日也

六氣臟腑順數

子午小陰君火
卯酉陽明燥金
辰戌太陽寒水
丑未太陰濕土
巳亥厥陰風木

子午小陰君火司天卯酉陽明燥金司地此
六氣互相通也地之左間辰戌丑未寒水也
故初之氣戌水亥木子火丑土寅火卯金此
爲主六氣故一年十二朔自大寒木運有主
人客氣大寒木運自始行初六十日

八十七刻半有奇也

陰陽順數圖

地支輪回

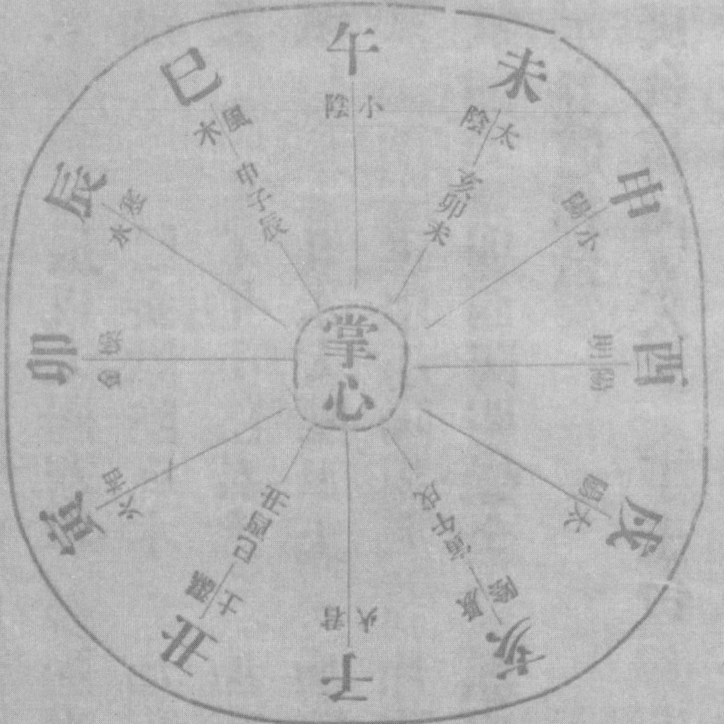

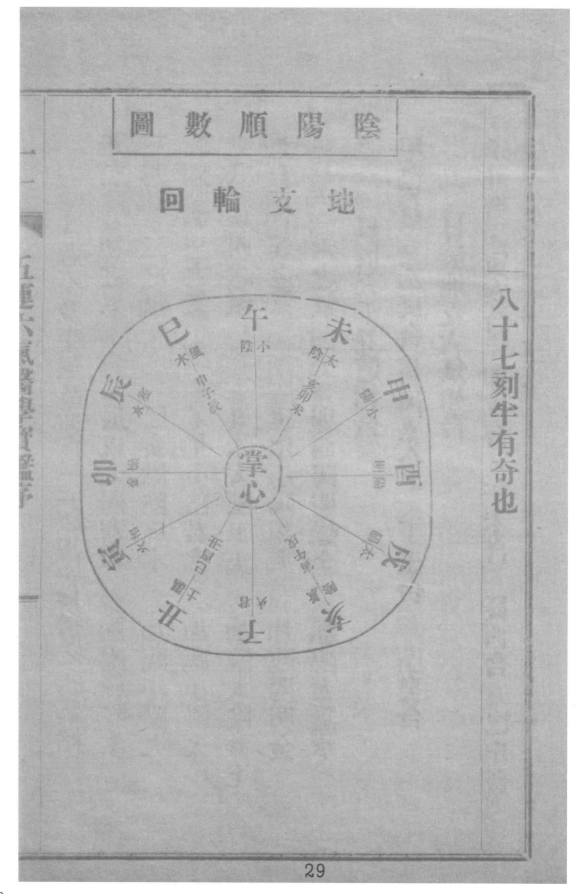

太過不及平氣故運自二朔正二月初之氣爲始

正二　初之氣　辰戌太陽寒水　加臨厥陰木

三四　二之氣　巳亥厥陰風木　加臨小陰火

五六　三之氣　子午小陰君火　加臨小陽火

七八　四之氣　丑未太陰濕土　加臨太陰濕土

九十　五之氣　寅申小陽相火　加臨陽明金

十一十二　六之氣　卯酉陽明燥金　加臨太陽水

日辰天干五運相合

甲己合　乙庚合　丙辛合　丁壬合　戊癸合

日辰地支六氣相合

子丑合　寅亥合　卯戌合　午未合　辰酉合　巳申合

入胎日天干地支合　當此入胎日至出生合計上中下器計

出生日天干地支合　數則命之長短富貴貧賤可知

天干　子午小陰君火司天

地支　卯酉陽明燥金司地

自地支左間戌至亥子丑寅卯辰六氣計支正局

初之氣客　辰戌太陽寒水　加臨於主

巳亥厥陰風木　水生木

二之氣客　巳亥厥陰風木　加臨於主

子午小陰君火　木生火

三之氣客　子午小陰君火　加臨於主

丑未太陰濕土　濕疾相生

四之氣客 丑未太陰濕土 加臨於主

寅申小陽相火 暑流行

五之氣客 寅申小陽相火 加臨於主

卯酉陽明燥金 火克金

六之氣客 卯酉陽明燥金 加臨於主

辰戌太陽寒水 金生水

甲陽土 乙陰金 丙陽水 丁陰木 戊陽火 己陰土 庚陽金 辛陰水 壬陽木 癸陰火

運氣臟腑天干付合

甲乙東方木 天干中五運六氣與地之金木水火土不合則

丙丁南方火 生死造化不得也故萬物之中惟人最靈也

戊己中央土

庚辛西方金
壬癸北方水

東木　肝脾血屬
西金　肺疾咳屬
南火　心小腸屬
北水　腎泉水
中央土　胃脾食

陰陽辨明圖

天干輪回

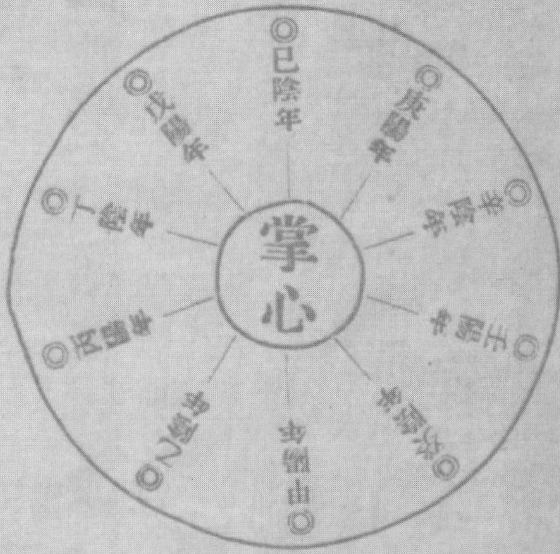

此主五運

木爲初之運　火爲二之運　土爲三之運

金爲四之運　水爲五之運

夫婦配合

甲己化土　乙庚化金　丙辛化水　丁壬化木　戊癸化火

此客運也

甲己之歲土運統之　乙庚之歲金運統之

丙辛之歲水運統之　丁壬之歲木運統之

戊癸之歲火運統之　此主客論也

地支循環序次

寅卯屬春木　巳午屬夏火　申酉屬秋金

亥子屬冬水　辰戌丑未屬四季土是故

風爲初之氣　火爲二之氣　暑爲三之氣　濕爲四之氣

燥爲五之氣　寒爲六之氣

河洛法九宮五行

一六水北方　二七火南方　三八木東方　四九金西方
五十土中宮

臨病察症

人之爲病隨節候以生都係於陰陽五行故一歲中有二十四節候

大寒　立春　雨水　驚蟄　春分　淸明　穀雨　立夏
小滿　芒種　夏至　小暑　大暑　立秋　處暑　白露
秋分　寒露　霜降　立冬　小雪　大雪　冬至　小寒

節候中運氣

五運　取　大寒　淸明　芒種　立秋　立冬

六氣 取 大寒 春分 小滿 大暑 秋分 小雪

運氣節候變用法

巳亥 厥陰風木 司天 寅申 小陽相火 司地

瘟癘或右脇下

初之氣 燥金 加臨 厥陰木

二之氣 寒水 加臨 小陰火

三之氣 厥陰 加臨 小陽火

四之氣 小陰 加臨 太陰土

五之氣 太陰 加臨 陽明金

六之氣 小陽 加臨 太陽水

寅申 小陽相火 司天 巳亥 厥陰風木 司地

心痛陽氣下臟而咳

初之氣　小陰　加臨　厥陽　木

二之氣　太陰　加臨　小陰　火

三之氣　小陽　加臨　小陽　火

四之氣　陽明　加臨　太陰　土

五之氣　太陽　加臨　陽明　金

六之氣　厥陰　加臨　太陽　水

辰戌 太陽寒水 司天　丑未 太陰濕土 司地

燥悽孕死頭痛嘔吐身熱

初之氣　小陽相火　加臨厥陰　木

二之氣　陽明燥金　加臨小陰　火

三之氣　太陽寒水　加臨小陽　火

四之氣　厥陰風木　加臨太陰　土

五之氣　小陰君火　加臨陽明　金

六之氣　太陰濕土　加臨太陽　水

子午（小陰君火）司天　卯酉（陽明燥金）司地

咳嗽血溢

初之氣　太陽寒水　加臨厥陰　木

二之氣　厥陰風木　加臨小陰　火

三之氣　小陰君火　加臨小陽　火

四之氣　太陰濕土　加臨太陰　土

五之氣　小陽相火　加臨陽明　金

六之氣 陽明燥金 加臨太陽 水

卯酉(陽明燥金)司天 子午(少陰君火)司地

溫腹脹痛

初之氣 太陰濕土 加臨厥陰 木

二之氣 小陽相火 加臨小陰 火

三之氣 陽明燥金 加臨小陽 火

四之氣 太陽寒水 加臨太陰 土

五之氣 厥陰風木 加臨陽明 金

六之氣 小陰君火 加臨太陽 水

丑未(太陰濕土)司天 辰戌(太陽寒水)司地

主運主氣萬歲不易客運客氣每歲遞遷

初之氣　厥陰風木　加臨厥陰　木
二之氣　小陰君火　加臨小陰　火
三之氣　太陰濕土　加臨少陽　火
四之氣　小陽相火　加臨太陰　土
五之氣　陽明燥金　加臨陽明　金
六之氣　太陽寒水　加臨太陽　水

太陽寒水治宜辛熱　小陽相火治宜鹹寒
陽明燥金治宜苦濕　太陰濕土治宜苦熱
小陰君火治宜鹹寒　厥陰風木治宜辛凉

如右治宜而運氣之所以有變者氣相得則和不相得則病者以下臨上不當位也生病五行相生者不相得也

上臨下爲順下臨上爲逆或從陰引陽或從陽引陰者也
癸亥生四月芒種運小滿氣入胎三運四氣金木臟腑癸火故
太過不及勿論而火生土（兌上絶）土生金（乾三連）故金運也
小滿三氣寅申小陽相火司地巳亥厥陰風木司天木也故天
干地支各三運三氣則金木臟腑也
甲子正月初一日丑時入胎
甲子土火　金木水火土內金木空則金屬肺木屬肝血分
丙寅水火　也
戊子火火　五火二土一水故火克金則金肺脛不足而水
甲寅土火　枯土火也
甲爲土而子午少陰君火天之右間卯左酉地支故地之左間

爲初之氣則辰戌太陽寒水故天干地支合則土水臟腑也金木永無故枯肺寒水土火也治其本進藥降火補肺則水生木木生火火生土土生金而勿論金生水故治其病永根也甲土旺土而土克水然子爲木故其子木爲父母復讐用藥則瀉土而除濕補腎水氣也補腎壯筋骨則漸臻差境矣

在天爲風　在地爲木　在人爲怒神

在天爲熱　在地爲火　在人爲喜神

在天爲濕　在地爲土　在人爲思神

在天爲燥　在地爲金　在人爲憂神

在天爲寒　在地爲水　在人爲恐神

上中下器對而爲太過平氣不及

太過之年大寒前十三日交名曰先天
平氣之年正大寒日交名曰齊天
不及之年大寒後十三日交名曰後天

天地人三才與上中下器包含

胎孕之法聖惠方曰天地之精氣化萬物之形故父之精氣爲魂母之精氣爲魄一月懷其胎二月成其果而果者與李相似三月有形像四月分男女五月成筋骨六月生鬢髮七月遊其神能動左手八月遊其魄能動右手九月三轉身十月滿足母子分解而其中有延月而生者富貴且壽月不足而生者貧賤又夭也

上陽子曰人初受氣也九日而陰陽定之四十九日而始胎然後

七日一變故滿三百六日者有二百九十六日者有皆上器也二百八十六日者二百七十六日者二百六十六日者普通中器也二百五十六日二百四十六日者皆下器也

蓋天干甲必合己而方生地支丑必合子而方育自非天地合德則人必不生也故九月神布氣滿而胎完亦云十月懷胎也此天地德合於氣而後生也

上中下器自入胎日至生日計數則滿三百六日上器餘皆倣此

陰陽論

地之三陰自下而上天之三陽自上而下故冬至後一陽始生夏至後一陰始生也人亦有三陰三陽陽生子中而前外後降

陰生午中而後外前降足之三陰從足上走入腹足之三陽從頭下走至足手之三陰從手走至足手之三陽從手走至頭則陰從陽陽從陰故陰陽配合之理也

必先歲氣

一歲有六氣　太陰所在其脉沉　小陰所在其脉鉤　厥陰所在其脉弦　太陽所在其脉短而濇　小陽所在其脉大而浮六脉如是則謂天和用藥則陰症用陽藥陽症用陰藥此曰先歲氣乎

五行論

太極肇分而有陰陽陽之輕淸者以氣而上浮爲天陰之重濁者以形而下凝爲地天隆然而位乎上地隤然而位乎下於是

陽之精爲日東外而西墜陰之精爲月晝隱而夜見兩儀立矣二曜行焉於是玄氣凝空水始生也赤氣炫空火始生也蒼氣浮空木始生也金黃氣際空土始生也五行備萬物生三才之道著矣是曰五行乎

五運治法

六甲年則歲土太過雨濕流行腎水受邪治當除濕補腎也

六丙年則歲水太過寒氣大行心火受邪治當逐寒補心也

六戊年則歲火太過熱氣大行肺金受邪治當降火補肺也

六庚年則歲金太過燥氣流行肝木受邪治當淸肺補肝也

六壬年則歲木太過風氣大行脾土受邪治當補脾平木也

六乙年則歲金不及火氣熱行肺金受邪治當降火補肺也

六丁年則歲木不及金氣乘旺肝木受邪治當補肝淸肺也
六己年則歲土不及木氣乘旺肝土受邪治當補脾平木也
六辛年則歲水不及土氣乘旺腎水受邪治當瀉土補腎也
六癸年則歲火不足水氣乘旺心火受邪治當補心逐寒可也
一期之中主運以位而相次於下客運以氣而周遊於上客氣加於主運上主運臨於客氣之下則天時所以不齊而人病所由生也
假令患者隨症加減用藥然當年月日時隨其臟腑用藥耳甲子生當癸亥年立冬則以癸亥年臟腑用藥而病久則治其本故以癸亥年藥用之病淺則治其末故以甲子年藥用之餘皆倣此

四象醫論片方或過處風察

四醫

望而知病者謂之神醫

聞而知病者謂之聖醫

問而知病者謂之工醫

診脉知病者謂之巧醫

甲	乙	丙	丁	戊	己	庚	辛	壬	癸
土	金	水	木	火	土	金	水	木	火

土生金金生水水生木木生火火生土

子丑寅卯辰巳午未申酉戌亥

小陰	太陰	小陽	陽明	太陽	厥陰	小陰	太陰	小陽	陽明	太陽	厥陰
君火	濕土	相火	燥金	寒水	風木	君火	濕土	相火	燥金	寒水	風木

假令子午小陰君火卯酉陽明燥金而四支互相通也

子午(小陰君火)司天卯酉(陽明燥金)司地故地支辰戌太陽寒水爲初之氣巳亥厥陰風木爲二之氣子午小陰君火爲三之氣丑未太陰濕土爲四之氣寅申小陽相火爲五之氣卯酉陽明燥金爲六之氣也

假令甲子生初運初氣入胎則甲土戌水故土水臟腑也治療之藥瀉土補腎可也

八之一身五臟六腑第一治法男女老少臟腑虛實溫冷同也然病之根原亦同而大中小三者之中先治療法有各部分也何者大人先治胃經再治腎經降火補脾平木則永根無病自

十五才以上至三十才先治腎水氣再治胃經次次降火則永

根無病自十才以上至十五才先治心經補腎水氣及養生之藥而自五才至十才先治腹中諸般虫再治驚氣可也

右藥劑擧以六十甲子察症而補瀉藥對大中小男女精製重量加減煎服若有難治患者至於臟腑用丸藥至於皮膚付膏藥百無一失也

天干甲終於癸地支子終於亥合德曰五運六氣而推理分屬則春爲天三夏爲地三秋爲人三冬爲神三而三四爲十二生二十四節候也

自舊甲子甲戌甲辰至丙子乃子北方水運也故上元一萬二千年也中元一千二百年也下元一百二十年而舊東醫寶鑑則東西靑白年世界依下元一百二十年之壽限推知上器者

三百六日也中器者二百九十六日也下器者二百四十六日也故上壽中壽於下器夭死者多矣則依甲子黑武北水而初開於黑武運而漸次壽命加之則前來甲寅運丑艮寅開始初東運而次次入元上器則有上壽幾百歲也克我者官鬼而擧世神命同居黑武所致故以親誼相補命而長壽也我克者妻才而相克病生則相生用藥見臟腑溫冷相克而虛者補其母實者瀉其子故也

冬至運一陽始生則丑艮方分也至子夜半運則冬至黑武子位也天爲甲乙運地爲子丑計則戌亥用地厚也天高空空地厚德依金木水火土草木禽獸化生即五運六氣相生克理也相生克不得則萬物不得生也天地萬物之中惟人最靈者人

也故天地人三才合之天地靈神及父母陰陽神故不知者不應不生舊醫學運滯云云也世人不知虛實不得用藥不救生命也新舊醫學不知五運六氣則不知臟腑重病治療之法也陰天黑雲用靑天白日陽藥陽天白日用陰天黑雲陰藥故陰症用陽藥陽症用陰藥可也且不知虛實五運六氣天地人三才之法則不救難命矣

人生入胎

天地靈神先應父母兩位而夢中有兆然後合德入胎故慈母血水流注於氣故或入胎婦人至二三朔后經度有且或婦人至十朔間經度不絕然一無落胎而生產者推知上中下器內下器者二百四十六日爲最下故然也

出生月十五日甲子生則入胎日己丑日而元亡之數十朔然其月無此日至十一朔尋此日至九朔亦尋此日而計上中下器最不亦有保命人也假使土木臟腑運氣出生則火水節入胎而相生無病故下器數亦有生命也此秋岡研究妙方也

不知臟腑而醫者推知人命云則百命內不得元壽保命者不過幾命而夭死者半數以上可歎々也

病者生命治與不治見下回

一下器

二病死葬

三天干怨鎭

四地支相冲

四柱診察時患者極痛然上六者不入則可治也雖輕痛然上六者不入則治也入則不治也然或是二克有則亦或治療耳

五日月相克

六絕命

乙亥年五月十五日丑時

乙亥　四柱推知三木二水而水不能生木則木是乾木故木
壬午　克土也相克而病出外風則乃皮膚風病也
壬戌　乙亥金木壬午木火壬戌木水辛丑水土故也
辛丑　入胎月推九朔則甲戌九月十六日入胎也

甲戌七月十五日入胎

甲戌　土水　五行內一水一土故木克土病在胃經也心性燥
壬申　木火　急脾經濕痰肝經瘀血四肢骨節痛肺經土生金
丁卯　木金　而金水無力故水氣枯渴故也入胎日至出生日

庚子　金火　計數則二百九十六日故上器四運四氣爲木木
臟腑也性急火痰有故病在胃腎經也用藥補腎
瀉土可也

以上入胎日則天地德合以然也陰陽曆對照的合者陽十二月二十二日陰冬至入則後十日來陽年一月一日也陽十二月二十三日陰冬至入則後九日來陽年一月一日也因此推去萬無一失又陰曆夏至年年陽曆六月二十二日入而或氣縮則二十一日有入也

運氣方藥

甲子初
加味付子山茱萸湯
付子炮
山藥
山茱萸
烏梅 各二錢半
丁香
藿香
甘草
五味子
鹿茸 各二錢
肉從容

熟地黃 各一錢
干三 召二
初初土水 胃經濕痰流行四肢骨節痛上焦虛熱下焦冷也
加味令付湯
白伏令 二錢半
當歸
川弓
便香付
白朮
陳皮 各一錢
吉更 二錢
只角 一錢半
付子

肉桂 各一錢半
五味子 七分
干三 召二
二二金水 脾經痰生故肝經不足脚氣蛔虫痛精神眩暈
加味四六湯
白伏令 四錢
當歸
川弓
熟下
山藥
山茱萸
白芍藥
牧丹

澤舍 各二錢
肉桂
付子
鹿茸 酒灸 各一錢半
五味子 七分

三三水火 水旺病在心冷消化不良蔘煩或脛痛

加味八味湯
人蔘 三錢
付子
乾干 各二錢
肉桂
白朮
麥門冬

白伏令
吳茱萸 湯炮
肉豆久煨 各一錢半
工砂仁 炒研
藿香 各一錢
五味子 五分
干三 召二

四四木土 肝經木旺精神眩暈或血症頭痛食味不足

加味朮厚湯 性急
白朮 二錢
厚朴
白芷
川弓

沙蔘
青皮
柴胡
桂枝 各一錢半
枸杞子
肉從容 各一錢
五味子 各七分
干三 召二

五五火火 心胃經熱火痰故虛火克金肺不足腹痛水結上火也

降火補陰煎
玄蔘 七錢
熟地黃 三錢
白朮

白伏令 干三
當歸 各二
川芎
白芍藥 各二錢
香付子
黃芪 蜜灸
鹿茸 酒灸 各一錢半
五味子
甘草 各一錢

中元 浮症氣

復元湯
澤舍 二錢半
柯子肉 二錢
木香
茴香 酒炒
獨活

厚朴 干製
吳茱萸 湯炮
橘皮 各二錢
肉豆久 煨
兵郎
蘇葉
甘草
川椒 去目 各一錢

初二 土木 肝經瘀血胃經濕痰故眩暈消化不良滯症陽氣不足或浮症

加減復元湯
白伏令 三錢
乾干
付子
肉桂
澤舍 各二錢
柯子肉

茴香 酒炒
陳皮
青皮
厚朴
蘇子 炒研 各一錢
木香
甘草 七分

二三 金火 火克金肝胃熱痰腹痛四肢骨節痛

加減正元湯
熟地黃 五錢
桂皮
乾干
當歸 各一錢
大黃 酒炒黑 七分
獨活
吳茱萸 湯炮 各二錢

兵郞 下三
蘇葉 召二
川椒 去目 各一錢
鹿茸 酒炙 一錢半
五味子 五分

三四水土 水克火故未能火生土胃經虛食無味滯症冷痰四肢骨節痛性急

加味付茸湯

熟芐 一兩
當歸 五錢
肉桂
付子 各二錢
乾干 下三
五味子 召二
鹿茸 酒炙
肉從容 各一錢
吉更 三錢

白介子 炒研 二錢

四五木火 肝經木旺木克土急火痰入脾經精神眩暈驚痰瘀血流注四肢脚痛頭痛怔忡症

加味養血湯

當歸
川弓
白芍藥
熟地黃
木香
砂仁 炒研
天門冬
五味子
桂皮
人蔘
黃芪 下三
枸杞子 召二

肉從容 一錢
鹿茸 酒炙 三錢
青皮
白朮 土炒 各一錢

五六火金 心傷故金肺濕痰或乾咳嗽急症浮症消化不良

用中元藥 加

熟地黃 爲君 三錢
白芍藥 下三
石菖蒲 召二
遠志 去骨
麥門冬 去心 各一錢

乙丑初

補中治濕湯

人蔘
白朮
蒼朮

陳皮 各一錢
赤伏令
麥門冬
木通 各七分
當歸
黃今
厚朴
甘草 各五分

初初金木 肺經濕痰故血分不足左尺不能或麻木風症

加味補肝湯

桂皮 三錢
白芍藥 二錢
熟芐
當歸
川弓
人蔘 各一錢

甘草 五分
鹿茸 酒灸 二錢
乾干 炮 一錢

二二一水火 冷痰入五臟精神不足全身不能骨節痛

用天干藥 去

蒼朮
赤伏令
木通
黃今 加
熟地黃 三錢
當歸
肉從容
枸杞子
鹿茸 酒灸
山藥
山茱萸

付子 各二錢
肉桂 一錢

三三木土 肝痰風木入胃經怔忡精神不足消化不良

加味歸茸湯

熟地黃 五錢
當歸 三錢
鹿茸 酒灸
山藥
山茱萸
枸杞子
肉從容
白伏令 干三
甘草
五味子 各二錢
石昌蒲
遠志 去骨 各一錢

四四火火 心大肺虛乾泉乾咳血分不足精神眩暈心傷有滯症虛陽發生或吐血疔頭冷

用天干藥 去

黃芩 干五

木通 召國

蒼朮 加

熟地黃 爲君 三錢

白伏神

鹿茸 酒炙 各二錢

五味子 三七根

海馬 人乳炙

蛤蚧 酒炙 各五錢

五五土金 胃肺經濕痰膝浮骨節痰咳喘急或腹痛陰多陽小也

加味六君子湯

人蔘

鹿茸 酒灸 三錢

白朮 干五

龍眼肉

使君子肉

乾干 二錢

砂仁 炒研

肉桂 各一錢

五味子

甘草 各五分

吉更 三錢

只角 二錢

白芥子 炒研 七分

中元

加味降火湯

蘇子 炒研 二錢

半夏 干製

白朮

肉桂

陳皮

當歸

川弓 各一錢半

柴胡

厚朴

麥門冬

木香

五味子

桑白皮 各一錢

初一一金火 肺經旺大胆心小故心傷煩熱精神眩暈咳喘陽小陰大麻疾症

用中元藥 去

蘇子

麥門冬 加

當歸

白伏令

枸杞子 各一錢半
肉從容
五味子
黃芩 炒 干五
白芥子 炒研 各一錢

二三水土
金不生水故陰虛內動
夢中水生水克火不生
火故冷灌消化不良也

加味鎭陰煎

熟地黃
付子
牛膝
澤舍 干三
肉桂
灸甘
鹿茸
五味子 各一錢

三四木火
肝火生胃經入痰滯
精神不足或血症麻
風症頭痛也

加味補脾飲

八蔘
白朮
柴胡 各二錢
半夏 干製
砂仁 炒研
鹿茸 酒灸
枸杞子 各一錢半
當歸
川弓
草果
厚朴
麥門冬 去心 各一錢
甘草 七分
干三 召二

四五火金
肺經熱火痰消化不
良四肢骨節痛腹中
痰積痛咽喉症

開氣消痰湯

吉更
便香付
白干蠶 各二錢
陳皮
片芩
只角
前胡 各一錢
半夏
羌活
荊介
兵郎
良干 各七分
甘草 五分
鹿茸 酒灸 一錢

五味子 七分
五六土水 主克水故下焦腎水不足冷上濕焦痰滯症四肢骨節痛
用中元藥 加
鹿茸 酒灸 三錢
丁香
白豆久 炒 干五
乾干 炮
益智仁 炒研 一錢
五味子 五分

丙寅初
加味補益湯
人蔘 三錢
白朮
甘草
當歸

川弓
陳皮
升麻
柴胡
黃芪
白伏令 各一錢半
黃栢 塩酒炒 各七分
知母

初初水火 裏冷全部冷痰夢中水克火心傷虛熱發生消化不良
加減八味湯
白伏令 四錢
山藥
山茱萸 各二錢
熟干 干三
澤舍 召二
牧丹 各一錢半

肉桂
付子 各五分
鹿茸
枸杞子 各一錢
五味子 五分

一二一木土 肝旺風木皮膚痒麻精神眩暈胃經八驚痰嗽血眼疾或血痳小便或多或小或白或赤頭痛也
用天干藥 加
白芷
天麻 各一錢
白芍藥
鹿茸 酒灸 去 各二錢
知母
黃栢 八分
梔子 炒 七分

三火火 性急心傷肺經不足腎水乾泉上焦熱下焦冷

黃連淸心飮

黃連
生地黃
當歸
甘草
白伏神
山召仁 炒
遠志 去骨
人參
蓮肉 各一錢

四四土金 胃肺經濕痰四肢骨節頭痛風濕痰流注於全體也

用天干藥 去
當歸
知母

黃栢 加
熟芐 爲君 二錢
龜板 酒灸
柯子肉
五味子
砂仁 炒研 各一錢
鹿茸 酒灸 二錢

五五金水 肺經咳喘急或痰積聚症四肢骨節痛也

加味四茸湯

當歸 五錢
川弓
熟地黃 干三
白芍藥 召二
鹿茸 酒灸 各二錢
五味子
桂枝 各一錢

中元

加味養胃湯

白朮 二錢
人蔘
甘菊
陳皮
玄蔘
當歸
川弓
白芷 各一錢
荊介
白伏令
防風
薄荷 各五分
甘草 干三召二

初二水土 冷腹痛四肢骨節痛 消化不良滯症手足 水冷症死

加減八味湯

付子 三錢
沙蔘
人蔘 各二錢
白朮
鹿茸 酒灸
熟地黃
乾干 土炒 一錢半
肉桂
五味子
當歸
川弓
枸杞子 各一錢
甘草 七分
干三

二三木火 肝火頭痛瘀血目赤 假瘧非瘧症痛

用中元藥 去
當歸 加
白芷
荊介
肉豆久 煨
熟地黃 爲君
枸杞子
五味子 各一錢半
柴胡
青皮 各七分

三四火金 心肺經熱火痰脇痛 脚氣痛也

味味二陳湯

半夏 干製
南星
黃芩

赤伏令
梔子
陳皮
蒼朮 干三
吉更
遠志
柴胡
石昌蒲 各一錢
木果
黃栢
知母 鹽酒炒 各七分

四五土水 胃經濕痰下焦腎水 枯渴手足不仁

用中元藥 去
玄蔘 加
荊介
付子

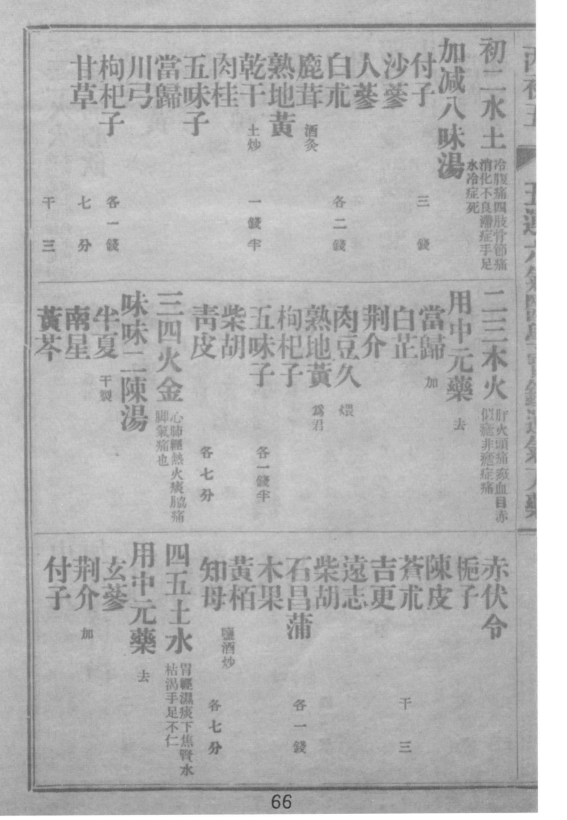

肉桂
破古紙 塩酒炒研 各一錢半
杜冲 干製去絲 各七分
五味子 五分
鹿茸 酒灸 二錢

五六金木 肝經血分不足陽虛水氣枯咳嗽胆乾也
用中元藥 去
荆介 加 爲君 二錢
當歸
枸杞子
蓮肉
熟苄
乾干
車前子 各一錢
五味子

干三 召二

丁卯初
加味雙和湯
白芍藥
熟地黃
黃芪
當歸
川弓
陳皮
蒼朮
厚朴
半夏
藿香
甘草
肉桂

干三 召二 各一錢

初初木土 肝經血分太過怔忡胃經虛有滯症 各五分
加味八物湯
人蔘
白伏令
白朮
便香付
當歸
川弓
白芍藥
砂仁 炒研 各一錢半

干三 召二

二三一火火 金火相克心肺經血小未虛木生火也木則血燥故血分病也
用天干藥 去
半夏
藿香 加
遠志 去骨
石昌蒲
白伏神
天門冬 各一錢

干三 召二

鹿茸 酒灸 二錢
五味子 七分

三二土金 胃肺經濕痰入肝經血分陽虛肥乾乾咳喘陰多故虛陽動多用水氣生病也

用天干藥 去

蒼朮
厚朴
半夏
藿香 加
白朮 干三
山茱萸 召二
人參
黃芪 蜜灸
貢仁 炒研 各一錢
鹿茸 酒灸 二錢
五味子 七分

四四金水 肺金燥冷上焦虛煩症下焦陰虛或脚氣骨節痛精神不足也

用天干藥 去

白芍藥
半夏
藿香 加
白伏令 爲君
白豆久
人參
五味子
天門冬 各一錢半
鹿茸 酒灸 八分

五五水木 心冷腹痛陰陽虛中胃虛乾嘔症

加味滋腎湯

熟地黃 五錢
當歸

杓杞子 干三
鹿茸 酒灸
肉從蓉 召二
附子
肉桂
五味子 各一錢
杜冲 干製炒去絲
柴胡 各五分

中元

加味雙補湯

白芍藥 二錢半
熟地黃
當歸
川弓
牛膝
木果

桂皮
桂枝
半夏
乾干
黃芪 各一錢半
兵郎
甘草 各七分

初二木火

木肝經血虧旺不得 木生火心胃輕虛滯 脉瘀血症忡眩暈頭 痛客來症

加味大補湯

人蔘
白朮
當歸
川芎
白芍藥 干三
枸杞子 召二

肉桂
熟芐
木香
甘草
玄蔘 各一錢半
五味子 一錢

二三火金

心經肺邪火克金故 未能金生水而病生 實經故陰虛火動上 焦煩熱眩暈怔忡消 化不良下冷泉乾也

右藥用 去
木果
桂皮
半夏
兵郎
蓮肉 加
巴戟
鹿茸 酒灸 各二錢

肉從容
五味子
枸杞子 各一錢

三四土水

胃强水邪胃經濕滯痰 四肢不筋下焦不足

右藥用 去
半夏
桂枝
兵郎
牛膝
木果
栢子仁 加
枸杞子
附子 各一錢
鹿茸 酒灸 一錢半

四五金木

肺强肝邪血分虛心 弱肺臟氣喘急陽虛 無力也

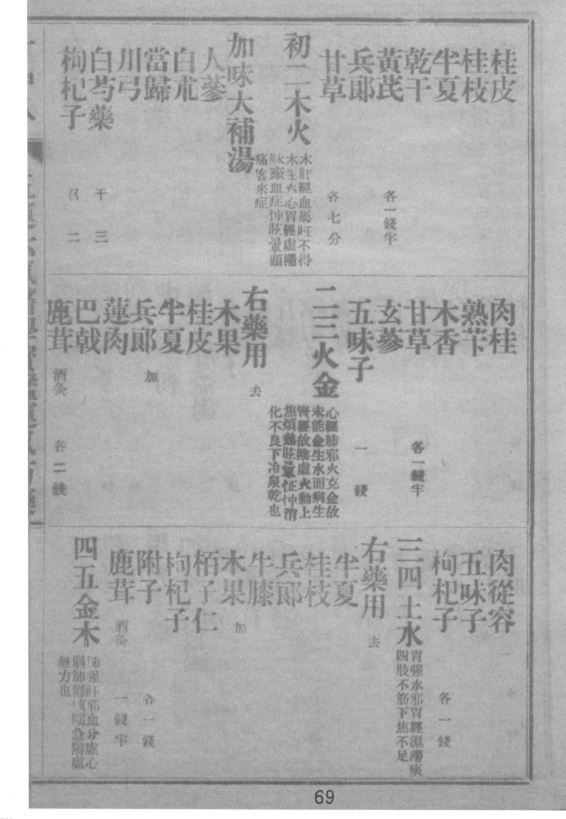

右藥用
仁蔘 爲君 三錢
鹿茸 酒灸 二錢
白芍藥 一錢半
五味子 七分

五六水火 腎克心邪裏冷消化不良寒邪肢節痛精神憒々心悲症也

去右藥 用

加味補精湯
土龜板 酒灸 一兩
附子 五錢
當歸
枸杞子
肉桂
肉從容
五味子 各三錢

知母
黃栢 鹽酒炒 各一錢
乾干 七分

戊辰 初

加味鮮盃湯
香付子 二錢
蘇葉
升麻
赤芍藥
麻黃
陳皮 干三
川弓 召二
葛根
白芷
蒼朮
桂枝 各一錢

甘草 五分

初初火火 心克肺邪金不足故痰喘未能金生水而腎不足陽虛消化不良也

用天干藥 用

加味滋腎湯
熟地黃
枸杞子
肉從容
山藥 各三錢
巴戟
破古紙 鹽酒灸
元杜冲 干製
鹿茸 酒灸 各二錢
唐木香
砂仁 炒研
五味子 各一錢

二二土金

胃弱心强金不生水
渴土補腎或浮症

加減壯原湯

八蔘 各二錢
白朮
赤伏令
破古紙 鹽酒炒研
陳皮
肉桂
乾干
肉從容 干 三
枸杞子 各一錢
五味子
唐木香 各七分
工砂仁 炒研
黃芩 酒炒 五分
甘草 三分

二三金水

肺强肝木受邪血分
陽虛火痰入腎經陰
虛流注上焦故頭痛
骨節痛或四肢不節

加減眞陰煎

熟地黃 七錢
肉從容 五錢
肉桂
覆盆子
蓮肉
香付子 干 三
乾干
五味子 各二錢
鹿茸 酒灸 一錢五分
半夏 干製 七分

四四水木

水克火心臟受邪順
性用心脾土不足故
滯症生也

去天干藥 用

加味附茸湯

當歸 五錢
熟地黃
枸杞子 各二錢
肉從容
鹿茸 酒灸 各一錢半
肉桂 干三
附子 召二
乾干 各五分
五味子 或血症嘔吐則 加
白朮 各一錢

五五木火

肝木太强脾土受邪
未能土生金故血滯
驚痰痧血怔忡筋縮
症有皮膚痒麻

用天干藥 去
香付子
赤伏令
麻黃 加

砂仁
熟地黃 各一錢
青皮
黃蓮 各六分

中元 加味生脈散

當歸 二錢
川芎
熟芐
白芍藥
麥門冬
人蔘
五味子 各一錢半
肉桂
香付子
甘草 各一錢

初二火金

心强太過故肺金受邪未能金生水腎水不足心煩虛熱或乾咳血症

加味大補湯

乾芐 三錢
巴戟
山藥
山茱萸
肉從容
白伏令
五味子
麥門冬
官桂
甘草
玄蔘 各一錢
鹿茸 酒灸 各五分

二三土水

脾土太過腎水受邪未絲水生木故肝經血分陽氣不足裏冷消化不良四肢骨節痛

用中元藥 去
白芍藥 加
白伏令
陳皮
白木 干三
砂仁 炒研 召二
只角 夫炒
吉更 各一錢
鹿茸 酒灸
肉從容
枸杞子 各一錢
肉桂
付子 各五分

三四金木

肺金太過肝木受邪未能木生火故心冷血虛消化不良骨節痛眩暈

用中元藥 去

麥門冬 加
砂仁
白伏令
唐木香 干五
烏藥
防巳 酒洗 各一錢
牛膝 或服痛血虛頭痛入
白芷
半夏 各一錢

四五水火 胃水太過水克火心傷腸冷故消化不良客邪骨節痛也

去中元藥 用

加味補心湯

當歸
川弓 各三錢
白伏令
沉香

兎絲子 酒炒研
熟芐
黃芪 蜜灸 各二錢
付子 干三
肉桂 召二
巴戟
破古紙 塩酒炒
栢子仁 炒研
肉從容 各一錢

若胃水不足則加
胡蘆巴 酒炒 八分
鹿茸 酒灸
五味子 各五分

五六木土 肝木太過胃土受邪消化不良怔忡俠疹風痒症

用中元藥 加
白朮

砂仁 炒研
白豆久 炒研 各一錢

己巳初

加減雙補湯

當歸
川弓 二錢
熟地黃
黃芪 蜜灸
仁蔘
鹿茸 酒灸
枸杞子
白伏令 各一錢半
白朮 土炒
肉從容
肉桂
青皮

砂仁 炒研 各一錢
五味子 七分
初初土金 胃土太過胃肺經濕痰腎水受邪下冷上熱痰滯症四肢腰痛也
去右藥用
加減和中飮
白朮
厚朴 干製
桂心
藿香
草果仁 炒研
乾干
砂仁 炒研 各一錢半
鹿茸 酒灸
五味子 各一錢
二三一金水 相合土克水腎水受邪肢節痛頭痛眩暈嘔吐或血症

右藥用 去
牧丹
澤舍 入
熟芐 爲君
仁蔘
黃芪
沙蔘
五味子
肉從容 各一錢
三三水木 腎水太過未能水生木心受邪畏冷消化不良骨節眩暈症也
加減養胃湯
沙蔘 三錢
白伏令
白朮 炒
當歸
川弓 二錢

柴胡
枸杞子 干 三
肉從容 召 二
五味子
青皮
砂仁 各一錢
鹿茸 酒灸
肉桂
甘草 各七分
四四木火 肝木太過胃經受邪脾虛弱嘔吐或滯症頭痛眩暈
右藥去用
加減柴四湯
仁蔘 二錢
白朮 土炒
白伏令
柴胡

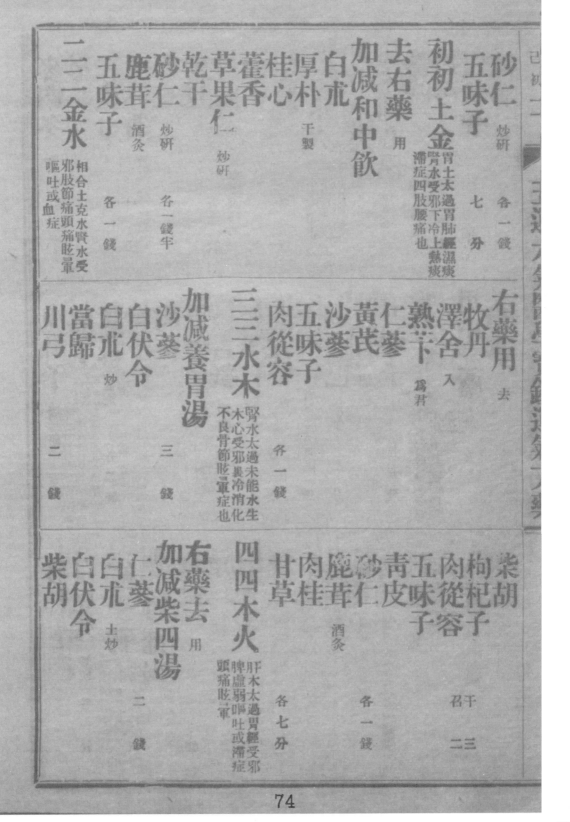

當歸
川芎
白芷
熟地黃 各一錢半
乾芐
肉桂
砂仁 炒研
甘草 各一錢

五五火土 心動火故火克金受邪 肺經血管不足陽俱虛 消化不良肢節痛
右藥去 用
加減八味湯
白伏令 四錢
山藥
山茱萸
熟地黃 各三錢
肉桂

牧丹
付子
麥門冬 去心
川芎
鹿茸 酒灸
五味子 各一錢半

中元
二氣飮子
熟芐 三錢
當歸
川芎
枸杞子
白芍藥 各一錢半
細辛
白芷
付子 干三

甘草
白芥子 炒研
蒼朮 各一錢

初二土水 胃强水邪病在腎經 下冷不得水乘火降 消化不良四肢腰痛
右藥去
白芷
細辛 加
杜冲
牛膝 酒炒
五味子
五加皮
玄蔘 各一錢

二三金木 肺金旺血分肝經受 邪陰多陽小脇痛四 肢骨節痛
右藥去
付子 加

當歸 爲君病不如右症則去
蒼朮
細辛
白芷 加
杜冲 干三
牛膝
肉從容
鹿茸 酒灸 各二錢
五味子 七分

三四水火
腎水太過水克火故病在心經裏冷消化不良眩暈或寒熱頭痛肢節痛

右藥 去
鹿茸 用
八味湯
熟地黃 四錢
山藥

山茱萸 各二錢
白伏令
牧丹
澤舍 各一錢五分
肉桂
付子 各五分

四五木土
肝木太過胃土受邪急性痰火滯症消化不良或皮風血風

右藥用 用
加味養胃湯
蒼朮 二錢
白朮
白伏令
人蔘
白芍藥 于三 召二
柴胡
玄蔘

砂仁 炒研
青皮
白芷
防風 各一錢
羌活
甘草 各七分

五六火火
心彆太過肺經受邪病在血管心熱血症骨節痛四肢無力

右用元藥 去
白芷
細辛
白芥子 加
牛膝 酒洗 干三
鹿茸 酒灸 各二錢
五味子
蓮肉 各一錢

庚午初

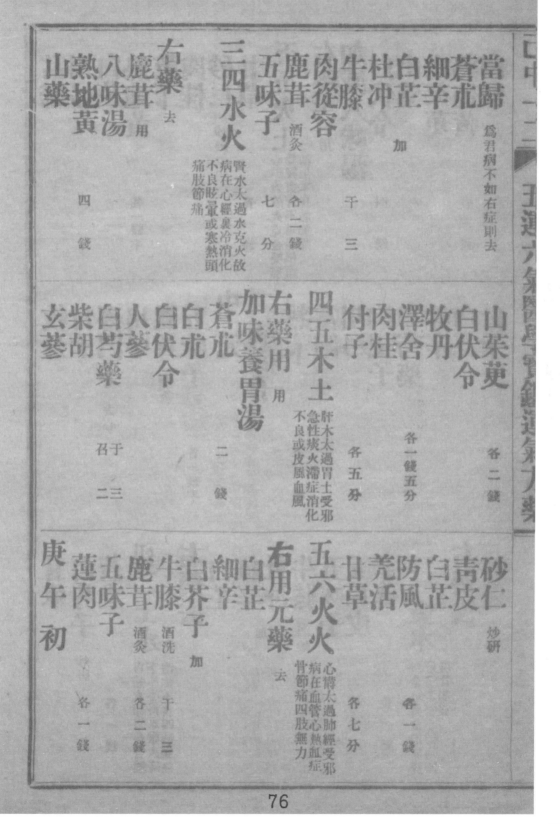

加味八味湯

白伏令 四錢
山藥
山茱萸
熟芐
杜冲 干製 各一錢半
牛膝 酒洗
澤舍
牧丹
肉桂
人參
鹿茸 酒灸 各一錢

初初金水 肺金太過肝木受邪陽虛或咳嗽脇痛骨節痛

去右藥 用

四六湯

熟地黃 四錢

山藥
山茱萸 各二錢
白伏令
牧丹
澤舍 各一錢五分
當歸
川芎
白芍藥 各一錢二分
人參
桑白皮 干召 三二
貝母
半夏 各一錢

一二一水木 腎水太過心經受邪未能火生土胃經濕痰滯症消化不良或精神眩暈

用右藥 加

當歸
五味子

破古紙 鹽酒炒 各一錢
巴戟

三三木火 肝木太過未能木生火心氣怔忡症頭痛眩暈胃經不足或滯症

用右藥 去

肉桂 加 干三
砂仁 炒研
白朮 各一錢

四四火土 心傷故眩暈嘔吐或乾咳股節痛頭痛症寒熱往來

用右藥 加

付子
玄參
黃芪
砂仁 炒研 各一錢
五味子 七分

五五土火 腎土太過腎水受邪濕痰流注四肢骨節痛或頭痛

用右藥 去
牧丹 加
川芎
芍藥 各一錢
五味子
知母
黃栢 鹽酒炒 各七分
或乾咳血症 加
五味子 各一錢
枸杞子

中元
加減雙金散
白芍藥 二錢半
當歸
川芎

熟地黃 酒灸 各一錢半
黃芪
人蔘
陳皮
肉從容 酒洗
牛膝
木果
桂枝
鹿茸 酒灸 干三 召二
木香 各一錢
五味子
知母 鹽酒炒 各七分
黃栢
甘草

初二金木 肺克肝經血分不足陽虛陰多咳嗽支骨痛痰滯症頭暈痛

用中元藥 去
桂枝
知母
黃栢
五味子 加
白芷
杜冲
山茱萸
肉桂 各一錢

二三水火 心冷腹痛消化不良寒熱來往精神不足也

加減八味湯
白伏令 三錢
麥門冬
山茱萸
熟地黃
肉桂 各一錢五分
付子

乾干

鹿茸

枸杞子

五味子 各一錢

三四木土 胃經肝經滯寒邪風症眩症病血乾泉不足

用中元藥 去

木香

木果

知母

黃栢 加

柴胡

吉更 各二錢

四五火火 金火相克故脚膝痛咳嗽積聚腹痛

去中元藥 用

滋陰煎

當歸 五錢

熟地黃

肉從容

枸杞子

鹿茸 各三錢

五味子

麥門冬 去心

甘草 各二錢

五六土金 胃肺經熱痰節痛頭痛肢痛陽虛寒症肝經血分不足也

去中元藥 用

加味雙和湯

白芍藥 二錢半

當歸

川弓

熟地黃

鹿茸 各二錢

五味子 干三

黃芪 召二

人蔘

甘草 各七分

辛未初

加味五子湯

五味子 一錢五分

付子

巴戟

山茱萸

熟芐

鹿茸 酒灸

杜冲 干製

當歸

白朮

澤舍 各一錢

初初水木 水克火故心經受邪裏冷陽虛消化不良夢事不吉寒熱來往眩暈

加減雙和湯

白芍藥
當歸
川芎
鹿茸 酒灸
熟地黃
黃芪 蜜灸 干三
五味子
付子 各一錢
肉桂 各七分

二三木火 肝經太過胃土受邪精神眩暈消化不良或心虛不安瘖半身不遂

用天干藥 去
付子
當歸 加

三三火土 臟腑未能火生土胃經濕痰消化不良四肢筋縮頭痛眼赤

人蔘
砂仁 炒研 各一錢半
五味子 七分
柴胡
升麻 各五分

用天干藥 去
付子 加
鹿茸
人蔘 一錢半
遠志 去骨
石昌蒲 各一錢

四四土火 胃經太過腎經受邪腎經衰弱滯症

去天干藥 用

加味補精湯

龜板 七錢
熟苄 四錢
肉從容
枸杞子
人蔘 各二錢
白伏令
白朮 干三
牛膝
肉桂
付子 各一錢
五味子 各七分

五五金金 肺經太過肝經受邪病在血分脇痛四肢骨節痛

用天干藥 去
付子 加
熟地黃 爲君 五錢
黃芪

黃栢 水炒 一錢半
桂枝 三錢

中元
加味六君煎

熟地黃 五錢
當歸
半夏
白伏令 各二錢
陳皮
人蔘
付子
肉桂
白芍藥 各一錢
乾干
甘草 各七分

初一二水火 腎水太過心經受邪 心冷消化不良骨節 頭痛寒熱汗出

去右藥用
鎭陰煎

熟地黃 一兩
付子 五錢
牛膝 二錢
澤舍 一錢半
肉桂
鹿茸 酒灸 三錢
五味子
甘草 各七分

二三木土 肝經太過胃經受邪 滯症皮膚搔痒症陰 虛火動

用中元藥加
砂仁 炒硏 一錢半

三四火火 心經太過肺經受邪 咳嗽喘急精神不足 頭痛面腫渴症血症 上熱下冷陰虛

去右藥用
淸心蓮子飮

當歸
白伏神 各三錢
蓮肉
玄蔘 干三
遠志 名二
熟地黃
枸杞子
五味子
肉從容 各二錢
梔子
黃栢 各一錢
甘草 七分

四五土金 胃肺經濕痰急咳喘 脇肩節痛精神眩暈
用中元藥 去
付子 加
當歸 爲君 三錢
人蔘
麥門冬 去心
砂仁 炒研 各二錢
陳皮
桂皮 各七分
五味子 五分
五六金水 肺經太過心經受邪咳 嗽脇痛骨節四肢痛或 虛痳下焦風症
去中元藥 用
沙四湯
沙蔘 五錢
龜板 酒灸 三錢

牛膝 酒洗
當歸
川芎 干三
白芍藥 召二
熟芐
白朮
木香 各一錢半
砂仁
桑白皮
杏仁
桂枝
黃芩 各一錢
壬申初
知栢雙和湯
白芍藥 二錢半
熟芐

黃芪
當歸
川芎
桂皮
知母
黃栢 鹽酒炒 各一錢
甘草
鹿茸 陽虛則加 各七分
五味子 酒灸 各八分
初初木火 肝經太過脾土受邪 消化不良精神眩暈 血症性急火滯皮膚 痒痲頭痛
去天干藥 用
加味養胃湯
白芍藥 二錢半
熟地黃
黃芪

當歸
川弓
只角
神曲
麥芽 干三
山査肉 召二
人蔘
靑皮
甘草 各二錢
蘇葉
白芷 各一錢
二二火土 未能火生土故胃經不良心傷滯症陰陽俱虛
用天干藥 去
知母
黃栢 加
枸杞子

肉從容
肉桂 各一錢半
鹿茸
三三土火 胃經太過腎經受邪上焦風痰下焦冷濕痰故四肢骨節痛
用天干藥 加
人蔘
白伏令
乾干
天麻
麥門冬 去心 各一錢
四四金金 肺金太過肝經受邪咳喘痰積蛔痛陽虛
去天干藥 用
加味歸脾湯
當歸 五錢
鹿茸 酒灸 三錢

熟苄
枸杞子
肉桂
木果 各二錢
牛膝
肉從容
五味子 各七分
五五水水 腎水太過心經受邪眩暈精神痛
去天干藥 用
五陰煎
人蔘 七錢
熟苄 四錢
肉從容
枸杞子 干三
龜板
牛膝 酒洗 各三錢

付子 各一錢半
乾干
肉桂 一錢
五味子

中元
加味健中湯
白芍藥 干三
桂枝
熟地黃 召二
當歸
黃芪 蜜灸
陳皮
知母 鹽酒炙
黃栢 各一錢
甘草
五味子 五分

付子 二錢

初二木土 肝經太過胃土受邪冷滯火痰人脾虧精神鬱々怔忡頭痛肢節痛
去中元藥
加味治中湯
青皮 干三
陳皮 召二
人蔘
白朮
乾干
肉桂
厚朴
黃芪 蜜灸
白豆久 炒硏
砂仁 炒硏 各一錢半

二三火火 心經太過肺經受邪陰虛火動
去中元藥 用
加減治中湯
人蔘 各一錢
白豆久 炒硏
砂仁 炒硏
熟地黃
葛根
升麻 二錢
鹿茸 酒灸
麥門冬 各一錢
梔子

三四土金 胃經太過腎水受邪四肢骨節脇痛下焦腎水不足
去中元藥 用
補中治痰湯
白伏令 三錢

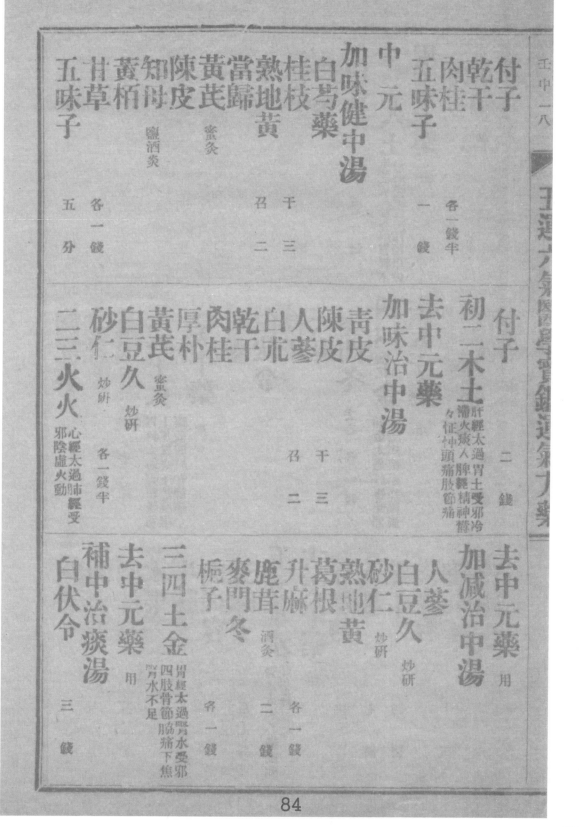

當歸
川芎
白芍藥
枸杞子
肉從容
黃芪 蜜灸 各二錢
人蔘
鹿茸 酒灸
五味子 各一錢
木香
砂仁 炒研 各七分

四五金水 肺經太過肝經受邪 風痰膈鬱咳嗽血分 不足陽虛
去中元藥 用
加味八物湯
人蔘
白朮

白伏令
甘草
熟地黃
當歸
川芎
黃芪 蜜灸 各一錢半
鹿茸 酒灸
五味子
砂仁 炒研 各一錢

五六水木 腎水太過胃經受邪冷 痰血痰怔忡胃虛皮 膚搔痒眼疾眩暈
去中元藥 用
加味杞菊湯
當歸
川芎
白伏令 各三
白芍藥 各二

枸杞子
肉從容 各二錢
甘菊
白芪
五味子 各一錢
柴胡
升麻 各七分

癸酉初
加減八味湯
白伏令 三錢
山藥
山茱萸 各二錢
陳皮
白朮 土炒
熟地黃
肉豆久 煨

砂仁 炒研
肉桂
木果 各一錢
牛膝 酒洗
麥門冬 去心 各八分
甘草
初初火土 心傷胃經火痰食味無眩暈下冷
去天干藥 用
加味山熟湯
當歸 五錢
白伏令
山茱萸 各二錢
熟芐
沙蔘
澤舍 于 五
遠志 去骨

石菖蒲
桂皮 各一錢
付子
五味子 各七分
二二土火 胃太過上焦痰消化下良眩暈下焦冷夢水邪
去天干藥 用
鹿茸大補湯
白朮
肉從容
吉更 各一錢
陳皮
杜冲 去製
白芍藥
當歸 乎三
川芎 各二
熟芐

石斛 酒洗
鹿茸 酒炙 各一錢半
肉桂
五味子 各七分
三三金金 肺金太過肝經血分不足協痛風痰骨節痛咳嗽眩暈陰多陽小
用天干藥 去
肉豆久 加
白朮
蒼朮 各二錢
桂枝
龜板 爲君酒灸 四錢
五味子
白芥子 炒研 各一錢
四四水水 下焦風濕痰上焦冷消化不良精神眩暈寒熱往來頭痛肢節痛心腸冷
去天干藥 用

加味健中湯
白芍藥 酒炒
白伏令
白朮
肉從容 各二錢
枸杞子
乾干 炮 干三
肉桂 召二
肉豆久 煨
鹿茸 酒灸 各一錢半
付子
五味子 七分
若腹痛加
桂枝
附子 各三錢
五五木木 肝經太過胃經受邪順性中急痰瘀血流注皮膚風痒症或眩暈頭痛

去天干藥用
加味健脾湯
白朮
白芍藥
白伏令 各三錢
厚朴
青皮
砂仁 干三
當歸 召二
川芎
陳皮
熟芐
五味子
鹿茸 酒灸 各一錢半
柴胡
升麻 各五分

中元
加減雙和湯
玄蔘 三錢
白芍藥 二錢
熟地黃 干三
當歸 召二
川芎
黃芪 蜜灸 各一錢
桂皮
付子
甘草 各七分
初一火火 火克金肺經受邪陰小陽虛小腸心帶证仲眼暈
用中元藥 去
付子 加
知母
黃栢 鹽酒炒

梔子 炒研
五味子 各七分
牛方子 若咽喉痛加
吉梗 各二錢
二三土金 胃肺經濕痰盛脇痛骨節痛或痰陰頭痛眩暈
去中元藥 用
六君子湯 干三
半夏 召二
白朮 各一錢半
陳皮
白伏令
人蔘 各一錢
甘草 灸 五分
當歸 爲君 二錢
三四金木 金克木肝木受邪血分不足陽虛

用中元藥 去
付子 加
鹿茸 酒炙
五味子 各一錢半
枸杞子
肉從容 各一錢
四五水木 胃經濕滯痰症陽虛
去中元藥 用
鹿茸大補湯
熟地黃 五錢
肉從容
杜冲 干汁炒去絲
甘草 各一錢
白芍藥 二分半
白朮
付子

人蔘 干三
肉桂 召二
牛夏
石斛
五味子 各七分
鹿茸
黃芪
當歸
白伏令 各五分
五六木火 肝經火生食滯痰滯或積聚腹痛頭痛眩暈
去中元藥 用
加味雙和湯
白芍藥
白朮
當歸 各二錢
川弓

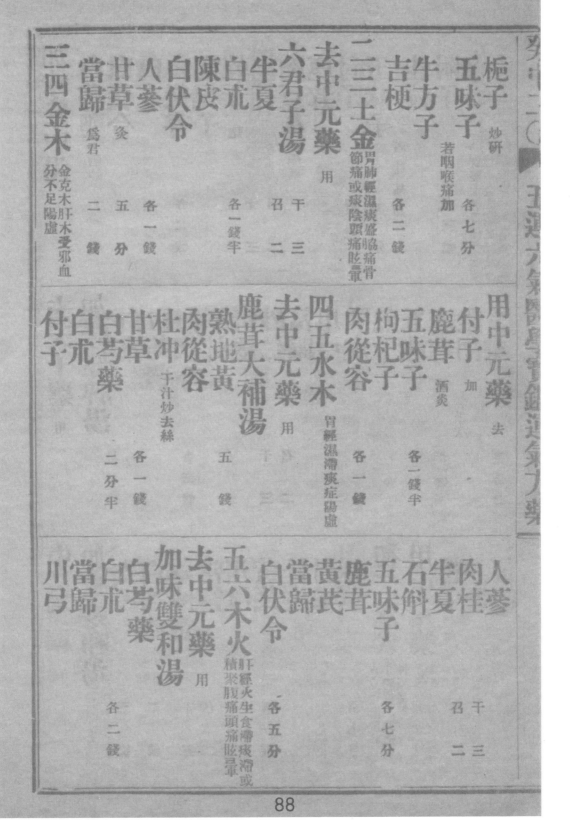

肉桂
人蔘 干三
黃芪 召二
枸杞子 各一錢半
肉從容
天麻
青皮 各七分
甘草 五分

甲戌初
八味湯
熟地黃 四錢
山藥
山茱萸 各二錢
白伏令
牧丹
當歸 各一錢半

川芎
付子 各五分
枸杞子 干三
肉從容 召二
五味子 各一錢

初初土火 胃經痰火乾咳嗽或精神眩暈
去天干藥 用
加味地黃湯
熟地黃 各二錢
山藥 干三
山茱萸 召二
白伏令
牧丹
澤舍
枸杞子 各一錢
甘菊

五味子
鹿茸 酒炙 各三錢
付子
肉桂 各一錢

二二金金 肺經火閉臨事眩暈心脾經虛怯痰飲症
去天干藥 用
加味滋陽健脾湯
木果
牛膝 酒洗 各二錢
白朮 干三
陳皮 召二
半夏
白伏令 各一錢
當歸
白芍藥
生乾干

人蔘
木果 各七分
麥門冬
遠志
川芎
甘草 各五分

三三水水 陰虛腹冷痛或嘔吐寒氣後汗多肢節頭痛眩暈消化不良

去天干藥用

鎭飮煎 二兩
熟地黃
付子
牛膝 各三錢
澤舍 干三
山藥 召二
山茱萸 各二錢

白伏令
肉桂
草甘 各一錢五分
上氣虛加
人蔘 五錢 頭風加
天麻
防風
荊介 各一錢 汗多加
桂皮
黃芪 各一錢

四四木木 肝木太旺脾土受邪飮食無味滯症痰血眩暈

去天干藥用

金水煎
龜板 酒灸 一兩
白朮
白伏令

熟地黃 各五錢
藿香 干三
青皮 召二
砂仁
肉豆久 煨
乾干 各二錢
柴胡 七分
有性急痨滯症加
鹿茸 二錢
五味子 一錢

五五火火 陰虛火動盜汗多或乾咳嗽心虛眩暈頭痛血症

天干藥去

付子 干三
牧丹 加 召二
熟地黃
當歸

川芎 干三
白朮 召二
遠志
石昌蒲
麥門冬 去心
五加皮 各二錢
枸杞子
肉從容 各二錢

中元
加味右歸飲
熟地黃
山藥
枸杞子
杜冲 干製去絲
山茱萸 各一錢半
附子

肉桂
甘草 各一錢

初二土金 胃肺鬱濕痰下焦冷胃氣虛骨胸脇四肢腰痛眩暈
去中元藥 用
清金降火湯
黃芩
白芍藥 各二錢
蒼朮
牛膝
木香
吉更
當歸 一錢半
川芎
桂枝
白芷

蘇葉 干三
麻黃 召二
甘草 七分

二三金水 肺金旺腎水不足胸脇腹骨節痛或冷積痰痛
用中元藥 去
附子 加一兩
當歸 干三
枸杞子 召二
肉從容
鹿茸 酒灸 各二錢
五味子 七分

三四水木 水生木木克土胃鬱驚痰血流注四肢痛滯症或眼疾
去中元藥 用
加味大營煎
熟地黃 七錢

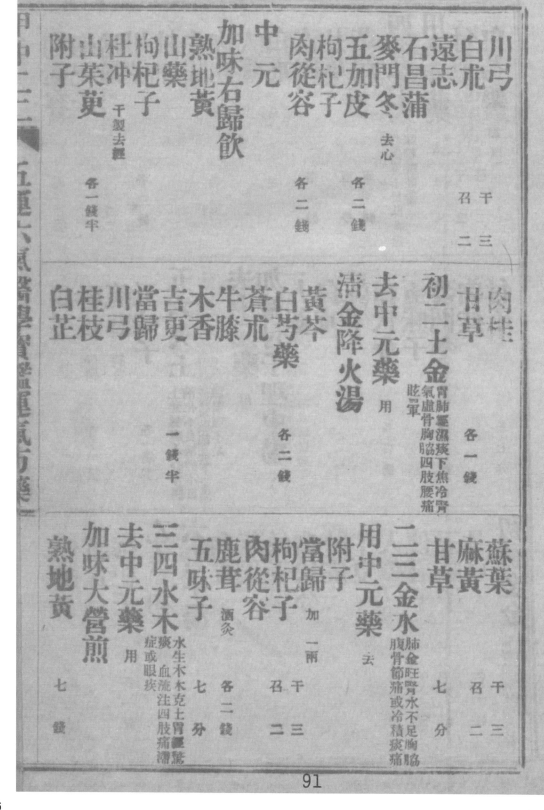

肉從容 五錢
枸杞子
當歸
川芎 各三錢
杜冲
牛膝
肉桂
人蔘
白朮 各一錢
青皮
甘草 五分
黃芪 五錢
四五木火 心傷胃不良飮食無味精神眩暈
用中元藥 去 干三
付子
白芍藥 加 召二

川芎
砂仁 炒研 各二錢
鹿茸 酒炙
五味子 各一錢半
五六火土 上焦熱痰入心胃經消化不良精神不良眩暈肢節痛下焦冷濕腎氣不足
去中元藥 用
加減付子理中湯
人蔘
白朮
乾干
白伏令 各二錢
五味子
麥門冬 去心 各一錢
肉桂
付子 各七分

桂枝 二錢
鹿茸 酒炙
枸杞子 各一錢
乙亥初
六君子湯
白朮 土炒
草果
乾干 炮
白伏令
陳皮
半夏 干製
人蔘 各二錢
使君子 干三
五味子 召二
甘草 各一錢
初初金金 肺經冷痰咳喘急胸協四支骨節痛

去天干藥 用
加味補肝湯
白伏令 三錢
陳皮
桂皮 各二錢
白芍藥
熟歸
當苄 干三
川弓 召二
人蔘
乾干 炮 各二錢半
桂枝
白芷
甘草 各一錢
二三水水 冷濕入疾心經支節痛頭痛寒熱來往或消化不良
用天干藥 去

草果 干三
半夏 加 召二
白伏令 爲君 三錢
鹿茸
熟地黃 各二錢
付子
肉桂 各一錢
三三木木 肝經太過胃經受邪寒熱往來滯症眩暈陰虛火動皮膚痒麻木而
去天干藥 用
加味鎭陰煎
熟地黃 一兩
當歸
川弓
白芍藥
鹿茸 酒灸 各二錢

柴胡 干三
青皮
五味子 召二
肉桂 各一錢
四四火火 上焦熱入心胃經肺經受邪滯症消化不良下焦虛冷
用天干藥 去
草果 加
熟地黃 五錢
人蔘 三錢
巴戟
茴香
益知仁 炒研 各一錢
五五土土 胃經濕痰症滯間々精神眩暈下焦冷脚氣
用天干藥 加
黃芪

砂仁 炒研 各二錢
吉更
只角 各一錢半 若有胃虛腎積症加
小茴香 鹽酒炒 二錢

中元
加味仁陽湯
栢子仁 炒 二錢
熟地黃
人參
只角 各一錢半
五味子
桂心
山茱萸
甘菊
白伏令

枸杞子
肉從容 各一錢

初一二金水 肺經風濕痰陽小陰多間々有脇痛頭痛
用中元藥 加
白芷
半夏
川芎 各一錢半
白芥子 炒研 七分

二三水木 肝經太旺胃經受邪風痰滯症
用中元藥 去
甘菊 加
熟地黃 干製
川芎 各三錢
鹿茸 酒炙
當歸 各二錢
五味子 七分

三四木火 木太旺胃經受邪滯症頭痛精神眩暈嘔吐
用中元藥 去
只壳 加
山査肉
當歸
川芎
砂仁 炒研 各一錢

四五火土 火克金肺經受邪腎氣虛弱陽氣虛頭痛眩暈滯症
用中元藥 去
枳壳 加
鹿茸 酒灸 三錢
枸杞子
肉從容
砂仁 炒研 各一錢

五六土火 胃經濕痰滯症四肢骨節痛寒熱往來頭痛心膂

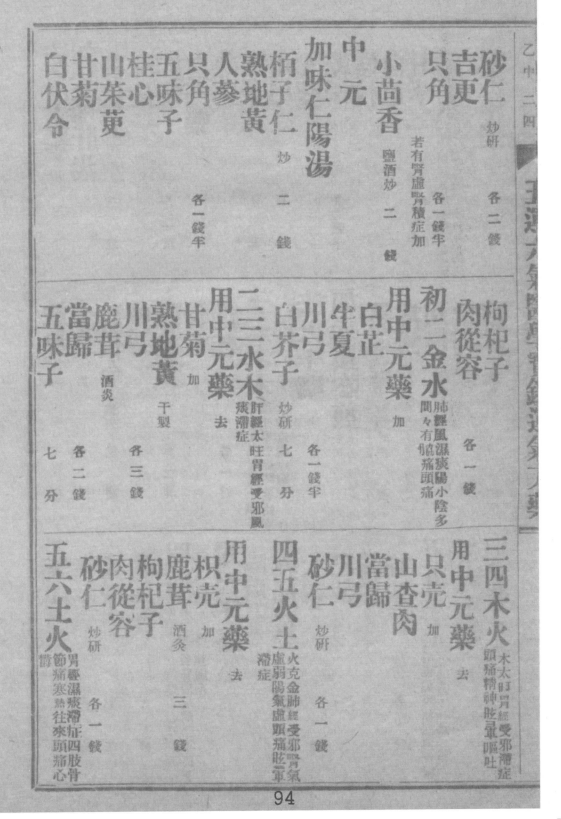

去中元藥 用

五味湯

五味子
付子 各二錢五分
巴戟
山茱萸
熟地黃 酒灸 各一錢半
鹿茸
砂仁 炒研 各一錢
山查肉

丙子 初

加減理中湯

熟地黃 五錢
乾干
白朮 土炒 各二錢
付子

陳皮
肉桂
人蔘
甘草 各一錢半

初初水水 寒水太過受邪心傷痰生胃經滯症四肢骨節痛上焦爐熱下焦腹冷消化不良

去天干藥 用

加減八味湯

白伏令
山藥
山茱萸 各二錢
熟苄
牧丹
澤舍 各一錢半
當歸
川弓 各一錢

便香付
肉桂
付子 各七分

二三木木 肝經太過胃經受邪滯症消化不良精神眩暈或亦血度膚痒

去天干藥 用

加味歸脾湯

當歸
龍眼肉
酸召仁 炒研
遠志 干三
八蔘 召二
黃芪 蜜炙
白朮
白伏神 各一錢
木香

甘草
白芷
天麻
青皮 各七分
三三火火 心經熱痰上焦火升頭風面瘇眩暈怔忡消化不良上熱下冷
去天干藥 用
加減降火湯
熟地黃 三錢
鹿茸 酒炙
當歸
五味子
麥門冬 去心 各一錢半
白朮
陳皮
知母 塩酒炒

黃栢 鹽酒炒
枸杞子
甘草 炙 各一錢
四四土土 胃經冷痰寒邪滯症消化不良精神不足骨節痛腹痛下焦冷便閉症
用天干藥 加
枸杞子
肉從容 各二錢
五味子 七分
鹿茸 有風痰加 酒炙 二錢半
五五金火 肺經太過肝木受邪血症咳嗽精神健忘怔忡虛火吐血
去天干藥 用
加味歸脾飲
熟地黃 五錢
當歸

龍眼肉
山召仁
遠志
黃芪 干三
白朮 召二
白伏令 各一錢
木香
甘草 各七分
中元
加味雙和湯
白芍藥 二錢半
熟地黃
當歸
川弓
黃芪
蒼朮

陳皮　干三
半夏
藿香　召二
桂枝　各一錢
厚朴
甘草　七分

初二水木　肝經太過水克土胃經受邪滯症消化不良精神眩暈瘀血皮膚搔痒
去中元藥　用
加味歸脾湯
當歸
龍眼肉
酸召仁　炒研
遠志
人蔘　干三
黃芪　蜜灸　召二

白朮　各一錢
白伏令
木香
甘草
白芷
天麻
靑皮　各七分

二三木火　肝木太過寒熱往來房事不利下腹疼痛不省人事
用中元藥　去
半夏
蒼朮　加
桂枝
鹿茸　酒灸
枸杞子
肉桂
乾干　各一錢半

五味子　各七分

三四火土　心經受邪胃經火痰滯腹痛頭痛
用中元藥　去
蒼朮　去
半夏　加
白朮
白芷
乾干
使君子
肉豆久　煨
草果
砂仁　炒研
五味子　各一錢

四五土火　脾土太過消化中寒氣內傷肺故陰虛心動或吐血下血乾咳血痰精神不足
去中元藥　用

加減右歸飮
吉更 二錢
只角
當歸
白伏令
肉從容
五味子
人蔘
肉桂 干三
砂仁 炒研 召二
甘草
桂枝 各一錢

五六金金 肺經太旺痰喘咳嗽積聚腹痛脇痛胸鬱精神眩暈四肢骨節痛
去中元藥 用
五味子湯
五味子

附子 干三
巴戟 召二
山茱萸
熟芐
鹿茸 酒灸 各一錢半

丁丑 初
加味蓮柴湯
黃蓮 二錢
白芍藥 酒炒
白伏令
白朮
青皮 各一錢半
柴胡
當歸
川弓
生地黃

陳皮 炒研 各一錢
砂仁
知母
黃栢 鹽酒炒 干三
召二
甘草 各七分

初初木木 肝木太過中風症十二麻木皮膚搔痒消化不良頭痛眩暈
去天干藥 用
加減杞菊湯
枸杞子
青皮
熟地黃
山藥 各三錢
山茱萸
牧丹
澤舍
牛膝 各一錢半

柴胡
甘菊 各七分

二二火火 心經太過肺經受邪 上焦熱咽喉痛濇症 精神不足乾咳嗽血 痰下焦陰虛小便或 赤或白淫虛陽多症

用天干藥 去

生地黃 加
熟地黃 四錢
鹿茸 酒灸
五味子 各一錢

三三土土 胃經風濕痰旺故胸 脇骨節痛四肢無力 下焦冷腎水不足

用天干藥 加

吉更 干三
只角 召二
鹿茸 酒灸 各一錢

五味子 七分

四四金火 肺金太過肝木受邪 陽虛皮骨衰弱咳嗽

去天干藥 用

固鎭飮子湯

山茱萸
熟地黃
山藥 各一錢半
人蔘
當歸
黃芪
知母
黃栢
陳皮
白伏令
杜冲
白朮 各二錢

破古紙
澤舍
甘草 各一錢

五五水金 陰多陽小乾咳喘皮膚 燥精神眩暈積聚淋疾

去天干藥 用

補陰煎
熟地黃 一兩
當歸身 五錢
杜冲
破古紙 鹽酒炒
巴戟
鹿茸 酒灸 各二錢
肉桂 干三
乾干 召二
五味子 各一錢

中元

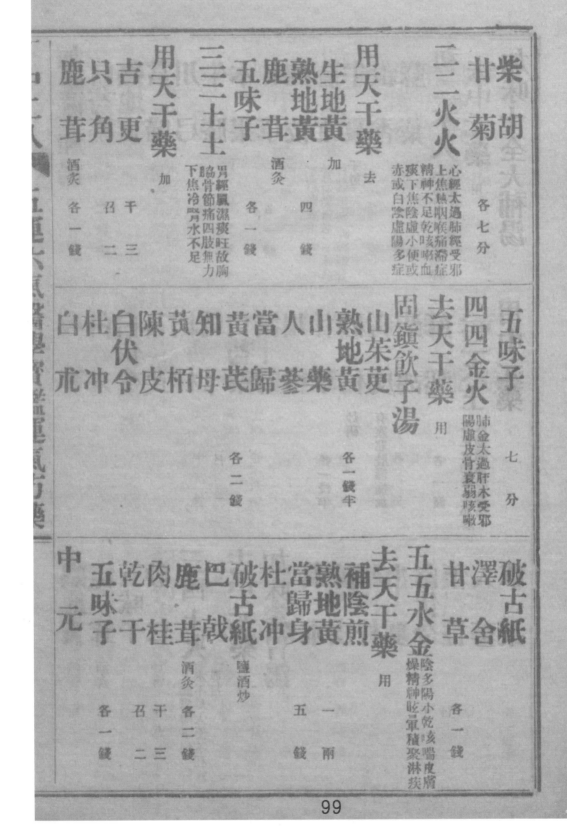

加味雙和湯
白芍藥 二錢半
熟地黃
當歸
川芎
牛膝
木果
甘草 各一錢
桂枝
蒼朮
半夏 干製
藿香
蘇葉 各七分
初二木火 肝木旺胃土受邪脾虛滯症眩暈
去中元藥 用
加味十全大補湯

人參
白朮
白伏令
黃芪
肉桂 干三
乾芐 召二
白芍藥
當歸
川芎
甘草 各一錢半
砂仁 炒研
青皮 有寒邪肢節痛加
柴胡
蘇葉 各一錢
二三火土 火克金肺經受邪陰火動頭痛肢節痛
用中元藥

熟地黃 爲君 加
鹿茸 酒炙 二錢
五味子
砂仁 炒研 各五分
三四土火 上熱鬱滯下焦治腎水不足大便不利或血症
去中元藥 用
加味養胃湯
蒼朮
陳皮
厚朴
半夏
白伏令
藿香
人參
草果 干三 召二

甘草
砂仁 炒研 各五分加
熟地黃 爲君 三錢
鹿茸
五味子 五分
砂仁 七分
四五金金 胃肺濕痰胸脇四肢骨節痛或眩暈上熱下冷間或頭痛
用中元藥 加
人蔘
鹿茸 酒灸 各二錢
白芷 一錢
五六水水 水克火心冷腸心腹痛寒熱肢痛
去中元藥 用
溫中補心湯
熟地黃 五錢

人蔘
黃芪
白朮
乾干
肉桂 各二錢
木果
牛膝 干三
桂皮 召二
付子
麥門冬 去心 各一錢半
鹿茸 酒灸
五味子 各五分
戊寅 初
加味安神湯
人蔘
當歸

川芎 各一錢半
白芍藥
石菖蒲
遠志
白伏神
山召仁
麥門冬 去心 各一錢
知母
黃栢 塩酒炒
甘草 各七分
熟地黃 爲君 四錢
鹿茸 酒灸 二錢
初初火火 火克金肺金受邪上焦虛熱眩暈胃火風頭痛消化不良下焦冷濕或脚氣痛
去天干藥 用
加味補肺湯

熟地黃 七錢
白伏令
山藥
山茱萸 各三錢
枸杞子
當歸
川弓
肉從容 酒灸
鹿茸 去骨
遠志 去心
麥門冬 各一錢
蓮肉 七分
甘草
二之二土土 胃經濕痰有食味消化不良痰滯胸脇痛間々肢節痛
用天干藥 去
石昌蒲

遠志
山召仁 加
鹿茸 二錢
五味子 一錢
三三金火 肺經熱痰有胸脇痛或痰痛間々腹痛頭痛下焦冷脚氣
用天干藥 去
遠志
昌蒲
伏令
山召仁 加
鹿茸 酒灸四錢
熟芐 爲君四錢
五味子 七分
四四水金 肺經冷痰乾咳嗽眩暈頭痛或胃經風濕痰
用天干藥 去

山召仁
知母
黃栢
昌蒲
遠志 加
白伏令
肉桂
枸杞子
白朮
乾干
鹿茸 酒灸 各一錢半
五味子 一錢
熟芐 爲君三錢
五五木水 肝木太過血風眩暈頭痛男經不足或潲症
去天干藥 用
治風補肝湯

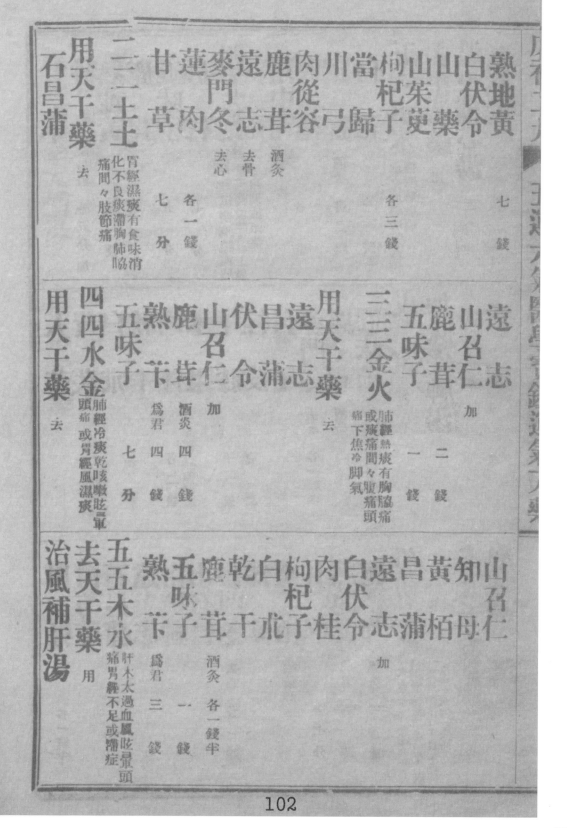

人蔘
白朮
白伏令 各三錢
枸杞子
鹿茸 酒炙
肉從容 各一錢半
砂仁
青皮
柴胡 干三
五味子 召二
川弓
肉桂
甘草 各一錢

中元

降火補中湯

白伏神 三錢

玄蔘
當歸
川弓
熟芐
人蔘 各二錢
鹿茸 酒炙
肉桂
五味子
麥門冬
甘草 各一錢

初二火土 胃經虛熱火克金肺腸風痰喘胸腹痛或下血鼻乾耳鳴頭痛

去中元藥 用

降火補陰湯

乾地黃 五錢
當歸

川弓 干三
白芍藥 召二
黃芪
人蔘
白伏令 各二錢
肉從容
枸杞子
白朮
白芷
吉更
砂仁 炒研
麥門冬 去心 各一錢
甘草 七分

二三土火 胃經濕痰肺經受邪腹痛頭痛四肢骨節痛

去中元藥 用

瀉土補腎湯

當歸 三錢
鹿茸 酒炙
吉更
只角 炙炒 干三
枸杞子 召二
肉從容 各一錢
五味子
甘草 各七分

三四金金 肝金克木肝經血分受邪頭痛肢節痛寒熱往來
去中元藥 用
淸肺補肝湯
黃芩 酒炒 二錢
當歸
川弓
白芍藥

木香
陳皮
白伏令 各一錢半
白芷
半夏
白芥子
牛膝
木果 各一錢
五味子
甘草 各七分
麻黃
蘇葉
右加入香付子 一錢
若頭痛肢節痛 去
白芥子
木果 加

鹿茸 酒炙 二錢
四五水水 心經受水邪寒冷心腹痛或消化不良下焦濕脚氣痛
去中元藥 用
三朮湯
人蔘
白朮
白伏令
當歸
川弓
白芍藥
熟地黃
付子 各二錢
肉桂
乾干
甘草 各一錢

五六木木 肝木旺受邪肺經頭痛乾咳風痛痰血寒熱往來

去中元藥 用

清肝解查湯

人參 三錢
白朮
青皮
柴胡 各一錢半
鹿茸 酒灸
肉從容
枸杞子
五味子
白芷 干三
細辛 召二
砂仁 炒研 各一錢
甘草 七分

己卯 初

加減八味湯

白伏令 三錢
吉更
只角
砂仁 炒研
當歸
川弓
青皮
柴胡
人參
白朮 各二錢
鹿茸 酒灸
五味子
熟芐 各一錢

初初土土 土克水腎不足四肢骨節痛胃經風火痰喘下焦冷

去天干藥 用

歸付湯

當歸 五錢
鹿茸 酒灸 三錢
白朮
白伏令
青皮
砂仁
肉桂
付子 于三
乾干 召二
牛膝
桂枝

二二金火 痰火入肝經驚痰瘀血精神眩暈怔忡頭痛消化不良

用天干藥 去

青皮
柴胡 加
木香 各二錢
麥門冬 去心
黃芩 各一錢半
三三水金 金燥水冷咳嗽胸脇骨節痛間々煩燥寒熱往來
去天干藥 用
加味熟伏湯
熟地黃 一兩
白伏令
白朮 各五錢
鹿茸 酒灸
五味子
當歸 干三
川弓 召二

白芍藥
玄蔘 各三錢
四四木水 肝木旺胃經受邪脇痛精神眩暈皮膚搔痒死血吐血
去天干藥 用
淸肝補脾湯
黃蓮
靑皮
枸杞子 各二錢
白朮
白伏令 干三
砂仁 召二
白干蠶 各一錢半
熟地黃 爲君五錢
五五火木 肝經急痰入脾經心傷滯症煩欝眩暈寒邪有

去天干藥 用
加味苓朮湯
白伏令 二錢半
白朮
厚朴
靑皮
半夏
桂枝
藿香
乾干
甘草 各一錢半
砂仁 干三
白豆久 召二
柴胡 各七分
中元
加味八陳湯

熟芐 三錢
白伏令 干三
白朮
半夏
陳皮 各二錢

初二土火 腎水不足陽虛肥乾肝經血分不足或脚氣痛眩暈

用中元藥 去
白朮 干三
青皮 召二
牧丹 加
砂仁 炒研
當歸
鹿茸 酒灸 各二錢

二三金金 肺金太旺咳喘急血分虛下焦陰多陽小右脇脚膝痛或血虛頭痛

去中元藥 用

淸肺養血湯

黃今
當歸
牛膝
木果
八蔘
蒼朮 各二錢
半夏
白芥子
木香
陳皮
甘草 各一錢
砂仁 七分
川芎
白芍藥 各二錢

三四水水 心經冷寒熱濕痰流注四肢骨節痛或頭痛

去中元藥 用

加減八味湯

白伏令 四錢
熟地黃
山藥
山茱萸 各二錢
牧丹
澤舍
肉桂 各一錢半
付子 干三
白朮 召二
乾干
陳皮
鹿茸 酒灸 各一錢
五味子 各一錢半

四五木木 肝木太旺胃經受邪、鬱痰入脾精神眩暈、怔忡消化不良痰血、風寒熱往來

去中元藥 用

當歸芎藥湯

當歸
川芎 干三
芎藥 召二
熟地黃
山藥
山茱萸
白伏令 各二錢
牧丹
澤舍 各一錢半
青皮
柴胡
升麻
砂仁 炒研 各五分

五六火火 心經太過肺經受邪、陰陽俱虛下焦冷胃、經衰弱消化不良精、神眩暈

去中元藥 用

蔘歸茸湯

人蔘
鹿茸
當歸 各二錢
白芍藥
川芎 干三
熟地黃 召二
黃芪
肉桂
甘草 各七錢

庚辰 初

蒼朮健脾湯

人蔘 二錢
白朮
黃芩 酒炙
白伏令
砂仁 炒研
神曲
只角 干三
山査肉 召二
白芍藥 各一錢半
陳皮
麥門冬 去心
白芥子
甘草 各一錢

初初金火 肺經痰火咳喘胸脇痛四肢骨節痛或蛔虫腹痛
去天干藥 用
地黃化令湯
赤伏令
當歸
熟地黃 各三錢
木香
牛膝 干三
木果 召二
砂仁
半夏
桂枝
白介子 各一錢
甘草 七分
二三水金 肺金燥冷咳嗽胸脇四肢骨節痛喘急

去天干藥 用
補陰煎
熟地黃 干三
牛膝 召二
澤舍
黃芪 蜜炙
肉桂 各二錢
黃芩
五味子 各一錢半
鹿茸 酒炙
當歸 各一錢
三三木水 肝木太旺胃經受邪冷痰眩暈滯症消化不良瘀血
用天干藥 去
神曲
甘草 加

當歸 爲君
木香 干三
熟地黃 召二
五味子 各一錢半
鹿茸 酒炙二錢
四四火木 火旺故肺經受邪咳喘積聚蛔腹痛下焦濕痰四肢骨節痛
用天干藥 加
鹿茸 干三
牛膝 召二
木果 各二錢
五味子 七分
五五土火 胃經火痰心傷精神眩暈或頭痛
去天干藥 用
加味二陰煎
熟地黃

當歸
陳皮 干三
桂皮 召二
付子
砂仁
吉更
只角 各二錢
五味子 一錢 有脇痛加
白介子 炒研 二錢

中元
蔘芪湯
人蔘
白朮
黃芪 各二錢
金銀花
桑白皮

杏仁 去皮炙
白介子 炒研 干三
桂枝 召二
赤伏令
枸杞子 各一錢
甘草 七分
地骨皮 一錢

初一一金金 肺經濕痰咳喘脇痛四肢骨節痛頭痛胸脘血分虛

用中元藥加
熟地黃 干製三錢 或陽氣虛分加
鹿茸 酒炙三錢
五味子 一錢

二三水水 臟腑虛冷腹痛眩暈寒熱往來肢節痛

去中元藥用

鹿四湯
熟地黃 干三
當歸 召二
川芎
山茱萸
山藥
白伏令
白芍藥
牧丹
澤舍
鹿茸 酒炙 各二錢
肉桂
付子
五味子 各一錢半

三四木木 肝經風邪精神眩暈痰血怔忡吐瀉滯症食味無

去中元藥 用
杞菊雙和湯
白芍藥 三錢
黃芪 蜜灸
熟地黃
當歸
川弓
白伏令 各一錢半
白伏神
鹿茸 酒灸
肉從容
枸杞子
五味子 干三
肉桂 召二
玄蔘
柴胡 各一錢

砂仁
甘草 各七分
四五火土 火克心熱水邪肺經陰虛陽虛
去中元藥 用
四茸湯
鹿茸 酒灸 三錢
熟地黃 干三
當歸 召二
川弓
牛膝 酒洗
枸杞子 各二錢
肉桂
五味子 各一錢半
砂仁
知母 鹽酒炒 各七分

五六土土 胃經太過濕痰流注四肢骨節痛頭痛眩暈上熱下汗
去中元藥 用
瀉土補腎湯
吉更 三錢
貝角 干三
當歸 召二
川弓
白芍藥 各二錢
熟地黃 一錢半
砂仁
靑皮
五味子 各七分
付子 五分
陽虛則加
鹿茸 酒灸 一錢半

辛巳 初

加減八味湯

熟地黃
山藥 干三
山茱萸 召二
肉桂
香付子
麥門冬 去心 各二錢
木香
白伏令 干三
牧丹 召二
澤舍
黃芩 酒炒 各一錢
麥芽
砂仁
付子 各五分

初初水金 心經冷消化不良四肢骨節痛房事不利下肢痛口乾舌燥眩暈下冷

去天干藥 用

補中益氣湯

黃芪 蜜炙
白朮 炒 各一錢半
白伏令
人蔘 干三
當歸 召二
川弓
半夏 干製
陳皮 各一錢
山査肉
熟地黃 爲君 五錢
鹿茸 酒炙 三錢
五味子 一錢

二三木水 末能水生木故肝經血虛動風不語頭痛肢節痛眩暈

用天干藥 去

神曲 干三
麥芽 加 召二
鹿茸 酒炙 三錢
五味子 八分

三三火木 木不能生火虛火起上焦眩暈心經衰弱滯症頭痛

用天干藥 去

付子
澤舍
肉桂
麥芽 加
枸杞子
肉從容

青皮 各一錢
四四土火 胃經虛痰下焦 胃水不足四肢骨節痛
用天干藥 加
鹿茸 酒炙
五味子
肉從容
乾干 各二錢
五五金土 胃經濕痰乾咳喘急 四肢骨節痛眩暈
去天干藥 用
蔘歸朮湯
人蔘
白朮 干三
當歸
川弓 召二
白芍藥

熟地黃
黃芪
甘草
白伏令 各一錢半
肉桂
鹿茸 酒炙 一錢
五味子 五分
中元
加味朮付湯
付子 三錢
乾干
白朮 干三
肉桂 召二
苦練根
陳皮
五味子 各二錢

甘草 各一錢
初二水水 心冷惡寒肝節痛心腹 痛心無定處或怔忡
用中元藥 去
苦練根 加
人蔘
白伏令 各二錢
二三水木 水不能生木血分不 足胃經受邪
去中元藥 用
加味補中湯
人蔘
白朮 干三
砂仁
枸杞子 召二
陳皮
青皮

丁香 各二錢
鹿茸 酒炙
五味子 七分

三四火火 火旺故肺經不足血滯腎水乾泉陰虛火動乾咳精神眩暈或血症

去中元藥 用

降火補陰湯

沙蔘
玄蔘
白朮
熟地黃 各三錢
白伏令
遠志 干三
石菖蒲 召二
麥門冬 去骨 各二錢
陳皮

五味子
肉從容
龍眼肉
砂仁
甘草 各一錢

四五土土 胃經濕流注四肢百節痛腎虛腰痛間々吐瀉下冷小便不利

用中元藥 加

熟地黃 五錢
砂仁
肉從容 各二錢
麥門冬 干三
五味子 召二
鹿茸
元杜冲 干製去絲
枸杞子 各一錢半

五六金火 肺經熱痰上焦風眩暈咳嗽頭痛肢節痛大便燥小便赤不利

去中元藥 用

當歸鹿茸湯

當歸 七錢
鹿茸
人蔘
玄蔘 各三錢
川芎
肉桂 干三
天麻 召二
防風
白芷
白芥子
甘草 各一錢
若有無病腎虛加
鹿茸 酒炙

五味子 各一錢
壬午 初
鹿茸腎養湯
鹿茸 酒灸 一錢半
人蔘
白朮
乾干
肉桂
陳皮
當歸 干三
白芍藥 召二
熟地黃
五味子 各一錢
初初木水 胃經瘀血精神眩暈頭痛皮風
去天干藥 用
加味當仁湯

當歸
川弓
白芍藥
熟苄 各二錢
白朮
五味子
人蔘
蒼朮 干三
柴胡 召二
貢砂仁 炒研
甘草 各一錢
二三一火木 肺金受邪腎水不足陽多陰小
用天干藥 加
栢子仁
枸杞子
伏盆子

肉從容 各二錢
肉桂
五味子 各五分
三三土火 土克水陰虛火動嘔吐間々腹痛
用天干藥 加
鹿茸 酒灸
五味子
枸杞子 各二錢
四四土金 肺經濕痰胸腹痛肢節痛咳嗽
用天干藥 加
當歸 爲君 五錢
鹿茸 酒灸
龜板 酒灸
桂枝
牛膝 酒洗 各一錢
白芥子 炒研 七分

白朮 去 一錢
五五水火 水克火心受邪心腹痛寒熱來往精神眩暈
去天干藥 用
歸脾飲 五錢
當歸 酒炙 三錢
鹿茸
破古紙 各二錢
杜冲
巴戟
肉桂
付子 干三
五味子 召二
牛膝
木果 各一錢
中元
加味治中湯

青皮
陳皮 各二錢
八蔘
白朮
乾干 炮
熟地黃 干三
當歸 召二
鹿茸 酒炙
五味子
甘草 各一錢
初二木木 木屬肝經血分虛瘀血性急胃經滯症頭眩暈
用中元藥 去
當歸 加
砂仁 炒研 各一錢
肉桂
熟地黃 爲君 五錢

天麻
杜冲 干製去絲
枸杞子 各二錢
二三火火 心經火傷心陰虛火動精神眩暈滯症消化不良
去中元藥 用
加味雙和湯
白朮 二錢五分
當歸
川芎 干三
熟地黃 召二
黃芪
人蔘
鹿茸 酒炙
肉桂 各二錢
五味子

甘草　七分

三四土土
胃土太旺腎水受邪腎虛耳鳴諸般風濕痰先天不足之致四肢骨節痛

去中元藥　用

加味君子湯

白朮
半夏
陳皮
白伏令
人參
甘草　各一錢半
當歸　干三
白芍藥　召二
五味子　七分
使君子
龍眼肉　爲君　各三錢

四五金火
金火相戰故心肺經熱痰胸脇痛四肢骨節痛頭痛咳嗽眩暈

去中元藥　用

淸肺補肝湯

黃芩　酒炒
天花粉
半夏　干製　各一錢
南星
天麻
瓜蔞仁　炒研
白介子　炒研
當歸　干三
川弓　召二
白芍藥　酒炒　各八分
白芷
白伏令
甘草　各五分

五六水金
未能水生木故肝經血虛濕痰胃經挾滯骨節痛眩暈

去天干藥　用

補肝淸肺湯

當歸
川弓
白芍藥　各一錢半
木香　干三
黃令　召二
鹿茸
熟地黃
砂仁　炒研　各一錢
五味子
甘草　各七分

癸未　初

加味蔘鎭湯

熟地黃 三錢
當歸
麥門冬 去心
白伏令 酒炒
白芍藥 酒灸
鹿茸
人蔘
遠志 去骨
枸杞子 各一錢半
砂仁 干三
黃栢 鹽酒炒 召二
知母
甘草 七分

初初火木 胃經不足虛勞肢節痛頭痛乾咳
用天干藥 加用
青皮

柴胡 各一錢

二二土火 胃經濕痰胃水虛精神眩暈挾滯
用天干藥 去
知母
黃栢 加
白伏令 三錢
吉更 二錢
熟地黃 一錢半
五味子 一錢

三三金土 胃肺經冷痰胸脇四肢腰痛間々挾滯胃虛陰虛火動
用天干藥 去
麥門冬
遠志 加
肉從容
元杜冲 干製

破古紙 鹽酒炒 各二錢

四四水火 心傷冷故間々使腹痛上熱下冷或消化不良
去天干藥 用
熟付歸茸湯
熟地黃
付子 各三錢
人蔘
鹿茸 酒灸 干三
肉從容 召二
枸杞子
五味子 各一錢

五五木金 肺金太過肝木受邪脇痛咳嗽骨節痛頭痛
去天干藥 用
加味二陳湯
半夏 二錢
當歸

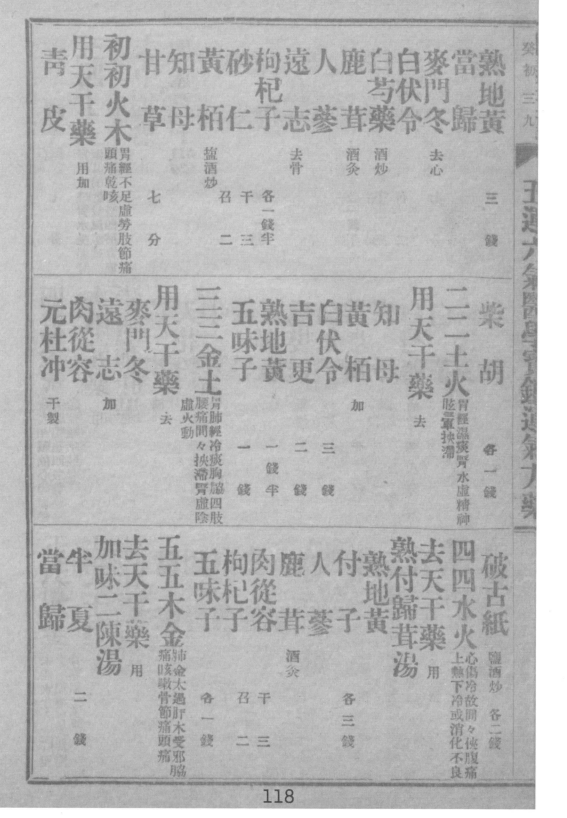

川弓
白芍藥 干三
熟地黃 召二
黃芪
人參
赤伏令
甘草 各一錢
青皮
柴胡
鹿茸 酒灸 各二錢
五味子 七分

中元
滋腎湯

人參 一錢半
白朮
黃芪

當歸
桂枝
白伏令 干三
白芍藥 召二
柴胡
青皮 各一錢
半夏
川弓
熟地黃
山藥
石鮮
甘草 各七分

初二火火
木制肝經胃經受邪故瘀血濕痰怔忡眩暈

用中元藥 加
熟地黃
砂仁

肉從容 各三錢
鹿茸 干三
枸杞子 召二
五味子 各七分

二三土土
脾胃經熱發生動風消化不良眩暈眼赤腎虛火動

去中元藥 用

加味雙和湯

白芍藥 二錢半
當歸
川弓
熟地黃 干三
黃芪 召二
肉桂
甘草
鹿茸 酒灸 各二錢

五味子 七分
知母 鹽酒炒
黃栢 各五分

三四金火 心經冷痰胸脇四肢痛消化不良
去中元藥 用
瀉土補腎湯
吉更 三錢
只角 二錢
鹿茸 酒灸
枸杞子
肉從容 各一錢半
沙蔘 干三
五味子 召二
付子 各七分

四五水金 肺經燥熱痰咳喘乾燥下冷陽虛
用中元藥 去
靑皮 加
木香
牛膝
木果
麥門冬 各二錢
五味子 七分

五六木水 未能水生木乾泉冷痰入肝經咳喘腹痛肢節痛
去中元藥 用
淸肺養陽湯
龜板 七錢
牛膝 三錢
當歸
木果 干三
川弓 召二

枸杞子
木香
五味子
鹿茸 酒灸
麻黃
桂枝
人蔘 各一錢

甲申 初
橘付煎
橘皮 三錢
付子
山茱萸 干三
肉桂 召二
熟苄 各二錢
五味子
砂仁

當歸
枸杞子
肉從容
甘草 各一錢
初火 胃經濕痰胸脇痛脚氣浮症惡寒肢節痛眩暈腎水不足
初土
用天干藥 加
鹿茸 酒灸 二錢
牛膝
吉更
只角 各一錢半
川弓
香付子 各一錢
二金 肺經痰熱咳嗽消化不良骨節痛下焦冷
三土 疵腎氣不足
去天干藥 用

加味治濕消風散
黃芩 酒灸
半夏
南星 各二錢
蒼朮
木果 各一錢半
鹿茸 酒灸 干三
熟地黃 召二
砂仁 炒研 各七分
甘草 五分
三水 受邪心傷裏冷消化不良
三火
用天干藥 去
甘草 加
鹿茸 酒灸
白朮
白芍藥

巴戟 干製去絲
杜冲 各一錢
四木 肺金旺肝木受邪血分不足陰小陽虛
四金
用天干藥 去
付子 加
乾干
鹿茸 酒灸
元杜冲 干製去糸
破古紙 塩酒炒 各二錢
五火 肝木太過胃經受邪挾滯腹痛嘔吐泻皮膚濕腫
五水
去天干藥 用
加味淸肝補脾湯
白礬
昌蒲
靑皮

人蔘
熟地黃
黃芪 各一錢半
工砂仁 干三
陳皮 召二
厚朴
白芍藥
神曲
麥芽
甘草 各一錢

中元
歸朮芍藥湯
當歸 三錢
白朮 干三
白芍藥 召二
人蔘

黃芪
肉桂
陳皮
熟地黃 各一錢半
五味子
昌蒲
防風
甘草 各一錢

初二土土 脾土太過腎經受邪 乾泉腎衰弱氣虛精 神眩暈四肢節骨痛

去中元藥 用
瀉土補腎湯
吉更 四錢
只角 三錢
當歸 干三
肉從容 召二

枸杞子
巴戟
破古紙
鹿茸 酒灸 各二錢
牛膝
木果
五味子 各七分
肉桂 一錢

二三金火 心肺熱痰咳嗽下冷

用中元藥 去
昌蒲
防風
白朮 加
蒼朮
牛膝
木果

木香
熟地黃 各二錢
鹿茸
白芥子 炒研 一錢

三四水金 肺經燥上下冷痰濕脾肢節痛頭痛大小下利
去中元藥用
清肺補腎湯
蒼朮
半夏
木果
龜板 酒灸 各三錢
牛膝
羌活
獨活
桂枝
肉從容 各二錢

枸杞子
五味子
白芍藥 各一錢半
肉桂
甘草 七分

四五木水 木克土胃經虛腎水不足脚氣
去中元藥用
二陳湯
半夏 二錢
當歸
川芎
白芍藥
熟地黃
陳皮
肉桂
肉從容 各一錢半

牛膝
甘草 各一錢

五六火木 必經太過肺經受邪胸脇痛四肢骨節痛頭痛寒邪心帶怔忡
用中元藥加
熟地黃 爲君 五錢
青皮 一錢
砂仁 炒研 七分

乙酉 初
蔘歸湯
當歸 二錢
人蔘
龍眼肉
山召仁 炒研
遠志
黃芪 蜜灸

白伏神 各一錢半
木香 酒炒 干 三
黃芩 酒炙 召 二
鹿茸
五味子 各一錢
甘草

初初金土
肺金太過肝木受邪精神眩暈胸脇骨節痛房事頭痛下腹起痛

去天干藥 用

加味雙補湯

當歸
川芎
白芍藥
熟地黃
人參
鹿茸 酒炙 各二錢

肉桂
五味子 酒洗 各一錢
牛膝
知母
黃栢 鹽酒炒 七分

二三水火
火克金肺虛心熱肺冷眩暈消化不良陰虛火動身乾脾痛

用天干藥 去

黃芩
山召仁 加
付子
熟地黃 各二錢
肉桂
乾干 一錢

三三木金
金木相克故脾土受邪挾滯眩暈頭痛肢節痛

去天干藥 用

加味淸肝補脾湯

白朮
白伏令
熟地黃 各二錢
乾干
厚朴
肉豆久
砂仁 炒研
香付子
白芍藥
肉桂
五味子 各一錢
甘草 七分

四四火水
水上火故邪火克水腸冷食味無消化不良精神眩暈

去天干藥 用

加減八味湯

熟地黃 七分
當歸 三錢
山藥
山茱萸
白伏令 各二錢
肉桂
付子
澤舍
乾干 各一錢
知母
黃栢 塩酒炒 各五分

五五土木 土克水未能水生木肝經血分不足脚氣痛寒熱往來

去天干藥 用

六陳湯

熟地黃 五錢
山藥
山茱萸
澤舍
牧丹皮
白伏令
陳皮 各一錢半
桂枝
玄蔘
砂仁 炒研 七分
木香 五分

中元

加味歸朮湯

黃芩 酒炒 二錢
白朮
人蔘

白伏令
吉更
只角 土炒
當歸 各一錢半
川弓
木香 酒洗 干三
牛膝
木果 召二
砂仁 炒研
甘草 各七分

初二金火 金火相戰心肺經熱痰克木病在肝經虛症頭痛肢節痛

去中元藥 用

淸肺補陽湯

天花粉
白付子 各三錢

烏藥
白伏令
當歸
川弓
黃芩 酒炒 各一錢半
桂枝
白芍藥 干三
白芷 召二
半夏 各一錢
木果
甘草 各七分

二三水金 未能金生水木故血分不足肺金旺咳喘枯木形

用中元藥 去
吉更
只角

木香 加
鹿茸 酒灸
五味子
肉桂
黃芪 蜜炙 各二錢

三四木水 金水相合肺經不足挾痰皮風眩暈頭痛肢節痛寒熱往來

用中元藥 去
白朮
吉更
只角 加
白芍藥
肉從容
白芥子
五味子 各一錢
鹿茸 酒灸 二錢

四五火木 心陽虛而肺虛乾咳嘔吐頭痛寒熱

用中元藥 去
吉更 加
鹿茸 酒灸 二錢
五味子
肉桂
黃芪 蜜炙 各一錢

五六土火 陰土故濕痰在胃經虛火發生精神不足腎水不足

去中元藥 用
加減八味湯
白伏令
山藥
山茱萸
熟地黃
牧丹 各二錢

澤舍 各一錢半
肉桂
付子
砂仁 炒研
肉從容 各一錢
鹿茸 酒灸 二錢
五味子 七分

丙戌 初

加味鎭陰煎

熟地黃 五錢
付子
牛膝
澤舍 各二錢
肉桂
甘草 各一錢

初初水火 水克火心冷裏冷故消化不良

用天干藥 加

鹿茸 酒灸
人蔘
乾干
白朮
砂仁
枸杞子 各一錢

二之二木金 木克土故病在胃經挾滯間々消化不良

去天干藥 用

補脾平木湯

人蔘
白朮
白芍藥
當歸

川芎
白芷
青皮
砂仁 炒研 各一錢半
陳皮
柴胡 干三
桂皮 召二
乾干 各一錢

三之三火水 水上火滅故火屬心冷腸寒濕痰入心脾經挾滯眩暈寒邪

用天干藥 加

當歸
白朮 各二錢
五味子
鹿茸 酒灸 一錢
熟芐 七分

四四土木 土克水不能生水故陰虛火動消化不良眩暈肢節痛
用天干藥 加
鹿茸 酒炙 二錢
五味子
肉從容
枸杞子 各一錢半
靑皮
甘菊 各八分
五五金火 肺經濕痰胃水不足下焦胃腸風消化不良
去天干藥 用
地黃補腎湯
鹿茸 酒炙
白伏令
當歸
川弓 各三錢

白芍藥
熟地黃
肉桂 各一錢半
枸杞子
乾干 各一錢
中元
加減八物湯
白伏令 二錢
當歸
白朮 干五
黃令
黃芪 蜜炙
吉更
只角
砂仁 炮
木香 各一錢半

便香付
五味子
甘草 各一錢
初二火金 肺經熱燥濕痰有咳嗽精神不足肝經血虛頭痛或惡寒肢節痛
去中元藥 用
當歸補血湯
當歸 三錢
白伏令
白芍藥
川弓
人蔘
熟芐
付子
木香
桂枝 各一錢半

甘草 各七分
二三木水 肝木太過胃土受邪消化不良精神眩暈怔忡頭痛陰小陽多
去中元藥 用
補陰煎
熟地黃 五錢
白伏令
白考藥
當歸
川弓
青皮 干三
柴胡 召二
人蔘 各二錢
龜板 酒灸
牛果
木膝 酒洗 各一錢半

甘草 七分
三四火木 風火痰入脾經眩暈頭痛肢節痛
用天干藥 加
人蔘 三錢
青皮
桂枝
肉從容
熟地黃
五味子
麥門冬
甘草 各一錢
四五土火 胃經心傷痰有消化不良眩暈陽專不良
用天干藥 加
吉更
貝角 各二錢

白朮
當歸
川弓
桂皮 各一錢半
便香付
鹿茸 酒灸 各一錢
五味子 七分
五六金土 肺經金旺肝經血分不良陽氣虛咳嗽胸脇腹痛肢骨節痛
去中元藥 用
加味二氣湯
熟地黃 三錢
杜冲
牛膝
當歸
枸杞子

白伏令
白芍藥
肉桂
桂枝
黃芪 蜜炙 各一錢半
鹿茸 酒炙
砂仁 各一錢

丁亥 初
加味肉朮湯

白朮
白伏令
熟地黃
人蔘 各一錢半
枸杞子
黃今
白芍藥

當歸 干三
川芎 召二
木香
五味子
甘草
鹿茸 酒炙 各一錢

初初木金 肺金燥冷咳嗽冷腹痛胸脘肢骨痛
去天干藥 用
加味地黃湯
熟地黃 四錢
白伏令
山藥
山茱萸
牧丹
澤瀉
半夏 各二錢

桂枝 干三
黃芩 召二
陳皮 各一錢半
砂仁 炒研
肉桂 各一錢
甘草 七分

二之火水 因水克火故心傷寒冷換痰寒熱往來肢節痛
用天干藥 加
鹿茸 酒炙
肉從容
枸杞子 各二錢

三之土木 因土克水上焦濕痰換滯精神不足下冷腎水不足陽虛
用天干藥 去
付子 加

白伏令 三錢
砂仁 炒研
吉更
只角 一錢半
青皮 一錢
四四金火 心肺熱咳嗽胸脇痛 肢節痛或頭痛
用天千藥 去
白朮
黃芩 爲君 酒炒 二錢 加
桂枝
牛夏
欵冬花
貝母 微炒 各一錢
五五水土 水克火故心傷消化 不良胃經唅痰滯症
用天千藥 加

鹿茸 酒灸
肉從容 干三
枸杞子 召二
當歸 各二錢
中元
加味芎歸湯
當歸 三錢
川弓
白芍藥 干三
熟地黃 召二
鹿茸 酒灸
肉從容 各二錢
肉桂
人參
五味子
枸杞子

甘草 各一錢
初二木水 木屬肝經故木克土 病在胃經消化不良 精神眩暈
用中元藥 去
當歸
熟地黃 干三
枸杞子 加 召二
砂仁 炒研
青皮 各七分
二三火木 眩暈痰血或脇痛吐 血咳嗽頭痛
去中元藥 用
加味四六湯
熟地黃 四錢
山藥
山茱更
當歸

川弓
白芍藥 各二錢
牧丹 干三
澤舍 召二
白伏令
五味子
肉桂 七分

三四土火 濕痰入肺經胸脇肢節痛乾嘔腹痛
用中元藥 去
鹿茸 加
龜板 爲君 五錢
鹿茸 酒灸 干三 召二
桂枝 各二錢

四五金土 肺金旺咳嗽積聚骨節頭痛
用中元藥 去

鹿茸 加 干三
半夏 干製 召二
白芥子 炒研 各二錢半
白芷
防風 各一

五六水火 冷痰入心經冷腸消化不良
用天干藥 加
付子 二錢
熟地黃 一錢

五運六氣醫學寶鑑運氣方藥(坤)

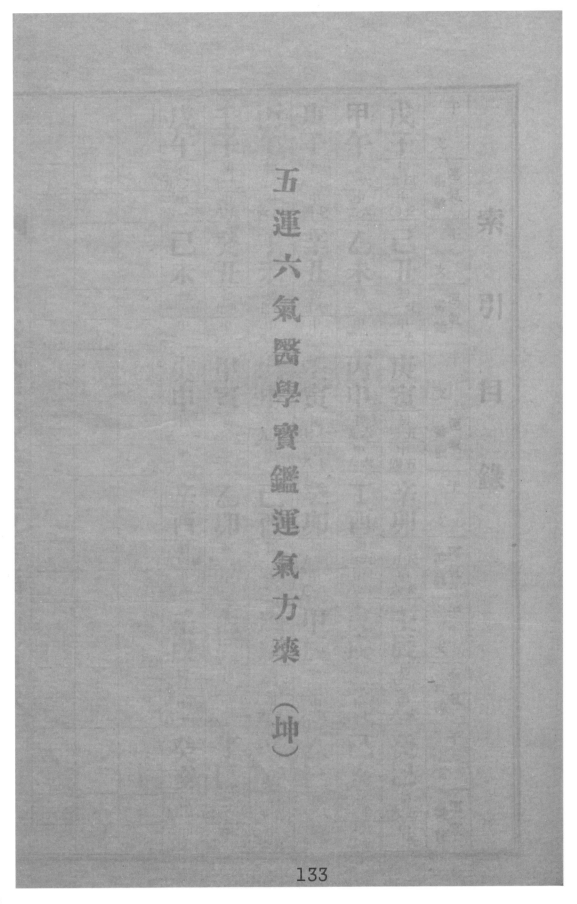

索引目錄

干支	運氣番號	干支	運氣番號	干支	運氣番號	干支	運氣番號	干支	運氣番號	干支	運氣番號
戊子	初四九 中五〇	己丑	初五一 中五二	庚寅	初五三 中五四	辛卯	初五五 中五六	壬辰	初五七 中五八	癸巳	初五九 中六〇
甲午	初六一 中六二	乙未	初六三 中六四	丙申	初六五 中六六	丁酉	初六七 中六八	戊戌	初六九 中七〇	己亥	初七一 中七二
庚子	初七三 中七四	辛丑	初七五 中七六	壬寅	初七七 中七八	癸卯	初七九 中八〇	甲辰	初八一 中八二	乙巳	初八三 中八四
丙午	初八五 中八六	丁未	初八七 中八八	戊申	初八九 中九〇	己酉	初九一 中九二	庚戌	初九三 中九四	辛亥	初九五 中九六
壬子	初九七 中九八	癸丑	初九九 中一〇〇	甲寅	初一〇一 中一〇二	乙卯	初一〇三 中一〇四	丙辰	初一〇五 中一〇六	丁巳	初一〇七 中一〇八
戊午	初一〇九 中一一〇	己未	初一一一 中一一二	庚申	初一一三 中一一四	辛酉	初一一五 中一一六	壬戌	初一一七 中一一八	癸亥	初一一九 中一二〇

戊子 初

加減付歸湯

當歸 三錢
白伏令
熟地黃
鹿茸 酒灸
肉桂
付子
牛膝 酒洗
麥門冬
枸杞子 各二錢
乾干
五味子 各一錢

初初火水 水上火衰心冷腹痛脚膝痛精神不足

用天干藥 加

牧丹
澤舍
熟地黃 各四錢
砂仁 炒研 一錢

二三土木 胃經濕痰左片不仁或精神眩暈頭痛

去天干藥 用

淸肝補腎湯

人蔘
白朮
靑皮
砂仁
吉莄
只角
白伏令 各二錢
熟芐 干三
鹿茸 召二

五味子 各一錢

三三金火 肺金故金火相克故火痰上熱咳嗽痰喘胸脇骨節痛

用天干藥 去

當歸 加
桂枝
木香
蒼朮 各二錢半

四四水土 土克水故俾土濕流行四肢骨節痛下冷濕熱流注頭痛眩暈

去天干藥 用

瀉土補腎湯

白伏令 五錢
肉從容
枸杞子
五味子 各三錢

付子
人蔘
鹿茸 酒炙
肉桂
乾干 各一錢
五五木火 肝木太過脾土受邪精神眩暈眼血瘀血皮膚痒
用天干藥 加 干三 召二
柴胡 七分
中元
加味雙和湯
白芍藥 二錢半
黃芪
當歸
川弓

熟地黃
桂枝
知母 鹽酒炒
黃栢 干三
青皮 召二
甘草 各一錢
初二火木 性急火痰陰虛火動頭痛精神不足
用中元藥 加
遠志
玄蔘
白朮
鹿茸 酒炙
人蔘
五味子 各一錢
二三丁土火 土克水故胃經濕痰滯症四肢骨節痛下焦冷

用中元藥 加
鹿茸 酒炙
人蔘
五味子 各二錢
三四金土 胃肺經濕痰胸脇骨節痛
去中元藥 用
苓朮湯
黃芩
當歸 各二錢
川弓
牛膝
木果
木香
蒼朮
半夏 各一錢半

桂枝 干三
人蔘 召二
香付子
白芷
蘇子
白芥子 炒研 各一錢

四五水火 冷臟胸故消化不良 挾滯眩暈肢節痛
去中元藥 用
鎮陰煎
熟地黃 七分
當歸
枸杞子 各四錢
付子 干三
五味子 召二
乾干
肉桂 各二錢半

五六木金 胃土邪滯症脾經血 鬱入肺經精神不足 四肢骨節痛
用中元藥 加
防己 干三
枸杞子 召二
木香 各一錢
牛膝
木果 各二錢
若胃虛則加
鹿茸 二錢
人蔘 一錢

己丑 初
加味補脾湯
白朮 二錢
白伏令
人蔘

厚朴 干製 各二錢
柴胡
陳皮
乾干
砂仁 炒研
熟地黃
草果 炒研
香付子 干三
黃芪 召二
甘草 各一錢
青皮 七分

初初土木 性急火痰寒氣來傷 頭痛肢節痛眩暈
去天干藥 用
加味補脾湯
白朮 二錢半
白伏令

人蔘 干製
厚朴
柴胡
陳皮 各二錢
乾干
砂仁 炒研
熟地黃
草果 炒研
香付子
黃芪
甘草 各一錢
靑皮 七分

二三一金火 肺經濕痰四肢骨節痛頭痛眩暈脇痛脚氣

用天干藥 去
白朮
草果 加

當歸
川芎
白芷
半夏
南星
桂枝
木香 各一錢

三三三水土 心冷下焦風濕痰四肢骨節痛

去天干藥 用

加味付歸湯

當歸
白伏令
熟地黃
鹿茸
人蔘
白朮 各三錢

五味子 各二錢
川芎
白芍藥 干三
肉桂 召二
付子
黃芪 蜜灸 各一錢

四四木火 胃經熱痰精神眩暈頭風頭痛骨節痛

用天干藥 去
陳皮
厚朴 加
白朮
鹿茸 酒灸
肉從容
五味子 各二錢

五五火金 肺經火熱痰腹脇胸痛四肢脚氣痛

去天干藥 用

清肺補肝湯
黃芩
當歸 各三錢
木香
白伏令
青皮
桂枝
牛膝
木果
鹿茸 酒灸 各二錢
五味子
遠志 去心 干三
木通 召二
甘草 各一錢
中元
瀉土補腎湯

吉更
只角 三錢
熟地黃
山藥
山茱萸
白伏令 各二錢
砂仁 炒研
肉桂
付子
鹿茸 酒灸 干三
五味子 召二
乾干 各一錢
初一二土火 胃經濕痰滯症虛熱腹痛下焦冷腎虛精神眩暈或頭痛
用中元藥 去
吉更

只角 加
枸杞子
破古紙 塩酒炒 各二錢
牛夏 干製 干三
元杜冲 去糸 召二
石斛 酒炒 各一錢
二三金土 胃肺經濕痰肢節胸肢痛
去中元藥 用
加味煎陰湯
熟地黃 五錢
川弓
白伏令
當歸 各二錢
鹿茸
肉桂

五味子 滑症加 各一錢半
吉更
只角 各二錢
三四水火 心冷消化不良夢中水邪寒氣內傷肢節腹痛腰痛或頭痛
去中元藥用
加減八物湯
白伏令 四錢
當歸
山藥
山茱萸 各二錢
熟苄
牧丹
澤舍
肉桂

付子
乾干
五味子 各一錢
知母
黃栢 鹽酒炒 各七分
四五木金 金層肺故咳嗽胸脇痛風頭肢節痛
去中元藥用
加味四六湯
熟苄 五錢
當歸
川弓
白芍藥
山藥
山茱萸 各二錢
牛膝
木果

牧丹
澤舍 各一錢半
五六火水 水克火心無火故裏冷消化不良骨節痛寒氣來傷頭痛
去中元藥用
加味付茸湯
熟地黃 一兩
當歸 干三
川弓 召二
鹿茸 酒灸 各五錢
肉桂
付子 各三錢
五味子 一錢
庚寅 初
加味牛膝木果湯

黃芩
牛膝
木果 各三錢
當歸
川芎
麥門冬
桂枝 各二錢
人蔘
知母
黃栢
甘草 各一錢
五味子 七分
枸杞子 干三
肉從蓉 召二
鹿茸 酒灸 各一錢八分

初初金火 肺經熱痰胸脇痛肢節痛眩暈

去天干藥用
加味補中湯
白芍藥 三錢
黃芪
當歸
川芎
熟地黃
丹蔘
續斷 各一錢半
陳皮 干三
五味子 召二
甘草 各一錢

二三水土 胃經濕痰四肢骨節痛要寒頭痛

去天干藥用
加味歸付湯
當歸 三錢
白伏令
白朮
白芍藥 各二錢
肉桂 干三
付子 召二
鹿茸 酒灸 各一錢半
乾干
五味子 各一錢

三三木火 肝木太過胃經受邪挾濕來往骨節痛

去天干藥用
仁熟散
栢子仁
熟地黃
人蔘 各二錢

青皮 干三
只角 召二
五味子
桂心
山藥
山茱萸 各一錢
甘草
甘菊
白伏令
枸杞子 各七分
四四火金 肺經火痰咳嗽喘急 眩暈目痛
用天干藥 去
知母 加
黃栢
熟地黃 五錢
鹿茸 酒炙 二錢

麥門冬 去心
五味子 各一錢
五五土水 濕痰有腰痛肢節痛 頭痛眩暈
去天干藥 用
加減八味湯
熟地黃
吉更
只角
山藥 各三錢
山茱萸
白伏令
澤舍
牧丹 各一錢半
肉桂 干三
付子 召二

白朮
五味子 各一錢
乾干
中元
加歸脾湯
當歸
黃今
龍眼肉 二錢
酸召仁
遠志
人蔘
黃芪
白伏神 各一錢
木香 干三
甘草 召二
桂枝 各二錢

半夏 各二錢

初二金土 肺金太過咳嗽眩暈

用中元藥 去

酸召仁 加

遠志

鹿茸 酒炙 二錢

元杜冲

白芥子 干三

五味子 召二

砂仁 各一錢

二三水火 心冷先冷餘熱肢節痛腹痛消化不良泄痢腹痛

去中元藥 用

加減八味湯

白伏令 四錢

當歸

川芎

白芍藥

熟地黃

山藥

山茱萸 各二錢

牧丹

澤舍

肉桂

付子 各一錢

五味子 七分

三四木金 肝經拯血驚痰胸腹痛肢節痛眩暈

去中元藥 用

清肝補脾湯

人蔘

白朮

陳皮

青皮

砂仁 炒研

熟芐 各一錢半

白芍藥

肉桂

柴胡

白芷

白芥子 炒研 各一錢

若頭痛加

半夏

桂枝

黃連 各一錢半

甘草 五分

四五火水 水上火故心冷消化不良挾濕眩暈

去中元藥 用

加減八味湯
白伏令 三錢
熟地黃
山藥 各二錢
山茱萸
澤舍
牧丹
肉桂
付子 干 三
乾干 召 二
五味子 各二錢
五六土木 胃經火痰咳嗽胸脇痛精神眩暈或蛔痛四肢骨節痛
去中元藥 用
人蔘養胃湯
蒼朮 二錢

人蔘
白朮
白伏令
陳皮
柴胡
半夏
草果仁 各一錢
甘草 七分
若腸虛乾咳去柴胡加
鹿茸 酒灸 二錢
五味子 一錢
付子 七分
辛卯 初
加味養胃湯
龜板 酒灸 七錢
熟地黃

五味子
當歸
川弓
山藥
山茱萸 各二錢
枸杞子
肉從容
肉桂
付子
乾干 各一錢
初初水土 水火相克胃經滯症四肢骨節痛冷腹痛消化不良寒氣脚氣痛
去天干藥 用
加味歸茸湯
當歸 五錢
白朮

陳皮 炒研 各二錢
砂仁
枸杞子 干三
肉從容
付子 各一錢半
五味子 一錢
肉桂 一錢半

二二木火 肝經火痰頭痛肢節痛腹痛精濁陰多陽小
用天干藥 去
付子 加
熟地黃 爲君五錢
青皮
砂仁
續斷
牛膝
木果

鹿茸 酒炙 各一錢半

三三火金 肺經熱痰消化不良骨節頭痛精神眩暈
去天干藥 用
四茸湯
當歸
川芎
白芍藥
熟地黃 各五錢
鹿茸 酒炙
五味子 各二錢
肉從容 一錢

四四土水 胃經濕痰四肢骨節痛胃風熱下焦冷脚氣痛腎水不足
用天干藥 加
當歸 爲君三錢
肉桂

熟地黃 干三召二
黃芪 蜜炙 二錢半
五味子 各一錢
付子

五五金木 肺經驚痰胸脇痛骨節痛陰多陽小肝經血分不足
去天干藥 用
加減四六湯
當歸 五錢
白朮
熟地黃
山藥
山茱萸 干三召二
川芎
白芍藥
牧丹

澤舍
白伏令 各一錢半
肉桂
黃芩
木香 各一錢

中元
加味四物湯
白伏令 四錢
山藥
山茱萸
熟地黃 各二錢
付子
牧丹
澤舍 各一錢
肉桂 五分

初二水火 水火相克消化不良心冷腹痛精神眩暈四肢骨節痛寒熱往來間々頭痛

用中元藥 加
熟地黃 爲君 四錢
枸杞子
肉從容
五味子
鹿茸 各一錢

二三木金 金木相克來餞水生木故肝經血分不足陰小陽虛氣虛無化之症精神不足胃虛風火之症

去中元藥 用
加味二四湯
白朮 五錢
人蔘
砂仁 炒研

陳皮
青皮
柴胡
細辛
白芷 各二錢
甘草
桂枝 各七分
蘇葉 五分

三四火水 水上火故心冷消化不良腹痛或精神病虛火上氣

用中元藥 去
牧丹 加
肉從容
枸杞子
鹿茸 各二錢
五味子 各一錢半

甘菊 一錢
乾干 七分
四五土木 胃經瘀血風痰虛疾 眩暈頭痛四肢骨節 痛上熱下冷胃虛濕
用中元藥 加
白芥子 炒研 各一錢半
只角
當歸
川弓 各一錢
白豆久 七分
五六金火 胃肺經濕痰胸脇痛 頭痛肢節痛
去中元藥 用
加減鎭陰煎
熟地黃 一兩
肉從容 三錢

鹿茸 酒灸
五味子
肉桂 各二錢
當歸 干三 召二
川弓 各二錢
乾干 七分
甘草 五分
壬辰 初
加味四物湯
柴胡
生地黃 各二錢
人蔘
半夏
當歸
川弓 各一錢
赤伏令

砂仁 炒研
肉桂 干三 召二
付子
甘草 各五分
初初木火 木克土故胃經不足 消化不良肝經驚痰 瘀血眩暈頭痛肢節痛
去天干藥 用
加減四物湯
續斷 五錢
丹蔘
當歸
川弓
白芍藥
熟地黃 各二錢半
五味子
鹿茸 酒灸

麥門冬 各二錢
陳皮 干三
木果 召二
砂仁 各一錢
二之火金 肺經驚痰血瘀故咳嗽胸脇痛四肢骨節痛或頭痛
去天干藥 用
加味八物湯
人參
白朮
當歸
川芎
白芍藥
熟地黃
黃芪
半夏

麥門冬
知母 各二錢半
黃栢 鹽酒炙
桂心 七分
甘草 六分
三之土水 胃經濕痰胸脇骨節腰痛下冷腎水不足
去天干藥 用
加減八味湯
白伏令
山藥
山茱萸
熟地黃 各二錢
牧丹
澤舍 各一錢半
鹿茸 酒灸

五味子 各一錢
枸杞子
肉桂
付子 各七分
四之金木 肺肝經風痰瘀血入胃經眩暈嘔吐咳嗽骨節痛
去天干藥 用
芩朮四物湯
當歸
川芎
白芍藥
陳皮
半夏 各一錢半
黃今
甘草 干三
桂枝 召二

白芷 各一錢

五五水火 水氣克肝故未能水生木寒熱往來頭痛肢節痛

去天干藥用

杞菊湯

熟地黃 五錢
龜板 酒炙 三錢
乾干
五味子
枸杞子 各二錢
肉從容
肉桂
付子 各一錢
或加神劾
鹿茸 酒炙 二錢

中元

人蔘百合湯

白朮 二錢
白伏令
百合
白何首烏
天門冬 各一錢半
白芍藥
人蔘
五味子
黃芪
半夏
杏仁
細辛
桂枝
甘草
阿膠珠 各一錢

菊花 三分

初二木金 木克土故未能土生金肺金不足陰虛火動乾咳嗽胸脇痛骨節痛頭痛眩暈

去中元藥用

加味四茸湯

當歸 五錢
川弓 干三
白芍藥 召二
熟地黃 各二錢半
鹿茸 酒炙
續斷 酒洗 各二錢
丹蔘 一錢
五味子 七分

二三火水 邪症非症寒熱往來頭痛肢節痛

去中元藥用

加味柴平湯

柴胡
人蔘
陳皮
半夏
木果
草果
砂仁
黃芪
桂枝
青皮
貝母
牛膝
白芷
蒼朮
甘草

去 木果
草果
貝母
蒼朮

鹿茸 若陰虛火動則加 酒炙 二錢
熟地黃 三錢
肉桂
付子 各二錢

三四土木 胃經驚痰怔忡滯症 肢節痛或瘀血頭痛

用中元藥 去

杏仁
百合
紅花
阿膠珠 加
白伏令
鹿茸 酒灸

五味子
砂仁 各二錢

四五金火 肺經火痰上焦虛熱 怔忡頭痛肢節痛咳 嗽嘔吐下焦淋疾

去中元藥用

加減六味湯

白伏令
乾地黃
山藥
山茱萸
牧丹
澤舍
當歸
川芎
白芍藥
桂枝 各五錢

半夏
陳皮
鹿茸 各一錢半
五味子 或加

五六水土 胃經胃經相克故濕痰胃經入四肢腰痛陽虛腎經無氣

去中元藥 用

加減四八湯

熟地黃 五錢
當歸
川芎
白芍藥
山茱萸
山藥
牧丹
澤舍 各二錢

肉桂
付子
五味子
鹿茸 酒灸
乾干 各一錢

癸巳 初

加味雙和湯

白芍藥 二錢半
當歸
川芎
黃芪
龜板
人蔘
玄蔘 各一錢
白朮
肉桂

干三 召二

乾干
甘草 各七分

初初火金 心肺經火痰上焦虛熱怔忡頭痛肢痛下焦冷腎水不足

去天干藥 用

淸金降火湯

黃芩
遠志
麥門冬
梔子
人蔘

干三 召二

五味子
肉從容
蓮肉
鹿茸 酒灸 各一錢半
白芍藥

川弓 各一錢
甘草 七分
二三二土木 胃經冷痰血煩症下焦冷濕骨節痛
用天干藥 去
玄蔘 加
付子
鹿茸 酒灸
枸杞子 干三
巴戟 召二
熟地黃 各二錢
三三金木 心冷消化不良乾咳喘急眩暈骨痛或血症
用天干藥 加
熟地黃 爲君四錢
肉桂
付子

五味子
枸杞子 各二錢
肉豆久 煨 各八分
四四水火 心冷消化不良乾咳喘急眩暈骨節痛或血症
用天干藥 加
熟地黃 爲君四錢
肉桂
付子
五味子 各二錢
枸杞子
肉豆久 八分
五五木土 肝經血風胃經不足消化不良精神不足或皮膚痒症骨節痛寒氣來傷
去天干藥 用
加味四六湯

當歸
川芎
白芍藥
熟地黃
白伏令
山藥
山茱萸 各二錢半
牧丹
澤舍
青皮
枸杞子 各一錢
柴胡 七分
砂仁 炒研 五分
中元
一氣飲
熟地黃 四錢

元杜冲
牛膝
當歸
枸杞子
白伏令
白芍藥
肉桂 各二錢
細辛
白芷 干三
付子 召二
甘草 各七分

初之水火 裏冷心虛消化不良寒熱來往肢節痛頭痛
用中元藥 去
牛膝
細辛
白芷 加

山藥
山茱萸 各二錢
牧丹 干三
澤舍 召二
鹿茸 酒灸 各一錢半
五味子
砂仁 炒研 一錢

二三土木 胃經不足消化不良精神不足乾咳或吐血陰小腸多
去中元藥 用
加味四六湯
熟地黃
山藥
山茱萸
當歸
川弓

白芍藥
牧丹
白伏令
澤舍 各二錢
砂仁
靑皮 一錢半
鹿茸 酒灸 一錢

三四金火 肺金旺胸脇骨節痛眩暈咳嗽嘔吐胃虛
用天干藥 去
白芍藥
黃芪 加
熟地黃 爲君四錢
白伏令
桑白皮
貝母
木果

八蔘 干三
五味子 召二
木香 各七分
四五水土 裏冷胃經濕痰四肢骨節痛精神眩暈夢中水邪故寒氣來傷
去中元藥 用
加味六陳湯
當歸
熟地黃 各五錢
川芎
白伏令
白芍藥
肉從容
枸杞子
付子
鹿茸 酒灸 各一錢半

五味子 一錢
五六木火 肝經驚血胃經不良消化不良精神眩暈陰陽俱虛或嘔吐血痰
去中元藥 用
加味滋陰煎
熟地黃 一兩
肉從容
枸杞子 各五錢
鹿茸 酒灸
青皮
乾干
人蔘
五味子 各二錢
砂仁 炒研 一錢
甲午 初
加減二陳湯

人蔘
當歸
川芎
半夏
白芍藥
熟地黃
陳皮
玄蔘
吉更
只角 夫炒 各二錢
白伏令
砂仁 炒研
甘草 各一錢
初初土水 胃經痰濕四肢骨節痛上焦冷痰眩暈下焦腎虛冷
去天干藥 用

加味理中湯

人蔘
白朮
白伏令
乾干 各二錢
付子
肉桂
五味子
工砂仁
枸杞子
肉從容 各一錢半
甘草 七分

二三一金木 肺經濕痰肝經瘀血精神眩暈胸脇痛

用天干藥 加

桂枝

木果 干三
牛膝 召二
五味子
香付子 各一錢
人蔘 二錢

三三水火 心冷消化不良乾咳嘔吐或血痰心寒骨節頭痛

去天干藥 用

加減八陳湯

麥門冬
蓮肉 干三
肉從容 召二
枸杞子
付子
熟地黃
肉桂
五味子 各一錢半

乾干
甘草 一錢

四四木土 肝經瘀血驚痰入脾經四肢骨節痛眩暈頭痛脇痛

用天干藥 加

青皮
砂仁
鹿茸 酒炙
枸杞子
肉從容
五味子 各一錢半

五五火火 胃經熱痰肝經虛冷腎水不足陰虛火動或乾咳吐血

去天干藥 用

淸心蓮子飮

蓮肉 三錢

白朮
麥門冬
人蔘
遠志
石昌蒲
枸杞子 干三
肉從容 召二
鹿茸
五味子 各二錢
熟地黃
黃芪
甘草 各一錢

中元
生腎平胃湯
熟地黃 一兩
白伏令

龜板 各三錢
木果
牛膝
人蔘
鹿茸 酒炙
五味子
工砂仁
吉更
只角 各二錢
甘草
枸杞子
肉桂 各一錢
甘菊 五錢

初一二土木 風痰四肢痛皮膚痒痲 乾嘔吐血精神眩暈
去天干藥 用
加減雙和湯

白芍歸 二錢半
當藥
川弓
熟芐
工砂仁
吉更
只角 各一錢半
青皮 干三
肉從容 召二
枸杞子
甘草 各七分

二三金火 脇經咳嗽喘急胸脇 四肢痛頭痛眩暈
用中元藥 去
吉更 加
只角
龜板 爲君 一兩

肉桂
枸杞子
甘菊
熟芐
桂枝
木香
當歸
川芎
白考藥 各一錢半

三四水土 胃冷消化不良肢節痛
用中元藥 去
吉更
只角
付子
乾干 加 各二錢

四五木火 必經痰火陰虛火動乾咳嗽吐血虛陽發生夢中接邪頭痛眩暈

用中元藥 去
吉更
只角
木果
牛膝 加
知母
黃栢
青皮 各二錢

五六火金 心肺經實火咳嗽嘔吐四肢骨節痛
去中元藥 用
清心溫痰湯
黃芩
麥門冬
蓮肉
熟地黃 各三錢

白伏令
當歸
黃芪
川芎
鹿茸
五味子
半夏
貝母
甘草 各一錢

乙未 初
加減仁熟湯
栢子仁
熟地黃
人蔘
麥門冬
木果

玄蔘 各三錢
鹿茸
五味子
肉桂
枸杞子 各一錢
甘草

初初金木 肺經鬱痰瘀血脇痛四肢骨節痛咳嗽寒熱來往

去天干藥 用

加減雙和湯

白伏令 各二錢
白芍藥
當歸
川芎
熟地黃
黃芪 蜜炒

桑白皮
巴戟
元杜冲
石斛 酒灸
枸杞子
香付
甘草 各一錢

二二水火 心冷血分下足冷痰脚痛寒熱

去天干藥 用

加味八味湯

白伏令
白朮 各三錢
人蔘
肉桂
乾干 各二錢
五味子

肉從容 干三
當歸 召二
川弓 各一錢半

三三木土 肝經旺脾經受邪精神眩暈消化不良四肢骨節痛寒熱來往頭痛乾咳

去天干藥 用

加味人蔘養胃湯

蒼朮
柴胡
人蔘
草果
白伏令 炒研
砂仁 酒灸
鹿茸
五味子
乾干 各一錢

甘草 七分
四四火火 心經上火心傷熱痰 水枯上陰陽虛眩暈
用天干藥 加
熟地黃 爲君 五錢
巴戟 去骨
石斛 酒炒 各二錢
五五土金 胃肺經濕痰胸脇四 肢骨節痛
去天干藥 用
加減平胃湯
吉更 三錢
蒼朮
陳皮
厚朴
白伏令
當歸 各一錢半

川弓
木果 干三
草果 召二
人蔘
砂仁
木香 五分
中元
加減八物湯
當歸 三錢
川弓 干三
人蔘 召二
白朮 土炒
白伏令
白芍藥
熟地黃
甘菊 各二錢

麥門冬
黃芩 酒炒
木香
甘草 各一錢
初二一金火 心肺經熱痰胸脇四 肢骨痛咳喘血虛
用中元藥 去
甘菊 加
鹿茸 酒灸 二錢
五味子
肉桂 各一錢
二三水土 陰冷胃經濕痰四肢 骨節痛或腎氣腹痛
用中元藥 去
甘菊 加
陳皮
破古紙 鹽酒炒

杜冲
肉桂
乾干 各二錢
付子 一錢半
白朮
黃今
木香 各一錢
三四木火 肝火太旺胃土受邪消化不良眩暈頭痛惡寒度風
去中元藥 用
加味四六湯
熟地黃 七錢
山藥 干三
山茱萸 召二
枸杞子
肉從容 各三錢

柴胡
青皮
砂仁 各二錢
草果
鹿茸
五味子 各一錢半
甘草 一錢
四五火金 心經火痰精神不足咳嗽骨節痛心肺煩鬱
去中元藥 用
加味雙和湯
白芍藥 二錢半
當歸 干三
川芎 召二
鹿茸 酒炙
麥門冬
熟地黃 各一錢半

肉桂
乾干
甘草 各一錢
五六水木 胃經冷痰積聚有乾咳唾血四肢骨節痛血虛頭痛或挾滯症
用中元藥 去
甘菊
黃今
木香
白朮 加
肉從容
五味子 干三
鹿茸 召二
枸杞子
肉桂
付子 各一錢半

乾干 七分

丙申 初

加減八味湯

白伏令

熟地黃

山藥

山茱萸

四錢

牧丹

澤舍

肉桂

各二錢

付子

工砂仁

干三

召二

鹿茸 酒灸

五味子

枸杞子

肉從容

乾干 各一錢八分

初初水火 心冷夢中受邪眩暈乾嘔咳嗽頭痛肢節痛或消化不良

用天干藥 去

牧丹 加

澤舍

當歸

川弓

小茴香 塩酒炒 各二錢

二二木土 胃經鬱滯症消化不良精神眩暈或乾嘔鼻血頭痛骨節痛

去天干藥 用

補脾平木湯

白朮

白伏令 各三錢

乾干

肉桂 各二錢

人蔘

乾芋

干三

召二

砂仁

青皮

柴胡

草果仁 炒研 一錢半

鹿茸

五味子 各一錢

三三火火 心腸熱痰發生故胃腸不良消化不良陰虛火動腎水不足

去天干藥 用

降火補肺湯

熟地黃 一兩

麥門冬 五錢

當歸

川芎 干三
白芍藥 召二
黃芪
人參 各三錢
五味子
鹿茸 酒灸 各二錢

四四土金 胃肺經濕痰咳喘嘔吐胸脇骨節頭痛
用天干藥 去
付子 加
白伏令 爲君
當歸 干三
川芎 召二
鹿茸 酒灸 各二錢
五味子 一錢

五五金水 肝金旺濕氣風痰脇痛肢節痛頭痛或積聚
用天干藥 去
蒼朮
陳皮
砂仁
白伏令 加
當歸 五錢
鹿茸 干三
人參 召二
五味子 各二錢

中元
加減五味湯
白芍藥 五錢
五味子
付子
巴戟 鹽酒炒

山藥
山茱萸
當歸
川芎
鹿茸 酒灸 各二錢
杜冲
乾干
肉桂 干三
枸杞子 召二
甘草 各一錢

初二一水土 裏冷胃經濕痰四肢骨節痛惡寒頭痛
用中元藥 加
知母 鹽酒炒
黃栢 各一錢
甘菊 七分

一二一木火 肝火心傷瘀血眩暈鼻血乾嘔吐皮膚痒

去中元藥 用

加減養胃湯

熟地黃 三錢
人蔘
青皮 各一錢半
白朮
蒼朮
厚朴 干三
陳皮 召二
白伏令
白豆久 炒研 各一錢
木香
砂仁 炒研 各五分
甘草

三四火金 心肝經火痰消化不良咳嗽精神不足骨節痛

去中元藥 用

加味鎮陰煎

當歸 干三
川弓 召二
貝母
木果
鹿茸 酒炒
牛膝
五味子 各五錢
桂枝
白芷 各二錢
木香 一錢

四五土水 胃經濕痰滯骨節痛眩暈

用中元藥 去
澤舍 加
白伏令 爲君 五錢
熟地黃

肉桂
付子
黃芪 蜜灸 各二錢

五六金木 肝經風痰入脾經消化不良骨節痛或咳嗽

去中元藥 用

加味淸肺蒼檗湯

黃芩 酒炒 三錢
木果
牛膝
當歸 各二錢
白伏令
人蔘 干三
砂仁 召二
甘草 各一錢

丁酉 初

加減六四湯

當歸 五錢
白伏令 三錢
熟地黃
山藥
山茱萸
白芍藥 各二錢
川芎
黃芩 酒炒
桂枝
牛膝 干三
木果 召二
甘草 各一錢

初初木土 胃經肺經濕痰胸脇骨節痛

去天干藥用

加減八味湯

白伏令 四錢
山藥
山茱萸
青皮
工砂仁
蛇床子
小茴香 塩酒炒
澤舍 各二錢
牧丹
鹿茸 酒灸 干三
五味子 召二
肉桂 各一錢

二二火火 心腹熱痰胃經痰火滯症消化不良或眩暈頭痛

去天干藥用

加味雙和湯

白芍藥 二錢半
當歸
川芎
熟地黃
黃芪
肉桂
鹿茸 酒灸 干三
陳皮 召二
麥門冬 各一錢半
甘草 七分

三三土金 胃肺經濕有故咳嗽或吐症積緊四肢骨節痛陽虛血分不足或浮症

用天干藥加

白伏令 爲君 三錢
只角
吉更 各三錢

工砂仁 炒研 干、三
當歸 召二
桂枝 各一錢
四四金水 肝經血分不足肺經濕痰胸脇四肢骨節痛或蛔虫腹痛精神不足
去天干藥 用
清肺養榮湯
黃令 三錢
當歸
川弓
白芍藥
龜板 酒灸
牛膝 酒洗
木果
五味子
蒼朮 各二錢

陳皮 干三
半夏 召二
木香
甘草 各一錢
五五水木 肝經瘀血驚癎皮膚風痒症乾嘔吐頭痛寒熱往來
去天干藥 用
加減五味子湯
沙蔘 七錢
白伏令 三錢
熟地黃
五味子
付子
巴戟 干三
破古紙
山茱萸 召二

鹿茸 酒灸
杜冲 去絲
青皮
當歸
白朮 各一錢半
甘草 一錢
中元
加味黃連湯
黃芪 三
生地黃
青皮
白朮
酸召仁 炒研 各一錢半
白伏神
人蔘
遠志 去骨

蓮肉
當歸
麥門冬 去心 各一
甘草
初二天火 胃經虛乾咳嗽寒熱往來暈頭痛肢節痛
用中元藥 去
蓮肉 加
鹿茸
肉從容
砂仁 炒研
草果仁 各二錢
二三火金 心肺經痰火傷故胸脇痛四肢骨節痛或頭痛
去中元藥 用
清心蓮子飲
蓮肉 三錢

人蔘
黃芪
赤伏令
黃今
車前子
木香
麥門冬
地骨皮 各二錢
五味子 一錢
甘草 七分
三四土水 胃經冷痰入故消化不良肢節痛眩暈頭痛
去中元藥 用
加味六君煎 五錢
白伏令
當歸
半夏

山藥
山茱萸 各三錢
生地黃
熟地黃
肉桂 各二錢
付子
破古紙
肉從容 于三
五味子 召二
陳皮
甘草 各一錢
四五金木 肺經濕痰故四肢骨節痛或蛔虫腹痛脇痛
用中元藥 去
黃芪
靑皮
遠志

蓮肉 加
黃今 酒炒
當歸
川弓
半夏
木果
五味子 干三
鹿茸 召二
陳皮 各二錢
桂皮
木果 各一錢半

五六水火 心冷痰故消化不良 寒熱來往精神眩暈 骨節痛

去中元藥用

加減八味湯

熟地黃 五錢

白芍藥 干三
當歸 召二
川弓
白朮
山藥
山茱萸 各二錢
肉桂
乾干
澤舍
付子 各一錢半
鹿茸 酒灸
五味子
肉從容
枸杞子 各一錢

戊戌初

加味溫痰湯

白朮
白伏令 各四錢
陳皮
半夏
麥門冬
石昌蒲
黃芪
人蔘 各二錢
香付子
當歸
白芍藥
山梔子
知母 擣酒炒
黃栢
鹿茸 酒灸
遠志

川弓
甘草 各一錢半
初初火火 心胃經熱痰故上焦風火頭痛腎水不足陰虛火動眩暈鼻血乾咳症
去天干藥 用
加減雙和湯
白芍藥 二錢半
當歸
川弓
熟卞
黃芪
人蔘
鹿茸
五味子
知母 鹽酒炒
黃栢 各一錢半

枸杞子
桂皮
五味子 各一錢
二三土金 胃肺經濕痰咳嗽脇痛骨節痛眩暈
用天干藥 去
遠志
石昌蒲 爲君 各三錢
當歸
黃芩
木香
鹿茸 各二錢
五味子
三三金水 肝經血分不足歸虛胸脇骨節痛
去天干藥 用
加味大營煎

熟地黃 各二錢
當歸
枸杞子
杜冲 干三
牛膝 召三
木果
桂枝 各一錢
甘草
四四水木 胃經不足濕痰風熱寒來頭痛肢節痛乾嘔吐滯症眩暈
去天干藥 用
加味補脾平木湯
人蔘 三錢
白朮
白伏令 各二錢
砂仁

熟地黃
青皮
乾干 于三
肉桂 召二
五味子
甘菊
柴胡 各一錢半
甘草 七分

五五木火 肝火驚痰痛眩暈怔忡症或頭痛
去天干藥 用
加味三氣飲
熟地黃 四錢
杜冲
牛膝
鹿茸

枸杞子
白伏令
砂仁
肉桂
白芍藥 各二錢
香付子 千三
五味子 召二
甘草 各一錢

中元
加味生脈散
當歸 五錢
川芎
熟地黃 各二錢
白芍藥
麥門冬
人蔘

五味子
鹿茸 酒炙
木香
甘草 各一錢半

初二火金 心肺經熱痰精神不足胸脇骨節痛或咳嗽嘔吐
用中元藥 去
白芍藥 加
枸杞子
肉從容
砂仁 炒研
草果仁 炒研
半夏
木果
牛膝 酒洗 各二錢

二三木火 胃經木盍症痰入脾經故挾滯消化不良精神眩暈或頭痛

去中元藥 用
清心磁坎湯
熟地黃
生地黃
天門冬
麥門冬
當歸
白芍藥
山茱萸
山藥
白伏令
白朮 各七分
牧丹
澤舍
知母
黃栢 蜜灸

甘草
橘皮
貝母 各五分
三四金木 肺經濕痰有咳嗽胸脇骨節痛頭痛眩暈
用中元藥 去
麥門冬 加
白伏令 五錢
龜板
木果 各三錢
木香 一錢
四五水火 心冷消化不良寒熱來性肢節痛頭痛乾眼症
去中元藥 用
加味脾鹿湯
當歸 五錢

鹿茸
肉從容
肉桂 干三
付子 召二
五味子 各一錢半
乾干
枸杞子 各一錢
五六木土 胃經濕痰有眩暈肢節痛或瘀血皮膚風頭痛
用中元藥 去
麥門冬 加
青皮
木果
破古紙 炒研
草果
砂仁 炒研 各一錢半
巳亥 初

加減養胃湯

蒼朮 二錢
人蔘
白朮
當歸
川芎
陳皮
熟地黃
白芍藥
麥門冬
黃芪 蜜炙 各一錢半
砂仁 炒研 干三
五味子 召二
甘草 各一錢

初初土金 胃肺經濕痰有咳嗽胸脇肢節痛頭痛眩暈

去天干藥用

加味治中湯

人蔘
白朮 各三
當歸
陳皮
半夏
木香 各
龜板 干三
牛膝 召二
甘草 各一

二三一金水 肺經冷痰咳嗽胸脇肢節痛寒熱往來頭痛

用天干藥 去

白朮
草果 加
鹿茸 酒炙 二錢
熟地黃 爲君 五錢

木香 各一錢
草果

三三水木 陰虛火動眩暈乾咳或血分不足皮膚痒症

去天干藥用

加味大補湯

熟芐 七錢
人蔘
白朮
枸杞子
白伏令
砂仁
肉從容
白芍藥 干三
柴胡 召二
甘草 各一錢
肉桂 七分

四四木火 胃經虛挾滯痰火精神不足
去天干藥 用
加味雙補湯
人蔘
白朮 各三錢
白伏令
砂仁 炒研
熟苄
白何首烏
肉從容
肉桂 各一錢半
枸杞子 干三
五味子 召二
甘草 各一錢

五五火土 心胃經濕痰精神不足陰陽俱虛乾咳頭痛
去天干藥 用
鹿茸大補湯
鹿茸 酒灸 三錢
當歸
川弓
熟地黃 各二錢
白朮
陳皮
靑皮
砂仁 炒研 各一錢半
甘草
五味子 各一錢
中元
加減八味湯
白伏令 四錢

熟地黃
當歸
川弓
鹿茸 酒灸 各二錢
肉桂
付子
五味子 干三
乾干 召二
砂仁 炒研
甘草 各一錢
初二二土水 胃經濕痰肢脇痛或滯症寒氣來傷脚氣痛
用中元藥 加
龜板
牛膝 各二錢
二三二金木 肝經血分不足咳嗽四肢痛頭痛

去中元藥 用
從容牛膝湯
肉從容
牛膝 各三錢
木果
白芍藥
熟地黃
當歸 各二錢
人參
黃芩
麥門冬
甘草 各七分

三四水火 寒氣來傷頭痛肢節痛
去中元藥 用
五味子湯
五味子

付子
巴戟 各二錢半
破古紙
山藥
山茱萸
當歸
川芎 各一錢半
熟地黃
鹿茸 酒炙 各一錢

四五木土 肝經痰入胃經消化不良眩暈頭痛嘔吐
去中元藥 用
補陰煎
熟地黃 五錢
白伏令
白朮
靑皮

砂仁
五味子
枸杞子 各二錢
肉從容
鹿茸 各一錢

五六火火 心胃經熱痰精神眩暈陰虛火動水氣枯渴
去中元藥 用
淸心滋陰湯
當歸
熟地黃
鹿茸 酒炙 各五錢
五味子
肉從容
枸杞子
麥門冬
甘草 各二錢

庚子 初
加減鎭陰煎
熟地黃 五錢
當歸
川弓
黃今
半夏
木香 各二錢
鹿茸 酒灸
五味子
陳皮 各一錢
肉桂
付子
乾干 各七分
初初金水 肝經血分不足肺經濕痰精神眩暈四肢骨節痛或咳嗽

去天干藥 用
加減六味湯
白伏令 四錢
山藥
山茱萸
熟地黃 各二錢
牧丹
澤舍
人蔘 干三 召二
麥門冬
當歸
川弓
桂枝
甘草 各一錢半
二三水木 心肺經不足乾咳嗽或消化不良肢節痛頭痛
用天干藥 去

付子 加
肉桂
肉從蓉
枸杞子
靑皮
甘草 各一錢
三三木火 火急性上風面紅或皮膚瘡熱頭痛
去天干藥 用
加減補陰煎
熟地黃 七錢
山藥
山茱萸
白伏令
鹿茸 酒灸
五味子
麥門冬

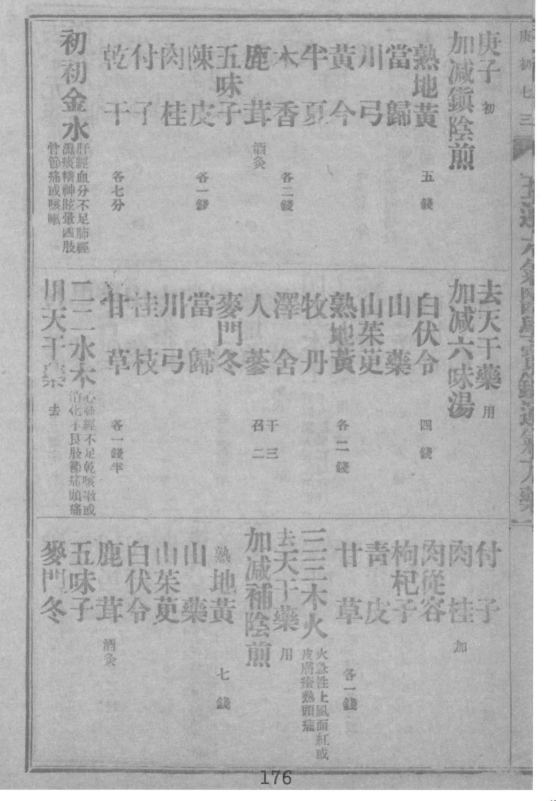

白朮
青皮
砂仁 炒研
草果
甘草 各二錢
白芍藥
當歸 各一錢
川芎

四四火土 胃經濕痰四肢骨節痛風症脚氣痛頭痛
用天干藥 去
黃芩 加
木香
當歸
川芎
鹿茸
五味子

肉從蓉 酒炙 各一錢
五五土火 心胃經濕痰四肢骨節痛風症脚氣痛頭痛
用天干藥 去
蒼朮
木香 加
龜板 各七錢
牛膝
砂仁
麥門冬 各二錢
鹿茸 酒炙 一錢

中元
加減歸脾湯
當歸 三錢
龍眼肉
酸召仁
半夏

麥門冬 去骨
遠志 去毛
石昌蒲
人蔘
白朮 土炒
白伏令
木香 干三 召二
甘草 各一錢

初一一金木 肺金旺濕咳嗽胸脇痛肢節痛腸虛
去中元藥用
加減歸茸湯
當歸 五錢
鹿茸 酒炙
熟地黃 各二錢
黃今 酒炒
五味子

枸杞子 干三 召二
肉從容 各二錢
木香 五分

二三水火 火痰有咳嗽冷滯陽虛
去中元藥 用
鹿鎭飮
熟地黃 五錢
肉桂
枸杞子 各三錢
付子
五味子
鹿茸 酒灸 干三 召二
肉從容
乾干
白伏令
白朮 各一錢半

人蔘
砂仁 炒研 各一錢

三四木土 肺經痿肝經血分不足故陽虛
去中元藥 用
加減養胃湯
蒼朮 二錢
白朮
人蔘
白伏令
藿香
半夏 各一錢半
草果
柴胡
靑皮
砂仁 炒研
甘草 各一錢

四五火火 心胃經熱精神不足血症陰虛火動乾咀吐頭痛腎虛腰
用中元藥 去
木香 加
鹿茸 酒灸
黃芪
白芍藥 各一錢
肉桂
五味子 七分

五六土金 胃肺經濕痰胸脇痛脚氣風濕痰死血流往作痛四肢瘀血骨節痛痛處或腫或赤或白
去中元藥 用
加味六鎭湯
吉更 三錢
只角 二錢
熟芐

枸杞子
桂枝 干三 召二
香付子
牛膝
木果
蘇葉
麻黃 各七分
白芷

辛丑 初
加味杞菊湯
白伏令 三錢
當歸
川弓
肉從容
枸杞子
鹿茸 酒灸 各二錢

五味子 干三 召二
付子 各一錢半
肉桂
乾干
甘草 各一錢

初初水木 陰虛火動滯症乾咳嗽精神眩暈頭痛寒熱往來
用天干藥 加
熟地黃 五錢
青皮 七分

二二木火 心肝經瘀血精神不足或吐血皮膚風痒症眩暈
用天干藥 去
當歸 加
白伏令
砂仁
白豆久

砂仁
青皮 各一錢
石斛
續斷 酒洗 各二錢

三三火土 心胃經熱痰鼻塞煩盃症脚痛
去天干藥 用
加味八物湯
人參
白朮
白伏令
黃芪
熟地黃
白芍藥
當歸
川弓
甘草

肉桂 酒灸 各二錢
鹿茸
砂仁 一錢

四四土火 腎虛陽虛故上焦心胃經熱痰肢節痛
用天干藥 加
熟地黃 爲君 五錢
白伏令 三錢
白朮
砂仁
青皮
人蔘
草果
木常山
柴胡
川弓
白芍藥

黃芪 蜜灸 各二錢
白芷 干三 葱二
蘇葉
甘草 各一錢

五五金金 喘滿咳嗽陰多陽小肝經血分不足
去天干藥 用
蒼朮四物湯
當歸
川弓
熟地黃
黃芩
蒼朮
木果
甘草
人蔘
肉從容 各二錢 干三 召二

枸杞子 各一錢

中元
加味鎭陰煎
熟地黃 五錢
牛膝
澤舍
付子 各二錢
肉桂
五味子 干三 召二
乾干
付子 各一錢

初二水火 水克火心冷未能火生土故胃肺經虛滯症消化不良
用中元藥 加
人蔘
白朮 各二錢

鹿茸 酒炙
白芍藥
黃芪 蜜炙
當歸 各一錢
二三木土 肝經旺風邪入胃經精神不足頭痛胃虛食味有滯症
去中元藥 用
健胃平木湯
白朮 三錢
青皮 炒研
砂仁 各二錢
人參 干三
柴胡 召二
草果 炒研
甘草 各一錢
三四火火 肺經不足陰虛火動腎水不足乾咳眩暈
去中元藥 用

加味雙和湯
白芍藥 二錢半
黃芪
熟地黃
當歸
川弓
肉桂
人蔘
白朮
砂仁
鹿茸 酒炙
五味子 各一錢半
四五土金 胃肺經濕痰胸脇肢節痛咳嗽或積聚症
去中元藥 用
加味四六湯
熟地黃 五錢

山藥
山茱萸 各二錢
澤舍
牧丹
白伏令
牛膝
木果
木香
當歸 各一錢半
川弓
白芍藥 各一錢
五六金水 肺經痰喘急肢節痛或頭痛
去中元藥 用
加味淸肺養榮湯
黃芩 酒炒
當歸

川芎
黃芪 蜜炙
桂枝
鹿茸 酒炙 各二錢
五味子
肉桂 各一錢

壬寅 初
加味雙金湯

白芍藥 二錢半
蒼朮
陳皮 干三
半夏 召二
厚朴
當歸
川芎
桂枝 各一錢半

蘇葉
甘草 各一錢

初初木火 肝火性急胃經不良滯症皮膚風或血症眩暈
去天干藥用
加味雙補湯

熟地黃 八錢
龜板 酒炙五錢
牛膝
木果
砂仁
青皮
肉從容
肉桂
枸杞子
五味子
甘草 各一錢

二三火土 土克水故腎水不足下焦濕痰流注上焦胃經四肢骨節痛痰滯
去天干藥用
加減八味湯

熟地黃 八錢
龜板 酒炙五錢
牛膝 酒洗三錢
肉從容
鹿茸
當歸 各二錢
枸杞子 干三
五味子 召二
肉桂
澤舍 各一錢半
知母
黃栢 鹽酒炒 各一錢

三三土火 胃肺經三焦怔忡眩暈挾滯入痛肢節痛

用天干藥 去
半夏
蒼朮 加
蘇葉
付子
鹿茸 酒灸 各二錢
五味子
肉桂
乾干 各一錢
四四金金 肺經冷痰咳嗽喘急血分不足肢節痛
去天干藥 用
蒼朮四物湯
蒼朮
牛膝
桂枝
龜板 酒灸 各二錢

當歸
木香
鹿茸 酒灸 各一錢半
五五水水 心胃經冷痰消化不良夢中受邪精神眩暈頭痛惡寒虛火發熱
去天干藥 用
加味歸茸湯
當歸
鹿茸 酒灸 各二錢
肉桂
付子
五味子
乾干
熟地黃 各二錢
肉從容 各一錢
中元
加味雙金湯

白伏令 三錢
白芍藥 二錢半
蒼朮 二錢
陳皮 干三 召二
厚朴
當歸
川弓
半夏 各一錢
桂枝
蘇葉 各七分
甘草 各五分
初一木土 肝經熱痰克胃經急痰有故四肢骨節痛驚痰死血流注作痛或半身不遂
用中元藥 去
蒼朮
厚朴

半夏 加
蘇葉 酒灸 各七錢
龜板 酒灸
鹿茸
五味子
肉從容
枸杞子 各一錢
二三火火 心胃經有火克故肺經衰腎水不足故陰虛火動
去中元藥 用
加減降火湯
白芍藥
當歸 千三 召二
川弓
熟地黃 各二錢
肉從容
陳皮 各一錢

知母 鹽酒炒 各七分
黃栢
甘草 五分
三四土金 胃肺濕痰咳嗽血分不足胸脇骨節痛陰多陽小
去中元藥 用
加減四六湯
白伏令 四錢
黃苓
白朮
吉更
只角 夫炒 各二錢
木香
當歸 千三 召二
川弓
桂枝
甘草 各一錢

四五金水 肝經血分不足肺經濕痰怔忡蛔虫腹痛肢節腰痛季部陽虛
去中元藥 用
加減養胃湯
蒼朮 二錢半
當歸
川弓
鹿茸 酒灸
五味子 千三 召二
乾干
使君子 各一錢
五六水木 未能水生木故陰多陽小精神不足嘔吐腹痛寒熱往來
去中元藥 用
加減八味湯
熟地黃 五錢
黃芪

人參
當歸
白芍藥 各三錢
山藥
山茱萸 干三召二
白伏令
牧丹
澤舍 各一錢半
付子
五味子 各一錢
乾干 五分

癸卯初

加減養血祛風湯

當歸 三錢
白芍藥
人蔘
鹿茸 酒灸

黃芪
熟地黃
川弓 各二錢
肉桂
五味子 干三召二
付子
乾干 各一錢

初初火土 心胃經虛火痰咳嗽嘔氣消化不良蔘中水邪或肢節痛

去天干藥用

加減鎭陰煎

熟地黃
沙蔘 各八錢
白伏神
山藥
山茱萸
當歸 各三錢

川弓 干三召二
吉更
砂仁
五味子 各一錢

二三一土火 腎水不足胃經濕痰肢節痛或疝症

去天干藥用

橘皮煎

橘皮 五錢
甘草 三錢
當歸
肉從容
茴香
山茱萸
牛膝
萆薢
肉從容

乾干 酒炙 各二錢
付子
鹿茸
肉桂 各一錢
五味子

三三金金 肺經濕痰咳嗽胸脇骨節痛陽虛
去天干藥 用
清肺養榮湯

當歸 二錢
砂仁 七分
白芍藥 一錢
甘草 七分
人蔘
香付子
黃芪
熟芐
干三 召二

川芎
防風
半夏
木香
木果
牛膝
桂枝 各一錢
乾干
白芥子 炒研 各七分

四四水水 水克火心冷消化不良寒氣大行肢節痛
去天干藥 用
加味熟付湯

熟地黃
當歸
白伏令
人蔘 各七錢

付子
肉桂
鹿茸 酒炙
白芍藥
白朮
五味子
乾干 各二錢
干三 召二

五五木木 胃經虛弱食無味或冷滯下焦陰冷脚氣風痛
用天干藥 去

付子 加
乾干
白朮
砂仁
肉豆久 煨
青皮
柴胡 各二錢

草果 炒研 各一錢

中元
加味生脉散
白芍藥 二錢半
麥門冬
熟地黃 各二錢
黃芪
當歸
川弓 各一錢半
五味子 干三 召二
人蔘
桂皮
甘草 各一錢

初二火火 心熱故頭面瘡或紅皮膚痒陰虛火動
用中元藥
熟地黃 爲君 五錢

白芍藥 一錢
鹿茸 加 酒炙
五味子
枸杞子
肉從容 各一錢半

二三土金 胃肺痰喘咳嗽胸脇四肢骨節痛
去中元藥 用
加味八物湯
熟地黃
當歸
川弓
白芍藥
黃芪
肉桂
白伏令
甘草 各二錢

木香 各一錢
黃芩 二錢

三四金水 肺經冷痰胸脇痛四肢骨節痛頭痛
用中元藥 去
麥門冬
當歸 爲君 加 三錢
白芍藥
黃芩
木香 干三 召二
便香付
桂枝 各一錢半
麻香
蘇葉 各一錢

四五水木 水火不良胃經濕痰乾咳喘精神眩暈肢節痛
去中元藥 用
加味六味湯

熟地黃 四錢
山藥 各二錢
山茱萸
白伏令
牧丹 于三 召二
澤舍
付子
肉桂
乾干 各一錢

五六木火 胃經火痰精神不足風症麻木皮風嘔吐
用中元藥
熟地黃 五錢
白芎藥
砂仁
鹿茸 酒灸
沙蔘 各三錢

白伏令 于三 召二
肉桂
枸杞子 各一錢

甲辰初
加味四物湯
當歸 三錢
鹿茸 酒灸
枸杞子
牛膝
木果
巴戟
破古紙 去骨 各一錢
杜冲
白芎藥
熟地黃 于三
五味子

甘草 各一錢

初初土火 胃經濕痰下焦腎水不足四肢骨節痛眩暈
去天干藥 用
杞菊地黃湯
熟地黃 四錢
山藥
山茱萸 各二錢
白伏令
牧丹
枸杞子
甘菊
牛膝 各一錢
五味子 一錢

二三金金 肺金腫腰痛肢節痛或咳嗽陰多陽小
去天干藥 用
清肺養榮湯

黃芩 酒炒 三錢
當歸
川芎
白芍藥 各二錢
熟地黃
木香 于三 召二
甘草 各一錢

三三水水 心冷濕痰寒熱往來肢節痛頭痛夢中水邪
用中元藥 去
白芍藥
牛膝 加
木果
付子
肉從容
麥門冬 各二錢

四四木木 胃經不足食無味或浮症眩暈頭痛或瘡風痲木眼赤

去天干藥 用
加味淸肝湯
白朮 二錢
砂仁 炒研
柴胡
靑皮 于三 召二
肉從容
枸杞子
肉桂 各一錢

五五火火 心熱鼓鼻寒上焦虛熱或血症眩暈下焦虛冷腎水不足陰虛火動
去天干藥 用
加味雙和湯
熟地黃 五錢
白芍藥
白朮
白伏令

當歸
川芎
鹿茸 酒灸 各一錢半
黃芪
人參 于三 召二
麥門冬
甘草 各一錢

中元
加味雙補湯
龜板 酒灸 七錢
當歸
牛膝
熟地黃
白朮 各三錢
川芎
白伏令

山藥
山茱萸 干三 召二
肉桂 各二錢
五味子
甘草 各一錢

初二土金 胃肺經濕痰有咳嗽 胸脇痛肢節痛
去中元藥 用
加味二陳湯

半夏 干製 二錢半
當歸
川芎
白芍藥
熟地黃
白伏令
陳皮
白朮

砂仁 炒研
甘草
鹿茸 酒灸 各一錢半

二三金水 胸脇痛肢節痛陽虛症
用中元藥 于三 召二

熟地黃 爲君 五錢
龜板 加 三錢
鹿茸 酒灸 二錢

三四水木 未能水生木陰虛陽 小頭痛寒熱往來精 神眩暈消化不良
去中元藥 用
鹿茸大補湯

人蔘
白朮
白伏令
肉從容
杜冲 各三錢

肉桂 酒炒
石斛
鹿茸
五味子
熟地黃
黃芪 蜜灸 各二錢
甘草 一錢

四五木火 心偽火痰人胃肺經 頭風消化不良眩暈 胸欝怔忡
用中元藥 去

牛膝
當歸
龜板 加
枸杞子 各三錢
鹿茸 酒灸
人蔘
砂仁 干三 召二

肉從容
白豆久
黃芪 各二錢

五六火土 腎水不足下冷濕痰流注四肢間骨節痛或滯症眩暈
去中元藥 用

加減雙和湯
麥門冬 三錢
當歸
川弓
白伏令
白芍藥 各一錢半
熟芐
黃芪
人蔘 干三 召二
砂仁
五味子

甘草 各一錢

乙巳 初
加減雙補湯
白伏令
人蔘
白朮
山藥
山茱萸 各二錢
乾干
砂仁 炒研
肉桂
五味子
牛膝 干三 召二
甘草 各一錢

初初金金 肺風濕痰有肝經瘀血咳嗽腰痛肢節痛眩暈
去天干藥 用

加減八物湯
當歸
川弓
白伏令
人蔘
白朮
黃芩 干三 召二
黃芪
香付子
木香 各二錢
肉桂
甘草 各一錢

二二二水水 心冷寒氣來往頭痛肢節痛精神眩暈夢中水邪
去天干藥 用

加減八物湯
熟地黃 五錢

白伏令
人蔘
白朮
當歸
川弓
山藥
山茱萸 各二錢
鹿茸
肉桂
付子 干三召二
五味子 各一錢
三三木木 木屬肝經精衂眩暈脾胃不足嘔吐乾咳血症皮膚風痒
用天干藥 去
牛膝
甘草
鹿茸 加

肉桂 干三召二
肉從容
枸杞子
甘菊 各一錢
靑皮
胡柴 各七分
四四火火 心傷熱故肺經不足上焦面瘡上熱顏赤鼻寒頭痛腎虛陰冷
去天干藥 用
加減雙和湯
白芍藥 二錢半
當歸
川弓 干三召二
熟地黃
黃芪
桂皮
玄蔘 各

五味子 酒炙 各一錢半
鹿茸
甘草 一錢
五五土土 胃經痰濕脇腰痛痛技節痛食消如滯腎經虛
去天干藥 用
開胃補陰湯
吉更
只角
當歸 各三錢
熟地黃 干三召二
砂仁
鹿茸 酒炙 各二錢
肉桂
枸杞子 各一錢
中元
加味益元湯

當歸 二錢
白芍藥
熟地黃
白伏令
麥門冬 各一錢半
陳皮
知母 揀酒炒
黃栢
人蔘
五味子 干三召二
甘草 各一錢

初二金水 肝經不足肺經濕痰四肢骨節痛或咳嗽凡燥
用中元藥 去
麥門冬
知母
黃栢 加

鹿茸 酒炙
黃芩
肉桂
木香 各一錢半

二三水木 未能水生木血分不足陰虛陽衰胃經滯消化不良動風
用中元藥 去
知栢
麥門冬 加
鹿茸
玄蔘
枸杞子
肉從容 各一錢
肉桂
杜冲 七分

三四水火 寒冷消化不良寒氣來傷風火有上焦精神不足肢節痛

去中元藥 用
加減雙補湯
白伏令 四錢
當歸
川弓
枸杞子
熟芐
肉桂 各三錢
鹿茸
五味子 干三召二
付子
乾干 一錢

四五土火 心胃經火衰精神不足消化不良肢節痛
去中元藥 加
鹿茸
枸杞子

肉桂 干三 召二
肉從容 各一錢半
五六土火 腎水不足濕疹流注四肢痛或腫或浮或小便白濁或赤或痲疾疝症
去中元藥 用
補肉湯
牛乳
牛正肉 一斤半
熟地黃 一兩
當歸
肉從容
枸杞子 各四錢
山藥
山茱萸
付子 各三錢
五味子
生干 一兩

大召 半合
冷水 二升煎半去滓服二次取汗
丙午 初
參鹿付歸湯
當歸 一兩
人參
熟地黃
鹿茸 酒灸 各五錢
付子
肉桂
五味子 各二錢
乾干 干三 召二
甘草 各一錢
初初水水 心冷寒氣頭痛肢節痛參中女色邪
去天干藥 用
加減雙和湯

龜板 各七錢
牛膝
木果
麥門冬
肉從容 干三 召二
枸杞子 各三錢
肉桂
付子
五味子 各一錢
乾干
二二木木 胃經受邪精神眩暈痛頭乾嘔痰血風邪濕痰
去天干藥 用
加減二陰煎
熟地黃 五錢
柴胡
青皮

人蔘 各二錢
肉桂
肉從容 干三
鹿茸 召二
五味子 各一錢
甘草 七分

三三火火 心傷胃熱痰火面赤鼻塞陰虛火動眩暈肢節痛

去天干藥 用

加減六味湯

熟地黃 四錢
山藥 各二錢
山茱萸
白伏令
牧丹 各一錢半
澤舍

陳皮 干三
枸杞子 召二
肉從容 各一錢
五味子

四四土土 胃經濕痰四肢骨節痛腎水不足或眩暈頭痛

用天干藥 去

乾干 加 干三
吉更 召二
只角 三錢
砂仁 炒研 二錢
一錢

五五金火 肺腸風火痰胃經肢節痛咳嗽嘔吐

去天干藥 用

加味淸肺湯

黃芩 酒炒 三錢
當歸

木香 各二錢
陳皮
半夏
香付子
瓜蔞仁
鹿茸 酒灸 干三
五味子 召二
甘草 各一錢半

中元

人蔘白朮湯

白朮 三錢
人蔘
乾干
付子
白芍藥
桂枝 各二錢

白伏令 干三
甘草 召二
陳皮 各一錢
霍香
初二水木 胃經鬱痰入脾經故精神眩暈滯症消化不良頭痛風邪入耳鳴症
去中元藥 用
加減八味湯
熟地黃 四錢
山藥
山茱萸 各二錢
白伏令
牧丹
澤舍
當歸
川弓

白芍藥 干三
肉桂 召二 各一錢
陳皮
付子 各五分
二三木火 心火痰入脾經怔忡滯症頭痛寒熱往來面赤陰虛陽事不良
去中元藥 用
加味補陰煎
白伏令
人蔘
熟地黃
鹿茸 酒灸 各三錢
五味子
肉從容
肉桂
枸杞子 各二錢

砂仁 干三
白朮 召二 各一錢
三四火土 肺經虛腎水不足未能水生木故陰陽俱虛腎氣衰弱
去中元藥 用
加減淸心補肺湯
熟地黃 四錢
沙蔘 三錢
當歸
川弓
遠志
石菖蒲
枸杞子
砂仁
黃芪
肉桂 干三 召二

鹿茸
肉從蓉
枸杞子
乾干
五味子 各二錢

五六水水 心冷精神眩暈消化不良或夢中受邪寒氣來傷肢節痛

去中元藥 用

加減八味湯

熟苄 四錢
白朮
白伏令
當歸
川弓
山藥
山茱萸 各二錢

牧丹
澤舍
肉桂
付子 干三
乾干 召二
人蔘 各一錢半

戊申 初

加味補陰煎

熟地黃 一兩
五味子
鹿茸 酒灸
人蔘 各二錢
白伏令
白朮 土炒
黃芪
肉桂

枸杞子 各二錢
知母
黃栢 鹽酒炒 干三召二
甘草 各一錢

初初火火 心胃經濕痰陰虛火動精神病怔忡症失眞

去天干藥 用

加味歸茸湯

當歸 七錢
鹿茸 酒灸 三錢
熟地黃
五味子 各二錢
麥門冬 去心
人蔘 干三召二
杜冲 子製去絲
巴戟 去骨酒炒 各一錢

二三土土 心胃經濕痰四肢腰痛腎經水氣不足病在腎臟

去天干藥 用
加味滋腎湯
玄蔘 五錢
枸杞子 三錢
肉從容 酒灸 各二錢
鹿茸
當歸
川芎
白伏令 各一錢半
白芍藥
五味子
陳皮
熟地黃
砂仁 炒研 各一錢
黃芪
肉桂 干三 召二

甘草 各七分
二三金火 肺經火痰肝經血分不精神眩暈肢節痛頭痛
用天干藥 去
白朮 加
牛膝 酒洗 三錢
當歸 二錢
五味子 一錢半
桂枝
甘菊 各一錢
四四水金 未能水生木故肝經血分不足四肢骨節腰痛咳嗽頭痛
去天干藥 用
加味大造湯
熟芐
生芐 各四錢
龜板 酒灸
牛膝 酒洗

杜冲 干製去絲
天門冬 去心
麥門冬
知母 鹽酒炒 各一錢半
黃栢
當歸 干三 召二
五味子 各八分
五五木水 胃經受邪滯症風濕痰來傷四肢不仁皮風麻木驅痒陰虛症
用天干藥 去
知母 加
黃栢
白朮
人蔘 各五錢
鹿茸 爲君
白何首烏 各二錢
赤何首烏
丁香 一錢

中元
加減八味湯

白伏令 四錢
熟苄
山茱萸 各二錢
山藥
牧丹
澤舍
人參 各一錢半
付子
肉桂
當歸
砂仁 炒研 各一錢
五味子 七分

初一火土
心胃經火痰風生故滯症嘈怔忡腎虛腰痛乾嘔吐或血症眩暈下焦虛胃氣不足

去中元藥用
加減健胃湯

熟苄 七錢
白伏令
白朮
人參 各三錢
橘皮
砂仁 炒研
神曲
厚朴
白芍藥
黃芪
川弓
麥門冬
肉桂 各一錢

一三土火
胃經濕痰四肢骨節痛胃經水氣不足痿暈氣虛症

用中元藥用
牧丹 加
牛膝 酒洗
鹿茸 酒灸 各二錢
肉從容
枸杞子 各一錢

三四金金
金旺肺經肺經濕痰有咳嗽陰多陽小腸痛脚氣血分不足或頭痛

去中元藥用
八物湯

當歸
川弓
人參
白朮
白芍藥
白伏令
桂枝
干三
召二

黃芪 各二錢
黃芩
砂仁 酒炒
甘草 各一錢
四五水水 心冷消化不良夢見死人或驚症頭痛下焦濕痰脚氣痛
用中元藥 加 干三 召二
鹿茸 酒灸 二錢
乾干 一錢
五六水木 肝經瘀血眩暈頭痛食味有消化不良
去中元藥 用
杞菊雙和湯
白芍藥
當歸
川芎 干三 召二
熟芐
青皮

黃栢
枸杞子
肉從容 各二錢半
甘菊
白芷
甘草 各一錢
己酉初
加味平肝湯
當歸 二錢
陳皮
白伏令
白芍藥
黃蓮
便香付
梔子
厚朴 各一錢

柴胡
半夏
川芎 干三 召二
黃芪
甘草 各八分
初初土土 腎經虛痰四肢骨節痛或風濕有下焦有水不足
去天干藥 用
加減平中湯
吉更 三錢
貝角 夫炒 二錢
當歸
川芎
鹿茸 酒灸
五味子
白伏令
白芍藥

枸杞子
肉從容 各一錢半
人蔘
甘草 七分
二二金火 肺經濕痰咳嗽胸脇骨節痛
用天干藥 去
梔子 加
厚朴
黃芩 酒炒
木香 各一錢
桂枝
砂仁 炒研 七分
三三水金 肝經血分不足陽虛故積聚蛔虫腹痛肢節痛
去天干藥 用
仁熟湯
白伏令

人蔘 各二錢
熟苄
白子仁 炒研
只角 夫炒
黃芩
當歸 干三 召二
木香
香付子 炒研 各一錢半
蘇子
使君子 名一錢
若練根
甘草 八分
四四木水 肝鬱痰入胃經滯症寒熱往來骨節痛眩暈
用天干藥 去
牛夏
黃蓮

梔子
柴胡 加
香付子
熟苄
鹿茸 酒灸
五味子
枸杞子
肉桂
肉從容
杜冲 干製 去系 各一錢
五五木火 心經熱有頭面䐜皮膚痒症或嘔吐眼赤眩暈
用天干藥 去
牛夏 加
柴胡
熟苄 爲君 三錢
枸杞子

鹿茸 酒炙 各一錢半
五味子
肉從容
肉桂 各一錢

中元
加減解鬱湯
白朮 土炒 三錢
當歸
白伏令
白芍藥
人參
熟下
枸杞子 各二錢
肉從容
半夏
陳皮 干製

山藥
吳茱萸 湯炮
甘草
五味子 各一錢

初二土火 心胃經 熱痰 消化不良 四肢骨節痛
去中元藥用
人參養胃湯
蒼朮 二錢
白朮
人參
白伏令
當歸 干三
川芎 召二
白芍藥
木果
砂仁 炒研

草果仁 炒研
麥門冬 去心 各一錢半
枸杞子
鹿茸 酒炙
五味子
付子 各七分

二三金金 肺經 痰咳嗽嘔吐蛔虫 腹痛 肢節痛
用中元藥去
枸杞子 加
肉從容
款冬花
黃今
桑白皮
貝母
木香
木果 各二錢

三四水水 心經冷寒熱往來腹痛眩暈四肢骨節痛用
去中元藥 用
加減理中湯
白朮
人蔘
付子
肉桂 各三錢
陳皮
半夏
牛膝 各二錢
木果
乾干
使君子 各一錢
甘草 八分

四五木木 肝經風火痰入脾經精神眩暈或麻木風症怔忡頭痛
去中元藥 用
加減清肝湯
白朮 三錢
柴胡
青皮
人蔘
熟芐
砂仁 炒研
白芷
當歸
乾干 干三召二
五味子
防風 各一錢
甘草 七分

五六火火 心經熱面眼赤頭痛眩暈乾嘔腹痛下冷腎水不足
去中元藥 用
加味補陰煎

庚戌 初
熟芐 五錢
鹿茸 酒灸 干三召二
肉從蓉
當歸
肉桂 各二錢
麥門冬
枸杞子 各一錢
加味補益湯
白伏令 三錢
白朮 土炒
當歸
半夏 干製
陳皮
黃芩 酒炒
熟芐 各二錢

白芍藥 酒炒 干三
人蔘 召二
木香
白芥子 炒研
桑白皮
甘草 各一錢
初初金火 心肺經熱咳嗽胸脇肢節痛
用天干藥 去
白介子 加
熟苄 爲君 五錢
鹿茸 酒灸
五味子 各二錢
二三一水金 燥冷痰入胃經肝經血分不足肢節痛精神眩暈或咳嗽
去天干藥 用
鹿茸大補湯
當歸 七錢

鹿茸 酒灸 各三錢
人蔘
砂仁 炒研
熟苄
巴戟 去骨鹽炒 干三 召二
杜冲
破古紙 焙酒炒
肉從容
五味子 各一錢
三三一木水 未能水生木木克土胃經不足驚痰瘀血入脾經故消化不良怔忡眩暈風症有也
去天干藥 用
加減鎭陰煎
熟苄 五錢
當歸
鹿茸 酒灸

五味子 干三 召二
肉從容 各二錢
肉桂
人蔘
靑皮 各一錢
四四火木 肝木太過脾土受邪中風症胃濕滯症消化不良四肢骨節痛眩暈
去天干藥 用
淸心溫痰湯
熟苄 四錢
麥門冬
白朮
人蔘 干三 召二
砂仁 炒研
靑皮
遠志
玄蔘

甘草 各一錢半

五五土火 胃經濕痰四肢骨節頭痛精神眩暈或滯症消化不良陽虛所致

去天干藥 用

加味八味湯

白伏令 四錢

山藥

山茱萸 各二錢

熟苄

牧丹

澤舍 各一錢半

鹿茸 酒灸

當歸

肉桂

付子

五味子

小茴香 塩酒炒 各一錢

中元

白朮天麻湯

半夏 一錢半

陳皮

麥門冬 去心

蒼朮

神曲 炒

人參

黃蓮

天麻

白伏令 各一錢

澤舍

黃栢

五味子 干三 召二

乾干

甘草 各七分

初二金金 肺熱欬濕痰喘胸脇痛骨節痛眩暈頭痛

用中元藥 去

黃蓮 加

神曲

黃芩 酒炒 二錢

當歸

木香

龜板 爲君 三錢

桂枝

牛膝 酒洗 各一錢半

一二三水水 心冷胠痛寒氣大行消化不良肢節痛頭痛

去中元藥 用

蔘付鹿茸湯

熟苄 一兩

鹿茸 酒灸 五錢

枸杞子

肉從容 各三錢
五味子
肉桂
甘菊
付子
乾干 各七分
三四木木 木屬肝經故怔忡眩暈頭痛脾胃經虛弱皮膚風痒症
去中元藥 用
加減金水煎
熟芐 五錢
靑皮 三錢
白朮 干三召二
砂仁
草果仁 炒
人蔘
鹿茸 酒灸 各二錢

枸杞子
肉從容 各一錢
五味子
四五火火 火克金故上火熱面眼赤或腫鼻塞鼻紅下冷未得金生水腎水不足
去中元藥 用
降火補陰煎
熟芐 七錢
麥門冬 三錢
人蔘
玄蔘
枸杞子
五味子
當歸 各二錢
肉從容 干三召二
鹿茸 各一錢
蓮肉

甘草 七錢
五六土土 土克水胃經濕痰四肢骨節痛或半身不遂腎經不足
用中元藥 去
半夏
黃蓮
澤舍
黃栢 加
當歸 五錢
熟芐 三錢
砂仁
吉更 干三召二
只角 各二錢
鹿茸 酒灸
五味子 各一錢
辛亥 初
加減八味湯

熟节 四錢
山藥
山茱萸 各二錢
白伏令
牧丹
澤舍 各一錢半
鹿茸 酒炙
肉桂 干三召二
付子
五味子 各一錢

初初水金 肺金燥冷肝木受邪陰多陽小故乾咳腹痛肢節搐眩暈
去天干藥 用
加味續斷湯
白芍藥
黃芪
當歸 二錢半

川芎 干三召二
熟节
丹參
續斷 各一錢半
桂枝
人參
鹿茸 酒炙
五味子 炒 各一錢
蛇床子
甘草 七分

二三木水 木克土胃經虛滯症陰虛陽多皮膚痒或紫瘢風
用天干藥 去
付子
澤舍 加
青皮
砂仁

枸杞子
肉從容
五味子 各一錢

三三火木 心肝經熱胃經不足故滯症驚痰瘀血頭痛眩暈脾風眼疾
去天干藥 用
加減補脾湯
人參
白朮 各三錢
黃芪
熟节
白伏令
砂仁 炒研
麥門冬 去心
肉桂 干三召二
青皮
鹿茸 酒炙 各一錢半

五味子 各一錢
四四土火 胃經火痰消化不良四肢骨節痛眩暈上熱下冷水湯火上
天干藥 用
加味淸胃湯
當歸 三錢
吉更 各二錢
只角
熟卞
鹿茸
枸杞子
肉從容 酒灸
人參 干召 三二
五味子
肉桂 各一錢
付子 八分
五五金土 胃肺濕痰胸脇痛四肢骨節痛頭痛

去天干藥 用
加味淸肺補血湯
黃芩 酒洗 三錢
當歸
川弓 酒洗
牛膝
木果
桂枝 干召 三二
木香
五味子
防己 酒洗 各一錢
甘草
砂仁 炒研 各八分
中元
滋陰補益湯
熟卞 四錢

人參
白朮 土炒
白伏令
當歸
白芍藥 各二錢
鹿茸
肉桂 干召 三二
付子
五味子
甘草 各一錢
初二一水水 心腎寒氣大行濕痰流注骨節痛頭痛
用中元藥 加
杜冲 干製大綠
破古紙 鹽酒洗 各二錢
巴戟
婦人則

香付子
阿膠珠 干三召二
砂仁 炒研 各一錢
二三木木 肝經太過胃經虛或食滯陰虛氣滯風症眩暈
去中元藥 用
加減人蔘養胃湯
白朮
人蔘
白伏令 各三錢
熟苄
青皮
砂仁 炒研 各二錢
鹿茸 酒灸
五味子
肉桂
天麻 干三召二

甘草 各一錢
三四火火 心熱眼昏頭痛面紅口乾鼻血
用中元藥 去
付子
白朮
肉桂 加
枸杞子
龜板 酒灸 各三錢
肉從容 二錢
四五土土 胃土旺乾咳積滯症四肢骨節痛腎水枯渴病在腎經不知痛處眩暈
去中元藥 用
加減八味湯
熟苄 五錢
當歸 三錢
山藥
山茱萸

白伏令 各二錢
牧丹
澤舍
肉桂
付子
五味子 干三召二 各一錢
五六金火 心肺經熱痰眼疾頭痛膊熱精神不足陽氣虛腰痛脇痛
用中元藥 去
白朮 加
肉桂
付子
當歸 爲君
熟苄 各二錢
砂仁 炒研
麥門冬 去心 干三
木香 各一錢

壬子 初
蔘歸養益湯

人蔘 二錢
白朮
白伏令
當歸 各一錢半
陳皮
砂仁
厚朴
山藥
蓮肉
白芍藥
熟苄 干召 三二
甘草 各一錢

初初木水 未能水生木故陰虛動風胃經不足消化不良風或皮風或瘀血
用天干藥 去

厚朴 加
陳皮 酒灸
蓮肉
鹿茸 各二錢
五味子
柴胡
青皮 干召 三二
枸杞子 各一錢

二二火木 心熱風痰上火陰冷陽虛精神眩暈頭痛
用天干藥 去

陳皮 加
砂仁
蓮肉
熟苄 五錢
鹿茸
肉從容

枸杞子
麥門冬 各二錢
人蔘 一錢

三三土火 心胃經痰火滯症脇痛四肢骨節痛腎虛疝症淋痰或脚氣痛
去天干藥 用
加減八味湯

白伏令 四錢
熟苄
當歸
山藥 各三錢
山茱萸
枸杞子
肉從容
肉桂 各二錢
蒼朮
砂仁 炒研 干召 三二

五味子
甘草 各一錢

四四金土 胃肺經濕痰胸脇痛背節四肢痛頭痛眩暈或積聚
去天干藥用
金水六君煎
當歸 五錢
吉更 三錢
半夏
川弓
枸杞子
肉從容 各二錢
木香
香付子 便炒
桂枝
牛膝 酒炒
蒼朮 干三 召二

龜板 酒灸
甘草 各一錢半

五五水火 水克心冷陰虛火動寒熱往來肢節痛
去天干藥用
加味鎭陰煎
熟苄 五錢
肉桂
付子
當歸
乾干 干三 召二
五味子 酒灸
鹿茸
人蔘 各二錢
白朮
砂仁 炒研
甘草 各一錢

中元
加減四六湯
熟苄 四錢
山藥
山茱萸 二錢
白伏令
白芍藥
牧丹
澤舍 各一錢半
當歸
川弓 干三 召二
砂仁 炒研 各一錢
青皮 八分
甘草 五分

初二木木 肝邪風木敀寒熱頭脾虛[illegible]症或浮症風痺症
用中元藥 去

澤舍
人參 加
白朮
鹿茸 酒炙 各二錢

二三火火 火熱入胃肺經故陰虛火動乾咳咽吐痰神不足面紅面腫或浮症
去中元藥 用
補陰降火湯
熟苄 一兩
五味子 五錢
白朮 土炒
麥門冬 各二錢
枸杞子
當歸 干三
蓮肉 召二
遠志
甘草 各一錢

三四土土 胃土克四肢骨節痛濕痰八心經故精神眩暈下焦腎經水氣虛
去中元藥 用
加減雙和湯
熟苄 七錢
白伏令
當歸 各三錢
青皮
枸杞子
肉從容
砂仁 炒研
鹿茸 酒炙
肉桂
山查肉 干三
肉豆久 召二
甘草 煨 各二錢
五味子 各一錢

四五金火 心肺經火痰入胸膈背痛咳嗽痰喘血乾咽吐症陰多陽小
去中元藥 用
加減淸肺養榮湯
黃令 三錢
當歸 酒炙
川弓 酒洗
鹿茸
牛膝
木果 干三
五味子 召二
人蔘 各二錢
桂枝
欵冬花
甘草 各一錢

五六金水 未能水生木故冷痰滯血分陽氣不足四肢骨節痛或頭痛眩暈
用中元藥 去

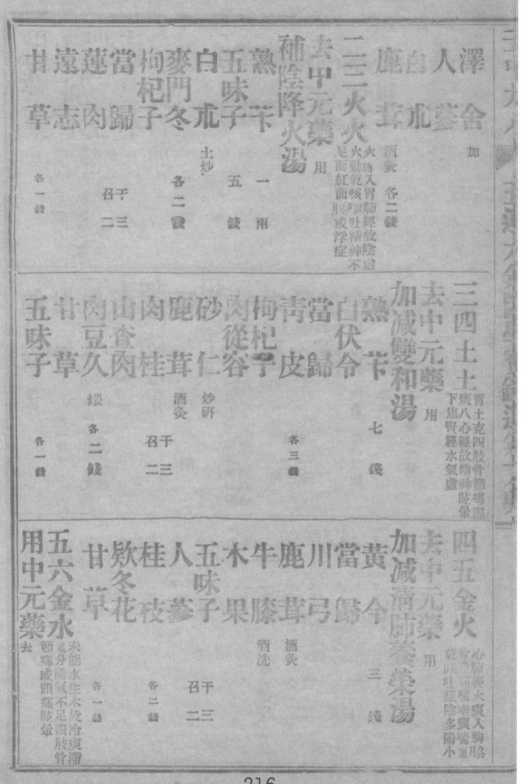

熟苄 加
白伏令 爲君 七錢
木香
香付子
當歸 各三錢
桑白皮
五味子
欵冬花
麻黃
蘇葉 各一錢半

癸丑 初

四鹿杞菊湯

白芍藥 二錢半
山藥
山茱萸
當歸 各一錢半

川芎
熟苄
鹿茸 酒灸
枸杞子
肉從容
五味子 干三召二
麥門冬 去心 各一錢

初初火木 未能木生火故心冷胃受邪脾胃滯症眩暈頭痛乾嘔症

去天干藥 用

八物湯

入蔘
白朮
白伏令
熟苄
當歸
川芎

白芍藥
山藥
山茱萸
青皮
黃芪
肉桂
五味子 干三召二
砂仁 炒研
肉從容 各一錢半
甘草 一

二之二土火 濕痰入肺經胸脇骨節頭痛或咳嗽精神眩暈或蛔虫腹痛腎虛淋疾

用天干藥 去

白芍藥 加
付子
肉桂
乾干

白伏令 于三召二
熟苄 為君 三錢
砂仁 炒研
甘草 各一錢
三三金土 肺金旺咳嗽嘔吐眩暈腰脇痛命門衰滯肢節頭痛陰多陽小
去天干藥 用
加味大造湯
熟苄 四錢
生苄
龜板 酒灸
杜冲 干製去絲
天門冬 干三召二
知母
黃栢 鹽酒炒
牛膝
木果

麥門冬 去心
當歸
木香
人蔘
五味子
甘草 各一錢
四四水火 心熱胃經不足精神暈眩滯症下冷腎經水氣受邪陰虛火動乾咳嗽
用天干藥 去
白芍藥 加
熟苄 四錢
肉從容
肉桂
五味子 各二錢半
付子
乾干
五五木金 肝木肺金相克肝木受邪故血分不足肥乾或瘀血痢乾咳症胃經挾滯眩暈 各一錢半

去天干藥 用
加味六味湯
熟苄 四錢
白伏令
白朮
山藥
山茱萸
牧丹
澤舍
枸杞子
肉從容
肉桂 各二錢
鹿茸
五味子
白芍藥
青皮 七分
中元

加味補陰煎
熟芐 八錢
鹿茸 酒灸
五味子
人蔘 各三錢
黃芪 蜜灸
白伏令
肉從容 干三
肉桂 召二
麥門冬
枸杞子 各二錢
甘草 一錢

初二火火 水火相克未得水升火降肺金受邪腎水不足上焦虛熱下焦冷
去中元藥用
生脈雙和湯
白芍藥 二錢半

當歸
川芎
黃芪
人蔘
麥門冬 去心
五味子 干三
橘皮 召二
熟芐
鹿茸 酒灸
枸杞子
肉從容
肉桂
甘草 各一錢半 一錢

二三土土 土克水腎水枯渴不得水木陽氣虛四肢腰痛精神眩暈
用中元藥加
白伏令 四錢

熟芐 二錢
付子
杜冲
巴戟
破古紙 干三
吉更 召二
只角
砂仁 各一錢

三四金火 心肺經熱胸脇肢節痛咳嗽嘔吐精神眩暈
去中元藥用
淸肺湯
黃芩 炒
當歸
牛膝 酒洗
木果
半夏 各二錢

南星 炒研
沙蔘
蘇子 各一錢半
甘草 干三 召二
木香
砂仁 各一錢
貝母

四五水金 肺金燥冷痰喘右脇四肢頭痛眩暈或積聚蛔虫腹痛
去中元藥用
加味八物湯

人蔘
當歸
川芎
黃芪
肉桂
熟苄

砂仁 炒研
鹿茸 酒炙
五味子 干三 召二
甘草 各一錢半

五六木水 肝經風邪寒熱頭痛皮膚痒木症乾嘔或瘀血眩暈
用中元藥去

麥門冬 加
白伏令
青皮
砂仁
草果仁 炒研
當歸
川芎
白芍藥 各二錢

甲寅初
加減八味湯

白伏令 四錢
當歸
川芎
山藥
山茱萸 各二錢
熟苄
白芍藥
澤舍 干三 召二
牧丹
肉桂
付子
五味子 各一錢

初初土火 心胃經痰火消化不良陽虛腎水不足眩暈小便或多或白或赤
用天干藥去
澤舍
牧丹

白芍藥 加
鹿茸 酒炙
肉從容 干三
枸杞子 各二錢

二三金土 胸脇四肢痛咳嗽腹痛陰多陽小
去天干藥 用
加味淸肺養榮湯
黃芩 酒炒三錢
當歸
川弓
木香
人蔘
赤伏令
桂枝
枸杞子
肉從容

半夏
甘草 干三
澤舍 召二
防己 酒洗各二錢

三三水火 心冷消化不良眩暈肢節痛寒熱性來頭痛或夢中痛邪氣虛汗
去天干藥 去
牧丹
澤舍 加
熟芐 爲君四錢
鹿茸 酒炙
乾干
肉從容 各二錢
白伏令 一錢

四四木金 驚痰瘀血入胃經眩暈積聚腹痛肢節痛頭痛
去天干藥 用

加減健中湯
當歸 三一錢
白朮
白伏令
枸杞子
黃芩 酒炒
砂仁 炒研
人蔘
柴胡
靑皮
桂枝
木香
丁香
乾干
香付子 便炒
知母 酒炒各一錢半
黃栢

五五火水 腸腑俱冷消化不良 寒熱來性肢節痛
用天干藥 去
牧丹
澤舍
白芍藥 加
人蔘 四錢
白朮 三錢
乾干
鹿茸 酒灸
付子 各二
砂仁 炒研 一錢半
中元
加減八味湯
白伏令 四錢
熟苄
山藥

山茱萸
吉更 各二錢
只角
牧丹
澤舍 各一錢半
肉桂
付子 干三 召二
砂仁 炒 各一錢
初二土土 胃經濕痰四肢骨節痛 陽虛滯症消化不良
用中元藥 去
牧丹
澤舍 加
當歸
青皮
柴胡 各一錢
二三金火 必肺經熱痰血枯陽虛 咳嗽胸脇四肢痛頭痛 眩暈

去中元藥 用
加減八物湯
人蔘
白朮
白伏令
當歸
川弓
白芍藥
熟苄
黃芪
黃今
桑白皮 干二 召三
甘草 各一錢半
三四水金 腸腑俱冷腰弦四肢 骨節痛陰多陽小眩 暈
用中元藥 去
只更

只角
付子
牧丹 加
當歸 三錢
鹿茸 干三 召二
五味子 各二錢
木香 一錢

四五木水 肝木太過胃經受邪挾滯痛風或皮膚痒麻
去中元藥 用
淸肝補脾湯

白朮
人蔘
熟芐
黃芪
肉桂
五味子 干三 召二

鹿茸 酒灸 各一錢半
靑皮 七分

五六火木 陽多陰小心肺虛熱間々眩暈滯症
去中元藥 用
加味雙和湯

白芍藥 二錢半
當歸
川芎
熟芐
黃芪
人蔘
肉桂
鹿茸 酒灸 干三 召二
五味子 各一錢
甘草 七分

乙卯 初

加減杞菊湯

山藥 三錢
山茱萸
當歸 各二錢
肉從容
枸杞子
甘菊
白芍藥
川芎 各一錢
熟芐
砂仁 炒硏
甘草 各七分

初初金土 胃肺經濕痰咳嗽頭痛肢節痛
去大干藥 用
加減溫痰湯

黃芩 酒炒 三錢

白朮 土炒
當歸
川芎
白芍藥 各二錢
黃芪
人參
白伏令
熟芐 各一錢
蒼朮 干三
白付子 召二
甘草 各八分
二二水火 心冷消化不良消神眩暈內寒外熱下泄痛或症陰虛陽小
用天干藥 去
甘菊 加
鹿茸 酒灸
肉桂

付子
五味子 干三 召二
乾干 各一錢
三三木金 肺金旺木氣受邪陽虛咳嗽嘔吐症消化不良
去天干藥 用
補腎湯
人參
白朮 一
砂仁 炒研
黃芪
白伏令
白芍藥 各二錢
黃今 酒炒
青皮
桂枝 干三
甘草 召二

草果
砂仁 炒研 各一錢
四四火水 水上火降心冷消化不良痛神眩暈或頭痛寒熱性來
去天干藥 用
加減補心湯
白伏令 四錢
熟芐
黃芪
山藥
山茱萸
肉桂
付子
鹿茸 酒灸
五味子
枸杞子 干三 召二
肉從容 各二錢

五五土木 驚痰或瘀血入肺經腹痛肢節痛陰虛皮風頭痛眩暈

用天干藥 去
甘菊 加
白芍藥
沙蔘 五錢
當歸 二錢
香付子
鹿茸 酒炙
牛膝
五味子
黃芪
白朮 各一錢
中元
加減八物湯
人蔘 三錢

白朮
白伏令
當歸
川芎
熟芐
黃芪
白芍藥 各二錢
鹿茸 酒炙
五味子 于三 召二
肉桂
甘草 各一錢
初一二金火 肺經熱痰咳嗽精神眩暈胸痞肢節痛頭痛或消化不良
用中元藥 去
白朮
肉桂 加
肉從蓉

枸杞子 鹽酒炒 各二錢
太茴香
木香
麥門冬 各一錢
二三水金 肺金燥冷咳嗽陽虛脇痛肢節痛頭痛
去中元藥 用
加味減歸茸湯
當歸 五錢
鹿茸
白伏令 各二錢
白芍藥
川芎
熟芐 于三
砂仁 召二
枸杞子
肉從蓉

肉桂 各一錢

三四木水 胃經虛弱濡浮症肝經風眼痰頭痛寒熱來往眩暈

去中元藥 用

加味養胃湯

蒼朮 二錢
人參
白芍藥
柴胡
白芷 干三
白伏令 召二
霍香
五味子
熟芐
砂仁 炒研 各一錢

四五火木 心肝經熱痰入脾胃經乾嘔寒熱往來頭痛消化不良

用中元藥 去

當歸 加
熟芐 五錢
麥門冬 去心
人參
青皮
砂仁 炒研 各一錢

五六土火 心胃經濕痰四肢骨節痛眩暈半身不遂脚氣痛

用中元藥 去

白朮 加
白芍藥 爲君 三錢
吉更
枸杞子 干三
肉從容 召二
砂仁 炒研

只角 夫炒 各二錢
付子

丙辰 初

清心補血湯

人參
當歸
白芍藥
白伏令
麥門冬 去心 各二錢
鹿茸 酒灸
川弓 干三
陳皮 召二
熟芐
赤何首烏 酒洗
五味子
甘草 各一錢

初初水火 心肝經虛實崎眩暈 暈或夢中受邪消化 不良頭痛乾嘔

去天干藥用

加減味八湯

熟苄 四錢

白伏令

山藥

山茱萸 各二錢

枸杞子

肉從容

肉桂

付子

五味子

澤舍 千三 召二

鹿茸 酒灸 各一錢

二二金木 心胃經受邪消化不良 乾咳嘔吐眩暈頭痛

用天干藥 去

白芍藥

陳皮

赤何首烏

甘草 加

木香

小茴香 酒炒

枸杞子

肉從容 各一錢

三三火水 水克火故心冷寒氣來 傷消化不良肢節痛陽虛

去天干藥用

加減補陰煎

熟苄 七錢

麥門冬

白伏令

人參

當歸 各三錢

鹿茸 酒灸

五味子

肉桂

付子

枸杞子 二錢

肉從容

石鮮花 酒炒 一錢

便香付 婦人 七分

四四木土 水濕流行四肢骨節 痛皮膚痒麻症

去天干藥用

加味補肺湯

熟苄 四錢

枸杞子

乾干

白朮

橘皮
肉桂
青皮
砂仁 炒研
香付子
吉更 各二錢
五味子 干三召二
鹿茸 酒灸 各一錢
五五金火 火克金肺經受邪咳喘脹脇痛骨節痛頭痛陰陽虛
去天干藥 用
降火補肺湯
麥門冬 去心 三錢
熟芐
當歸
白芍藥
枸杞子

五味子 酒灸
鹿茸 干三召二
肉桂
肉從容
木香 七分
中元
滋陰煎
熟芐 五錢
枸杞子
肉從容 各二錢
白伏令
山藥
山茱萸
肉桂 各一錢半
付子 干三召二
五味子
砂仁 炒研 各七分

初二水金 陽虛眩暈精神不足四肢骨節痛
用中元藥 去
付子 加
當歸
鹿茸 酒灸
砂仁 炒研 各一錢
二三木水 陰虛陽多乾燥不足症脾胃冷皮膚痒癰
去中元藥 用
加味香砂養胃湯
白朮
乾干
工砂仁
黃蓮
青皮
柴胡
藿香

牛夏 干製
白伏令 干三
草果 召二
砂仁 炒研 各一錢
三四火木 心肝虛熱入肝肺經 消化不良精神眩暈 頭面眼風熱下肝不足
用中元藥 去
付子 加
鹿茸 酒灸 二錢
巴戟 干製去絲
杜冲 各一錢
四五土火 心胃經火痰入四肢 骨節痛間々消化不 良頭痛乾咳陽虛症
用中元藥 加
白伏令 爲君 五錢
熟苄 一錢半

鹿茸 酒灸
桂枝
石斛
牛膝 酒洗 各一錢
五六金土 胃肺經濕痰咳嗽膀胱 痛骨節痛陰多陽小
去中元藥 用
加味養血湯
當歸 三錢
山藥
山茱萸 干三
川弓
黃芩 酒洗 各二錢
木香
白介子 炒研
桂枝
白伏令

白芍藥 陽虛則去 各一錢半
黃今
白介子 加
鹿茸 酒灸 二錢
五味子
枸杞子
肉從容 各一錢
丁巳 初
加味蔘合湯
白朮 三錢
白伏令
白合 各二錢
阿膠珠
天門冬
白芍藥

人蔘
五味子 干三
黃芪 召二
半夏
甘草 各一錢
初初木金 鷩痰瘀血入肝經胃土不良或咳嗽皮風眩暈骨節痛間々頭痛
去天干藥用
右歸飮
熟芐 四錢
山茱萸
枸杞子
杜冲 干製去絲 各一錢半
山藥
肉桂 干三
肉從容 召二

人蔘
白朮
鹿茸
甘草 各一錢
二三一火水 心冷消化不良精精眩暈上焦虛熱下焦冷夢中受邪或骨節痛
去天干藥用
加減八味湯
白伏令 四錢
白朮
乾干
熟芐 干三
山茱 召二
山茱萸 各二錢
枸杞子
肉桂

肉從容
人蔘
付子
鹿茸 酒洗
五味子 各一錢
三三二土木 胃經瘀血滯症精神眩暈嘔吐腹痛頭痛寒邪
用天干藥去
半夏
白合 加
麥門冬
鹿茸
五味子
枸杞子
砂仁
熟芐
吉更

吉更
只角
四四金火 心肺驚痰咳喘陰多陽小頭痛胃節痛肢節痛上焦熱下焦冷濕或癱疾脚氣
用天干藥 去
加
白合
黃芩
木香
桂枝
麥門冬
白芷 各一錢
白芥子 炒研
川弓 各七分
五五水土 胃經濕痰肢節痛精神眩暈下焦冷水氣不足
去天干藥 用
加減二八湯

熟芐 六錢
人蔘
白朮
陳皮
白伏令
乾干
山藥
山茱萸 各二錢
肉桂
付子
肉從容
枸杞子
鹿茸 酒炙 各一錢
五味子 七分
中元
加味四物湯

當歸 二錢半
川弓
熟芐
白芍藥
牛膝 酒洗
木果
五味子 各一錢半
人蔘
羌活
甘草 各一錢
初二一木水 陰虛陽小胃經不良眩暈頭痛寒熱胃風面目乾嘔
用中元藥 去
羌活
牛膝 加
枸杞子

肉從蓉 酒灸 干三
鹿茸 召二 各一錢半
柴胡
升麻 各一錢

二三火木
火升虛內心片曲心
傷火痰入脾經眩暈
陰虛火動中虛陽中
多用生病男女同

去中元藥 用
加減歸茸湯

熟芐
鹿茸
當歸 各四錢
五味子 干三
山藥 召二
山茱萸
牛膝 酒洗
官桂

白伏令
牧丹
澤舍、 各一錢半

三四土火
火痰入肺經精神眩
暈脇四肢腰痛

用中元藥 加
吉更 爲君 三錢
只角 干三
麥門冬 召二
桂枝
龜板 酒灸 各二錢

四五金土
胃肺經濕痰入血分
精神眩暈或咳嗽嘔
吐陰多陽小氣虛肢
節痛

去中元藥 用
加減苓朮湯
黃今 酒洗 三錢

吉更
當歸
川弓
白芍藥
熟芐 干三
黃芪 召二
牛膝
木果
木香
五味子
桂枝 各二錢半
甘草 各一錢
續斷

五六水火
水火相克消化不良
脚氣痛肢節痛或積
聚眩暈

去中元藥 用

加味大補湯

肉桂
肉從容 于製去糸
杜冲
當歸
川弓
牛膝 酒洗 各二錢
木果
木香
砂仁 炒研 各一錢
甘草 七分

戊午 初

加減八味湯

熟芐 四錢
山藥
山茱萸

枸杞子 各二錢
肉從容
五味子
澤舍 各一錢半
牧丹
肉桂
付子 各一錢
乾干 干三 召二
白伏令 各七分

初初火水 心冷消化不良精神 眩暈肢節痛腸腑冷 寒熱往來閒々腹痛

用天干藥 去
澤舍 加
牧丹
梔子 酒炙
鹿茸
砂仁 炒研 各一錢半

二二土木 肺經火痰入肝胃經 流注作痛四肢痛處 或浮或腫或白

去天干藥 去

清芩隆火湯

麥門冬
當歸 酒洗 各三錢
黃芩
羌活
桂枝
川弓
蒼朮
牛膝
木果 各二錢
白伏令 干三 召二
木香
甘草 各七分

三三金火 心肺相克肝經濕痰血 分不足右片骨節痛

去天干藥 用
清金降火湯
麥門冬 去心
當歸
黃芩 酒炒 各三錢
羌活
桂枝
川芎
蒼朮
牛膝
木果
白伏令 各二錢
木香 干三召二
甘草 各七分
四四水土 胃經濕痰四肢骨節痛滯症上焦虛熱下焦冷
用天干藥 去

牧丹
澤舍 加
鹿茸 酒炙
元杜冲 干製去絲
吉更
枸杞子
只角 夫炒 各二錢
五五木火 心肝經風火入胃經眩暈頭痛皮膚痒陰虛火動
去天干藥 用
加味和中湯
熟芐 四錢
白朮
人蔘
白伏令
麥門冬 去心
柴胡

青皮
升麻 干三召二
鹿茸 酒炙
五味子 各一錢
中元
加味降火滋陰煎
熟芐 三錢
麥門冬 去心
白伏令
當歸 各二錢
人蔘
青皮
遠志
黃芪 蜜炙
厚朴 干製 干三召二
白朮 上炒

甘草 各一錢

初二火木 心肝經火痧入脾經精神眩暈或血症陰虛火動消化不良

用中元藥 去

當歸 加

鹿茸 酒灸 二錢

五味子 一錢

二三土火 心胃經痰火眩暈頭痛肢節痛

用中元藥 去

靑皮 加

枸杞子

肉從容

五味子 各一錢

三四金土 胃肺經濕痰咳嗽眩暈滯症頭風肢節痛

去中元藥 用

淸金降火湯

黃今 酒灸 三錢

牛膝 酒洗

吉更

只角

桂枝

木香

砂仁 炒硏

羌活 各二錢

烏藥

防己

當歸 酒洗

川弓

白考藥

甘草 各一錢半 七分

四五水火 不得生火心冷消化不良精神眩暈或心復痛大便不利頭痛肢節痛血症或怔忡

用中元藥 去

靑皮 加

遠志

麥門冬

甘草

枸杞子

肉從容

肉桂

付子

五味子 各一錢

五六木金 肝經驚瘀血入脾經乾咳嘔吐積聚肢節痛

去中元藥 用

加味熟藤湯

熟干 一兩

當歸 三

川弓 二

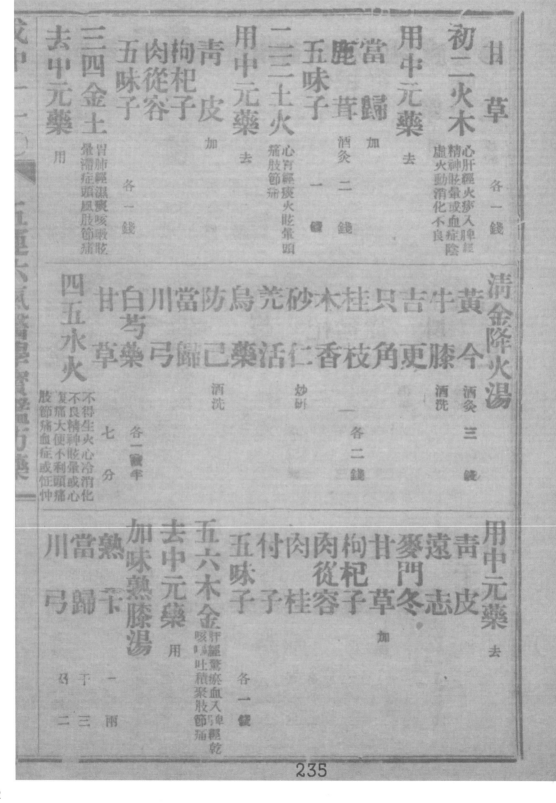

五味子
牛膝
甘草 各二錢
己未 初
陰陽雙補湯
熟苄 五錢
當歸 三錢
川弓
黃芪 蜜灸
白伏令
枸杞子
肉從容 各二錢
肉桂
鹿茸 酒灸
五味子
砂仁 炒硏

白朮 各一錢
初初土木 未能土生金濕瘀血入肝經四肢流注骨節痛胃經不良眩暈或滯症陽虛
去天干藥用
加減雙和湯
當歸
川弓
白芍藥 各三錢
熟苄
枸杞子 干三
伏盆子 召二
肉從容
鹿茸 酒灸
五味子
杜冲 去絲
吉更

只角 夫炒 各一錢半
砂仁
木香 各七分
二三一金火 心經熱痰咳嗽蛔症痛胃腸四肢骨節症或咽喉症頭痛
去天干藥用
加味順氣湯
烏藥
麻黃 干三
半夏
羌活 召二
防風
黃芩 酒洗
當歸
川弓 各二錢
白干蠶
白芷

香付子 土炒
吉更
只角
五味子 各一錢
桂枝
甘草
全蝎 炮
蘇子 炒研 各七分

三三水土 濕痰入肺經胸脇肢節痛頭痛消化不良腎虛耳鳴

用天干藥 去
白朮 加
付子
乾干 各一錢

四四木火 心肝經火痰入脾肺經四肢骨節痛消化不良皮膚痒症嘔吐症眩暈症

去天干藥 用

加減養胃湯

白朮 干三
白茯令 各二
人蔘
乾干
熟芋
砂仁 炒研
青皮 各三錢
柴胡
白豆久 炒研 七分
甘草

五五火金 心肺經熱痰精神不足陰多陽小骨節痛

去天干藥 用

清肺補肝湯

黃芩 酒炒 三錢
麥門冬 去心
當歸 干三
川弓 各二
木香
羌活
獨活
木果
牛膝 酒洗
桂枝
甘草 各二錢
瓜蔞仁 若濕痰滯筋痛則
葛根
陳皮
厚朴 一錢

半夏 各二錢
砂仁
良干 各一錢

中元 加味健脾湯

白朮
白伏令
黃芪 干三
人蔘 召二
當歸
川弓 各二錢
陳皮
柴胡
升麻
甘草 各一錢

初二 土火 胃經火痰故消化不良四肢骨節痛脇痛手足熱或脚氣

去中元藥 用

加減治中湯

吉更 四錢
只角 三錢
白朮
白伏令
人蔘
陳皮
肉桂
付子
乾干 各二錢

二三 金土 胃肺經痰喘肢節痛

去中元藥 去
白朮
柴胡
升麻 加

黃今 酒炒 三錢
半夏
木香 各一錢

三四 水火 裏冷心腹痛消化不良精神眩暈腹中積聚或脚氣寒熱往來

去中元藥 用

二陳造氣湯

熟芐 一兩
肉從容 各五錢
枸杞子 各三錢
付子
甘草 干三
白朮 召二
人蔘
五味子
砂仁 炒研
當歸

川芎 各一錢

四五木金 肺經燥痰肝經驚血入胃鬱乾咳嗝氣骨節痛頭痛

去中元藥用

加減四物湯

玄蔘 七錢
黃今 酒炒
當歸
川芎
木香
砂仁
熟芐
牛膝
木果
陳皮
牛夏 各二錢
甘草 七分

五六火水 心冷腹痛消化不良眩暈肢節痛下濕氣脚氣痛

去中元藥用

加減四物湯

熟芐 五錢
當歸
川芎
白伏令
白芍藥
山藥
山茱萸
牧丹
澤舍
肉桂
肉從容
付子 干三 召二
乾干 各二錢

甘草 一錢

吏中 初

從容牛膝湯

白伏令 三錢
牛膝 酒洗
熟芐 干三
木果 召二
兵即
桂枝 各二錢
黃今 酒炒
白介子 炒研
牛夏
當歸
南星
金銀花
甘草 各一錢

初初金火 心肺經熱痰吐咳嗽眩暈嘔吐滯症肢節痛或頭風

去天干藥 用

淸肺補肝湯

黃芩 酒炒 三錢

當歸

川芎 各二錢

人蔘

蒼朮

白伏令 干三

木香 召二

香付子

牛膝 酒洗

白芍藥

何首烏

桂枝

甘草 各一錢

二二水土 胃經濕痧四肢骨節痛腸虛

去天干藥 用

加減八味湯

熟芐 五錢

山藥 干三

山茱萸 召二

枸杞子

肉從容 各二錢

付子

五味子 各一錢

三三木火 心肺經火痰精神眩暈胃經痰入消化不良

去天干藥 用

加味養胃湯

蒼朮 二錢半

人蔘

麥門冬

白伏令 各一錢半

靑皮

砂仁

草果 炒研 干三

柴胡 召二

甘草 七分

四四火金 心肺經濕痰胸膈痛肢節痛或痰積聚眩暈肥乾水

用天干藥 去

木果 加

龜板 酒炙 七錢

木香 一錢

有腸虛症去

牛膝

半夏

南星 加
鹿茸 酒灸
五味子 各一錢半
五五土水 胃經濕痰四肢骨節痛下焦冷虛
去天干藥 用

六茸湯
熟芐 六錢
當歸
山藥
山茱萸 各三錢
白伏令
鹿茸 酒灸
五味子
枸杞子 干三
牧丹 召二
澤舍 各一錢

中元
加減八味湯
當歸 七錢
白朮
付子
山藥
山茱萸 各二錢
肉桂
鹿茸 酒灸
黃芪 蜜灸
人蔘 干三
川弓 召二
陳皮 各一錢半
白伏令
牧丹 各一錢
初一金土 肺經熱痰腕胳骨節或頭痛咳嗽蛔虫腹

去中元藥 用
淸肺補血湯
黃今 三錢
當歸 二錢
川弓 干三
白芍藥 召二
熟芐 各一錢半
鹿茸 酒灸 一錢
砂仁 炒研 七分
二三水火 心胃經冷消化不良精神眩暈骨節痛或夢中受邪
用中元藥 去
牧丹
陳皮
白朮 加
熟芐 二錢

五味子 一錢
三四木金 驚痰瘀血入胃經四肢胸脇肢節痛
去中元藥 用
加減益血湯
白朮 二錢
人蔘
青皮 干三
陳皮 召二
木香
熟芐
砂仁
黃芪 各一錢半
桂枝
蘇葉 各七分
四五火水 裏冷腹痛寒熱來往精神眩暈四肢骨節痛或痲疾

用中元藥 去
牧丹 干三
青皮 加 召二
枸杞子
肉從容 各一錢
五味子 七分
五六土木 胃經驚痰瘀血入肺經胸脇四肢骨節痛或眩氣怔忡頭痛
用中元藥 去
陳皮 干五
當歸 加
熟芐 四錢
砂仁
青皮 各一錢半
五味子 七分
辛酉 初

加味付茸湯
當歸 一兩
鹿茸 酒灸
五味子
肉桂
付子 各五錢
乾干
熟芐
砂仁 炒研
甘草 各二錢
初初水土 胃肺經濕痰間々滯症四肢骨節痛或乾嗽
用天干藥 去
五味子
乾干 加二錢
吉更
只角

玄參 各一錢半
二二木火 心肝經瘀血痰入脾經或嘔吐
去天干藥 用
加味養胃湯
蒼朮 二錢半
人參
陳皮
砂仁 各一錢半
柴胡
五味子
白芍藥
黃芪
草果仁 炒研 各一錢
青皮 干三 召二
乾干 各七分

三三火金 心肝經熱痰胸脇痛四肢骨節痛陰多陽小

去天干藥 用
加味雙和湯
白芍藥 二錢半
當歸
川芎
熟芐
桂枝
鹿茸 酒炙
蒼朮
五味子
砂仁 炒研 干三
甘草 各一錢

四四土木 胃經濕痰四肢骨節痛消化不良眩暈頭痛
用天干藥 去
熟芐 加

白朮
白伏令 干三
砂仁 召二
吉更
只角 夫炒 各二錢

五五金木 肺經燥痰入脾經乾咳嗽陰多陽小故嘔骨
去天干藥 用
加味八物湯
人參
白朮
白伏令
熟芐
肉桂
黃芪
鹿茸 酒炙

五味子 各一錢半
枸杞子
甘草 干三 召二
砂仁 各一錢

中元 鹿茸大補湯

肉從容 干製 二錢
元杜冲
白芍藥 各一錢半
白朮
付子
人蔘
肉桂
石斛 酒洗
鹿茸 酒灸
黃芪 蜜灸

當歸 干三 召二
白伏令
熟芐
甘草 各二錢

初二水火 水克火故心冷消化不良四肢骨節痛寒氣來傷似瘧非瘧痰喘

用中元藥 去

白朮 加
石斛
當歸
甘草 各二錢
麥門冬 一錢
肉從容

二三木金 胃經風痰脇痛肢節痛

用中元藥 去
付子

肉桂 加
石斛
白朮 爲君 三錢
當歸
砂仁 炒研 一錢
青皮 七分

三四火水 心冷腹痛寒氣來傷肢節痛

用中元藥 去

白芍藥 加
肉從容
白朮
麥門冬 各三錢
熟芐
乾干 炒 一錢

四五土木 肝經急火痰瘀血入心經精神眩暈胃瘀血瘀吐出皮風眼赤痛半身不遂

去中元藥 用
加減柴胡湯
柴胡
人蔘
半夏
陳皮
熟苄 各二錢
蒼朮
砂仁
白芷
防風 干三
杜冲
龜板 酒炙
吉更 各一錢
甘草 七分
五六金火 肺經熱生痰喘咳嗽 肢節痛或半身不遂

去中元藥 用
加味苓朮湯
黃今 酒炒 三錢
熟苄
蒼朮
牛膝
桂枝 各二錢
鹿茸
五味子 各一錢半
砂仁 炒研 一錢
壬戌 初
白朮健脾湯
白朮 二錢
陳皮
當歸
川弓

熟苄 各一錢半
砂仁 炒研
人蔘 干三
便香付 召二
柴胡
甘草 各一錢
初初木火 心肝經熱痰入脾胃經 寒熱怔忡頭痛肢節痛
去天干藥 用
加減榮養湯
白芍藥 二錢半
熟苄
黃芪 干三
人蔘 召二
當歸
川弓
鹿茸 酒炙 各一錢半

砂仁
青皮
五味子
麥門冬　各一錢

二二火金　肺經熱實入肝經瘀血流注四肢全身故胸格四肢骨節痛喘急眩暈

用天干藥　去
柴胡　加
當歸　三錢
鹿茸　酒炙
五味子
肉桂
巴戟
貝母　酒炒各二錢

三三土水　胃經濕有消化不良脇肢節痛或皮膚痒麻陰虛陽小故乾咳

去天干藥　用
六陳湯　五錢
熟苄
吉更
白朮
人參
陳皮
只角　夫炒各二錢
甘草
砂仁　炒研各七分

四四金木　肺經痰喘肝經瘀血入脾經消化不良肢節痛或頭痛痛

用天干藥　去
柴胡　加
白朮
白伏令

鹿茸　酒炙
五味子
肉桂　各一錢

五五水火　心冷消化不良肢節痛或頭痛脇痛寒熱來往

去天干藥　用
金水六君湯　五錢
熟苄
澤舍
白伏令　干三
半夏
陳皮
白介子　炒研各一錢

中元
知栢雙和湯
白芍藥　二錢半

黃芪 各一錢
熟苄
當歸
川弓
桂皮 干三召二
甘草
知母 並鹽酒炒
黃栢
砂仁 炒研 各七分
初二木金 驚痰瘀血入胃經脾脇痛肢節痛頭眩暈
用中元藥 加
白伏令 三錢
鹿茸 酒炙
人蔘
陳皮
蒼朮

五味子 各二錢
木香 七分
桂枝 一錢
二三火水 水克火故心冷君虛未餞火生七胃經不良四肢骨節痛頭痛寒邪
去中元藥 用
加減六君煎
熟苄 八錢
黃芪
肉桂
人蔘
白伏令 各三錢
付子 干三召二
陳皮
白朮
砂仁 炒研 各一錢

三四土木 胃經濕痰四肢骨節痛眩暈頭痛
去中元藥 用
加味使君子湯
人蔘
熟苄
使君子
白伏令 各三錢
柴胡
兵即
草果仁 炒研
砂仁
吉更
貝角 夫炒
陳皮 干三召二
益知仁 炒研
甘草 各一錢

四五金火 心肺經熱痰入胃輕咳喘脇四肢骨節痛陽虛淋疾脚氣消化不良

去中元藥 用

淸肺養榮湯

黃芩 酒炒
麥門冬
當歸
半夏
陳皮
白伏令
木香
砂仁 炒研
熟芐 各二錢
牛膝 干三
木果 召二
甘草 各一錢半

五六水土 胃經濕痰四肢骨節痛陰虛陽小濇症痰濕眩暈精神不足

去中元藥 用

三氣飮

熟芐 五錢
杜冲
破古紙 並鹽酒炒
巴戟
鹿茸 酒炙
人蔘
麥門冬 去心
白朮
砂仁 炒研
肉從容
枸杞子
五味子 干三
肉桂 召二 各 [redacted]

癸亥 初

加味三生飮

麥門冬 去心
生芐
熟芐 各二錢
當歸
白伏令
白芍藥
半夏 于製
鹿茸 酒炙
人蔘 干三
甘草 召二 各一錢

初初火金 心經熱痨入肝經咳嗽精神眩肢節脇痛脚氣痛

去天干藥 用

凉血淸肺湯

當歸 八錢

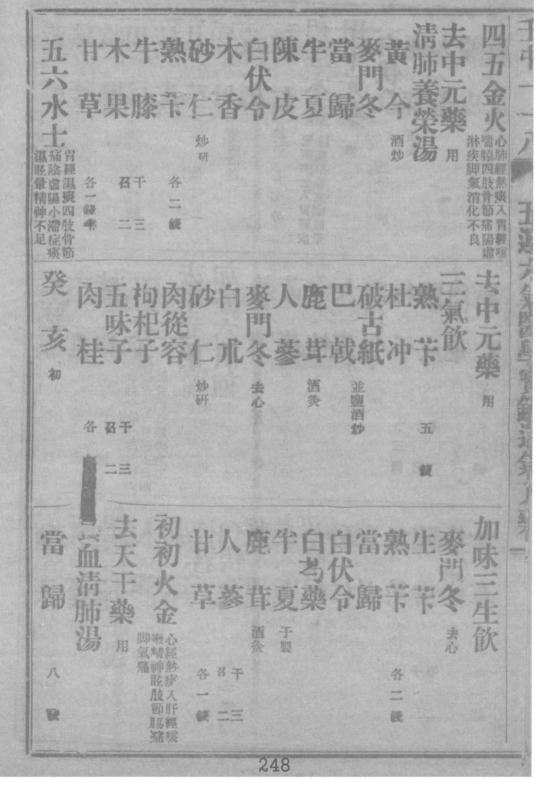

黃今 酒炒 三錢
白伏令
半夏
陳皮
蒼朮
工砂仁 炒研
白芎藥 干三
桂枝
川椒 各二錢

二二土水 四肢骨節痛顛痛腹痛乾咳精神眩暈

去天干藥用

加味陰陽雙金湯

吉更 三錢
只角 二錢
當歸
川弓

白伏令
白朮
鹿茸 酒灸
人蔘
付子
熟芐
黃芪 干三 召二
砂仁 炒研 各一錢半

三三金木 肺經痰喘精神眩暈骨節風脇痛

去天干藥用

加味雙和湯

黃今 酒炒
白伏令
陳皮
桂枝
牛膝 酒洗

木果
人蔘
蒼朮
桑白皮
木香 干三 召二
五味子 各二錢
甘草 一錢

四四水火 腹痛肢節痛寒熱來往消化不良脚氣痛

去天干藥用

二陰煎

熟芐 五錢
肉從容
肉桂
付子 各二錢
鹿茸 酒灸 干三
五味子 各一錢五分

五五木土 胃經痰入肺經精神眩暈乾嘔怔

去天干藥 用

加減八味湯

人蔘

白伏令

白朮

白芍藥

熟苄

砂仁 炒研

青皮

枸杞子 干三

五味子 各一錢

甘草 七分

中元

加減六味湯

熟苄 四錢

山藥

山茱萸

白伏令

澤舍 各二錢

牧丹

當歸

川弓

白芍藥 干三 召二

玄蔘 各一錢

初二火水 心冷消化不良間間心經腹痛寒熱來肢節痛

用中元藥 去

玄蔘

白芍藥 加

肉桂

付子

白蔘

人朮

肉從容 于三 召二

砂仁 各一錢

二三土木 胃經風痰怔忡四肢四肢骨節邪症非症或嘔吐

去中元藥 用

加減養胃湯

蒼朮

人蔘

陳皮

青皮

白伏令 各二錢

砂仁

枸杞子

鹿茸 酒灸

五味子

熟苄 干三
吉更
只角 夫炒 各一錢
甘草 七分
三四金火 肺經熱痰嗽咳嘔吐 蛔虫腹痛陰多陽虛 火動四肢骨節痛
用中元藥 去
白芍藥
牧丹 加
鹿茸 酒灸
五味子
肉桂
肉從容 各一錢
四五水土 胃經濕痰四肢骨節 痛脹嘈滯症陰小陽 虛
去中元藥 用
補陰煎

熟苄
人蔘
山藥
山茱萸
當歸
陳皮
砂仁 炒研 各一錢半
赤伏令
澤舍
肉桂 干三
付子
五味子 各一錢
五六木火 胃經入血痰精神暈 眩頭痛腰痛乾嘔胸 中鬱々
去中元藥 用
加減滋陰降火湯
熟苄 六錢

人蔘 去蘆
白伏令
白朮
青皮
砂仁
枸杞子
鹿茸 酒灸 各二錢
五味子
甘草 各七分
干三
召二

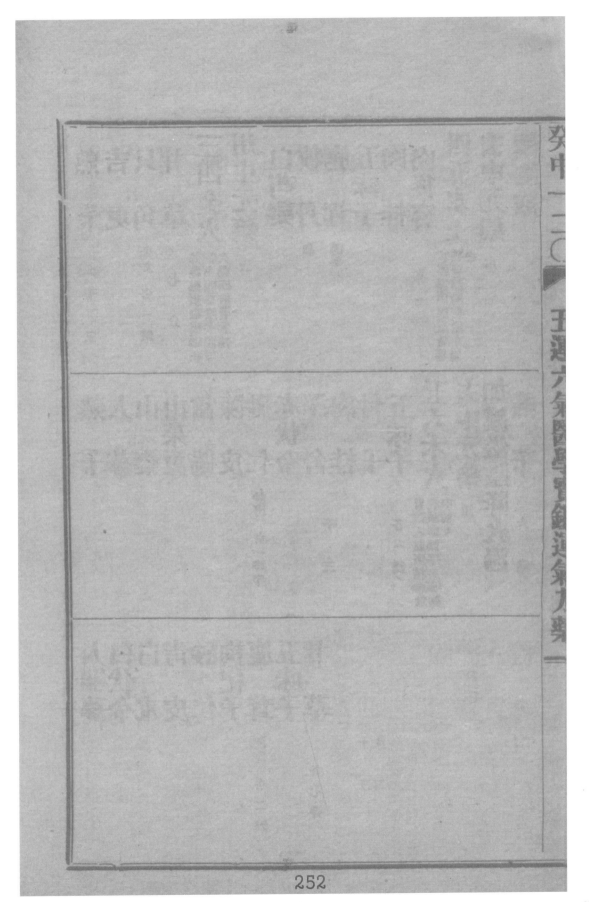

索引目錄

番號	種目	摘要
別一	別錄	
別二	付錄 別方	牡筋丸 萬病丸 續嗣壯元丹
同三	上同	射香淸心丸 小兒驚風症 萬能膏
同四	頭 面	滋陰健脾湯 消風散 一金散 川弓散 弓辛湯 調氣湯 升麻胃風湯
同五	面眼 耳	淸上防風湯 紅玉散 撥雲散 洗肝明目湯 速效丹 芎歸散
同六	耳鼻 口舌 牙齒	滋腎湯 惡實湯 黃今湯 淸血湯 鼻痛症 復正散 回春散 黃栢散 立效散 淸胃湯
同七	牙齒 咽喉 背乳	一笑散 勝金丹 四七湯 消毒飮 煨腎散 通氣防風湯 行氣飮 吉更只角湯 淸熱鮮鬱湯 涌泉湯

番號	種目	摘要
別八	乳臍脇腰腹	續斷湯 治乳方 導氣湯 平胃散 平肝流氣飮 青蛾丸 七氣湯 破血散瘀湯 木通散 柴四湯
別九	皮手足	只陳湯 玄蔘湯 清肌丸 治疹湯 舒經湯 消痰丸 蛇頭瘡 二妙散 木果茱萸湯 膠霜丸
別一〇 十一	人圖	
別十二	小識	

別錄

斯書全以天地運氣移人臟腑辨論所症有虛實溫冷之異萬若依方治療或差支失攝則添付別方四五種凡藥連服湯水吞下則永見決效至於入耳目口鼻皮膚雜病隨其症勢用散藥膏藥眼藥等方劑神效無比也是以男女老少間五積六聚五勞七傷腎虛腰痛大風癩病癇疾癲癇癲狂起膽陽虛乾泉骨節虛弱胃經不良等症用牡筋丸中風不語半身不遂頭風聲音不出傷寒運氣癥瘕不能辨明風熱瘡癧頭生白屑面鼻紫赤風刺痛癢疹肺風眼眩等症用萬病丸婦人老少病因七情傷經不調不受孕胎氣血虛弱小腹痛兩脇胸膈脹痛五積六聚痰咳喘急感冒風寒頭痛四肢骨節痛產后中風症用續嗣牡元丹男女老少間急

滯吐瀉霍亂腹痛蛔(虫)病眩暈怔忡胸欝症用射香淸心丸男女
小兒一二三才以上十五才以內驚風潮搐身熱昏睡能下痰熱
驚急症吐瀉不止津液枯渴慢驚痰喘用千金散右五種藥臨服
時前所用臟腑藥煎水合服則快蘇也

添付別方

牡筋丸

熟地黃 全酒浸三日
人蔘 各一斤
鐵鉦 法製
磁石 火煆醋淬七次 碎細末水飛用
自然銅 各八兩
鹿茸 酒灸
白何首烏 米泔水浸二日后
赤何首烏 黑豆煎水炮
生松脂 全酒煎去毒
陽起石 火煆醋浸水飛
楮實子 酒沈微炒 各五兩
五味子
白伏令
枸杞子

肉從容
天巴戟 去骨鹽酒炒
破古紙
元杜冲 干沐炒去絲
唐木香
眞沈香
鎖陽
石斛
女貞實 各三兩
覆盆子
虎脛骨 入乳炙
續斷 酒炒
石硫黃 火燈爲水其油入水飛
大龜板 酒沈炙
肉桂
大付子 炮

乾干 炮 各二兩
大海馬 酒灸 各三雙
大蛤蚧
三七根 各一兩
原蠶蛾
牛黃 各二錢
射香

右藥三十八種各々法製細末眞米糊作飴石杵搗作丸梧子大患者隨氣症狀湯藥煎水二十五箇客下可也

萬病丸

人蔘 品
鹿茸 酒灸
白龍骨 醋浸火
虎脛骨 酒灸
白何首烏 米泔水浸
赤何首烏 法製

天麻 各半斤
眞犀角
唐木香
眞油香
天防己 酒洗
烏藥
草烏 童便洗七日炮
全虫 湯炮去土塩
菲子 酒浸微炒
枸杞子
肉從容
生付子 童便浸炮甘豆
大川烏 煎水炮 各五兩
大南星
細辛
白芷

大茴香 鹽酒炒
藿香 世可
牛夏 干製炮
白伏令
蒼朮
知母 鹽酒炒
黃栢
乾干 炮
鈎鈎藤 各二兩
川山甲 炙 一兩
牛黃
射香 各一錢
面朱
九煎砂 各三兩
十歲未滿半介式
右藥三十六種各々法製細末作餅石
牛搗作丸朱砂依患者隨力服
大人一次二介老人婦人一次一介

續嗣壯元丹
鹿角膠 五兩
山藥
山茱萸
栢子仁 人乳炒
鹿茸 酒炙
香付子 血製酒便醋塩各
眞沉香 三日浸炮
肉從容
天門冬 冷浸
人參 去芦
熟地黃 各四兩
大巴戟
枸杞子
白伏令
五味子

當歸身
川芎
杜冲 干製炒
續斷 酒炒
牛膝 酒洗
小茴香 塩酒炒
別甲 酒灸
白芍藥 各二兩
石菖蒲 去毛
女貞實 蜜灸
破古紙 鹽酒炒
砂蔘 二斤
益母草 二斤
石斛花 蜜炒 各一兩
白吉更 大一根
羊腎 二兩
付子 三兩

右藥三十二種各々法製細末半一雙去骨取全身肉煎々去骨後更煎時

麥門冬 各二斤
沙蔘
益母草 入煎半去浸後ヨ次成膏時
生清 入三升
乾栗
生干
乾柿
大棗 接 三升去核合入成膏取半膏入藥末爲丸服也 隨氣長服

射香清心丸

生山藥 七錢
甘草 五錢
人蔘
蒲黃 炒
神曲 炒 各二錢半
眞犀角 二錢

大豆黃卷
官桂
阿膠珠 各一錢七分
只角 夫炒
白芍藥
麥門冬 去心
黃芩 酒炒
當歸
防風 去芦
面朱
白朮
柴胡
吉更
杏仁 去皮灸
白伏令
川弓 各一錢半
令羊角 一錢

天麻 三錢
全虫 湯泡去土鹽
釣鉤藤 各一錢
石雄黃
白歛
乾干 各八分
龍腦 一錢
金箔 二十片
大棗肉 二十八介
牛黃 二分
射香 一錢

右藥三十四種各各法製細末蜜作丸兩
作四十介朱砂依塗老小驚風通用
大人一次二三介 老人婦人一一次十二個
十歲一一次一個 一二歲一個或半個
五歲一 服時製藥煎水下

小兒驚風症治療神

千金散

膽南星 一兩
人參
鹿茸
紫草
川黃蓮 各七錢
全蟲 湯泡去土鹽
白干蠶 炒去絲
金丁 五個
釣鉤藤 各五錢
蟬退
天麻
眞龍腦
面朱
眞珠
白付子 各二錢
牛黃
射香 各五分

右藥十八種各々細末竹葉煎水作丸梧
子大或散末用一日二三回用一歲五歲
散一次一二分重數或竹葉湯調服或五
六分酌數式調服自五歲至十歲丸藥服
可也

萬能膏

草烏 一斤
川烏 十兩
南星
半夏
明白礬 各五兩
水銀 左石硫黃煎水板膏 砂頭
歸實
黃栢角
唐皂子
大付子
生松脂 各三兩
綠礬
石硫黃

杏仁
巴豆肉
甘遂
大戟　各二兩
寶豆米
眞龍腦
石雄黃
海東皮
治太寶
秦艽丸　一兩
川山甲　炙五錢
黃丹　二斤
右藥二十五味各々法製眞油五斤右藥浸七日後更煎去沈后更煎時
清死頭
牛黃
射香　五分重入煎成膏時右黃丹飛入成膏也效能大風病麻木連珠內腫千瘡萬種任意完蘇

頭

滋陰健脾湯　治脾胃眩暈噌雜
白朮　一錢五分
陳皮　搗酒洗去白
半夏
白伏令　各一錢
當歸
白芍藥
生芐
人蔘　各七分
伏神
麥門冬　干三 召二
遠志　各五分
川弓
甘草　各三分
治風散　治諸風上攻頭目眩昏鼻塞耳鳴皮膚痒麻及婦人血風頭皮腫痒

荊介
甘草
人蔘
白伏令　各一錢
白干
川弓
防風
藿香
蟬退
羌活　各五錢
陳皮
厚朴
細茶　各三分入
茶清　一撮同煎或爲末每二錢
或溫酒　調下
一金散　治偏正頭風夾腦風眉稜骨痛牽引兩眼神製冷淚迸出或生翳膜視物不明

霍香
川弓
白芷
荊介
旋伏花
石古
防風 各五錢
南星
川烏 各二錢半
草烏 一錢半

右判一晒擣爲末每一字茶清調下

川弓散 治偏頭痛

甘菊
石古
川弓
白干蠶 生 各二錢

右末各三錢茶清調下

弓辛湯 治風寒濕在腦頭痛眩暈嘔吐

川弓 二錢
細辛
白朮 各一錢半
甘草 一錢

干五 茶芽少許

調氣湯 治氣血俱虛頭痛

黃芪 蜜炒 一錢
人蔘
蒼朮
甘草 各七分
陳皮
當歸
川弓 各五分
木香
升麻
柴胡

細辛
蔓荊子 各三分

升麻胃風湯 治胃風面腫

升麻 二錢
白芷 一錢二分
嘗歸
葛根
蒼朮 各一錢
甘草 一錢五分
麻黃 不去節
柴胡
固本
羌活
黃栢
草豆久 各三分
蔓荊子 二分

干三 召二

清上防風湯 清上焦火治頭面生瘡癤風熱毒

防風 一錢
連堯
白芷 各八分
吉更
片今 酒炒
川弓 各七分
荊介
梔子
黃連 炒
只角
薄荷 各五分
甘草 三分
竹瀝 五七

紅玉散 治頭上一切酒刺風刺黑䵟黑斑子

白芷
茅香

牙皂 各二錢
甘松
三乃木
澤白
丁香
細辛
杏仁
密他僧 各一錢
天花粉
白伏令 各一錢五分
樟腦 五分
白及 三分

右末臨臥用津唾調或乳汁調敷面上明早溫水洗去其面如玉

眼

撥雲散 治風毒上攻眼目昏暗翳膜遮睛痒痛多淚

柴胡 二兩
羌活

防風
甘草 各一兩

右末每二錢薄荷湯或茶清調下或剉取五錢水煎服赤妙

洗肝明目湯 治風熱一切眼目赤腫疼痛

當歸
川弓
赤芍藥
生芐
黃今
黃連
梔子
石羔
連堯
防風
荊介
朴荷
羌活

蔓荊子
甘菊
白疾藜草
草決明
吉更
甘草 各五分
翳障 加
疾藜
木賊 去
芎藥
防風
風熱肝火甚 去
朴荷 加
草龍膽
柴胡
大便實
大黃

川弓
吉更

速效散 治努肉紅絲白圓障及白珠上有死血紅筋或上瞼胞腫如桃日夜疼痛昏暗

石決明
只角
甘草
黃蓮
黃芩
梔子
黃栢
蓮堯
朴荷
荊介
柴胡
當歸
生苄

地骨皮
天花粉
蔓荊子
甘菊
惡實
白疾藜草
決明 各五分

耳

芎歸散 治風邪入耳虛鳴

川弓
當歸
細辛 各一錢
梓桂
石昌蒲
白芷
蒼朮
陳皮 各七分

厚朴
半夏
蘇葉 葱二
木通
甘草 各五分

滋腎湯 治腎虛耳鳴欲聾

當歸
川芎
生地黃
乾芐 酒炒 各一錢
知母 酒炒
黃栢 酒炒
黃今 酒炒
柴胡
香付子
白芷 各七分

惡實湯 治耳內生瘡腫如櫻桃極痛

蓮堯
片今 酒炒
玄參
吉更
梔子 酒炒
惡實 炒
草龍膽 酒炒
板藍根
甘草 各一錢
服后飲酒一二盃用之

鼻

黃芩湯 治肺盛鼻孔乾燥或生瘡腫痛

片今 酒炒
梔子
連皮 酒炒
吉更
赤芍藥

桑白皮
麥門冬
荆芥穗
薄荷
連堯 各一錢
甘草 三分

清血湯 治酒塞

川芎
當歸
赤芍藥
生芐
片今 酒洗
紅花 酒煨
赤伏令 干三
陳皮 各一錢
甘草 五分
服時入五靈脂末一錢調服

鼻痛症 鼻痛者曰風邪與正氣相博鼻痛不通故爲痛

宜藿香正氣散 方見寒門

宜防風通聖散 方見風門

口舌

復正散 治口喎○仙方蟾蜍乱塗磨左塗右々塗左小許正則流去右蟾蜍乾則滋唾磨塗

防風
荊介　各一錢五分
黃今
烏藥
白芍藥
川弓
白朮
白伏令
陳皮
牛夏　各一錢

細辛
白芷　各七分
吉更
天麻
干蠶
甘草　各五分

回春散 治三生火盛口舌生瘡

蓮堯　一錢二分
黃今
梔子
吉更
黃蓮
薄荷
當歸
生地黃
只角
赤芍藥

甘草　各七分

黃栢散 治唇繭

黃栢　二兩
五倍子
密陀僧　各二錢
甘草　二分

右爲末水調塗黃栢炙乾再塗令藥盡爲度后將栢切薄片臨臥貼繭唇上即愈

牙齒

立效散 治牙齒痛如神不可忍微惡寒飲火惡熱飲

草龍膽　酒洗　三錢
防風　一錢
升麻　七分
灸甘草　五分
細辛　三分

如多惡熱飲加草龍膽一錢

淸胃湯 治牙痛如神此胃熱也

當歸

川弓
赤芍藥
生苄
黃連
牡丹
山梔
防風
荊介
薄荷
甘草 各一錢

一笑散 治虫牙疼不可忍殺虫神效
川椒
巴豆 爲末 一粒研或膏和丸綿裹安於蛀孔內即止

咽喉
勝金丹 治咽喉急閉並單蛾雙蛾結喉重舌木舌等症
硫黃
川弓

臘茶
薄荷
川烏
硝石
生苄 各等分爲末生葱汁和匀一兩分作一錠每取一錠先小冷水灌嗽次唂薄荷葉五七片卻用藥同嚥井水吞下

四七湯 治梅核氣妙不可迷
蘇葉
半夏
厚朴
赤伏令
陳皮
只角
南星
砂仁
神曲 各一錢

青皮 七分
白豆久 六分
兵郎 干五
益智 各三分

消毒飲 治時行咽喉腫痛並頭顋及惡寒
羌活
柴胡
荊介
防風
吉更
只角
川弓
黃連
黃今
連堯
射干
白芷

牛方子 各七分
甘草
服時入竹瀝干汁 干三

背

煨腎散 治背顛僂足攣成癈
甘遂 一錢入猪腰子內煨食之上吐下瀉卽愈

通氣防風湯 治太陽經中寒濕肩背痛不可回顧乃風熱乘肺口氣鬱甚
黃芪 各一錢
柴胡
升麻
防風
羌活
陳皮
人蔘
甘草 各五分
青皮 三分

白豆久
黃栢 各二分

胸

行氣飲 治內傷生冷外感風寒及七情悶怒飲食壞滯胸脘脹痛
紫蘇葉
陳皮
蒼朮
香付子
烏藥
川弓
羌活
只角
麻黃
甘草 各一錢 干三
不拘時溫服

吉更只角湯 治痞氣滿腹不利煩悶欲死不論寒熱通用又傷寒結胸々滿欲死服之神效

吉更 干五
只角 各二錢
甘草 一錢

清熱觧鬱湯 治心痛卽胃脘痛一服立止
山梔子 炒黑 一錢五分
只角 各一錢
川弓
香付子 炒
黃蓮 各七分
蒼朮
陳皮
乾干 炒黑 各五分
甘草 干三
戒飲食

乳 下乳汁最妙益元散以冷干湯或井花水調下日三服產前宜服十全大補湯十貼而止

涌泉散 治乳汁絶小或不行腹痛

瞿麥穗
麥門冬
川山甲 炮
黃龍骨
王不留行 各九分爲末先
吃猪蹄羹後取藥一錢熱酒調下乃用本
樣於左右乳上各樣三十下日三服

續斷湯 治乳疤初起一服即消
續斷 一兩
青皮 五錢
金銀花 二錢五分

消乳方 婦子飲乳々房脹痛要消乳
麥芽 炒末三錢
四物湯煎水調下三貼即止產後乳脹麥芽末飲之

腹 按中鴨有歲寒水氣有脾虛而鴨者宜五積散或理中湯加吳茱萸赤伏令

導氣湯 治諸般腹痛一服立止
蒼朮
便香付
白芷
川弓
赤伏令
活石
梔子 炒
神曲 炒各一錢
乾干 炮
陳皮 各五分
甘草 炙三分

平胃散 治食積腹痛
蒼朮 二錢
厚朴
陳皮
山査肉
神曲

麥芽
砂仁
青皮
木香
乾干 各一錢

平肝流氣飲 治脇痛及小腸並逆膀疝氣內外疼
當歸 酒洗
陳皮 鹽水去白
白伏令 各一錢
白芍藥 酒炒
便香子
梔子 炒各八分
厚朴 干炒
黃蓮
柴胡 各七分
半夏
青皮 各六分

山茱萸 土水炒 干三

甘草 灸 各四分

臍

臍等痛命從理中湯方見寒門去白朮加桂枝一兩可惡燥故去朮作茶腰故加桂枝若浮者加白伏神一兩

腰

黑花子熟冷者爲末以溫酒調下二盃日三服即永差又方威靈仙作末溫酒調下二錢空心二三次即效治

青娥丸 治腎虛腰痛

杜冲 干炒

破古紙 炒 各四兩

胡桃肉 三十介

右末生干二兩五錢取汁入煉蜜和丸梧子大空心溫酒下或鹽湯呑下百丸

七氣湯 治腰滯氣痛不能久立遠行凡人失志則皆然也

半夏 二錢

人參

肉桂

甘草 灸

白伏令 各三錢

沉香 干三

亂香 各七分

破血散疼湯 治落落於傷禁不能痛轉則

水蛭 三錢炒介烟盡別加細辛

連翹

當歸

柴胡 各二錢

蘇木

射香 一

酒水二盃去滓調水蛭射香末空心服 五分分作二貼每貼

脇

木通散 治一切脇肋苦痛

木通

靑皮

川練子

巴豆肉 各二錢以七分同炒黃去

巴豆 炒

[illegible]子

藿香 炒 各一錢半

蓬朮

[illegible]

滑石 各一錢

若不急再服

葱 三

柴[illegible] 治死血脇痛如大便堅黑桃仁承氣湯方見寒門

柴胡 各二錢

生[illegible]

當歸尾

川芎

人參

半夏

黃芩

玄胡索

桃仁

牧丹皮 各一錢

水煎三服

只陳湯 治痰飮脇痛及咳引脇痛

半夏 陳皮 赤伏令 青皮 白介子 香付子 木香 各一錢

皮

玄蔘湯 治傷寒發斑煩燥讝治咽喉間

玄蔘 升麻 甘草 葛根 陳皮 各三錢量加

黃今 各一錢

淸肌散 治隱疹或赤白瘙痒

羌活 獨活 柴胡 前胡 吉更 只角 川弓 赤伏令 沙蔘 甘草 天麻 薄荷 蟬退 干三 各一錢

治疹湯 疹初起發熱口渴呼水其發疹之此如紅雲一片大約發斑相同但斑無顆粒而疹有顆粒也頭如蚕砂之狀無別

也我今待四時之疹方用

玄蔘 三錢

麥門冬 二錢

金銀花 三錢

生芐 二錢

桂枝 蘇葉 天花粉 甘草 黃今 升麻 陳皮 各一錢 八分 五分

三分水一鍾半煎五分熱服小兒初生數月半減周多兒俱照此分而惟夏天加靑蒿

手

舒經湯 治血氣凝滯手臂痛不飛

薑黃 當歸 二錢

海東皮
白朮
赤芍藥 各一錢
羌活
甘草 各五分

于三同煎入沉香磨汁少許服之

消痰丸

治痰飮流注臂痛不能飛時復轉移

半夏 二兩
赤伏令 一兩
只角
朴硝 五錢

二錢五分右末于汁糊丸梧子大于湯下三十丸或隨症上二藥呑下

蛇頭瘡

蛇頭者指先腫灸熱焮痛然後瓜甲邊結膿潰破甚者瓜甲俱脫生鷄卵開一孔入雄黃以患脂浸其中一宿夾早以蜈蚣燒烟薰之二三歎卽愈

蒲公英與蒼耳子草等分爲末好醋煎浸之卽愈

足

二妙散

治濕熱脚氣合足膝疼痛赤腫脚骨間作熱痛難步履艱共令人痿躄百用百效

蒼朮 泔浸一日夜鹽炒
黃栢 酒浸一日夜焦炒各四兩右挫五錢水煎服或水化丸服亦可

木果茱萸湯

治脚氣入腹痛喘悶欲死

木果
檳榔
茱萸 各二錢五分

一錢五分作一貼水煎服

膠霜丸

治兩足痿軟久臥不起神效

鹿角膠 一斤
鹿角霜
熟芐
當歸 各八兩
牛膝 四兩
白伏令
兎絲子

人參
白朮
杜冲 各二兩
龍骨
龜板 並酷炙 各一兩

右末將鹿角膠入酒烊化和丸梧子于湯百丸下

第壹圖

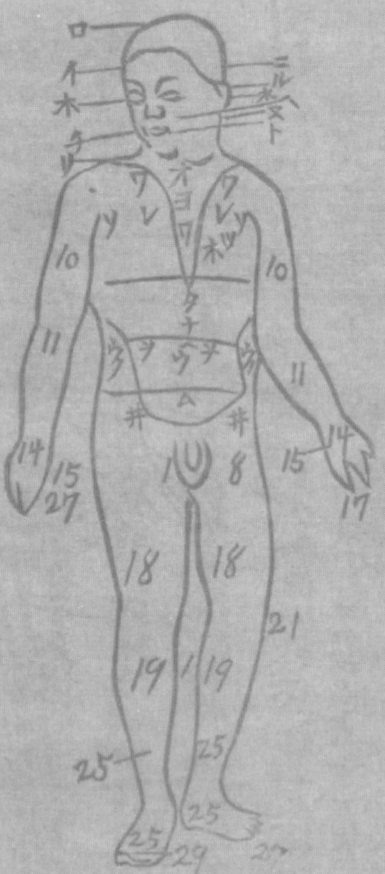

第貳圖

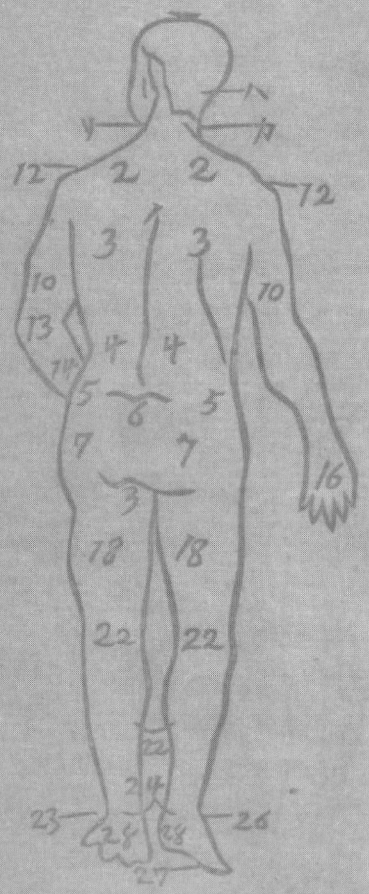

イ前頭　ロ顱頂　ハ後頭　ニ顳顬
ホ眼　ヘ鼻　ト頰　チ唇　リ頤
ヌ頸　ル外聽道口　ヲ前頸
ワ胸骨部　カ項　ヨ頸窩　タ心窩
レ肋骨部　ソ鎖骨部　ツ乳房
ネ心臟部　ナ上腹　ラ臍部
ム下腹　ウ臍腹　キ鼠蹊　ノ陰部
オ季肋部　ク側胸部

1 脊柱部　2 肩胛部　3 肩胛下部
4 腰部　5 腸骨部　6 薦骨部
7 臀部　8 跨部　9 會陰　10 上膊
11 前膊　12 肩頭　13 肘　14 手根
15 手掌　16 手背　17 指　18 大腿
19 下腿　20 膕　21 膝蓋部　22 腓腸
23 外踝　24 內踝　25 足根部　26 足背
27 足蹠　28 踵　29 趾

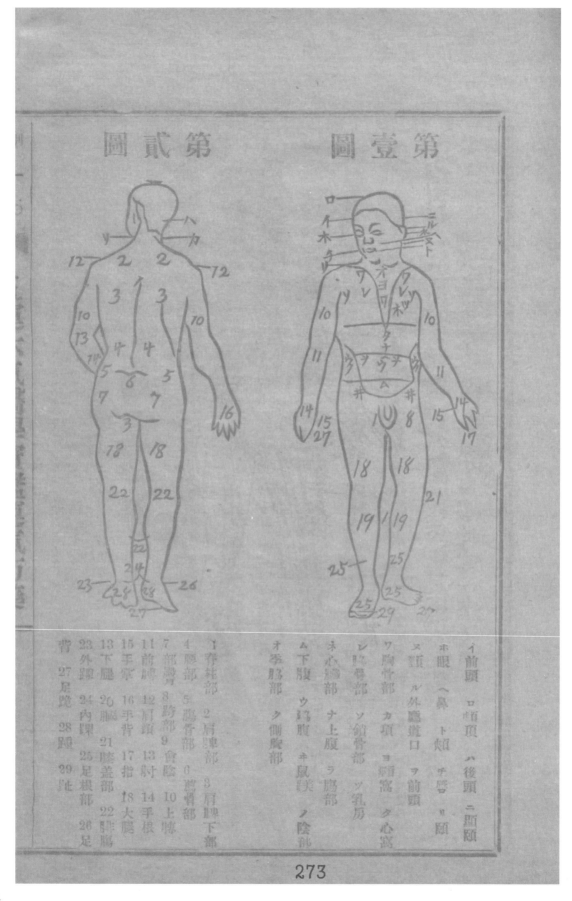

第參循環圖

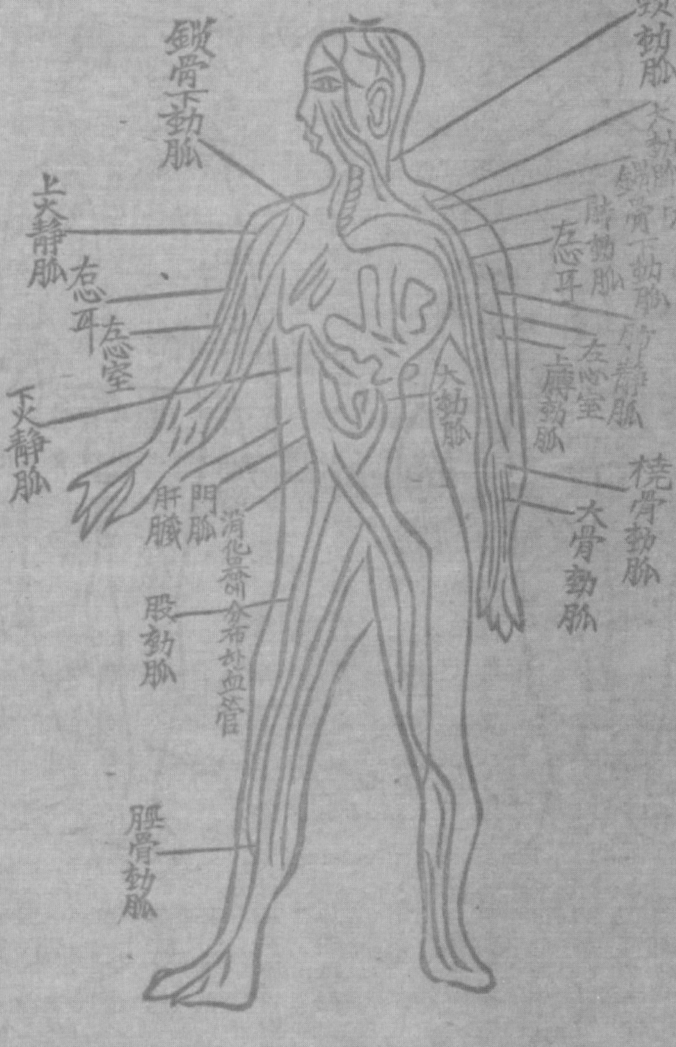

右便左心室을右心室로訂

上、下火靜脈을上、下大靜脈으로訂

五運六氣醫學寶鑑跋

不佞自髫年以來能專力於醫藥多方試服得稽於十全爲上十失一次十失四爲下之術故虛名溢外薦選爲軍籍典醫至其掌務施法傷於風土者其能復蘇罹乎瘴海者畢竟還甦一不失手者一以信本草之精妙二以專自身之誠意然矣其后遞任醫生私自講究於五運六氣三十餘年積累功效閱歷諸家演義註前人所未該輯至數卷因借柳晦宇梳理加減篇次又付首序其盡卷義此不復贅而綴其餘意以爲醫學寶鑑跋

昭和十一年四月十五日

醫學士 趙 元 熙

五運六氣醫學寶鑑追增釋義

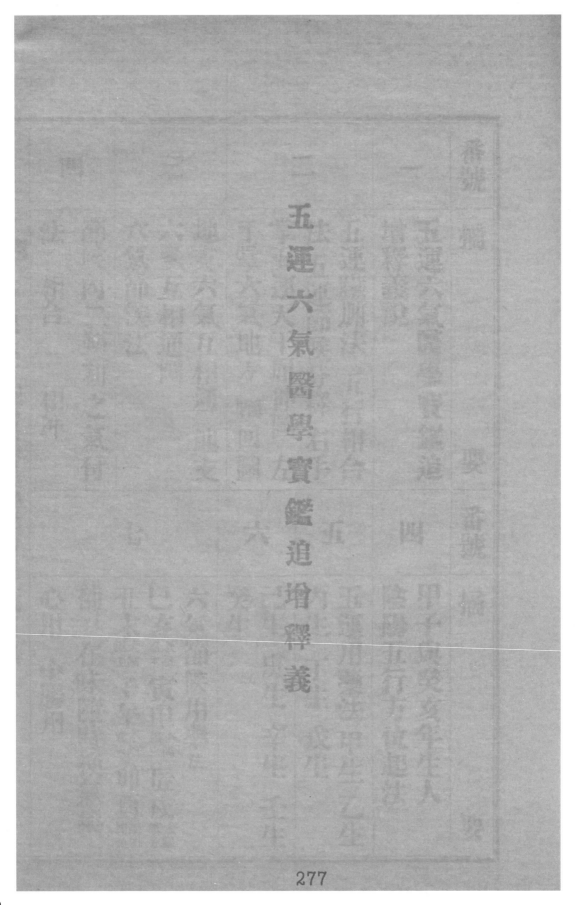

番號	摘要
一	五運六氣醫學寶鑑追增釋義說
二	五運臟腑法 五行相合法 五運節候分釋 右手掌五運天干屈伸圖 左手掌六氣地支輪回圖
三	地支六氣互相通 地支六氣互相通圖 六氣節候法
四	節候內二朔初之氣付法 相合 相冲

番號	摘要
四	甲子與癸亥年生人陰陽五行方位起法
五	五運用藥法 甲生 乙生 丙生 丁生 戊生
六	己生 庚生 辛生 壬生 癸生
七	六氣節候用藥法 巳亥厥陰風木 寅申少陽相火 辰戌太陽寒水 丑未太陰濕土 子午少陰君火 卯酉陽明燥金 補瀉在昧隨時換氣藥 心用 小腸用

番號	摘要
八	肝用 膽用 脾用 胃用 肺用 大腸用
九	腎用 膀胱用 命門用 三焦用
一〇	五行運氣隨用藥 金水 火々 金火 木火 入胎 土金運
一一	火土 木木 入胎 火火 木木 土土 金木 土水 運 四土腸腑
一二	四金 木火 四木腸腑
一二	四水 四火 土水 水土 水金 水木腸腑
一三	水火 水水 木水 木々 木火 木金 木土 火土
一四	火金 火水 火木 火火 土木 土水
一五	土木 土火 土土 金木 金火 金土 金金 金水
一六	甲子生(大寒運) 乙丑生(初運)
	五運六氣醫學寶鑑追增釋義跋

醫學寶鑑追增釋義說

天地之數或至太過焉或止不及焉所以相生而又有相克所以相合而又有相冲若得其生與合則長養而爲吉若得其克與冲則消滅而爲凶是以有五運六氣付法也五爲陽數六爲陰數陽付於天干陰付於地支天干則起於右手指五運節候分焉地支則起於左手指六氣節候分焉所以運者理也所以行者氣也氣失其理則不知爲主理失其氣則不得爲用故互相循通隨其當年數爲主司天其次司地又以地支左間數爲初之氣推去則一二三四五六氣次々可知而天地人三才同一致也由是人病診察先以生年月日推數上中下器次以金木水火土付於肺肝腎心脾亦知溫冷虛實然後用藥隨其運氣初中亦究寶鑑釋義也是

以爲解說

昭和十一年十月三日

晦字 柳 春 馨

五運六氣醫學寶鑑追增釋義

五運臟腑法

五運者五行也金木水火土屬肺肝腎心脾氣而有太過不及焉即西東北南中央位出來也

天干付五行法

甲	太過之土	辛	不及之水
己	不及之土	丁	不及之木
乙	不及之金	壬	太過之木
庚	太過之金	戊	太過之火
丙	太過之水	癸	不及之火

五行相生合法

假令甲年太過土　土生金初運拇指付起土生金之則一指
金生水三指　水生木四指　木生火五指　至若甲土土生金

己土土生金則

甲己合土　乙庚合金　丙辛合水　丁壬合木　戊癸合火

五運節候分釋

大寒　付四節正八刻　淸明　付四節正八刻

芒種　付四節正八刻　立秋　付四節正八刻

立冬　付四節正八刻

右手掌五運天干屈伸圖

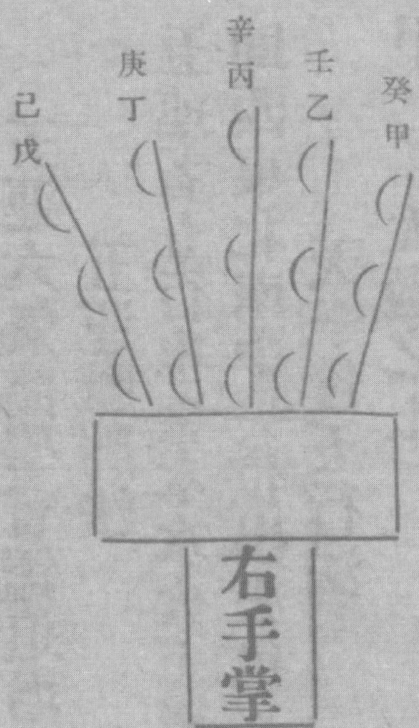

左手掌六氣地支輪回圖

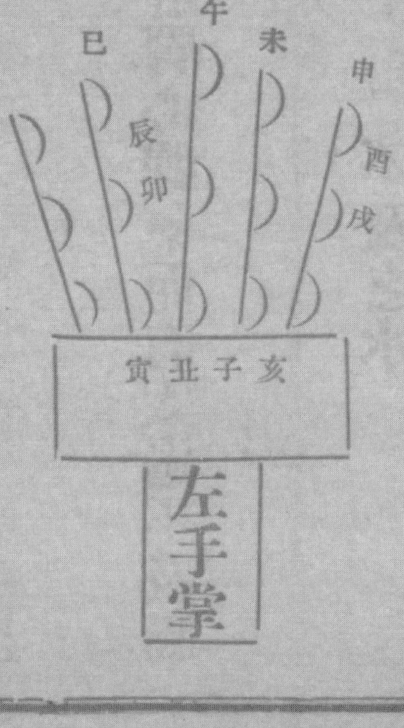

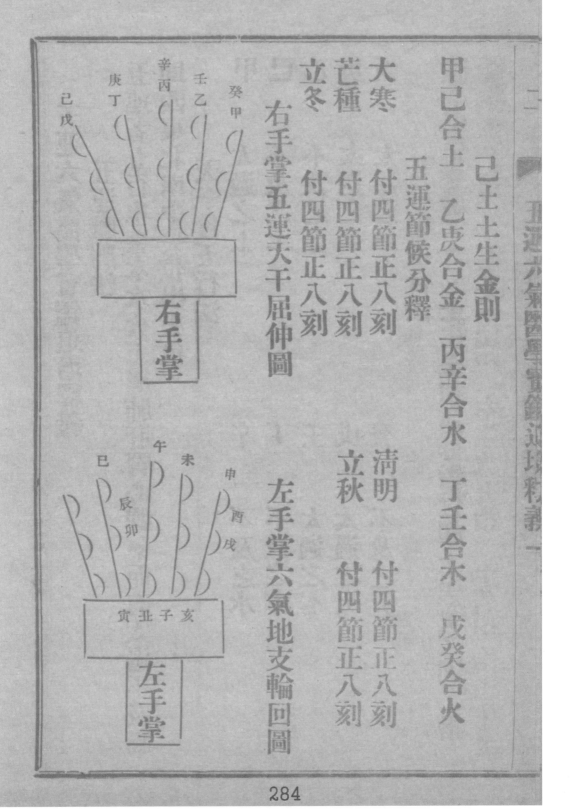

地支六氣互相通

子午卯酉 互相通　寅申巳亥 互相通　辰戌丑未 互相通

地支六氣互相通圖

子午年

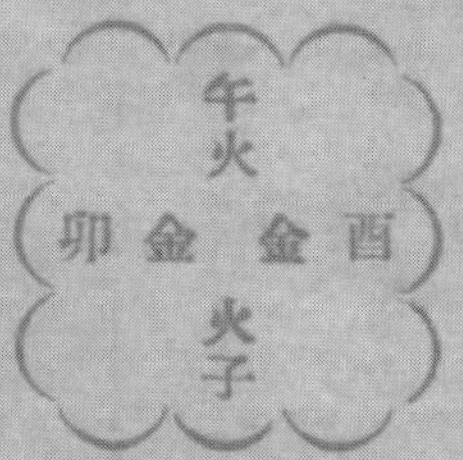

子午小陰君火　司天
卯酉陽明燥金　司地
地支左間辰戌初之氣也

卯酉年

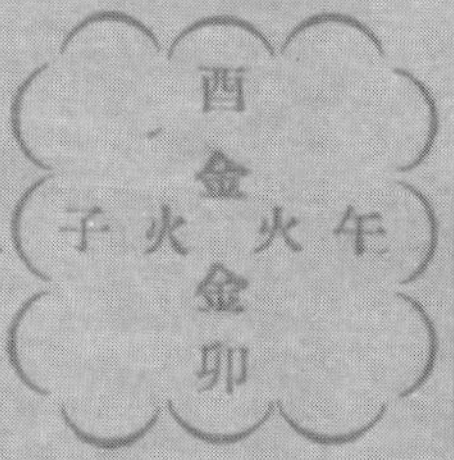

卯酉陽明燥金　司天
子午小陰君火　司地
地支左間丑未初之氣也

丑未年

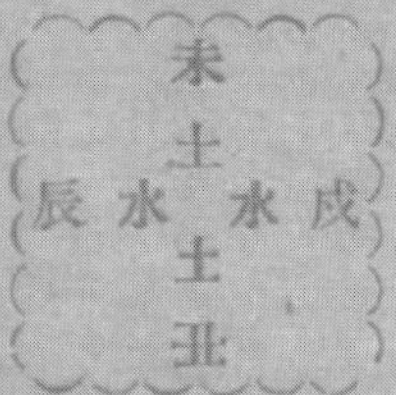

丑未太陰濕土　司天
辰戌太陽寒水　司地
地支左間巳亥初之氣也

辰戌年

辰戌太陽寒水　司天

丑未太陰濕土　司地

地支左間寅申初之氣也

寅申年

寅申小陽相火　司天

巳亥厥陰風木　司地

地支左間子午初之氣也

巳亥年

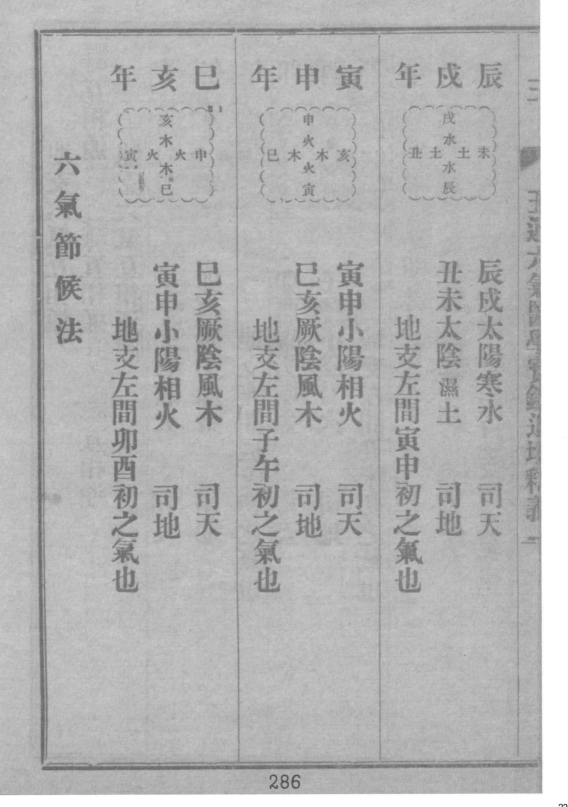

巳亥厥陰風木　司天

寅申小陽相火　司地

地支左間卯酉初之氣也

六氣節候法

大寒　春分　小滿　大暑　秋分　小雪

節候內二朔初之氣付法

大寒初氣 春分二氣 小滿三氣 大暑四氣 秋分五氣 小雪六氣

正二月初之氣辰戌太陽寒水　三四月二之氣巳亥厥陰風木

五六月三之氣子午小陰君火　七八月四之氣丑未太陰濕土

九十月五之氣寅申小陽相火 十一二月六之氣卯酉陽明燥金

相合

子丑合　寅亥合　卯戌合　辰酉合　巳申合　午未合

相冲

子午相冲　丑未相冲　寅申相冲　卯酉相冲　辰戌相冲

巳亥相冲　若過相冲則病生也

天地人不能相合則陰陽順隨調和之法不得而人與物不爲生也

假令 甲子年正月初一日子時生人

甲子 土火 四火 一土 一水 一木 一金 肺不足心剛上熱

丙寅 水火 正月初一日則大寒木運始行也甲土故土生金

癸卯 火金 子午小陰君火司天 卯酉陽明燥金司地 地支

壬子 木火 左間辰戌太陽寒水節也 則合金水腸也

入胎年月日時

癸亥年四月二十二日戊戌戊癸夜半生壬子癸丑故癸丑時

癸亥 火木 入胎戊癸合故天干合地支合卯戌合故戊戌日

丁巳 木木 入胎四月二十一日芒種后三木運也一日不足

戊戌 火水 之致入清明運二運癸火起火生土母指次指合

癸丑 火土 二運也六氣入小滿三氣故火生土土生金臟腑也

陰陽五行方位起法

一六水子方二七火南方三八木東方四九金西方五十土中宮

大抵人病者隨其節候陰陽不調𦵏以生醫藥於此者能辨陰陽臟腑症勢治之乃可見其效能豈不愼諸亦不謹哉

五運用藥法

甲生 歲土太過則病在胃經病人若泄瀉腹痛時逆滿氣則用

附子山茱萸湯

附子 炮 各二錢半
山茱子
半萸
肉豆久 煨
烏梅
木果
丁香 于三
甘草 召二
藿香 各一錢

若身熱頭痛大便燥小便赤則此是陽證一有口渴喘滿氣則變用

承氣湯

大黃 五錢
厚朴 二錢
只實 三錢
柴胡 二錢
芒硝
甘草 各一錢

若滿氣則變用

加味平胃散

蒼朮 二錢
陳皮 一錢四分
厚朴 干製
神曲
麥芽 並炒

乾葛 各一錢
甘草 五分 若有痲疹則加入
良干
瓜蔞仁
半夏
黃連 各一錢

乙生 若咳喘見血等症

紫菀湯

紫菀
白芷
仁參
黃芪
地骨皮

桑白皮　干三 召二
杏仁　各一錢
甘草
若滯氣則變用　貼數見共用

加味降氣湯
蘇子　炒研
半夏　干製
麥門冬
白朮　各一錢
肉桂
陳皮
當歸
前胡
厚朴　干三
甘草　各五分

丙生　心經受邪心在病耳外有虛汗

黃連湯
黃連　各一錢
赤伏令
麥門冬
車前子
遠志　去骨
木通　干七 召二
黃今
半夏　干製
甘草　各七分
若滯氣則加入
只實
青皮　各一錢

丁生　肝木受邪血氣不足也肺金旺

從容湯
肉從容
牛膝

白芍藥　各一錢
熟地黃
當歸
甘草　五分
若有滯氣咳嗽則加入
黃芩
桑白皮
白朮
麥門冬　各一錢

戊生　火旺故肺金不足病生肺經

麥門冬湯
麥門冬
白芷
半夏
竹葉
石鍾乳
桑白皮

紫莞 干三 召二
鹿茸
仁蔘
甘草 各一錢

加味八物湯 若血分不足有滯氣泄瀉變用
仁蔘
白朮
白伏令
甘草
當歸
川芎
熟地黃
白芍藥 各一錢二分半

己生 本以脾胃土不足病在胃經也
白朮厚朴湯
白朮

厚朴 干製
青皮
桂心 干三 召二
藿香 各一錢
乾干
甘草 各五分

人蔘養胃湯 若不寒熱氣則變用
人蔘
白朮
陳皮
藿香
半夏
白伏令 各一錢
草果
甘草 各五分

庚生 肺金旺肝木受邪病在血分

牛膝木果湯
牛膝
木果 各一錢
白芍藥
杜冲
枸杞子
黃松節 干三 召二
兎絲子
天麻
甘草 各七分半

清肺養榮湯 若有咳嗽滯氣則變用
黃芩
麥門冬 各二錢
白芍藥
熟干
黃芪 干三 召二

當歸 各一錢
川芎
桂枝
甘草 各五分

辛生 辛水不足之致病生胃經
五味子湯
五味子 炮 干三
付子
巴戟 去骨
山茱萸
熟芐 酊灸
鹿茸 干製去絲
杜冲
當歸 各一錢
服時入生薑小許若有汗氣則加入
白朮
澤舍 各一錢

壬生 木氣太過胃土受邪
白朮厚朴湯
白伏令
青皮
半夏 干製
乾干 干三 召二
草果 炒研
厚朴 干製 各一錢
甘草 五分
若寒熱氣瘧症氣則加
柴胡
升麻 各三分

癸生 癸火不足故有焦冷氣病在心經
黃芪伏神湯
黃芪 干三 召二
白伏神
遠志 去骨

紫河車 各一錢
山召二
清心溫膽湯 若喘逆症及精神不足滯氣則變用
陳皮
半夏
只實
白伏神
白朮 干三 召二
竹茹
石昌蒲
黃蓮 干汁炒
香付子
當歸
白芍藥 各一錢
麥門冬
川芎 八分

遠志 各六分
人參
甘草 四分

六氣節候用藥法

巳亥 厥陰風木司天 少陽相火在泉
人病[illegible]搐或[illegible]右脇下用藥則當然數和湯進之然姑爲停止寅申藥服用可也

數和湯 巳亥則寅申藥
半夏
五味子
只實
白伏令 炮
訶子
乾干
陳皮
甘草 炙 各一錢
干三
乙二

寅申 少陽相火司天 厥陰風木在泉
心痛陽氣不藏而咳用藥則當然升明湯進之然姑爲停止巳亥藥服用爲可也

升明湯 寅申則巳亥藥
紫丹香
車前子 炒
青皮
半夏
酸棗仁
薔薇 干五
甘草 各一錢

辰戌 太陽寒水司天 太陰濕土在泉
人病悽捷厚[illegible]頭痛嘔叶身熱用

靜順湯
白伏令
木果
牛膝 各一錢二分半
付子 各一錢

防風 召二
訶子 炮
乾干
甘草 炙 各七分半

丑未 太陰濕土司天 太陽寒水在泉
有關節禁固腰[illegible]痛用法

備化湯
白伏神
木果
付子 炮 各一錢半
牛膝
熟地黃 各一錢二分半
伏盆子 干五
甘草 各一錢

子午 少陰君火司天 陽明燥金在泉
咳嗽血溢用法

正陽湯
白薇

玄參
桑白皮
川弓
當歸
白芍藥
旋覆花
甘草 炙 各一錢五分

卯酉 陽明燥金 司天 少陰君火 在泉

人病濕腹服用法

審平湯

遠志 一錢五分
紫丹香 一兩五錢
天門冬
山茱萸 各一錢二分半
白朮 干五
白芍藥
甘草 各一錢

補 瀉 溫

補瀉在味隨時換氣藥

心 用

遠志
白伏神
天門冬
兎絲子
仁蔘
金銀箔 鹽炒
黃連
苦蔘
貝母
前胡
鬱金
當歸
白芍藥
吳茱萸

涼 補

肉桂
蒼朮
石菖蒲
白朮
犀角
生地黃
牛黃
竹葉
朱砂
麥門冬
黃蓮
蓮堯

小腸用

牡蠣
石斛

瀉 溫 涼

甘草梢
葱白
蘇子
續隨子
大黃
巴戟
茴香
益智仁
烏藥
茅根
通草
天花粉
黃芩
滑石
車前子

肝用

補 木果 阿膠 川弓 山萸 酸棗仁 五加皮

瀉 青皮 芍藥 柴胡 前胡 犀角 陳皮 草龍膽

溫 木香 肉桂 半夏

肉豆久 陳皮 檳郎 畢發

涼 別甲 黃連 黃令 草龍膽 草決明 柴胡 羚羊角

膽用

補 當歸 山萸 酸棗仁 五味子

瀉 青皮

柴胡 黃連 木通 芍藥

溫 橘皮 半夏 生干 川弓 桂皮

涼 黃連 黃芩 竹茹 柴胡 草龍膽

脾用

補 人蔘 黃芪

白朮 伏令 陳皮 半夏 乾干 麥芽 山藥

瀉 巴豆 三稜 只實 赤芍藥 大黃 靑皮 神曲 山梔子

溫 香附子 官桂

補

木香
肉豆久
益智仁
胃用
白朮
山藥
蓮實
扶仁
白片豆
仁蔘
黃芪
縮砂
巴豆
大黃
只實
芒硝
厚朴

瀉

溫

黑牽牛
丁香
白豆久
草豆久
乾干
厚朴
益知仁
吳茱萸
石古
蓮蕘
活石
升麻
葛根
天花粉
梔子
黃令
肺用

涼

補

人蔘
黃芪
阿膠
五味子
天門冬
沙蔘
山藥
鹿角膠
葶藶子
桑白皮
防風
杏仁
麻黃
只殼
紫蘇
陳皮
半夏

瀉

溫

涼

生干
款冬花
白豆久
杏仁
蘇子
川椒
知母
貝母
瓜蔞仁
吉更
天門冬
片令
梔子
石羔
大腸用
鶯米角
五倍子

補

瀉　溫

杜沖　肉豆久　木香　訶子

芒硝　大黃　續隨子　桃仁　只殼　檳郎　葱白　牽牛子

人參　干桂　半夏　木香

涼

胡椒　吳茱萸　黃令　槐花　天花粉　梔子　蓮堯　石古

補

腎用

熟苄　枸杞子　鹿茸　龜板　五味子　肉蓯蓉　牛膝

瀉

杜沖　澤舍　伏令　猪令　琥珀　木通

溫

沉香　兔絲子　付子　肉桂　破古紙　栢子仁　烏梅　巴戟

涼

知母　黃栢

補

防胱用

牧丹皮　玄參　生地黃

瀉

益智仁　石昌蒲　續斷　車前子　瞿麥　活石　芒硝　澤舍　猪令　木通

溫

茴香　烏藥

凉

肉桂
沉香
吳茱萸
生地黃
防已
黃栢
知母
活石
甘草炒

補

命門用
肉從容
沉香
黃芪
肉桂
兎絲子
破古紙

瀉

烏藥
只殼
大黃
芒硝
梔子
黃栢

溫

付子
肉桂
破古紙
茴香
烏藥
乾干
沉香

凉

黃栢
山梔子
柴胡

補

知母
活石
芒硝

三焦用
人蔘
黃芪
乾干
甘草
白朮
桂枝
益知仁

瀉

黃栢
梔子
猪令
澤舍
伏令

溫

大黃
檳郎
付子
破古紙
當歸
熟苄
兎絲子
吳茱萸
茴香

凉

知母
草龍膽
木通
車前子
地骨皮
黃栢
梔子

五行運氣隨用藥

若世人이但知生年月하고不知日時境遇에는年月運氣만隨用藥故病症은詳細記載을不得함

金水運 入胎土運金氣生

加減八味湯

白伏令 四錢
山藥
山茱萸
熟地黃
杜冲 干製炒去絲 各二錢
牛膝
澤舍
牧丹
肉桂
附子 炮 各一錢五分

右肉桂付子는各一錢

犯房之后若有下腹痛上冲之氣則用此藥

加味雙和湯

桂皮 五錢
白芍藥 二錢五分
熟地黃 干三 召二
黃芪
陳皮
當歸
甘草 各一錢七分

木火運 入胎木火氣生

八味湯

當歸
川芎
熟芐
白芍藥 干三 召二
人蔘
白朮
白伏令
甘草 各二錢五分

金火運 入胎金木氣生

蔘朮健脾湯

대或有房勞此用 滿藥인

人蔘
白朮 干三 召二
白伏令
厚朴
陳皮
山查肉
只實 各一錢
白芍藥
砂仁 炒研
神曲 各八分
麥芽
弁砂 研
甘草 各五分

若有咳喘血溢急衝血急症用

紫完湯

紫完
白芷
人參
黃芪
地骨皮
桑白皮
杏仁
甘草 各一錢

下三 召二

連用五貼

木火運 入胎木火氣生進藥依本方 有急心經熱則用七貼后現下三貼

知栢雙和湯

白芍藥
熟地黃
黃芪
當歸
川芎 各一錢

桂皮
甘草
知栢 各七分 下三 召二

並鹽酒炒 各五分

有犯熱則限七貼補則去知栢 入白伏神一錢多々爲好

土金運 入胎金氣生

八味湯

熟地黃 四錢
山藥
山茱萸 各二錢
白伏令
牧丹皮
澤舍 各一錢半
肉桂
付子 各七分

若有房熱急症의用

吐瀉有急症則一貼

加減治中湯

青皮
陳皮
白朮
乾干 炮
人參 各二錢
麥門冬 去心
甘草 炙 各一錢

淸心溫膽湯

依本方病症現上知栢雙和湯右欄

火土贍臟腑

雙金散

白芍藥 二錢半
熟芐
黃芪
當歸
川弓
蒼朮
陳皮
厚朴
藿香
半夏 干三 召二
靑皮 各一錢
桂枝
甘草 各七分

急症七貼用

補藥則

加味建中湯

白芍藥 五錢
桂枝 三錢
白朮 干三 召二
陳皮
山藥 各一錢半

犯房後有病則用此

木々運人胎木々氣生補藥則四六湯 叶湯의

參胡溫膽湯

香付子 二錢四分
橘皮 一錢二分
半夏
只角
竹茹 各八分
人蔘
白伏令
柴胡 干三 召二

麥門冬 去心
吉更
甘草 各六分

火々運人胎火々氣生

加味苓朮湯

白伏令
白朮 干製
厚朴
靑皮
人蔘
草果
半夏 炒研 各一錢
乾干 干三 召二
甘草 各五分

雙和湯小建中湯收本方兩藥則平生藥入干三召二白勺藥五錢桂枝三錢加入後好此去白朮建中湯

木々運人胎水々氣生

香砂四物湯

便香付 三錢
砂仁 炒研 二錢
當歸
川弓
熟芐
白芍藥 各一錢二分半
加味六君子湯 五貼
土々運入胎火々氣生
人參
白朮
白伏令
陳皮
半夏 干三
青皮 召二
桂心 各一錢
乾干
甘草 各五分

金木腸腑
歸脾湯
當歸
龍眼肉
酸棗仁 炒
遠志 去骨
人參
白朮 干三
白伏神 召二
木香
甘草 各一錢
土水運入胎木火氣生
加味八味湯 四
熟地黃
干砂律
山藥
山茱萸 各二錢

澤舍
牧丹皮
白伏令
便香付 各一錢半
肉桂
付子 五分
若有濕氣則此藥中白伏令四錢重爲
君若地黃二錢入用
四十日內者[illegible]滿則玄丸用之
八味湯
熟芐 四錢
山藥
山茱萸 各二錢
白伏令
牧丹
澤舍 各一錢半
肉桂
付子 各五分
若有濕則八味湯爲君白伏令

健脾湯
四金腸腑若有滯症用萬靈丸

當歸
龍眼肉
酸棗仁
遠志 去骨
白朮
人蔘
木香
砂仁 炒研 各一錢
甘草 五分

加味雙和湯
木火腸腑水不生木

白芍藥 二錢半
熟芐
黃芪
當歸 干三
川芎 召二

陳皮 各一錢
若滯氣則萬病丸若下腹이르러
오르고대단하면加入
只實
白芍藥 七分
桂皮 二錢三分半

四木腸腑 加味治中湯

青皮
陳皮
人蔘
白朮
乾干 炮 各二
甘草 一錢

四水臟腑 八味湯
若無滯則八物湯依本方

熟芐 四錢

山藥
山茱萸 各二錢
白伏令
牧丹皮
澤舍 各一錢五分
肉桂
付子 各五分

四火腸腑有熱 雙和湯
若有滯萬靈丸

白芍藥 二錢五分
熟芐
黃芪
當歸 干三
川芎 召二
桂枝 一錢
甘草 七分
若有滯則不換金正氣散雙和湯合服若

有寒熱往來症小便赤口渴하면解表
渴則十神湯也
土水腸腑
加味附子湯
付子 炮
山茱萸 各一錢半
半夏
肉豆久 煨
烏梅
木果 各一錢二分半
丁香
藿香 各七分半
甘草 萬靈丸通用
水土腸腑
加味治中湯
白朮
人蔘

乾干 炮
青皮 各二錢
陳皮
甘草 一錢
若裏冷有滯則胃溫疾인대克水害土也八
味湯白伏令爲君或紫菀丸用
白伏令
山藥 三錢
山茱萸 各二錢
熟节
牧丹
澤舍
肉桂 一錢五分
付子 五分
水金臟腑
八味湯
熟地黃 四錢
山藥

山茱萸 各二錢
白伏令
澤舍
牧丹 干三
神曲 召二
麥芽 炒研 各一錢
付子
肉桂 各五分
若有滯則八物湯無滯則雙和湯加麥門冬
天門冬各一錢有咳嗽則黃今貝母各八分
水木腸腑
雙和湯 無滯則依本方加
陳皮
青皮
白芍藥
熟节
黃今
當歸

川弓 干三 召二
蒼朮
陳皮
厚朴
半夏 各一錢
藿香
桂皮
甘草 各二分
若有滯寒熱往來則用比藥名曰雙金散

水火腸腑
今朮四物湯
黃今 三錢
白朮 二錢
當歸
川弓
熟芐
白芍藥 各一錢

若上越下冷有腹痛口逆則鎭陰煎
熟芐 五錢
牛膝
澤舍 各二錢
付子 炮
肉桂
甘草 各一錢

水々臟腑
朮附湯
乾干 炮
白朮
付子 炮 各二錢
陳皮
甘草 各一錢
若無滯則血虛生病用六味湯加鹿茸
或八物湯或四物用

木水腸腑 血虛生病補血爲主
木水四物湯

當歸
川弓
熟芐
白芍藥
五味子
牛膝
羌活 各一錢
甘草 五分
若□□則□熱不滯之症加
黃今
麥門冬 干三 召二 各二錢

木火腸臟
治中湯
靑皮
陳皮
人參
白朮
付子 炮 各二錢

甘草 一錢

大火腸腑 若無滯則雙和湯加人參一錢

平胃散

蒼朮 二錢

陳皮 一錢半

厚朴 各一錢

甘草 五分

白芍藥 若無滯則知栢雙和湯 二錢半

黃芩

熟苄

當歸 干三 召二

川弓 各一錢

桂枝 二分

知母 酒炒

黃栢 鹽炒 各五分

木金臟腑

今朮弓歸湯

黃芩 三錢

白朮 二錢

當歸

川弓 各一錢

有風氣則加味補益湯

黃芪

白朮

人蔘

甘草 各一錢

當歸

陳皮 各五分

柴胡

升麻 各三分加入

便香付 干三 召二

川弓

神曲 炒 各一錢

木土腸腑 若有滯有風則冷腸也

加減八味湯

白伏令 三錢

山藥

山茱萸 各二錢

熟苄

牧丹 各一錢五分

澤舍

肉桂

付子 各五分

若無滯則雙和湯依本方 木不生火故克肺有咳嗽有寒熱氣則用此藥

火土腸腑

清肝解鬱湯

白朮

當歸

貝母

赤伏令 各一錢

白芍藥
熟芐
梔子
人參 各七分
柴胡
陳皮
牧丹皮
川芎
甘草 各五分

婦人乳腫初痛無咳喘有熱則雙和湯四物湯爲主

火金腸腑
加味生麥散 二錢
當歸
川芎
熟芐
白芍藥
麥門冬

人參
五味子
甘草 各一錢

火水腸腑 木枯則火進甚生木爲主雙和湯四物湯有咳喘氣則生麥散合四物湯若有滯則白伏令爲君
八味湯
白伏令 四錢
山藥
山茱萸 各二錢
熟芐
牧丹
澤舍 各一錢半
乾干 一錢
肉桂
付子 各五分

陰人則乾干若陽人則去乾干八付子大黄只實各七分

火木腸腑 有木生火無病可也而有病則木不能生火也

加味雙補湯 于三
白芍藥
熟芐 各二錢
當歸
川芎
牛膝
木果
甘草 各一錢

若滯氣爲主則大承湯
大黄 四錢
只實 二錢
厚朴 一錢半
芒硝 一錢

火火腸腑 有寒熱往來咳嗽喘渴症則發汗爲主
鮮表湯
香附子
蘇葉

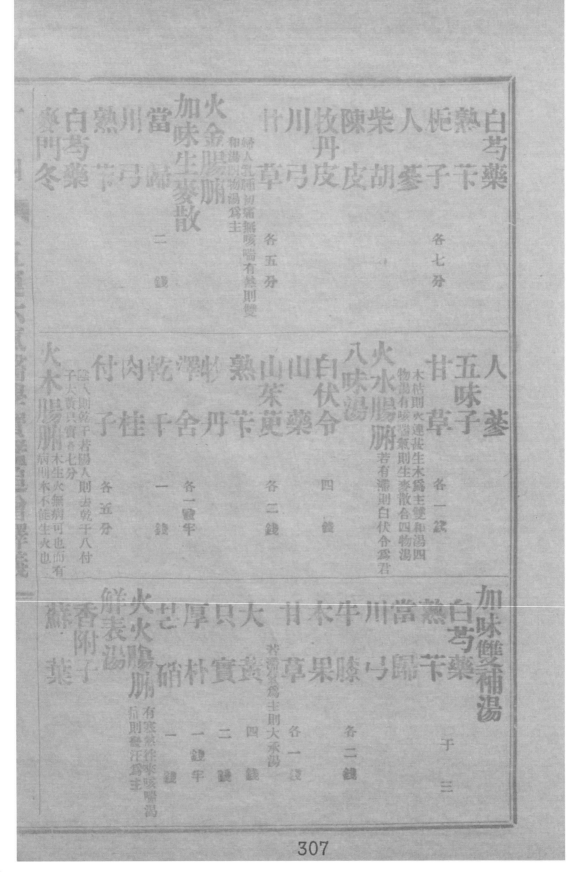

升麻
赤芍藥 干三 葱二
麻黃
陳皮
川芎
葛根
白芷
甘草 各一錢五分

生麥雙和湯 寒熱無渴症則

白芍藥 二錢半
熟卞
黃芪
當歸
川芎
麥門冬
五味子

人蔘 各一錢
桂皮 干三 召二
甘草 各七分

土木腸腑 裏冷有滯人也
加減八味湯

白伏令 三錢
山藥
山茱萸 各二錢
熟卞
牧丹 干三 召二
澤舍
乾干
桂皮
甘草 各五分

平胃散 若偽土之人有滯有痰氣則玄丸

蒼朮

只實 各二錢
陳皮 干三
厚朴 各一錢四分
甘草 五分

土水腸腑 下有冷胃有冷裏冷之人也
加味八物湯

白伏令 三錢
山藥
山茱萸 各二錢
熟地黃
牧丹 各一錢半
澤舍 一錢
乾干
肉桂
付子 各五分

朮付湯 無滯有風症腰痛則 兼萬靈丸

白朮
付子
薏以仁 各二錢
桂枝
甘草 灸 各一錢

土木腸腑 胃冷有風之人也

澤舍 二錢
付子
木香
茴香 去目
川椒
獨活
厚朴
橘皮
吳茱萸 湯炮
肉豆久
檳郎 各一錢

蘇葉 五分

土火腸腑 陽腸之人用玄丸陰腸之人冲火爲主有浮症則復元湯 無滯則用此藥

八味湯

熟地黃 四錢
山藥
山茱萸 各二錢
白伏令
牧丹皮 各一錢半
澤舍
肉桂
付子 各五分

土土腸腑 若有滯症則萬病丸用 若有泄瀉腹痛氣則

加減八味湯

白朮
乾干 炮

陳皮 各二錢
青皮
付子 炮
甘草 各一錢

金木腸腑 若脾胃俱冷有滯則玄丸㕥用 則肺金冷有風氣克金者火也土不生金故火來克金

補中治濕湯

人參
白朮
蒼朮 各一錢
陳皮
赤伏令
麥門冬 去心 各七錢
木通
當歸
黃今 各五分
厚朴 三分

少差則萬靈丸用

金火腸腑 난生金者는土오克金者火也土不生金故火來克金하니水生則火不用力也故此藥用

八物湯

人蔘
白朮
白伏令
甘草
當歸
川弓
熟苄
白芍藥 各一錢

若有咳喘則加入

貝母 微炒
麥門冬 去心 各一錢

金土腸腑 가肺冷胃冷也故土가不能生金故有病하니若泄瀉腹痛則

歸脾湯

當歸
龍眼肉
酸棗仁
遠志 去骨
人蔘
黃芪
白伏神 各一錢
木香
甘草 各五分 干三 召二

若咳嗽喘氣加入

栢知 五分

金金腸腑 난肺金冷者有燥氣也克金火也若身熱頭痛寒熱往來口渴目赤則發汗爲主

加味十神湯

香付子
蘇葉
升麻

赤芍藥
麻黃
陳皮
川弓
白芷
葛根
麥門冬
甘草 各一錢 干三 葱二

若有滯症爲主則

治中湯

青皮
陳皮
人蔘
白朮
乾干 炮 各二錢
甘草 一錢

金水腑腸 裏冷之人用此藥

加味八味湯
熟地黃 四錢
山藥
山茱萸 各二錢
白伏令
牧丹皮
澤舍 各一錢半
杜冲 干汁去絲炒製
牛膝 各一錢
肉桂
附子 各五分
若無滯則加入萬靈丸用

假令
甲子生 大寒運生則初運이요氣赤初氣故土水腸腑裏冷有滯則
付子山茱萸湯
付子 炮
山茱萸 各一錢半

半夏 炮干三
肉豆久 召二
烏梅
木果 各一錢二分半
丁香
藿香 各七分半
淸明運入胎則二運氣亦二氣也土生金히나二運이金이요燥金司地하니二木故金木腸腑也生金者土故有滯而而攻上補腎之意又有滯症則
[redacted]元湯
舍
付子 二錢半
木香 二
茴香
川椒
獨活
厚朴
白朮

橘皮 湯炮
吳茱萸
桂心 各一錢
肉豆久 煨
兵郎
蘇葉 各五分
右藥을作末糊丸梧子大五十介式蘇葉煎水呑下
若無浮症하고腰脚痛身重無力則
八味湯을依本方二十貼
芒種運入胎則三運이요三氣故水火生水者金이요克者난土也故上同立秋運入胎則四運이木이요四氣난土故木土腸腑也生木者水요克金者火克木者金也用此藥
加味雙和湯
白芍藥 二
熟苄
黃芪
當歸
川芎 半

陳皮
蒼朮
厚朴
半夏
藿香
甘草

干三 召二

各二錢 五分

立冬運入胎則五運火요六氣난金故火金腸腑也水克火한니藥則雙和湯而若有滯氣則去熟芐入炒仁炒研二錢

乙丑生

初運入胎則初運初氣난金木腸腑也火克金故病在肺有咳喘有血痰則用此藥

紫完湯

唐紫完
白芷
仁蔘
黃芪
地骨皮
桑白皮
杏仁

干三 召二

甘草 各一錢

若有滯氣則加入陳皮香付子各一錢用之二運二氣入胎則淸明春水水火腸腑也不能生水故入病在肺하니此藥上而三運三氣의有芒種하야入胎故木土腸腑也克木者金也紫完湯入

白朮 一錢

補中治濕湯

四運의入胎하면立秋四運인니火요四氣도火也故火々腸腑也

仁蔘
白朮
蒼朮
陳皮
赤伏令
麥門冬
木通
當歸
黃芩
厚朴

各一錢 八分

各七分

升麻 各三分

立冬五運入胎土水腸의有冷氣하면加入

付子 五分

醫學寶鑑追增釋義后小叙

餘以不學及於斯書之刊行世或文義淺劣者自覺不得則濟衆生命上障碍多大故追思功近易知處輯至一編玆更柳晦字磨鍊長使世人購覽者能不學而各自悟焉

昭和十一年十月五日

著作發行人　趙　元　熙

索引目錄

4

3

2

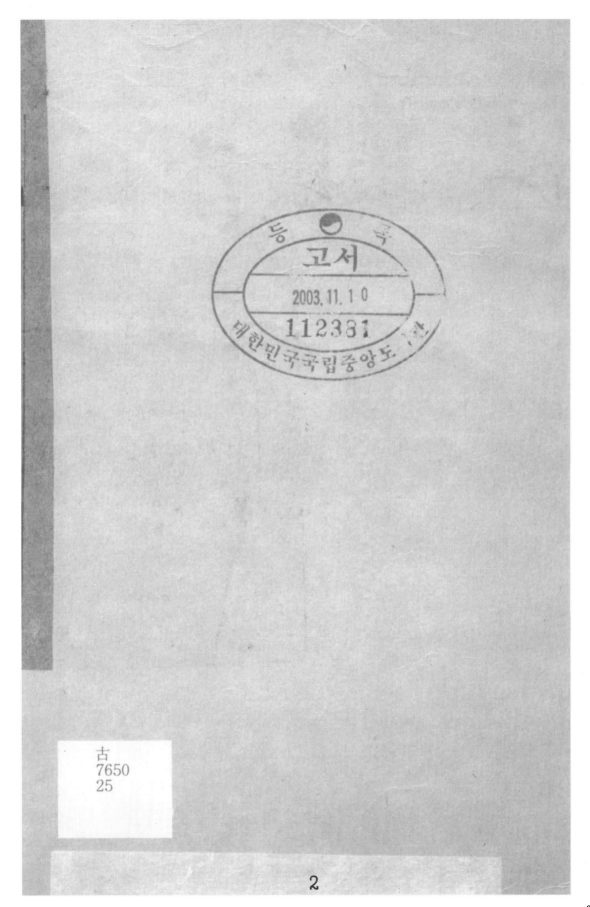

五運六氣醫學寶鑑

乾、坤、合部

釋義

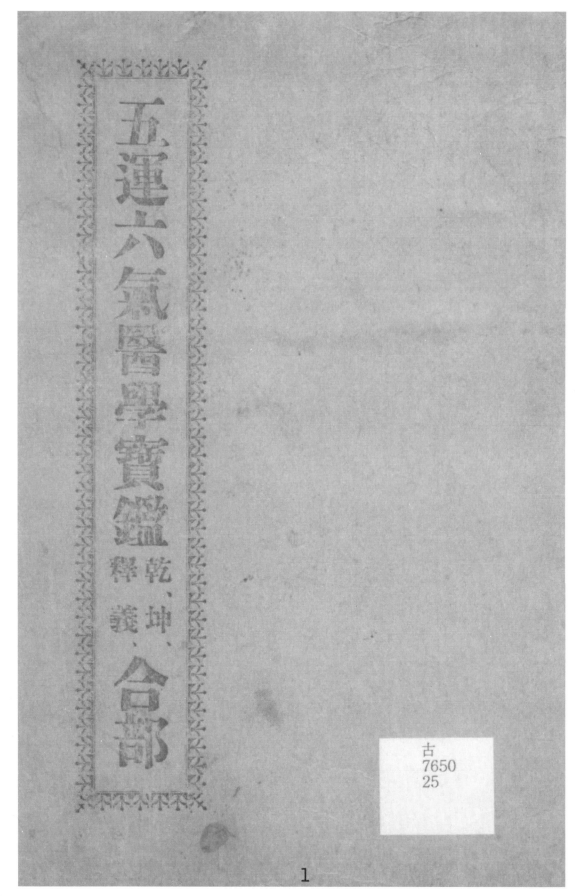

五運六氣醫學寶鑑

乾坤釋義 合部